Professor Daniel W. Nixon
Die Anti-Krebs-Diät

Professor Daniel W. Nixon
und Jane A. Zanca

Die Anti-Krebs-Diät

Der Ernährungsplan zur
Vorbeugung und Therapiebegleitung

Deutsch von Karin Haag
und Ulrike Preußiger-Meiser

ECON

Titel der amerikanischen Originalausgabe:
The Cancer Recovery Eating Plan
Originalverlag: Times Books,
a division of Random House, Inc., New York
Übersetzt von Karin Haag
und Ulrike Preußiger-Meiser
© 1994 by Daniel W. Nixon, M. D.,
and Alison Brown Cerier Book Development, Inc.

Die Deutsche Bibliothek – CIP-Einheitsaufnahme

Nixon, Daniel W.:
Die Anti-Krebs-Diät: Der Ernährungsplan zur Vorbeugung
und Therapiebegleitung/Daniel W. Nixon und Jane A. Zanca.
Dt. von Karin Haag und Ulrike Preußiger-Meiser. –
Düsseldorf: ECON, 1996
Einheitssacht.: The cancer recovery eating plan ‹dt.›
ISBN 3-430-17154-7

Umschlaggestaltung: Theodor Bayer-Eynck, Coesfeld
Umschlagabbildung: MAURITIUS, Die Bildagentur
Gesetzt aus der Century und Futura
Satz: Heinrich Fanslau GmbH, Düsseldorf
Papier: Papierfabrik Schleipen GmbH, Bad Dürkheim
Druck und Bindearbeiten: Ebner Ulm
Printed in Germany
ISBN 3-430-17154-7

Für Gayle Nixon, RN,
und den verstorbenen Dr. Bill Quillian
Daniel W. Nixon

Für Amanda und Jesse
Jane A. Zanca

Inhalt

4. Teil:
Rezepte und Menüvorschläge
Die neue fettarme Küche

Vorwort

Eines der revolutionärsten und vielversprechendsten Gebiete der medizinischen Forschung ist das der Krebsprophylaxe und damit der Frage, inwieweit häufig in Nahrungsmitteln enthaltene Mikro- oder Makronährstoffe den Entwicklungsprozeß der Krebserkrankung verhindern, anhalten oder verzögern können. Das amerikanische National Cancer Institute (Nationales Krebsinstitut) und die American Association for Cancer Research (Amerikanische Krebsforschungsvereinigung) verfügen heute über fast vierzig ernährungsbezogene Untersuchungen über solche Einzelthemen wie Ballaststoffe, Fette, Mikronährstoffe und Vitamine. Diese Studien geben uns wichtige Informationen darüber an die Hand, welche Substanzen wir möglicherweise unserer Ernährung hinzufügen oder überhaupt weglassen sollen, um das Risiko, an Krebs zu erkranken, zu minimieren.

Jedes Jahr wird an über einer Million Amerikanern Krebs diagnostiziert (ausschließlich Hautkrebs und Gebärmutterhalskrebs in situ), und 500 000 Patienten sterben an dieser Krankheit. Wir wissen inzwischen, daß die Ursache von über 70 Prozent der malignen Tumore auf irgendeine Weise damit zusammenhängen kann, was wir essen, und das trifft ebenso auf Lungenkrebs bei Nichtrauchern, wie auf das Dickdarmkarzinom zu. Jahr für Jahr sammeln sich weitere Beweise an, die erkennen lassen, daß das, was wir essen, einen ungemein großen Einfluß auf die Frage hat, ob wir an Krebs erkranken. Zwar mag die Verbindung zwischen Ernährung und Krebs eindeutiger sein, wenn es um die Prophylaxe geht – die Krebsverhütung sollte auch immer unser primäres Ziel bleiben –, doch neues Untersuchungematerial hat inzwischen bewiesen, daß die Ernährung auch wesentliche Auswirkungen auf unsere Fähigkeit haben kann, den Krebs zu bekämpfen, nachdem er sich bereits entwickelt hat.

Wenn auch die vorläufigen Resultate schon sehr überzeugend sind, wird es jedoch noch Jahre – vielleicht sogar Jahrzehnte – dauern, bis alle Zusammenhänge zwischen Krebserkrankung und Ernährung definitiv geklärt sind, und man muß sich die Frage stellen, warum es überhaupt so lange gedauert hat, bis die Medizinerschaft damit begonnen hat, sich mit diesem Thema zu befassen. Ich glaube, daß es dafür mehrere Gründe gibt: Zum einen tendieren wir in der westlichen Welt dazu, uns zunächst auf die Technologie zu konzentrieren, und so haben die Forscher am Beginn der Geschichte unseres Kampfes gegen den Krebs, als es noch so gut wie keine Kenntnisse über Ursache und Wirkung dieser Krankheit gab, ihre Anstrengungen hauptsächlich in die Entwicklung effektiverer Behandlungsmethoden gelegt. Zum anderen – und dieser Grund ist vielleicht nur allzu menschlich – waren wir möglicherweise auch deshalb ein wenig zurückhaltend bei der Erforschung dieses speziellen Themas, weil das Eingeständnis eines deutlichen Zusammenhangs zwischen unserer Ernährung und einer Erkrankung bedeuten würde, daß wir selbst zum Entstehen unserer Krankheit beigetragen haben – und das ist kein sehr angenehmer Gedanke. Zudem wurde die Ernährungslehre lange Zeit nicht als eigenständige Wissenschaft betrachtet. Und schließlich sind die meisten Ärzte leider weitgehend uninformiert, wenn es um die Beziehung zwischen Nahrung und Gesundheit geht. Die überwiegende Zahl der Medizinstudenten erhält höchstenfalls eine oberflächliche Ausbildung in Ernährungswissenschaft, und das, obwohl wahrscheinlich sieben der zehn häufigsten Todesursachen mit unserer Ernährung verknüpft sind. Deshalb investieren die wenigsten Ärzte Zeit und Energie in die Aufklärung über eine gesunde Ernährungsweise, zumal sie für den Fall, daß sie es doch tun, dafür keinerlei Anspruch auf Vergütung von der Krankenversicherung haben. Das verstärkte Auftreten von Krebsarten, die möglicherweise mit der Ernährung zusammenhängen, zeigt jedoch, daß wir alle den Preis für diese Kurzsichtigkeit zahlen müssen, und es ist meine Hoffnung, daß dieses neue Tatsachen- und Forschungsmaterial die Medizinerschaft dazu ermutigt, ihre verstärkte Aufmerksamkeit und Anstrengung auf den ernährungswissenschaftlichen Bereich als einem wichtigen Schlüssel zur Prophylaxe und Therapie zu richten.

Durch meine eigenen Erfahrungen in der Krebsforschung hatte ich das Privileg, die Entwicklung unseres Verständnisses von einem Zusammenhang zwischen Ernährung und Krebserkrankung nachzuvollziehen und dessen Perspektiven einschätzen zu können. Als ich 1980 zum Direktor des National Cancer Institute (NCI) ernannte wurde, stand im Mittelpunkt unserer Forschungen immer noch die Entwicklung wirksamerer Methoden der Chemotherapie

und Bestrahlung mit geringeren Nebenwirkungen, wobei wir hauptsächlich in
den Forschungszweig der Molekularbiologie investiert haben, da wir damals,
ebenso wie heute, davon überzeugt waren, daß die Kenntnis von den Krebsur-
sachen auf der molekularen Ebene ganz besonders wichtig für eine sinnvolle
Prophylaxe ist. Seither haben eine Reihe vielversprechender Studien belegt,
daß bestimmte Nahrungsmittel und Nahrungsmittelsubstanzen beim Entste-
hungsprozeß von Krebs vorbeugend und sogar aufhaltend wirksam werden
und damit einen neuen Forschungsschwerpunkt nahegelegt.

1983 gründeten meine Mitarbeiter und ich innerhalb des NCI die Division of
Cancer Prevention and Control (DCPC – Abteilung für Krebsprophylaxe und
Kontrolle), mit dem Ziel, neue Programme zur Krebsprävention, einschließlich der Chemoprophylaxe zu entwickeln. Von 1987 bis 1989 war auch Dr. Dan
Nixon am NCI tätig, und ich war sehr stolz, ihn bei der Supervision des Cancer
Prevention Research Programs (Forschungsprogramm zur Krebsprophylaxe)
unterstützen zu dürfen. Dieses Programm beinhaltete den Aufbau eines
ernährungswissenschaftlichen Labors, in dem die Mechanismen der Krebsverhütung an Tieren und in vitro (im Reagenzglas) untersucht wurden, sowie
die Forschungszweige Chemoprophylaxe, Nahrungsmittel und Ernährung
sowie Krebsvorbeugung. Besonders beeindruckt hat mich Dr. Nixons bahn-
brechende Auswertung umfangreicher Versuchsstudien, die unter der finni-
schen und chinesischen Bevölkerung durchgeführt wurden und die uns ungemein wertvolle Daten über die Beziehung zwischen Krebs und Ernährung ver-
mittelten.

Ich glaube, daß das nächste Jahrzehnt neue Informationen bringen wird, die
uns dabei helfen, die Ernährung als ein immer wichtiger werdendes Werkzeug
im Kampf gegen den Krebs einzusetzen. Unsere Investitionen in die Molekularbiologie haben einen beträchtlichen Gewinn erbracht, denn wir sind inzwischen imstande, genetische Funktionsstörungen, die das Risiko einer
bestimmten Krebserkrankung in sich bergen, präzise zu bestimmen. Aber wir
brauchen dringend weitere Informationen – und wir brauchen sie bald –, damit
wir denen, die gefährdet sind, helfen können, eine Krebserkrankung zu verhüten. Diese Art von Information kann nur durch großangelegte klinische Studien gewonnen werden, deren Durchführung sehr kostspielig ist. Das heißt,
nachdem wir die entsprechenden Risikogruppen identifiziert haben, müssen
wir spezifische Strategien zur Vorbeugung entwickeln und testen, um das
Risiko einer Erkrankung zu minimieren. Bei den betreffenden Personen Ver-

änderungen in der Ernährungsweise vorzunehmen könnte ein wichtiger Bestandteil dieser präventiven Maßnahmen sein. Wir warten gespannt auf die Resultate weiterer Untersuchungen. Mit Hilfe dieses Buches werden Sie sich über den derzeit aktuellen Stand der Dinge informieren können, denn hierin wird all das erläutert, was wir mittlerweile über den Zusammenhang von Krebserkrankung und Ernährung wissen – und was nicht. Es soll Einblick in das Forschungsmaterial geben, das die Empfehlungen für eine spezielle Diät bei bestimmten Krebsarten untermauert, und Ihnen, den Lesern, einen verantwortungsvollen und nutzbringenden Ernährungsplan vorstellen, der es ihnen ermöglicht, zusammen mit ihren Ärzten den Krebs noch wirksamer zu bekämpfen – und vielleicht ein Wiederauftreten der Krankheit zu verhindern. Für Menschen mit Krebs ist es lebenswichtig zu begreifen, daß die Ernährung ein wichtiges Hilfsmittel für die Krebstherapie sein kann.

Louis Pasteur hat einmal gesagt: »Die Wissenschaft und ihre Anwendungen sind so eng miteinander verflochten, daß man sie mit einem Baum und dessen Früchten vergleichen kann.« Heute bestehen die Früchte unserer Forschung in den erstaunlichen Fortschritten, die während des letzten Jahrzehnts bei der Krebsprophylaxe und -behandlung gemacht wurden.

Eine der wichtigsten Botschaften dieses Buches lautet, daß diejenigen, die Krebs haben, viel tun können, um ihre eigene Genesung zu beschleunigen. Sollten auch Sie von dieser Krankheit betroffen sein, hoffe ich, daß dieses Buch Sie zu einem aktiven Partner Ihres Arztes macht, und wünsche Ihnen das Beste für eine gesunde Zukunft.

Vincent T. DeVita, Jr., M. D.,
Direktor, Yale Cancer Center, New Haven, Connecticut, USA,
ehemals Direktor des National Cancer Institute.

1. Teil
Krebs und Ernährung

1. Kapitel
Die richtige Ernährung zur Vorbeugung und Therapiebegleitung

Ich sage nur, daß es auf dieser Erde Geißeln und
Opfer gibt und daß man versuchen muß,
möglichst nicht auf der Seite der Geißel zu stehen.

Albert Camus, Die Pest

Krebs ist mit Sicherheit eine der größten Geißeln der Menschheit. Eine Krankheit, an der allein jährlich über 500 000 Amerikaner sterben. Inzwischen hat die Krebsforschung jedoch damit begonnen, einige Geheimnisse der malignen Tumorerkrankungen zu lüften, die die Ärzte seit Jahrhunderten vor ein Rätsel gestellt haben. So wissen wir heute zum Beispiel, daß sich Krebs über einen längeren Zeitraum hinweg entwickelt und nicht einfach plötzlich da ist. Außerdem wissen wir, daß die Ernährung nicht nur beim Auftreten bestimmter Karzinome eine Rolle spielen kann, sondern auch bei deren Wachstum und Fortschreiten, nachdem sie sich gebildet haben. Deshalb ist auch das obige Zitat von Camus so passend: Wenn nämlich die Forschung anzeigt, daß bestimmte Ernährungsgewohnheiten dazu beitragen, daß sich ein Karzinom bildet und wächst, so dürfen wir keinesfalls die Krankheit fördern, indem wir uns weiterhin auf ungesunde Art und Weise ernähren.

Man weiß seit langem, daß eine gute Ernährung entscheidend für die Gesundheit ist, und es gibt sogar eine Redewendung, die besagt: »Der Mensch ist, was er ißt.« Seit alters existiert ein überliefertes Wissen von der heilenden Kraft bestimmter Nahrungsmittel, Wurzeln und Kräuter, deren frühe Verwendung als Medizin auf der einfachen Beobachtung beruhte, daß man sich nach deren Einnahme entweder besser fühlte oder krank wurde und sogar starb.

Glücklicherweise gehen wir heutzutage jedoch systematischer und wissenschaftlicher an das Thema Ernährung heran. Wir sind imstande, biochemische

Analysen durchzuführen und zu untersuchen, in welcher Beziehung verschiedene Komponenten und Kombinationen von Nahrungsmitteln zur Gesundheit stehen. Neue Entdeckungen werden fast schneller gemacht, als wir sie verarbeiten können, und all die wissenschaftlichen Erkenntnisse haben unser Ernährungskonzept ungemein erweitert und belebt.

Besonders während des letzten Jahrzehnts haben wir viel über den Zusammenhang von Ernährung und Gesundheit gelernt, und die Entdeckungen über die Beziehung zwischen Cholesterin, gesättigten Fettsäuren und Herzerkrankungen, zwischen Kalzium und Osteoporose sowie zwischen Salz und Hypertonie (Bluthochdruck) haben nicht nur die Einstellung der Wissenschaftler zur Ernährung verändert, sondern die von uns allen.

Auf dem Hintergrund dieses allgemein starken Ernährungsbewußtseins fragen auch Krebspatienten verstärkt nach dem Zusammenhang zwischen Ernährung und ihrer Gesundung. Wenn Sie zu diesen Menschen gehören und das Gefühl haben, daß es für Sie wichtig sei, sich mit diesem Thema zu befassen, so haben Sie vollkommen recht, denn die Ernährung ist tatsächlich auf viele Arten mit der Krebserkrankung verbunden, und sie umzustellen ist eine der entscheidenden Voraussetzungen für Ihre aktive Teilnahme am Kampf der Ärzte gegen einen neuerlichen Rückfall, für die Verbesserung Ihrer Chancen auf ein Nachlassen der Krankheitserscheinungen und für ein besseres allgemeines Wohlbefinden.

In diesem Buch geht es darum zu zeigen, wie die Ernährung dabei helfen kann, einen wirksamen Schutz gegen das Auftreten oder Wiederkehr der Krebserkrankung aufzubauen. (Dabei macht es einen Unterschied, ob man krebsgefährdet oder tatsächlich krebskrank ist.) Es soll Ihnen helfen, Ihre Gesundung während der Therapie zu unterstützen und die richtige Ernährung für die kommenden Jahre auszuwählen.

Es dient auch der Selbsthilfe in Zeiten, wenn die Therapie das Essen erschwert oder dazu führt, daß Sie sich überessen. Wenn Sie in Behandlung sind, fühlen Sie sich möglicherweise müde, niedergeschlagen oder sind unleidig. Eventuell haben Sie Durchfall, Krämpfe oder Entzündungen der Mundschleimbaut, und vielleicht sind für Sie die Mahlzeiten eher ein Kampf als ein angenehmer und befriedigender Vorgang. In dieser Zeit kann die richtige Ernährung sowohl Ihr Wohlbefinden steigern als auch einen positiven Beitrag zur Therapie leisten. (Dieses wichtige Thema wird im achten Kapitel umfassend erörtert.)

Der Schwerpunkt dieses Buches liegt jedoch in der langfristigen Perspektive für die Anwendung eines Ernährungsprogramms, das auf viele Jahre hin befriedigend und praktikabel sein soll.

Es kann gut sein, daß die Informationen in diesem Buch neu für Sie sind – und auch für Ihren Arzt. Als ich 1969 meine medizinische Ausbildung abschloß, hatten meine Studienkameraden und ich kaum etwas über die Ernährung gelernt. Damals wußte man noch nicht viel über den komplexen Zusammenhang zwischen Ernährung und chronischen Krankheiten wie Osteoporose und Herzerkrankungen, und der zwischen Ernährung und Krebs war so gut wie unbekannt. Erst vor kurzem wurde an vielen medizinischen Fakultäten der USA (in der Bundesrepublik übrigens auch) damit begonnen, sich mit dem Thema Ernährung zu befassen.

Deshalb habe ich mich sozusagen auf ein gewisses Abenteuer eingelassen, als ich beschloß, einem Interesse nachzugehen, das während meiner Onkologieausbildung am Massachusetts General Hospital in Boston geweckt wurde, nämlich für die ernährungsspezifischen Probleme bei Krebspatienten und die Frage, inwieweit die Ernährung in einem Zusammenhang mit den Krankheitsursachen und Prophylaxemöglichkeiten stehen könnte. Bis zu dem Zeitpunkt, als ich ein Mitglied der medizinischen Fakultät an der Emory University in Atlanta wurde, war ich bereits vollkommen gefesselt von diesem Thema.

Emory hatte eine klinische Forschungsabteilung mit stationären und ambulanten Patienten, eine speziell eingerichtete Küche und ein angegliedertes Labor. Dan Rudman, Steve Heymsfield, Glynda Gerron und andere Mitglieder des Forschungsteams hatten äußerst differenzierte Methoden entwickelt, mit denen der Ernährungsstatus der Patienten und deren Stoffwechsel, also wie ihre Körper die aufgenommene Nahrung verarbeiteten, gemessen werden konnte. Während der folgenden zwölf Jahre habe ich in dieser Abteilung an der Durchführung weiterer Forschungsstudien teilgenommen, in denen wir die Verhältnisse zwischen Nahrungsmitteln, Ernährung und Krebserkrankung untersuchten und habe diese Arbeit auch fortgesetzt, als ich zunächst zu einem der Direktoren des Cancer Prevention Research Programs am National Cancer Institute und später zum stellvertretenden Vorsitzenden für die Fachausbildung der American Cancer Society ernannte wurde.

Derzeit bin ich Professor der Experimentellen Onkologie an der Medical University of South Carolina und Leiter der dortigen Abteilung Krebsprophylaxe und Kontrolle am Hollings Cancer Center. Meine Forschungsarbeiten, die weitergehende Studien neuer Ernährungstheorien und deren Anwendbarkeit in der Praxis umfassen, haben mich seither nach Australien, Südamerika, Europa, Afrika und andere Orte in der ganzen Welt geführt. Die Fakten und Fallbeispiele in diesem Buch stammen sowohl aus den Arbeiten, an denen ich persönlich beteiligt war, als auch aus anderen wichtigen wissenschaftlichen Quellen. Dabei habe ich auf die Erklärungen zu den Forschungsmaterialien große Sorgfalt verwandt, denn in einigen Fällen sind die Ergebnisse zwar sehr überzeugend und ermutigend, aber wenig definitiv. Allerdings sind sie das Beste, was wir heute haben, und sie können Ihnen dabei helfen, die für Sie jetzt wichtige ernährungsmäßige Auswahl zu treffen. Wenn sich dann neue Entwicklungen ergeben, so werden Sie mit diesem Wissen über Krebs und Ernährung imstande sein, sie besser zu verstehen und für sich selbst anwendbar zu machen.

Viele Menschen mit Krebs haben bereits die Ernährung zu einem Teil ihres Kampfes gegen die Krankheit gemacht. So wie zum Beispiel Theresa Pine: Frau Pine war seit vielen Jahren übergewichtig, als sie im Alter von fünfzig einen Knoten in ihrer linken Brust entdeckte. Sie war entsetzt über die Aussicht, Brustkrebs zu haben, und ihre Furcht wurde durch die Sorge um ihre Familie noch gesteigert. Sie beschloß, sich sofort in ärztliche Behandlung zu begeben, aber der erste Schritt, nämlich ihren Hausarzt wegen eines Termins anzurufen, war für sie wie ein Sprung ins kalte Wasser.

Ihr Arzt konnte den Knoten ebenfalls fühlen und ließ ein Röntgenbild der Brust anfertigen, auf dem sich ein verdächtiger Schatten zeigte. Die anschließende Biopsie ergab, daß es sich um einen bösartigen Tumor handelte, aber weil Frau Pine sofort gehandelt hatte, hatten sich noch keine Metastasen gebildet. Der Tumor wurde durch eine Lumpektomie (brusterhaltende Operation) entfernt, und die pathologische Untersuchung bestätigte, daß die Erkrankung noch örtlich begrenzt war. Man begann mit einer Reihe von Bestrahlungen, und ein Onkologe empfahl eine adjuvante (zusätzliche Behandlung zur Vorbeugung gegen Metastasen) Chemotherapie, um ein Wiederauftreten der Krebserkrankung zu verhindern. Er schlug ihr ebenfalls vor, an einem neuentwickelten Diätprogramm teilzunehmen, bei dem die Patienten den Fettgehalt ihrer Nahrungsaufnahme um 20 Prozent der täglichen Kalorienmenge reduzieren sollten, um zu sehen, ob das bei ihrer Rekonvaleszenz helfen würde.

Wie die meisten Versuchsteilnehmer war auch Frau Pine verblüfft über die Möglichkeit, daß eine solch alltägliche und simple Maßnahme eine Auswirkung auf ihre Krebserkrankung haben könnte, aber sie beschloß, es auszuprobieren. Mit der gleichen Energie und Begeisterung, mit der sie sich immer schon um ihre Familie gekümmert hatte, gab sie sich große Mühe, beim Einkaufen und Kochen die Regeln einer fettarmen Ernährung zu erlernen.

Ihre Ernährungsberaterin analysierte inzwischen ihre Eßgewohnheiten, und da Frau Pine wußte, daß ihr eine plötzliche und radikale Umstellung sehr schwer fallen würde, war sie sehr erleichtert, als die Diätistin ihr eine allmähliche und schrittweise Veränderung verschrieb.

Während der folgenden Wochen besuchte Theresa Lehrveranstaltungen, die ihr helfen sollten, das vom Projektleiter vorgegebene Ziel zu erfüllen und fing damit an, schmackhafte und fettreduzierte Rezepte in das Repertoire der Familienmahlzeiten einzuführen. Natürlich gab es Rückschläge, zum Beispiel Momente, in denen Theresa das starke Verlangen nach einem Snack hatte, um »ihren Magen zu beruhigen«, aber sie lernte bald, bei diesen Gelegenheiten statt der üblichen stark fetthaltigen solche Nahrungsmittel zu wählen, die wenig Kalorien haben.

Innerhalb von drei Wochen erreichte Frau Pine die für sie vorgeschriebene Reduktion an Fett- und Kaloriengehalt. Obwohl sie mit der Bestrahlung und Chemotherapie fortfuhr, gab es bei ihr nur schwache Nebenwirkungen, und so konnte sie mit einem weiteren Programm beginnen, das ihr der Arzt empfohlen hatte und das aus dreimal in der Woche unternommenen dreißigminütigen Spaziergängen bestand. Theresa erklärte ihren beiden Kindern und ihrem Mann, daß ihr diese Spaziergänge helfen würden, gesund zu werden, und trug jedem Familienmitglied auf, sie an einem bestimmten Tag in der Woche an ihren Spaziergang zu erinnern und darauf zu achten, daß er die vorgeschriebenen vollen dreißig Minuten dauerte. Das gab ihr nicht nur die Gelegenheit, einmal die Woche mit jedem von ihnen allein zu sein, sondern auch der Familie das Gefühl, daß sie bei ihrer Genesung helfend mitwirken konnte.

Als jemand, die schon oft vergeblich versucht hatte abzunehmen, war Frau Pine äußerst verblüfft festzustellen, daß sich ihr Gewicht während der nächsten drei Monate allmählich auf das für ihre Größe empfohlene verminderte. Die Chemotherapie dauerte sechs Monate, und auch danach blieb sie bei ihrer fettarmen Ernährungsweise; nicht nur sie selbst, sondern auch ihr Mann und die Kinder machten weiter und behielten ihr neues, geringeres Körpergewicht.

Nach fünf Jahren war Theresa frei von allen Krankheitssymptomen, und ihr Arzt meinte, er sei sehr optimistisch, was ihre Zukunft anbelange – etwas, das in hohem Maße dadurch möglich geworden war, daß Frau Pine den Mut gehabt hatte, diesen ersten »Sprung ins kalte Wasser« zu tun. Ich habe mich oft gefragt, ob sie wohl wußte, daß die Familie ihr Rettungsanker war. Alle Mitglieder hatten sich in den fünf Jahren ihrer Rekonvaleszenz sehr verändert und lebten viel bewußter. Nicht zuletzt diese Tatsache gab Frau Pine Kraft und Befriedigung.

Natürlich sind nicht viele Menschen mit Krebs so vom Glück begünstigt wie diese Patientin, aber ich habe von jedem einzelnen, den ich kannte, wichtige Lektionen über die Wissenschaft und über das Leben gelernt. Deshalb werde ich in diesem Buch gelegentlich die Geschichte von jemandem erzählen, dessen Leben durch eine veränderte Ernährung verbessert wurde, auch wenn eine Heilung nicht möglich war. Denken Sie dabei stets daran, daß ein Großteil der grundlegenden Forschungen über die Verbindung zwischen Ernährung und Krebs mit Personen durchgeführt wurde, die sich im fortgeschrittenen Stadium dieser Krankheit befanden. Indem ich deren Fortschritte und Probleme beobachten konnte, habe ich die medizinische und wissenschaftliche Herausforderung von Ernährung und Krebs angenommen, aber ich hoffe, daß sich den Lesern durch die Geschichten dieser Patienten auch mitteilt, welch große Rolle ihr eigener Mut, ihre Ausdauer, Energie und Kreativität im Kampf gegen den Krebs gespielt haben.

Weil immer noch soviel über Ernährung und Krebs zu lernen ist, gibt es ein paar Dinge, die ich gerne empfehlen würde, aber nicht kann. Ich wünschte zum Beispiel, ich wäre imstande zu sagen, daß ein bestimmtes Nahrungsmittel zu essen oder nicht zu essen oder das Einhalten einer speziellen Diät eine bestimmte Krebserkrankung heilen oder ihren Fortschritt aufhalten könne, aber leider gibt es zur Zeit keinen wissenschaftlichen Beweis für diese Behauptung, und Sie sollten allen, die vorgeben, es gebe doch einen, mit großer Skepsis begegnen. Im dritten Kapitel werde ich einige solcher diätischen »Heilmittel« und Versprechungen erörtern, die ihren Verfechtern mehr Geld als Vorteile für ihre Anwender gebracht haben. Es ist auch eine traurige Tatsache, daß bei einer fortgeschrittenen Krebserkrankung häufig keine Art der Behandlung hilft, und in solchen Fällen muß sich die Rolle der Ernährung darauf beschränken, möglicherweise das Wohlbefinden zu verbessern. Die Anti-Krebs-Diät wurde dazu entworfen, Ihre Krebstherapie zu *unterstützen*, sei es, daß diese aus einer Operation, Bestrahlung, Chemotherapie oder aus palliativen (schmerzlindernden) Maßnahmen besteht.

Aber auch wenn wir noch nicht unser Ziel erreicht haben, so sind wir im Verständnis der Wirkungsmechanismen diätischer Einflüsse auf die Krebserkrankung inzwischen ein gutes Stück weitergekommen. Nach vielen Jahrzehnten der Laborversuche und klinischen Erfahrungen mit den ernährungsspezifischen Problemen für Krebspatienten haben wir ein umfangreiches Wissen um die komplexe Rolle erworben, die der Ernährung bei der Modulation maligner Tumore zukommt, und ich kann mit Sicherheit sagen, daß Nahrungsmittel und Ernährung für alle Stadien der Krebserkrankung und -prophylaxe wichtig sind.

Krebs und Ernährung auf der zellulären Ebene

Für jede Kreatur, von den primitivsten einzelligen Pflanzen und Tieren bis zu den Menschen mit ihren hochspezialisierten und auf komplexeste Weise miteinander zusammenhängenden Systemen, ist die Ernährung die allererste und wichtigste Herausforderung des Lebens. Energie und Nährstoffe sind für alle Funktionen der Zellbildung, des Zellenwachstums und der Zellvermehrung notwendig. Ohne Nährstoffe würde der Körper verhungern.

Mit einer unzureichenden oder falschen Ernährung mag der Organismus zwar überleben, aber er wird geschwächt und kann einen irreversiblen Schaden nehmen, der seine Fähigkeit, lebenswichtige Funktionen wahrzunehmen, beeinträchtigt, weshalb er anfälliger gegen Infektionen wird und daran schließlich zugrunde gehen kann. Aus diesem Grund ist die richtige Balance in der Ernährung ebenso lebenswichtig wie eine ausreichende Menge an Nährstoffen.

Wir betrachten den Krebs als eine Krankheit, aber man darf dabei nicht vergessen, daß das Karzinom aus *lebenden Zellen* besteht, wobei der Unterschied zwischen normalen lebenden Zellen und Tumorzellen darin liegt, daß *das Wachstum und die Vermehrung dieser entarteten Zellen außer Kontrolle geraten sind.* Es gilt als bewiesen, daß die Krebserkrankung mit einem Ereignis oder einer Ereigniskette beginnt, einem Vorgang, der Initiation genannt wird und der sich beim genetischen Aufbau einer einzelnen Zelle abspielt. Es dauert dann eine Weile, bis sich eine Tumormasse entwickelt, und während dieser Zeit ereignen sich ein oder mehrere »krebsfördernde« Schritte.

Wenn jemand zum Beispiel einen bösartigen Brustknoten fühlen kann, so hat
der Entwicklungsprozeß des Tumors bereits lange davor eingesetzt – also Jahre oder sogar Jahrzehnte vor diesem Zeitpunkt. Die Rolle der Ernährung
beim Entstehen der Krebserkrankung besteht nun höchstwahrscheinlich darin, daß sie das Wachstum von Zellen mit solchen Genen stimuliert, die bereits
so verändert sind, daß sie sich zu einem Tumor entwickeln. Mit anderen Worten: Eine falsche Ernährung ist wahrscheinlich krebsfördernd, aber nicht
krebsauslösend.

Hier ist ein theoretisches Beispiel für diese Annahme: Stellen Sie sich vor, bei
einer Frau wird in frühen Jahren eine einzelne, normale Brustzelle beschädigt. Eine solche Entartung kann von einem genetischen »Fehler« – also etwa
einer spontanen Mutation – oder möglicherweise daher rühren, daß die Frau
über einen langen Zeitraum einer krebsverursachenden Chemikalie ausgesetzt war. Teilt sich diese Zelle dann, um neue Zellen zu bilden, könnte es sein,
daß sie ihr fehlerhaftes genetisches Material an die neuen Zellen weitergibt.
Das kann zuerst sehr langsam vor sich gehen, so daß sich nicht sofort ein
Tumor bildet. Mit der Zeit jedoch könnte eine Kombination aus fettreicher
Kost, plus spezieller Fettsäuren, plus bestimmter Veränderungen im Hormonhaushalt ausreichende Energie liefern, um die Entwicklung und das
Wachstum eines Karzinoms zu begünstigen. Das Zusammenwirken dieser
Faktoren würde dann theoretisch in einer Tumormasse resultieren, wo es vorher nur eine einzelne normale Zelle gab. Das ist also ein Prozeß, der sich über
einen langen Zeitraum hinzieht. Tatsächlich scheinen bei vielen Krebserkrankungen etliche Jahre zwischen dem ursprünglich zellschädigenden Ereignis
und dem Ausbruch der Krankheit zu liegen, und diese besondere Eigenart der
Krebsentwicklung hat mich davon überzeugt, daß von einer Ernährungsumstellung sowohl die Personen profitieren, die bereits Krebs haben, als auch
diejenigen, die von der Krankheit genesen oder durch sie gefährdet sind.

Wir sind vielleicht nicht imstande, viel an der ursprünglichen Entartung einer
Zelle zu ändern, aber wir können die geschwulsterzeugende und -begünsti-
gende Aktivität vermindern, indem wir zum Beispiel die Fettzufuhr reduzieren. Was sich heute im Zusammenhang mit der Umweltverschmutzung sagen
läßt, nämlich daß wir alle davon betroffen sind, gilt auch für den Krebs. Die
Arten von krebserregenden Schadstoffen, denen wir ausgesetzt sind, mögen
von Region zu Region, Kultur zu Kultur oder Familie zu Familie verschieden
sein, aber jeder von uns ist solchen Stoffen ausgesetzt, die die Gene beschädi-

gen können, und deshalb kann es durchaus sein, daß wir alle von Zeit zu Zeit Krebszellen entwickeln. Jedoch werden nur bei einigen Menschen die erforderlichen begünstigenden Faktoren so wirksam, daß die fehlerhaften Zellen wachsen und sich ausbreiten.

Wenn dem so ist, kommt der präventiven Herangehensweise in der Zukunft eine sogar noch größere Bedeutung zu, so daß wir es eines Tages vielleicht schaffen, den Krebs zu verhüten, bevor er entsteht, statt immer erst die aufgetretene Tumorerkrankung zu behandeln. Auf dem derzeitigen Kenntnisstand basierend, läßt sich bereits heute sagen, daß eine sinnvolle Krebsprophylaxe viel mit der richtigen Ernährung zu tun haben wird. Und diese Theorie ist deshalb sehr einleuchtend, weil der Krebs Nährstoffe braucht, ebenso wie Pflanzen, Amöben und alle anderen Lebewesen. Worüber wir aber noch mehr wissen müssen, ist, welche Nahrungsmittel den Entstehungs- und Entwicklungsprozeß eines Karzinoms begünstigen und mit welchen er verhindert werden kann. Zur Zeit werden eine Reihe von Klinikversuchen durchgeführt, die helfen werden, diese Fragen zu beantworten und die Auswirkungen ernährungsbezogener Maßnahmen bei Krebspatienten einzuschätzen.

Die richtige Ernährung für Menschen mit Krebs bedeutet mehr, als nur den Gewichtsverlust zu verhindern

Weil die Krebszellen unkontrolliert wachsen und sich vermehren, verlangen sie beständig nach mehr Nahrung. Krebszellen sind unersättliche Energieverbraucher, und eine der Arten, auf die sie normale, gesunde Zellen vernichten, ist, daß sie sie ihrer benötigten Nährstoffe berauben. Im Wettkampf zwischen Krebszellen und (normalen) Wirtszellen haben erstere das Potential, die Nährstoffe und Energie für ihre eigenen Zwecke aufzunehmen und zu verbrauchen. Das scheint auch der Grund dafür zu sein, daß in vielen Fällen einer fortgeschrittenen Krebserkrankung die betroffenen Patienten einen entkräftenden Verlust an Gewicht und Energie erleiden, selbst wenn sie eine ausreichende Nahrungsmenge zu sich nehmen. In diesem Zustand, der sogenannten Krebskachexie (Abmagerung und Kräfteverfall), verfällt der Mensch, aber der Krebs gedeiht. Der Prozeß der Kachexie konnte von den Wissenschaftlern bislang noch nicht vollständig geklärt werden, aber wenn er eintritt, zeigt es sich deutlich, daß die Krebszellen die Dominanz über lebenswichtige Stoffwechselfunktionen übernommen haben und damit über die Art und Weise, wie der Körper die aufgenommene Nahrung verarbeitet.

Viele Menschen, die durch Krebs an Gewicht und Energie verlieren, glauben, diesen Verlust ausgleichen zu können, wenn sie nur imstande wären, genug zu essen. »Mehr zu essen« wird deshalb zu ihrem Ziel, und oft werden sie darin von ihren Angehörigen noch bestärkt.

Ironischerweise haben verschiedene Studien erwiesen, daß ein Mensch mit fortgeschrittenem Karzinom häufig nicht in der Lage ist, aus diesen zusätzlichen Nährstoffen Muskelgewebe und fettarme Körpermasse zu bilden, sondern sie statt dessen in Fettgewebe umsetzt. Dieses gespeicherte Fett ist von keinerlei Nutzen für den Krebspatienten, und darüber hinaus haben neue ernährungsspezifische Untersuchungen erwiesen, daß überschüssiges Fettgewebe besonders günstige Lebensbedingungen für bestimmte Karzinome, wie zum Beispiel Brustkrebs, schaffen kann.

Nun führt allerdings keine dieser Studien zu der Schlußfolgerung, daß Sie keine Nahrung für Ihren Kampf gegen den Krebs brauchen. Im Gegenteil, Sie müssen essen, aber – wie noch zu zeigen sein wird – die *Art und Weise* Ihrer Ernährung kann einen wichtigen Einfluß auf Ihre Zukunftsaussichten haben.

Ein wesentlicher Faktor, der bei der Diskussion über Krebs und Ernährung nicht vergessen werden darf, ist die Tatsache, daß Krebszellen ihre eigenen Bedürfnisse haben. Mit ihrem unkontrollierten Wachstums- und Teilungspotential brauchen die Tumorzellen Nährstoffe – ebenso wie das normale Zellgewebe, und Ihr Ziel sollte es sein, ausreichend zu essen, ohne den Krebs zu nähren. Zur gleichen Zeit sollten Sie die bestmögliche Grundlage für die Verhütung zukünftiger Karzinome schaffen. Außerdem kann die richtige Ernährung Ihnen dabei helfen, sich mental und emotional besser zu fühlen, weil sich damit Ihre allgemeine Gesundheit bessert.

Wozu dieses Buch dient

Fast jede Woche lesen wir von neuen wissenschaftlichen Forschungsstudien, die beweisen, daß es einen wichtigen, komplexen und bislang weitgehend unbekannten Zusammenhang zwischen Nährstoffen, Ernährung und Tumorerkrankung gibt. Das Fundament für ein umfassendes Verständnis dieser

Zusammenhänge ist noch nicht ganz vollständig gelegt, aber auf einigen Gebieten waren die Wissenschaftler bereits in der Lage, unter Laborbedingungen zu testen, wie sich bestimmte Nährstoffe zu bestimmten Karzinomen verhalten. Auch die Epidemiologen sind damit befaßt – mit Hilfe weltweit gesammelter Daten –, der vielschichtigen Frage nachzugehen, inwieweit Ernährungsgewohnheiten, Lebensstil und andere Faktoren zum Auftreten von Krebserkrankungen und deren Vorbeugung beitragen. In den Vereinigten Staaten arbeiten Wissenschaftler, Ärzte und Krebspatienten Hand in Hand, um über klinische Versuche definitive Antworten auf all die Fragen zum Themenkomplex Ernährung und Krebs zu finden.

Das vorliegende Buch bietet umfassende Erörterungen und Erklärungen zu den aktuellsten Informationen über die Rolle von Ernährung und Nährstoffen bei der Krebsbehandlung und -prophylaxe. Auch wenn es einerseits auf vielen Gebieten noch keine definitiven Erkenntnisse gibt, so sind auf der anderen Seite Fehlinformationen und unseriöse Heilversprechungen reichlich vorhanden. Ich möchte Ihnen meine Meinung und meinen Rat zur Verfügung stellen, basierend auf meiner Interpretation der verfügbaren Daten und Fakten, um Ihnen dabei zu helfen, sich ein eigenes, aufgeklärtes Urteil zu bilden. Dabei ist eines meiner Ziele, daß Sie nach der Lektüre dieses Buches besser imstande sein werden, sich in den verwirrenden und oft widersprüchlichen ernährungsspezifischen Informationen zurechtzufinden. Zum Beispiel wurde in Amerika kürzlich verbreitet, es gebe keine Verbindung zwischen der Fettzufuhr und Brustkrebs und damit vorangegangenen Berichten, die das Gegenteil behauptet hatten, widersprochen. Diese beiden konträren Meinungen werden im vierten Kapitel ausführlich diskutiert und in ihrer relativen Bedeutung erklärt.

Im nächsten Kapitel beginnen wir mit einer generellen Erörterung der Beziehung zwischen Ernährung und Krebserkrankung. Dann werden wir spezifische Nährstoffe und chemische Substanzen näher betrachten, von denen man annimmt, daß sie eine entweder krebsfördernde oder -hemmende Wirkung haben. Das dritte Kapitel soll Ihnen helfen, angesichts einer Fülle von Informationen und »Neuigkeiten« gut fundierte Entscheidungen und Auswahlkriterien über alternative Ernährungsmethoden zu treffen.

Daran anschließend werden wir auf die konkrete Verbindung zwischen Ernährung und speziellen Krebsarten eingehen. Im letzten Teil des Buches können Sie die Theorie zur Praxis machen. Das achte Kapitel bietet verschiedene

Lösungsmöglichkeiten dafür an, wie ernährungsspezifische Probleme gelöst und das Wohlbefinden während der Therapie verbessert werden können. Um einen langfristigen Erfolg zu erzielen, soll Ihnen das neunte Kapitel dabei helfen, sich über einen Zeitraum von drei Monaten auf einen neuen und gesunden Ernährungsplan einzustellen. Im zehnten Kapitel erhalten Sie praktische Informationen, die Sie für die Auswahl und Zubereitung einer gesunden Ernährung brauchen. Und im elften Kapitel werden Sie schließlich erfahren, wie Sie körperliche Bewegung und Aktivität zusammen mit Ihrer neuen Ernährungsweise dazu einsetzen können, Ihre Rekonvaleszenz zu unterstützen. Der Speiseplan – sozusagen der Kern dieses Buches – besteht keineswegs aus exotischen Rezepten mit schwer erhältlichen Zutaten, und er ist auch nicht nur für Krebspatienten geeignet. Wie Sie wahrscheinlich wissen, liegt das Risiko einer bestimmten Tumorerkrankung oft in der Familie, und deshalb hat dieser Plan den wichtigen zusätzlichen Vorteil, daß seine Anwendung das Krebsrisiko bei gesunden Menschen, also auch in *Ihrer* Familie, vermindern kann. Ich habe auch ein Kapitel »Für den behandelnden Arzt« hinzugefügt, das einen Überblick über die Hauptschlußfolgerungen dieses Buches gibt, sowie eine Auflistung der für Krebspatienten wichtigen Adressen und der weiterführenden Literatur (vgl. S. 408 ff.).

Und last, but not least habe ich einen anerkannten Chefkoch gebeten, eine Sammlung von Rezepten auszuarbeiten, die demonstrieren sollen, wie leicht zugänglich und anwendbar eine gesunde Ernährung sein kann. Mark Erickson hat seine Ausbildung am Culinary Institute of America in Hyde Park, New York, absolviert und ist ein »American Culinary Federation Certified Master Chef«. 1985 wurde er für die höchste Punktzahl in dem bekannten »Master-Chef«-Wettbewerb zum »Crystal Chef« gekürt – eine Auszeichnung, die bisher nur acht Köchen zuteil wurde. Er war ein Mitglied der US-amerikanischen Mannschaft, die 1988 drei Goldmedaillen bei der »Kulinarischen Olympiade« in Frankfurt am Main gewonnen hat. Weitere Preise hat er für seine fettarmen Rezepte bekommen, auch bei Wettbewerben, bei denen eine Fettreduktion weder verlangt noch erwartet wurde. 1986 wurde er von dem Culinary Institute of America zum Mitglied des Jahres gewählt, und bis 1990 war er als Ausbildungsleiter derselben Institution tätig. Heute ist er leitender Chefkoch im Cherokee Town and Country Club in Atlanta, einem der führenden Privatclubs des Landes. Ericksons Rezepte, basierend auf seinen langjährigen Erfahrungen, sind so ansprechend, daß sie für jeden, nicht nur für die von einer Krebserkrankung Betroffenen, eine kulinarische Köstlichkeit bieten, und deshalb muß sich auch niemand die Mühe machen, andere Speisen für die restlichen Familienmitglieder zuzubereiten. Erickson verwendet gelegentlich kleine Mengen an Butter und Speck, um zu demonstrieren, daß man gesund essen kann, ohne auf den Wohlgeschmack zu verzichten. Er macht auch geschickten Gebrauch von Gewürzen und Kräutern, um zu verhindern, daß das Essen fade schmeckt – eine häufige Klage von vielen, die eine fettarme Kost zu sich nehmen. Alle seine Rezepte beziehen nur ungefähr 20 Prozent oder weniger ihres Kaloriengehalts aus Fett.

Meine Hoffnung ist, daß dieses Buch dazu beiträgt, eine derzeit noch existierende Lücke in der Betreuung und Pflege von Krebskranken zu schließen. Wie bereits gesagt, viele von denen, die im Gesundheitswesen tätig sind, mich selbst eingeschlossen, haben während ihres Medizinstudiums nur wenig oder gar nichts über die Ernährung gelernt, und daher fühlen sich auch viele Onkologen oder mit der Krebstherapie befaßte Krankenschwestern und -pfleger nicht qualifiziert genug, um ernährungsbezogene Ratschläge zu geben, wenn sie nicht gerade ein spezielles persönliches Interesse an diesem Thema entwikkelt haben, und viele sind unsicher, wie sie die neuen Forschungsergebnisse in die traditionelle Schulmedizin integrieren sollen. Dieses Buch soll den von einer Tumorerkrankung Betroffenen ermöglichen, eng mit ihren Ärzten und medizinischen Betreuern, einschließlich einem Ernährungsberater, zusammenzuarbeiten, um mit den bestmöglichen Waffen im Kampf gegen den Krebs gerüstet zu sein, und es soll anderen, die von dem Risiko einer Erkrankung bedroht sind, mit Hilfe fundierter wissenschaftlicher Informationen ermöglichen, eine reelle und gesundheitsfördernde Verteidigung gegen den Krebs aufzubauen.

Ich wünsche Ihnen eine Zukunft voller Gesundheit und einer ebenso heilsamen wie köstlichen Ernährung.

2. Kapitel
Der Zusammenhang zwischen Krebs und Ernährung

Eine gute Ernährung ist wie ein Puzzle, das Sie sich selbst zusammensetzen. Dazu müssen Sie wissen, was die einzelnen Teile sind – wie zum Beispiel Fette und Ballaststoffe und Vitamine –, und deshalb werden wir jedes einzelne dieser Teile im folgenden näher betrachten.

Von zwei führenden Ernährungswissenschaftlern, Dr. Richard Doll und Dr. Richard Peto von der Oxford University, wurde geschätzt, daß sich bis zu 70 Prozent der Tumorerkrankungen auf die Ernährung zurückführen lassen. Zum Vergleich: Der Prozentsatz von Krebserkrankungen, der mit dem Tabakkonsum verknüpft ist, wird mit 30 Prozent veranschlagt.

Während der genaue Prozentsatz nicht feststeht, haben statistische Untersuchungen (epidemiologische Studien) und Labortests eine Fülle von Belegen dafür erbracht, daß das Entstehen vieler Krebsarten mit ernährungsspezifischen Faktoren zusammenhängt. Mehrere medizinische Organisationen, wie die American Cancer Society und das National Cancer Institute, haben diese Verbindung zwischen Ernährung und Krebs inzwischen anerkannt und Ernährungsrichtlinien veröffentlicht, die helfen sollen, das persönliche Krebsrisiko zu vermindern. Andere Daten aus den Forschungslabors zeigen an, daß bestimmte ernährungsbezogene Faktoren auch eine bereits existierende Tumorerkrankung beeinflussen können, und zwar besonders in einem frühen Stadium.

Aber auch wenn die Ernährung eine wichtige Rolle bei der Regulierung von Entwicklung, Wachstum und Verbreitung eines Karzinoms spielen mag, darf nicht vergessen werden, daß sie die Krebserkrankung selbst nicht *verursacht*. Es ist vielmehr die Kombination aus falscher Ernährung, Umwelteinflüssen und genetischen sowie anderen Faktoren, die zu einer Tumorerkrankung führen kann.

Ebenso gilt, *daß die Ernährung an sich und allein keine sinnvolle Behandlung für eine existierende Krebserkrankung ist,* eine Tatsache, die man besonders bedenken sollte, wenn man alternative Methoden der Krebstherapie in Betracht zieht. Zum Beispiel hat eine Vitaminbehandlung, die aus der Verabreichung einer Megadosis an Vitaminen besteht, keinerlei nachgewiesene Heilwirkung bei einem existierenden Karzinom (siehe drittes Kapitel über alternative Ernährungsmethoden).

Zusammenfassend läßt sich sagen, daß die Ernährung für sich genommen weder die alleinige Ursache für eine Krebserkrankung noch eine wirksame Behandlung darstellt, sondern, *daß die richtige Kost zusammen mit anderen Faktoren dazu beitragen kann, das Krebsrisiko zu vermindern und die Chancen eines Nachlassens der Krankheitserscheinungen zu erhöhen.* Hier sind drei Beispiele für den Unterschied, den die Ernährung machen kann:

- *Brustkrebszellen* brauchen wahrscheinlich bestimmte Fettsäuren für ihr Wachstum. Eine fettarme Kost entzieht den Zellen diesen Nährstoff.
- Das Entstehen von *Dickdarmkrebs* ist möglicherweise mit karzinogenen Substanzen verkoppelt, die auf die Darmwände einwirken, wenn die Ausscheidungsstoffe zu lange im Darm verbleiben. Eine ballaststoffreiche Kost beschleunigt die Passage des Stuhlgangs, so daß selbst für den Fall, daß karzinogene Schadstoffe vorhanden sind, diese schneller ausgeschieden werden.
- Bei einigen Krebsarten werden gesunde Zellen durch einen Prozeß verändert, den man Entdifferenzierung nennt. Dabei werden normale Zellen in atypische umgewandelt, die wiederum außer Kontrolle geraten. Es gibt gesicherte Beweise dafür, daß Vitamin A, das als Beta-Carotin in grünen und gelben Gemüsen und Früchten vorkommt, diesen Entdifferenzierungsprozeß in seinem Anfangsstadium unterbrechen und umkehren kann. Derzeit werden Forschungsprogramme durchgeführt, die das Bremspotential dieses Vitamins hinsichtlich der Entwicklung von Mundhöhlen-, Lungen-, Brust- und Gebärmutterhalskrebs testen.

Wir werden auf diese und andere Zusammenhänge im weiteren Verlauf des Buches noch näher eingehen.

In diesem Kapitel soll untersucht werden, inwieweit die Ernährung mit Tumorerkrankungen im allgemeinen zusammenhängt. Dabei haben einige Krebsarten eine enge Beziehung zu der Ernährungsweise und andere nicht. Im neunten Kapitel erfahren Sie, wie Sie die wichtigsten generellen Prinzipien auf Ihre tägliche Kost anwenden können.

Zwar variieren die Richtlinien für eine gute Ernährung bei den verschiedenen
Tumorerkrankungen, aber im allgemeinen gehört die Art der Verbindung zwischen Krebs und Ernährung zu einer von drei Gruppen, die untenstehend
erläutert werden. Es gibt nämlich die Tumore der »Überernährung«, die der
»Unterernährung« und solche, bei denen andere Faktoren jede ernährungsspezifische Auswirkung überwiegen. Das heißt, bei einigen Krebsarten gibt es
keine bekannte Verbindung zur Nahrungsaufnahme. Nachdem wir aufzeigen,
wie sich die Ernährung zu jeder dieser drei Gruppen verhält, werden wir erörtern, welche Rolle spezifische Makronährstoffe (zum Beispiel Fette und Ballaststoffe) und Mikronährstoffe (Vitamine, Mineralien und Spurenelemente)
spielen.

Tumore der Überernährung

Einige Tumorerkrankungen sind mit einer allzu fett- und kalorienreichen
Ernährungsweise verknüpft. Dazu gehören die Brust-, Dickdarm-, Prostata-,
Bauchspeicheldrüsen- und Gebärmutterschleimhautkarzinome und, wie erst
kürzlich erwiesen, sogar der Lungenkrebs. Eine wichtige Bestätigung hat
diese Theorie durch die Arbeit von Epidemiologen erfahren, also Wissenschaftlern (die oft auch gleichzeitig Ärzte sind), die bevölkerungsbezogene
Tendenzen des Entstehens und der Verbreitung von Krankheiten studieren
und die uns damit viele Informationen über Krankheiten geben können, die
sich nicht aus der Arbeit mit individuellen Patienten ermitteln lassen. So
haben epidemiologische Studien Fakten über Nahrungsmittel zusammenge-
tragen, die von einer bestimmten Bevölkerung gegessen werden. Sie sind
dabei der Frage nachgegangen, welche Krebsarten in dieser Bevölkerung vorkommen und welche nicht. Ein Resultat dieser Studien war, daß es in Ländern, in denen eine fett- und kalorienreiche und ballaststoffarme Ernährungsweise vorherrscht, eine höhere Rate an bestimmten Krebserkrankungen gibt.
Bei diesen Ländern handelt es sich hauptsächlich um die westlichen industrialisierten Nationen, deren Bevölkerung viel Fleisch und viele Milchprodukte zu
sich nimmt.
Weitere Beweise wurden durch historische Untersuchungen erbracht, in
denen die Veränderungen in der amerikanischen Ernährungsweise mit den
veränderten Krebsraten dieses Landes verglichen wurden. Während des spä-

ten neunzehnten und frühen zwanzigsten Jahrhunderts stieg in den Vereinigten Staaten die Häufigkeit von Tumorerkrankungen so sprunghaft an, daß man bereits von einer Epidemie sprechen konnte.

Dabei handelte es sich aber nicht um ein abgeschlossenes Ereignis, sondern es stand in Beziehung zur Entwicklung der amerikanischen Gesellschaft im allgemeinen, und, wie ich glaube, im besonderen zu der Art von Mahlzeiten, die damals in amerikanischen Haushalten auf den Tisch kamen, sowie natürlich zu dem weitverbreiteten Tabakkonsum.

Seit Beginn des zwanzigsten Jahrhunderts haben die Industrialisierung und Weiterentwicklung der landwirtschaftlichen Massenproduktion bewirkt, daß Nahrungsmittel im Überfluß vorhanden und für jeden erschwinglich sind. Zusätzlich zu dem erhöhten Kalorien- und Fettgehalt in der Nahrung produzieren die Viehzüchter und Bauern eine Menge wohlgemästeter Schlachttiere und damit wahrscheinlich mehr Fleisch, als jemals zuvor von der breiten Bevölkerung verzehrt wurde. Zur gleichen Zeit wurden natürliche Vollwertprodukte durch raffinierte und mit chemischen Zusätzen haltbar gemachte Nahrungsmittel, die weniger Ballaststoffe enthielten, ersetzt.

Leider wurde die Gefahr einer fettreichen und ballaststoffarmen Ernährung nur langsam erkannt. In ihrer Einleitung zu der Neuauflage des *Moosewood Cookbook (Das große Buch der vegetarischen Küche)* – einem Klassiker der vegetarischen Küche – hat die Autorin Mollie Katzen eine aufschlußreiche Beschreibung der für die Mitte dieses Jahrhunderts typischen amerikanischen Kost gegeben: »Meine frühesten kulinarischen Erfahrungen bestanden aus einfachen, hauptsächlich industriell gefertigten Lebensmitteln. Als ein Kind der fünfziger und sechziger Jahre wurde ich mit Fertigreis, Dosensuppen, Schmelzkäse und Gefriergemüse großgezogen – mit all den wunderbar praktischen Produkten dieser Epoche. Wir aßen ungefähr fünfmal die Woche Fleisch, und an den beiden anderen Tagen gab es Hühnchen oder Fisch. Ein ›Salat‹ bedeutete etwas Eisbergsalat, Gewächshaustomaten und reichlich Mayonnaise. Manchmal wurden ein paar Gurkenscheiben dazugegeben, aber das grenzte dann schon fast ans Exotische.«

Die meisten von uns leben mit dem Vermächtnis dieser Jahre, und heute nimmt der Durchschnittsamerikaner immer noch so viel oder sogar mehr Fett zu sich wie eine Generation vorher – das heißt 37 bis 40 Prozent der täglichen Gesamtkalorienmenge. Diese Tatsache gilt mit Einschränkung auch für viele andere Industriestaaten. Das epidemische Auftreten von Krebs, das sich

Anfang des Jahrhunderts in den Vereinigten Staaten ereignet hat, wiederholt sich heute in anderen Ländern. In Japan, wo der westliche Lebensstil – einschließlich einer westlichen Ernährungsweise – begonnen hat, die traditionelle, sehr fettarme Küche zu verdrängen, ist ein dramatischer Anstieg der Inzidenz von Brust- und Dickdarmkrebs zu verzeichnen. Das Kolonkarzinom wird inzwischen sowohl mit einem zu geringen Gehalt an Ballaststoffen als auch einem zu hohen Gehalt an Nahrungsfett in Zusammenhang gebracht. Nimmt man ein paar typische fettreiche Nahrungsmittel – wie zum Beispiel Käse, fettes Fleisch, Öle, Eiscreme –, so stellt man fest, daß ein hoher Fettgehalt meistens mit einem geringen Gehalt an Ballaststoffen einhergeht. So muß man sich im Falle des Dickdarmkarzinoms fragen: Ist es der hohe Fettgehalt, der den Krebs verursacht, oder ist der geringe Gehalt an Ballaststoffen das Problem? Die Antwort scheint zu sein, daß die Kombination von fettreich *und* ballaststoffarm schlimmer ist, als es einer der beiden Faktoren allein wäre. Ein möglicher Grund dafür ist, daß der hohe Gehalt an Speisefett die Wirksamkeit bestimmter karzinogener Substanzen im Darm steigern kann und daß gleichzeitig durch die geringe Menge an Ballaststoffen die Transportzeit für den Darminhalt verlängert wird, wodurch möglicherweise das Fäkalvolumen verringert und damit wiederum die Konzentration der Karzinogene erhöht wird.

Tumore der Unterernährung

Dr. med. Denis Burkitt, den man den »Vater der Ballaststoffe« genannt hat, stellte 1971 die These auf, daß in bestimmten Bevölkerungsgruppen Afrikas nur eine geringe Zahl von Dickdarmkarzinomen auftritt, und zwar wegen des hohen Ballaststoffgehalts ihrer Ernährung. Leider ist es jedoch so, daß, obwohl die Menschen in der Dritten Welt weniger tierische Fette und mehr Ballaststoffe zu sich nehmen, ihre Nahrung oft zu einseitig ist und nicht genügend Vitamine und Mineralien enthält. Das bedeutet, daß die Häufigkeit der Krebserkrankungen nicht geringer ist, sondern sich nur ein anderes Muster ergibt als in reichen Gegenden. In industrialisierten Ländern gibt es zum Beispiel eine größere Häufigkeit von Brust-, Dickdarm- oder Prostatakrebs, während in armen Ländern, und auch unter den armen Bevölkerungsgruppen in den Vereinigten Staaten, die Tendenz eher in Richtung Plattenepithelkarzinom (maligne Tumore der Haut und Schleimhaut), Karzinome des oberen Verdauungstrakts (Mund, Rachen, Speiseröhre) und des Gebärmutterhalses sowie Magenkrebs geht. Man kann diese Krebsarten Tumore der Unterernährung nennen, weil sie in bevölkerungsstatistischen Untersuchungen oft einem Mangel an bestimmten Vitaminen, Mineralien oder anderen Nährstoffen zugeordnet werden.

Es muß jedoch betont werden, daß bestimmte Bevölkerungsmuster kein hundertprozentiger Beweis für allgemeine Ursachen und Wirkungen sein können, und ganz besonders nicht für eine einzelne Ursache oder Wirkung. Zum Beispiel kommt in bestimmten Regionen von China das Nasenrachenraumkarzinom sehr häufig vor, und es wird angenommen, daß zusätzlich zu einer mangelhaften oder einseitigen Ernährung der regelmäßige Verzehr von stark gesalzenem und geräuchertem Fisch in dieser Gegend eine wichtige Ursache darstellt. Eine weitere Ursache für Karzinome im oberen Verdauungstrakt ist ein übermäßiger Alkoholkonsum, wobei man allerdings nicht die Tatsache ignorieren darf, daß die meisten Menschen, die viel Alkohol trinken, auch sehr schlechte Ernährungsgewohnheiten haben und daß sie außerdem oft starke Raucher sind. Während der Gebärmutterhalskrebs mit Unterernährung zu tun haben könnte (und, wie bereits gesagt, in seinem Anfangsstadium möglicherweise durch die Einnahme von Vitamin A eingedämmt werden kann), hat er auch mit bestimmten Arten des menschlichen Papillomavirus zu tun. Jüngste Untersuchungen haben erbracht, daß diese DNA-Tumorviren eine genetische Schädigung verursachen können, die das Entwicklungspotential für Krebs begünstigt, wobei die Krankheit dann durch andere Faktoren, wie zum Beispiel Tabakkonsum und/oder Unterernährung, zum Ausbruch gebracht wird, denn auch hierbei gilt, daß die Ernährung nicht die einzige Krebsursache ist.

Karzinome, die scheinbar nichts mit der Ernährung zu tun haben

Anscheinend werden nicht alle Tumorarten durch die Ernährung beeinflußt. Es gibt mit Sicherheit eine Verbindung zwischen Tabakkonsum und Lungenkrebs, wobei es sein kann, daß die krebsfördernde Wirkung des Rauchens so stark ist, daß sich ein ernährungsbezogener Einfluß unmöglich feststellen läßt. Kürzlich veröffentlichte Studien haben jedoch das Nahrungsfett mit Lungenkrebs bei Nichtrauchern in Zusammenhang gebracht.

Die Ursachen einiger anderer bösartiger Erkrankungen – zum Beispiel Leukämie, Lymphom und Knochentumor – sind nach wie vor unbekannt, obwohl ionisierende Strahlungen und gewisse Viren, die das Immunsystem beeinträchtigen, wie zum Beispiel das AIDS verursachende HIV, scheinbar eine Rolle spielen. Hautkrebs, das am stärksten verbreitete Karzinom überhaupt, steht in eindeutigem Zusammenhang mit einer übermäßigen Sonnenexposition der Betroffenen. Das gilt sowohl für das eher seltene und meistens tödlich verlaufende Maligne Melanom als auch für die häufiger auftretenden Plattenepithel- und Basalzellkarzinome. Bislang gibt es keinen nachweislichen Zusammenhang zwischen ernährungsspezifischen Faktoren und Hautkrebs, allerdings existieren einige Daten, die eine Verbindung zwischen Hautkrebs und dem Fettgehalt in der Nahrung herstellen lassen.

Auf diejenigen Krebsarten, die meines Wissens keine kausale oder assoziative Beziehung zur Ernährung haben, werde ich im weiteren Verlauf dieses Buches *nicht* näher eingehen. Es sind dies: Leukämie, Hodgkin-Krankheit, Lymphom, Bindegewebs- und Knochensarkom, Gehirntumor, Hodenkrebs, Melanom und verschiedene andere seltene Tumorarten. Auch die Tumorerkrankungen im Kindesalter fallen in diese Kategorie. Meiner Ansicht nach gibt es auch kein ausreichendes Informationsmaterial, um zu diesem Zeitpunkt über eine Verbindung zwischen Ernährung und Bauchspeicheldrüsen-, Eierstock- und Magenkrebs zu spekulieren.

Gab es bei diesen Krebsarten eine erfolgreiche Behandlung und die Krankheit konnte durch eine Operation geheilt oder ein Nachlassen der Symptome durch eine Chemotherapie und/oder Bestrahlung bewirkt werden, ist es für die Betroffenen sicher sinnvoll, die Ernährungsrichtlinien der American Cancer Society und des National Cancer Institute zu befolgen (siehe am Ende dieses Kapitels). Ich wüßte allerdings von keinem speziellen Vorteil, der durch eine bestimmte Veränderung in der Ernährungsweise erzielt würde. Wenn Sie noch nicht im Rekonvaleszenzstadium, sondern in Behandlung sind, könnten Sie möglicherweise von den im achten Kapitel gegebenen Tips zur Ernährung und zum allgemeinen Wohlbefinden während der Therapie profitieren.

Wie beweiskräftig ist das Datenmaterial?

Hier ist meine Beurteilung, wie überzeugend die derzeitige Beweislage dafür ist, daß die Ernährung prämaligne Zellveränderungen bewirken kann, die wiederum zu Krebs oder einem Karzinom im Anfangsstadium führen können:

Brustkrebs	stark überzeugende Daten
Dickdarmkarzinom	stark überzeugende Daten
Plattenepithelkarzinom des Zervix, Kopfes und Nackens	mäßig überzeugende Daten
Prostatakrebs	mäßig überzeugende Daten
Plattenepithelkarzinom der Lunge und Haut	andeutungsweise überzeugende Daten
Bauchspeicheldrüsenkrebs	größtenteils hypothetische Daten
Eierstockkrebs	größtenteils hypothetische Daten
Magenkrebs	größtenteils hypothetische Daten
Lymphom, Hodgkin-Krankheit, Leukämie	keine oder negative Daten
Bindegewebs- und Knochensarkom, Melanom, Hodenkrebs und andere	keine oder negative Daten

Krebs im Kindesalter

Für Tumorerkrankungen im Kindesalter gibt es in diesem Buch keine Ernährungsempfehlungen. Eine fettarme Kost, die für einen Erwachsenen angemessen und zuträglich ist, muß dies nicht unbedingt für ein Kind sein, das Krebs hat. Tatsächlich gibt es Belege dafür, daß eine sehr fettarme Ernährung das Wachstum und die Entwicklung von Kindern im Vorschulalter beeinträchtigen kann. Bevor die Eltern also irgendwelche Veränderungen oder Eingriffe in die Ernährung des Kindes vornehmen, sollten sie unbedingt zunächst einen Kinderarzt oder auf die Behandlung von Kindern spezialisierten Onkologen zu Rate ziehen.

Auch trifft das, was wir später über die mangelnden Vorteile einer aggressiven Nahrungsaufnahme in späteren Stadien der Krebserkrankung bei Erwachsenen ausführen, nicht auf Kinder zu. Heranwachsende Kinder könnten während der Krebstherapie dagegen von einer intestinalen Ernährungsweise – das heißt, die Nahrung passiert den Magen und wird im Darm zersetzt – und einer parenteralen – das heißt, unter Umgehung des Magen-Darm-Kanals durch subkutane Injektion oder Infusion – profitieren. In jedem Fall ist jedoch die Unterstützung durch einen qualifizierten Ernährungssachverständigen erforderlich.

Kalorien und Krebs

Nachdem wir den Zusammenhang von Krebs und Ernährung nun im Gesamtbild betrachtet haben, können wir damit beginnen, die einzelnen Teile des Puzzles zusammenzusetzen.

Aus den Nahrungsmitteln, die Sie zu sich nehmen, bezieht Ihr Körper die Energie, die er für seine normalen Funktionen und alle physischen Aktivitäten braucht. Die in der Nahrung enthaltene Energiemenge wird in Kalorien gemessen. Wenn Sie mehr Kalorien zu sich nehmen, als Ihr Körper verbrauchen kann, wird der Rest in Form von Fettgewebe gespeichert.

Der Körper kann allerdings nur eine bestimmte Menge an Kalorien verbrennen, egal, ob man nun auf dem Rücken eines Pferdes reitet oder im Auto zum nächsten Supermarkt fährt. Wir sind genetisch so programmiert, daß wir äußerst sparsam mit unseren Nahrungsmitteln umgehen, denn seit dem Beginn der menschlichen Existenz hat die Evolution immer diejenigen begünstigt, welche die größte Fähigkeit hatten, mit einem begrenzten Vorrat und ungewissen Nachschub an Körnern, Nüssen und Früchten zu überleben und sich fortzupflanzen. Wenn unsere Vorfahren Fleisch aßen, so war es das von wilden Tieren, das eher mager war, denn die Tiere hatten ihre eigenen Probleme bei der Nahrungsbeschaffung.

In unserer zivilisierten Gesellschaft werden im großen und ganzen überschüssige Kalorien konsumiert. Das Resultat davon ist, daß unsere Körper größer und dicker werden, und dieser Trend vollzieht sich heutzutage so rasch, daß es von Generation zu Generation augenscheinlich wird. Sicher haben schon viele Großeltern erstaunt zu ihren halbwüchsigen Enkeln aufgeblickt und sich gefragt, ob es da in der Geburtenabteilung des Krankenhauses nicht vielleicht eine Verwechslung gegeben hat.

Es ist allerdings unbestreitbar, daß die derzeitige amerikanische Ernährungs-weise und die in vielen anderen Industrieländern auch ihr Gutes haben. Zur Jahrhundertwende lag die durchschnittliche Lebenserwartung in den Verei-nigten Staaten und anderen Industriestaaten bei fünfzig Jahren, also nicht viel höher als gegen Ende des achtzehnten Jahrhunderts. Im Jahre 1990 dagegen lag sie bei 75,4 Jahren, und diese dramatische Steigerung ist nicht zuletzt der leichteren Verfügbarkeit und größeren Qualität der Nahrungsmittel anzu-rechnen. Dennoch entwickeln wir uns zu einer Nation der Fettleibigen, und dies stellt aus mehreren Gründen ein gesundheitliches Problem dar. Was den Krebs betrifft, so haben größere und dickere Menschen mehr Zellen, und eines der Probleme könnte darin liegen, daß die fortwährende Zufuhr überschüssi-ger Kalorien diesen Zellen ermöglicht, sich schneller zu teilen, ein Vorgang, den man als »Stoffwechsel-Overdrive« bezeichnet. Je schneller sich die Zellen teilen und je mehr Zellen es gibt, desto größer ist die Wahrscheinlichkeit, daß ein »Fehler« passiert, wie zum Beispiel eine spontane oder durch einen Schad-stoff bewirkte Mutation, und in diesem Sinne können Kalorien als karzinogen betrachtet werden.

Durch Krebs verursachte Kachexie

Auch in späteren Stadien der Tumorerkrankung spielen Kalorien eine wichti-ge Rolle. Eine der frustrierenden Tatsachen beim Krebs ist, daß dieselben Kalorien, die den gesunden Stoffwechsel einer normalen Zelle in Gang halten, auch bösartigen Zellen, die nach Energie hungern, dienlich sind. Dies kann zu einer sogenannten Kachexie führen, das heißt, zu starkem Kräfteverfall und Gewichtsverlust, wie es sich oft bei einem fortgeschrittenen Karzinom ereig-net. Selbst wenn der oder die Betroffene eine ausreichende Menge an Nah-rungsmitteln zu sich nimmt, verschlechtert sich dann die allgemeine körperli-che Verfassung, aber der Krebs gedeiht und macht damit offenkundig, daß die Tumorzellen die Herrschaft über die Stoffwechselvorgänge des Körpers über-nommen haben.

Zwar wissen wir noch recht wenig darüber, wie diese Prozesse eingeleitet und in Gang gehalten werden, doch aus einigen Studien haben wir bereits sehr wichtige Erkenntnisse gewonnen. Zum Beispiel haben wir gelernt, daß es nicht immer eine gute Idee ist, einen Krebspatienten dazu zu zwingen, mehr zu essen. Dies wurde vor ungefähr zehn Jahren evident, als das National Cancer Institute begann, sich für den Zusammenhang zwischen Ernährung und Tumorerkrankung zu interessieren. Ich leitete zu dieser Zeit eine Reihe universitärer Projekte, deren erstes in einer Untersuchung des Ernährungsstatus hospitalisierter Krebspatienten bestand. Wir waren damals überrascht festzustellen, daß fast alle Patienten mehr oder weniger unterernährt waren. Mit anderen Worten, die Krebskachexie war sehr verbreitet, obwohl etliche der von uns Untersuchten nicht so *aussahen*, als hätten sie dieses Problem. Bei vielen waren die körpereigenen Fett- und/oder Eiweißspeicher aufgebraucht, während andere einen Mangel an bestimmten Vitaminen und Mineralien aufwiesen.

Anschließend machten wir uns daran, die Mechanismen zu identifizieren, durch die diese Unterernährung entstanden war. Vor ein paar Jahren gab es die weitverbreitete Theorie, daß die Unterernährung von Menschen mit Krebs auf den sogenannten Hypermetabolismus (Stoffwechselüberfunktion) zurückzuführen sei, einen Vorgang, bei dem der Körper seine Energiereserven zu schnell verbrennt. Sollte dies zutreffen, so war unsere Folgerung, könnte man diesen Patienten entsprechende Medikamente verabreichen, um den Vorgang zu verlangsamen, ganz ähnlich wie bei der medikamentösen Behandlung von Hyperthyreose (Überfunktion der Schilddrüse).

Um diese Theorie zu testen, untersuchten wir Patienten mit einem fortgeschrittenen Dickdarmkarzinom oder Lungenkrebs, wobei wir diese speziellen Tumorarten auswählten, weil sie oft mit einer schweren Kachexie einhergehen. Für die Untersuchung verwendeten wir ein sogenanntes Ganzkörper-Kalorimeter, ein Instrument, mit dem sich bis zu 99 Prozent der insgesamt vom Probanden produzierten Körperwärme messen läßt. Ausgehend von diesen Resultaten, konnte die Stoffwechselrate für jeden einzelnen Testteilnehmer genau bestimmt werden.

Anschließend verglichen wir die Resultate von Patienten mit Dickdarmkarzinom oder Lungenkrebs mit denen von Patienten, die sich in einem ähnlichen Zustand der Unterernährung befanden, aber keinen Krebs hatten, und wir verglichen außerdem die Resultate der Krebspatienten mit Messungen an gesunden und wohlgenährten Personen. Dabei stellten wir fest, daß die Tumorkranken im Ruhezustand nicht mehr als die normale Körperwärme produzierten. Mit anderen Worten, sie waren *nicht* hypermetabolisch, und damit konnte die Krebskachexie mit diesem Phänomen nicht hinreichend erklärt werden. In einem weiteren Versuch, die Gründe für die Krebskachexie herauszufinden, untersuchten wir Patienten mit einer fortgeschrittenen Tumorerkrankung, die entweder intravenös oder durch Sonden ernährt wurden. Im Labor konnte man messen, welche Mengen an bestimmten wichtigen Nährstoffen in der Nährlösung vorhanden waren und wieviel von denselben Nährstoffen wieder ausgeschieden wurde. Aufgrund dieser Messungen kamen wir zu dem Ergebnis, daß die Krebskranken ihre Nahrung nicht in normalem Maß in fettarme Körpermasse umsetzen konnten, während sich bei ihnen sehr wohl Fettgewebe bildete. Die Gewichtszunahme, die bei diesen Patienten zu verzeichnen war, bestand also nur aus Fett und Wasser, nicht aus Muskeln und Fleisch.

Wir erkannten, daß in vielen Fällen eine verstärkte Nahrungszufuhr keine geeignete Maßnahme war, selbst wenn der Krebspatient an Gewicht verlor, und wir stellten ebenfalls fest, daß die echte Krebskachexie nichts mit der Übelkeit und Appetitlosigkeit zu tun hat, die von einer Krebstherapie herrühren.

In einer zusätzlichen Studie wurde die Wirkung der Hyperalimentation (Überernährung) untersucht – das heißt der intravenösen Verabreichung von Nährstoffen. Diese Methode liefert alle erforderlichen Nährstoffe und ist ein allgemein anerkanntes Standardverfahren bei der Ernährung von Patienten, die aus anderen Gründen als einer Krebserkrankung unterernährt sind. Die zu Beginn der achtziger Jahre durchgeführte Untersuchung arbeitete mit zwei Gruppen. Die Teilnehmer der ersten Gruppe hatten Dickdarmkarzinome im fortgeschrittenen Stadium und erhielten Chemotherapie. Man gab ihnen eine Hyperalimentation und erlaubte ihnen darüber hinaus, auf üblichem Wege alles zu essen, worauf sie Lust hatten. Die intravenöse Nährlösung, die ihnen verabreicht wurde, enthielt Kalorien, Aminosäuren, Vitamine, Mineralien und Spurenelemente. Auch die Mitglieder der zweiten Gruppe hatten fortgeschrittenen Dickdarmkrebs und wurden mit einer Chemotherapie behandelt. Sie erhielten keine Hyperalimentation, durften aber alles essen, was sie normalerweise aßen und worauf sie Lust hatten.

Zu unserer großen Überraschung ging es den Patienten, die intravenös ernährt wurden, weder annähernd so gut wie denen ohne Hyperalimentation, die so viel oder wenig essen durften, wie sie wollten, noch lebten sie annähernd so lange wie diese. Nachdem die verblüffenden Resultate dieses Experiments analysiert worden waren, kam die Frage auf, ob vielleicht etwas in der Hyperalimentationalösung gefehlt hatte, was für einen normalen Stoffwechsel lebenswichtig ist. Obwohl wir nicht wußten, was dieses Etwas war, hielten wir es für möglich, daß es den Krebspatienten besser bekam, wenn man sie dazu ermunterte, eine erhöhte Menge an normalen Nahrungsmitteln zu sich zu nehmen. Also wurde in einer weiteren Studie eine Anzahl von Patienten mit Dickdarmkarzinom und Lungenkrebs in drei Gruppen unterteilt. Die eine Gruppe wurde von Ernährungsspezialisten angehalten, so viel zu essen, daß sie ein tägliches Soll an Kalorien erfüllte. Die zweite Gruppe sollte dasselbe Ziel erreichen, nur daß ihrer Ernährung bestimmte Mineralien hinzugefügt wurden. Die Teilnehmer der dritten Gruppe durften so viel oder wenig essen, wie sie wollten und wurden einfach nur beobachtet. Wiederum zeigte sich kein Vorteil für Gruppe eins oder zwei im Vergleich zur dritten Gruppe.

Ein Grund für diese Resultate scheint in der Feststellung zu liegen, daß die Krebskranken nicht imstande sind, fettarme Körpermasse aus der Ernährung zu bilden, das heißt, die Nahrung wird nicht in Protein und Muskelgewebe umgewandelt. Aus den oben beschriebenen Experimenten wurde nicht klar ersichtlich, ob die verschiedenen Ernährungsmethoden zum Tumorwachstum beitrugen, es ließ sich jedoch auch keine offenkundige Wachstumsbeschleunigung feststellen.

Eindeutiger sind ähnliche Tests an Tieren ausgefallen, die gezeigt haben, daß durch Fasten das Tumorwachstum verlangsamt wird, und bei einigen Experimenten führte ein Überfüttern zu einer Wachstumssteigerung des Karzinoms. Diese Befunde bieten zwar interessante Anhaltspunkte, es konnte jedoch noch nicht nachgewiesen werden, inwieweit sie auch auf Menschen zutreffen.

Zusammenfassend läßt sich sagen: Es gibt zwei Gründe dafür, daß es, im Gegensatz zu dem, was viele meiner Kollegen und ich vorher annahmen, nicht unbedingt gut ist, einem Krebskranken einfach eine erhöhte Nahrungszufuhr zu verabreichen, selbst wenn diese Person an Gewicht verliert:

- Die gesteigerte Nahrungsaufnahme wird nicht in normales Körpergewebe umgesetzt.
- Die gesteigerte Nahrungsaufnahme kann die Tumorerkrankung selbst vorantreiben.

Fette und Krebs

Nahrungsfett liefert Energie für den Körper und hilft bei der Metabolisierung (enzymatischen Umwandlung) der Vitamine A, D, E und K. Das Problem mit dem Fett ist allerdings, daß die meisten weit mehr davon essen, als gut für sie ist. Sogar Früchte und Gemüse enthalten einige natürliche Fette. Auch Brot enthält Fett. Deshalb muß man der Nahrung kein Fett hinzufügen oder Fleisch essen, um eine ausreichende Menge an Fett zu sich zu nehmen.

Beim Krebs scheint das Fett eine Doppelrolle zu spielen. Es kann sowohl die Entstehung eines Karzinoms fördern als auch das Wachstum eines existierenden Tumors beeinflussen. In diesem Zusammenhang wurde besonders der Brustkrebs eingehend untersucht, und einige der Resultate werden in dem entsprechenden Kapitel umfassend erörtert.

Einer der Gründe dafür, daß Fett mit Krebs verknüpft ist, geht auf das Problem der zu großen Kalorienmenge zurück. Alle, die einmal versucht haben abzunehmen, indem sie Kalorien zählen, wissen, daß jedes Stückchen Butter und jeder Tropfen Salatöl voller Kalorien steckt. Ein Gramm Protein oder Kohlenhydrat enthält vier Kalorien, aber ein Gramm Fett enthält neun Kalorien.

Weil das Speisefett eine der Hauptursachen für zu viele Kalorien in der Nahrung ist, *lautet mein Rat nicht, daß man sich darauf konzentrieren soll, wie viele Kalorien man zu sich nimmt, sondern eher darauf, die Menge an Fett zu reduzieren.* Im Zusammenhang mit Ihrem neuen Speiseplan werden wir deshalb von Fetten sprechen statt von Kalorien und Ihre Fortschritte überprüfen, indem wir statt Kalorien den in Gramm gemessenen Fettgehalt zählen.

Zusätzlich zum hohen Kaloriengehalt verbergen sich in Fett bestimmte Fettsäuren, von denen sich in Labortests gezeigt hat, daß sie das Wachstum der Tumorzellen anregen. Auch dies wird in dem Kapitel über Brustkrebs näher erklärt.

Seit Jahrzehnten wird unter Wissenschaftlern darüber debattiert, was für die Entstehung eines Karzinoms relevanter sei, die Fette allein oder die im Fett enthaltenen Kalorien. Eine fett- und kalorienarme Ernährung kann die Entwicklung bestimmter Krebsarten aufhalten und ebenfalls das Wachstum eines bestehenden Tumors in Tieren verlangsamen. Umgekehrt trifft zu, daß, wie sich im Labortest gezeigt hat, eine fett- und kalorienreiche Ernährung die Entwicklung und das Wachstum solcher Tumore fördert. Auch eine fettarme, aber kalorienreiche Ernährung (das bedeutet einen hohen Anteil an Kalorien aus Kohlenhydraten) wurde mit dem Tumorwachstum bei Tieren in Zusammenhang gebracht, wobei die Anwendbarkeit dieser Resultate auf den Menschen noch nicht untersucht worden ist.

Interessanterweise haben diese Studien auch gezeigt, daß Tiere nicht nur weniger Tumore haben, wenn sie mit einer kalorienarmen Kost gefüttert werden, sondern auch länger leben als Tiere, die eine kalorienreiche Kost erhielten. Es ist beinahe so, als ob die kalorienreiche Ernährung die zellularen Prozesse bis zu dem Punkt antreibt, an dem das gesunde Leben verkürzt wird. Diese »Stoffwechselüberbelastung« ist ein weiterer Erklärungsaspekt für die Probleme der Überernährung.

Weil wir noch nicht wissen, inwieweit die einzelnen Fettarten (gesättigte, ungesättigte, Omegafettsäuren u. a.) einen größeren oder kleineren Unterschied bei der Krebserkrankung machen, kann die derzeit gültige Empfehlung nur lauten, die *Gesamtmenge* an Fett zu reduzieren, um das Krebsrisiko zu vermindern. Wie jedoch zweifellos bekannt ist, haben Untersuchungen über die Beziehung zwischen Fettzufuhr und kardiovaskulären Krankheiten (Herz-Kreislauf-Erkrankungen) gezeigt, daß gesättigtes Fett, das hauptsächlich in tierischen Nahrungsmitteln enthalten ist, gemieden werden sollte. Zwar wissen wir noch nicht genug über die Rolle der verschiedenen Fettarten bei Krebs, doch meiner Ansicht nach ist die Verknüpfung mit dem kardiovaskulären Zustand plausibel genug, um eine Einschränkung der Aufnahme gesättigter Fette als eine für die allgemeine Gesundheit rundum sinnvolle Maßnahme zu empfehlen.

Wahrscheinlich stellen Sie sich jetzt die Frage, wieviel Fett Sie aus Ihrer Ernährung streichen sollen. Verschiedene amerikanische Gesundheitsorganisationen haben empfohlen, man solle *30 Prozent oder weniger der täglichen Gesamtmenge* an Kalorien als Fett zu sich nehmen, um das eigene Krebsrisiko zu verringern. Meiner Meinung nach sind 30 Prozent für einen Erwachsenen mit einem hohen Krebsrisiko zuviel, während in diesem Fall 20 Prozent Fettanteil an der gesamten Kalorienmenge dem optimalen Verhältnis schon näher kommen. Meine persönliche Empfehlung für den Kampf gegen eine Wiederkehr der Krankheit lautet zum Beispiel 20 Prozent oder weniger bei Brustkrebs, Dickdarmkarzinom und Prostatakrebs.

Derzeit werden mehrere klinische Krebsstudien durchgeführt, in denen bei Patienten mit Brustkrebs die Zufuhr von 15 Prozent der Gesamtkalorienmenge als Fett mit der von 30 Prozent oder mehr verglichen wird. Die meisten nehmen 37 bis 40 Prozent ihrer Kalorien als Fett zu sich. Da der größte Teil dieser Menge aus tierischen Produkten stammt, glaube ich, daß tierische Fette das Hauptproblem in unserer Ernährung darstellen, und aus diesem Grund befassen sich auch die meisten Forschungsarbeiten mit dem Thema tierische Fette und Fettkalorien.

Cholesterin und Krebs

Eine fettreiche Kost erhöht auch gleichzeitig den Cholesterinspiegel im Blut, wobei allerdings noch nicht geklärt ist, ob das Cholesterin eine Rolle bei der Krebserkrankung spielt, und wenn ja, welche.

Jahrelang glaubte man ganz genau zu wissen, wie die Größe des Serumcholesteringehalts mit einer Herzerkrankung zusammenhängt, aber jetzt sagen die Wissenschaftler:»Ja gut, da gibt es zwar eine Verbindung, aber zu diesem Thema muß noch vieles geklärt werden, einschließlich der Rolle der sogenannten ›guten‹ und ›schlechten‹ Cholesterine«. (Es passiert also nicht nur auf dem Gebiet der Onkologie, daß sich die wissenschaftliche Meinung plötzlich um hundertachtzig Grad wendet!)

Zur gleichen Zeit gehen die Forscher der Frage nach, ob es einen Zusammenhang zwischen Cholesterin und Krebs gibt. Bislang konnte noch keine eindeutige und direkte Korrelation gefunden werden, aber es gibt Beweise für die Annahme, daß Farnesyl – ein Stoff, der entsteht, wenn die Leber Cholesterin synthetisiert – im Anfangsstadium der Tumorentwicklung entgegenwirkt.

Reduziert man die Gesamtmenge an Nahrungsfett, so wird wahrscheinlich der Serumcholesterinspiegel fallen, und wenn die obenerwähnte Farnesyl-Theorie zutrifft, so könnte eine geringere Cholesterin-Synthese eine verminderte Farnesyl-Aktivität für onkogene Produkte bedeuten und damit eine andere Möglichkeit sein, wie eine fettarme Kost das Krebsrisiko reduzieren kann.

Verschiedene Arten von Fett spielen auch verschiedene Rollen bei der Verhütung von kardiovaskulären Erkrankungen (Herzkranzgefäße). Tierische Fette sind die Hauptquelle gesättigter Fettsäuren, und zwar nicht nur in Fleisch, sondern auch in anderen tierischen Lebensmitteln, so wie Butter, Käse und Vollmilch. Gesättigte Fette erhöhen den Cholesterinspiegel im Blut, wogegen ungesättigte Fette (einfach und mehrfach ungesättigt) entweder keinen Einfluß auf den Cholesterinspiegel haben oder ihn tatsächlich senken können. Während wir also wissen, daß Cholesterin und kardiovaskuläre Erkrankungen miteinander verknüpft sind, gibt es über die Verbindung zwischen Cholesterin und Krebs noch keine gesicherten Erkenntnisse, da die Wissenschaft noch nicht soweit ist, die Rolle der einzelnen Fettarten bestimmen zu können. Folglich besteht die derzeit gültige Empfehlung für die Prävention von Krebs darin, die Gesamtmenge der Fettzufuhr zu reduzieren.

Ballaststoffe und Krebs

Bei den Ballaststoffen handelt es sich um eine komplexe Mischung aus Kohlenhydraten, die sich in den Zellwänden von Pflanzen (Früchte, Gemüse, Hülsenfrüchte, Getreide u. a.) finden läßt. Da sie von den Verdauungsenzymen nicht abgebaut werden können, verhalten sie sich wie eine wasserdurchtränkte Masse, die die Därme passiert und damit zu einer raschen und gründlichen Beseitigung der Ausscheidungsstoffe beiträgt. Unter den Ballaststoffen gibt es zwei Hauptgruppen: die wasserlöslichen und die nicht-wasserlöslichen. Die wasserlöslichen Ballaststoffe können die zelluläre Aktivität herabsetzen, und sie werden so mit einer verminderten Wucherung im Darm in Zusammenhang gebracht. Aus diesem Grund gelten wasserlösliche Ballaststoffe als hilfreich bei der Verhütung von Dickdarmkarzinomen. Zur wasserlöslichen Gruppe gehören zum Beispiel Stärken wie Pektin. Der Cholesterinspiegel im Blut wird gesenkt, wenn eine Diät entsprechend ausgerichtet ist. Sollte sich die oben erwähnte Verbindung zwischen Farnesyl und Onkogenen als bedeutsam erweisen, dann könnten die wasserlöslichen Ballaststoffe wichtig für die Krebsvorbeugung sein, weil sie den Cholesterinspiegel senken. Wenn wir in diesem Buch über Ballaststoffe sprechen, so meinen wir die Ballaststoffe *insgesamt*, das heißt die wasserlöslichen und die nicht-wasserlöslichen. Der größte Teil unserer Aufnahme an Ballaststoffen stammt aus Gemüse, Brot und Obst, wobei nicht bekannt ist, ob die Ballaststoffe aus diesen verschiedenen pflanzlichen Nahrungsquellen hinsichtlich des Karzinoms eine unterschiedliche Wirkung haben.
Inwieweit können Ballaststoffe dem Krebs entgegenwirken? Dabei gibt es mehrere mögliche Mechanismen, von denen die abführende Funktion bereits

erwähnt wurde. Darüber hinaus können Ballaststoffe karzinogene Substanzen im Darm binden und somit möglicherweise harmlos machen. Ein dritter Vorteil ist, daß Ballaststoffe die Darmbakterien und den Säuregehalt so verändern können, daß eventuell weniger karzinogen wirkende Abbauprodukte entstehen.

In den Vereinigten Staaten wurde 1987 von einem ernährungswissenschaftlichen Ausschuß die Empfehlung ausgegeben, daß gesunde Erwachsene täglich 20 bis 35 Gramm an Ballaststoffen zu sich nehmen sollten, und kürzlich empfahl die National Academy of Sciences Erwachsenen, täglich mindestens fünf Portionen Obst und Gemüse zu essen. Obwohl die Menschen in den Industriestaaten allmählich damit beginnen, mehr ballaststoffhaltige Nahrungsmittel zu konsumieren, enthält die durchschnittliche Kost oftmals nur ungefähr die Hälfte der empfohlenen Menge – nämlich 12 bis 15 Gramm täglich.

Kohlenhydrate und Krebs

Kohlenhydrate sind die am weitesten verbreitete Form von Stärke und Zukker und spielen damit die wichtigste Rolle bei der Ernährung des Menschen. Zerealien (Getreide und Getreideflocken), Reis, Gemüse und Obst sind die Hauptquellen, und, wie oben erwähnt, auch die Ballaststoffe gehören zu den Kohlenhydraten.

Der Körper braucht die Kohlenhydrate hauptsächlich als Treibstoff, und sie leisten auch einen wichtigen Beitrag zur Metabolisierung von Fetten und Proteinen.

Eine Reihe weltweit durchgeführter Studien hat gezeigt, daß eine hohe Zufuhr kohlenhydratreicher Kost, besonders aus Gemüse und Früchten, eine krebsverhütende Wirkung hat. Das ist möglicherweise auf die Vitamine und chemoprophylaktischen Bestandteile zurückzuführen, die diese Nahrungsmittel enthalten, auf die Tatsache, daß eine kohlenhydratreiche Kost ebenfalls ballaststoffreich und fettarm ist, oder auf das Zusammenwirken all dieser Faktoren. Ein gesteigerter Verzehr von Obst und Gemüse ist jedenfalls als eine sinnvolle und zweckmäßige Vorbeugungsmaßnahme gegen Krebs zu empfehlen. Dabei sollte man sich noch einmal in Erinnerung rufen, daß Kohlenhydrate vier Kalorien pro Gramm und Fette mehr als doppelt soviel – nämlich neun Kalorien pro Gramm – enthalten.

Zucker und Diabetes

Der Zuckerkonsum ist zwar nicht direkt mit dem Karzinom verknüpft, aber es ist wichtig, kurz über seine Verbindung mit einer anderen Krankheit zu sprechen, und zwar Diabetes. Weil Krebs und Diabetes unter älteren Menschen stärker verbreitet sind, treten sie häufig zusammen auf, und wenn Sie beide Krankheiten haben, so haben Sie damit auch die doppelte Sorge wegen der Ernährung.

Diabetes (Zuckerkrankheit) ist eine Stoffwechselkrankheit, die auf einem akuten oder relativen Insulinmangel beruht. Insulin ist ein für den Verdauungsprozeß unentbehrliches Hormon, das unter normalen Umständen von der Bauchspeicheldrüse produziert wird, nachdem eine Mahlzeit eingenommen wurde. Erst wenn das Insulin auftritt, verlaufen die Dinge so wie sie sollen: Die Körperzellen verwenden Protein, um die Fette aufzubauen, zu bilden und zu speichern, und verwandeln Glukose in nützliche Energie.

Es gibt zwei Formen von Zuckerkrankheit. Die erste Form ist der insulinabhängige Diabetes (Insulinmangel), bei dem die Betroffenen nicht genügend Insulin produzieren und deshalb auf eine zusätzliche Insulinzufuhr und die sorgfältige Einhaltung bestimmter Ernährungsvorschriften angewiesen sind, um ihre Krankheit zu kontrollieren. Etwa zehn Prozent der Diabetiker fallen in diese Kategorie, zu der auch der juvenile Diabetes gehört. Die restlichen 90 Prozent sind von der sehr viel häufiger vorkommenden zweiten Form dieser Krankheit betroffen, die man auch den »nicht-insulinabhängigen« oder »Erwachsenendiabetes« nennt, und bei dem das Problem nicht so sehr in der Insulinproduktion liegt, sondern in der Reaktion des Körpers auf dieses Hormon. Hierbei liegt eine Insulinresistenz der Körperzellen vor.

Diabetes kann, zumindest in einigen Fällen, einen genetischen Ursprung haben und damit erblich sein. Darüber hinaus sind die Ursachen für diese Krankheit jedoch nicht bekannt. Sie wird zwar nicht dadurch verursacht, daß man zuviel Zucker ißt, aber ein ständiges Zuviel an jeder Form von Nahrungsmitteln (einschließlich Zucker) bis zur Fettleibigkeit trägt zum Entstehen dieser Krankheit bei, und zwar besonders in ihrer zweiten Form. Deshalb ist eine regelmäßige Gewichtskontrolle eine sinnvolle Maßnahme, um sich gegen viele Erkrankungen, einschließlich Krebs, zu schützen.

Menschen mit der zweiten Form von Diabetes, die durch eine Diät und körperliche Betätigung abnehmen müssen, sollten dies in jedem Fall unter der Aufsicht eines Arztes und eines Ernährungsspezialisten tun. Die allgemeinen Ernährungsrichtlinien für Diabetes lassen sich zwar gut mit den in diesem Buch gegebenen Empfehlungen zur Krebsbekämpfung vereinbaren, aber wenn Sie Diabetiker sind, sollten Sie sich zunächst mit Ihren Ärzten beraten, besonders wenn Sie Insulin oder ein orales hypoglykämisches Mittel einnehmen. Im allgemeinen sollen Diabetiker mehr Zerealien, Gemüse und Obst zu sich nehmen und die Fettzufuhr einschränken. Da viele stark zuckerhaltigen Nahrungsmittel auch sehr fettreich sind (wie zum Beispiel Kuchen und Kekse), sollten diese vermieden werden. Eine fettärmere Kost kann eine entsprechende Anpassung in der Dosierung der diabetischen Medikamente erforderlich machen, und da ein Tumor den Blutzuckergehalt erhöhen kann, haben Patienten mit beiden Krankheiten spezielle ernährungsspezifische Anforderungen.

Karzinom und Diabetes hängen insofern zusammen, als ein Patient mit Krebskachexie möglicherweise nicht in der Art und Weise auf Insulin reagiert, wie er oder sie sollte. In diesem Zustand der sogenannten »Insulinresistenz« erhält das Körpergewebe eine zu geringe Menge an benötigten Nährstoffen, da sie ins Blut durchsickern und damit den Blutzuckergehalt erhöhen. Im elften Kapitel werden verschiedene Arten der körperlichen Betätigung beschrieben, die helfen können, eine Insulinresistenz zu überwinden.

Protein und Krebs

Proteine versorgen den Körper mit Aminosäuren, den Bausteinen des Eiweißstoffwechsels. Aminosäuren gehören neben den Enzymen und Hormonen zu den Hauptbestandteilen jeder Zelle und der Körperflüssigkeiten, wie dem Blut. Sie werden dazu verwendet, das Körpergewebe auszubessern und neu zu bilden. Die wichtigsten Proteinlieferanten sind Fleisch, Fisch, getrocknete Bohnen und Milchprodukte.

Es ist nicht so einfach, die Rolle der Proteine bei der Tumorentwicklung einzuschätzen, da eine proteinreiche Kost üblicherweise zur gleichen Zeit fett- und kalorienreich sowie möglicherweise auch ballaststoffarm ist. Verschiedene Bevölkerungsstudien haben bereits eine Verknüpfung zwischen dem hohen Konsum tierischer Proteine (Fleisch und Milchprodukte) und Brustkrebs festgestellt. Bei Versuchstieren, denen in Labortests durch Karzinogene Brustkrebs induziert wurde, führte die Fütterung mit einer größeren Menge an Proteinen zu einem verstärkten Tumorwachstum, und einige epidemiologische Studien haben die Zufuhr tierischer Proteine auch mit dem Dickdarmkarzinom, Prostatakrebs und Gebärmutterschleimhautkrebs in Zusammenhang gebracht.

Eine andere Möglichkeit für den Zusammenhang zwischen Proteinen und Krebs wurde bereits in dem Unterkapitel »Kalorien und Krebs« erwähnt, wo es heißt, daß man annimmt, einer der Hauptgründe für die Krebskachexie könne die Beeinträchtigung der Fähigkeit des Körpers sein, Nährstoffe in Proteine und fettarme Körpermasse umzuwandeln.

Vegetarismus

Sie fragen sich jetzt vielleicht, ob es nicht viel einfacher und auch gesünder wäre, alle erforderlichen Proteine aus pflanzlichen Nährstoffen zu beziehen, oder möglicherweise haben Sie bereits vor einiger Zeit diese Entscheidung für sich getroffen.

Es ist wahr, daß man aus gesundheitlichen Gründen kein Fleisch essen muß, sondern man kann sich die entsprechenden Proteine verschaffen, indem man sowohl Hülsenfrüchte (Bohnen), als auch Getreide, Nüsse und Keime ißt (Nüsse und Keime sind jedoch äußerst fettreich). Je nachdem welche Form der vegetarischen Kost man wählt, können weitere Proteinquellen auch fettarmen Käse, Magermilch, Joghurt, Eiweiß oder einen fettlosen Ei-Ersatz einschließen.

Von den drei Arten der vegetarischen Ernährung sind allerdings zwei nicht unbedingt fettarm.

- *Strenge Vegetarier (Vegans)* haben sich für eine Ernährungsweise entschieden, die auf alle tierischen Nahrungsmittel verzichtet, einschließlich Milchprodukte, Fleischextrakt (der in vielen kommerziellen Produkten, wie zum Beispiel Fertigsuppen, enthalten ist) und tierische Fette (zum Beispiel Schweinefett, das als Zutat für viele abgepackte Nahrungsmittel, einschließlich Gebäck, verwendet wird).
- *Lacto-Vegetarier* essen ebenfalls kein Fleisch, aber ihre Ernährung schließt Fisch und Milchprodukte ein (Milch, Käse, Joghurt), jedoch keine Eier.

- *Ovo-Lacto-Vegetarier* essen kein Fleisch, wohl aber Milchprodukte und Eier.

Wie man sieht, sind die streng vegetarische und die lacto-vegetarische Kost wesentlich einschränkender, nicht nur hinsichtlich der Nahrungsmittel, sondern auch in allem, was den Einkauf von Lebensmitteln und ihre Zubereitung betrifft.

Viele der kommerziellen Produkte, die einen so großen Bestandteil unserer Ernährung ausmachen, sowohl zu Hause als auch im Restaurant, enthalten höchstwahrscheinlich einige der Nährstoffe, die bei einer strikt vegetarischen oder lacto-vegetarischen Lebensweise nicht erlaubt sind.

Ein Vegan ist allein auf frisches Obst, Gemüse, Hülsenfrüchte, Nüsse und Getreide angewiesen, um den gesamten Ernährungsbedarf des Körpers abzudecken. Diese Kost kann leicht zu einem Mangel an Kalzium und bestimmten anderen Nährstoffen führen, und außerdem ist sie äußerst monoton und nur sehr schwer einzuhalten.

Lacto-Vegetarier und Ovo-Lacto-Vegetarier haben einen großen Vorteil vor den strengen Vegetariern, und zwar die Verwendung von Milchprodukten als Protein- und Kalziumlieferant. Ein wichtiger Einwand ist jedoch insofern angebracht, als man dabei darauf achten muß, sich nicht allzusehr auf Käse als Fleischersatz zu verlassen. Tatsächlich gehört in vielen vegetarischen Kochbüchern Käse zu fast jedem Rezept. Außer wenn man die neuen fettreduzierten oder fettarmen Käsesorten verwendet, kann man sich mit dieser Version des Vegetarismus jedoch mehr schaden als nützen, weil Käse (ebenso wie andere Milchprodukte) natürlich sehr fettreich ist. Wählt man dagegen den Ovo-Lacto-Vegetarismus, so stellen die Eier eine Quelle versteckter Fette mit einem hohen Cholesteringehalt dar, und so wäre es in diesem Fall sehr wichtig zu kontrollieren, wie viele Eier man ißt, um die Fettzufuhr einschränken zu können (Eiweiß enthält kein Cholesterin).

Falls Sie an Fleisch als dem Hauptbestandteil Ihrer Mahlzeiten gewöhnt sind, so werden Sie in der Planung und Zubereitung Ihrer Speisen neue Wege gehen müssen, wenn Sie zum Vegetarier werden wollen. In vielerlei Hinsicht sind die Lektionen, die Sie dabei lernen, jedoch dieselben, die Sie ohnehin beherzigen müssen, wenn Sie eine gesündere Ernährungsweise anstreben. Das heißt in erster Linie: Sie sollten Fastfood meiden, weil sich dabei fast alles um Fleisch dreht und damit für jeden – Vegetarier oder nicht – gesundheitliche Probleme entstehen. Wenn Sie auswärts essen, meiden Sie die Art von Restaurants, in denen die einzige Gemüseauswahl aus ein paar zerkochten Erbsen und Karotten besteht. Die Köche in asiatischen und auch in einigen Restaurants, die Nouvelle Cuisine servieren, sind meistens gerne bereit, das Fleisch in ihren Gerichten durch Tofu zu ersetzen oder überhaupt ganz wegzulassen. Vielleicht wollen Sie es auch einmal mit der indischen Küche probieren, die eine breite Auswahl vegetarischer Gerichte bietet (von denen viele allerdings teuflisch scharf sind – falls Sie Probleme mit Entzündungen der Mundschleimhaut haben, sollten Sie mit diesem Versuch lieber warten, bis sie abgeklungen sind).

Vegetarisch zu leben ist nicht mehr so schwierig, wie es einmal war, nachdem die Theorie der »Proteinkombination« inzwischen verworfen wurde. Vorher glaubte man nämlich, Gemüse und Getreide seien »unvollständige Proteine«, von denen keines all die neun erforderlichen Aminosäuren enthalte, weshalb ein Vegetarier zu jeder Mahlzeit zwei verschiedene Proteinquellen miteinander kombinieren müsse, um ein fleischliches Protein zu ersetzen. Eine dieser Kombinationsmöglichkeiten war zum Beispiel Reis und Bohnen. Heute wissen wir jedoch, daß diese Nahrungsmittel nicht zusammen gegessen werden müssen, sondern daß die *Vielseitigkeit* beim Verzehr der pflanzlichen Proteinlieferanten viel wichtiger ist.

Eine streng vegetarische Kost ist meiner Meinung nach nicht empfehlenswert, denn sie eignet sich zu sehr für ernährungsbezogene Extreme und Mangelerscheinungen. Während ich keine grundsätzlichen Einwände gegen den Lacto- oder Ovo-Lacto-Vegetarismus habe – man braucht nicht unbedingt Fleisch zum Überleben –, glaube ich doch, daß eine Beschränkung des Fleischkonsums auf maximal 200 Gramm pro Tag genausogut gegen Krebs ist, wie der totale Verzicht auf Fleisch, der ein Gefühl von Entbehrung verursachen kann und damit nur schwer einzuhalten ist. Wenn Sie diese Möglichkeit in Betracht ziehen, sollten Sie vielleicht auch abwägen, welches Ausmaß an Umstellung Sie sich zumuten können, während Sie gleichzeitig mit der Vielzahl an Unannehmlichkeiten und Nöten zu kämpfen haben, die eine Krebserkrankung mit sich bringt. Während für einige die Umstellung auf eine vegetarische Ernährungsweise vollkommen unproblematisch ist, kann die Übergangszeit für andere sehr viel schwieriger sein. Sollten Sie feststellen, daß Sie zu letzteren gehören, wäre es vielleicht das beste, mit der Umstellung zu warten, bis Sie die in diesem Buch beschriebenen Maßnahmen für eine gesunde Ernährung in

Ihr Leben integriert haben. Wenn Sie dann immer noch Vegetarier werden wollen, sind Sie bestens darauf vorbereitet, dies auf eine möglichst gesunde Art und Weise zu tun, denn die in diesem Buch beschriebenen Methoden lassen sich mit dem Vegetarismus gut vereinbaren.

Es gibt überzeugende Beweise dafür, daß eine komplett fettarme vegetarische Kost hilft, eine Herzerkrankung zu verhindern – und möglicherweise sogar rückgängig zu machen –, und diese Ernährungsweise scheint auch für den Kampf gegen andere Krankheiten von Vorteil zu sein.

Ich kann nur jedem empfehlen, mindestens zwei fleischlose (vegetarische) Tage in der Woche einzulegen, denn das trägt viel dazu bei, die Fettzufuhr zu verringern und die Aufnahme von Ballaststoffen zu erhöhen.

Für viele Menschen ist der richtige Weg zum Vegetarismus nicht die strenge Variante. Statt die vegetarische Ernährung dogmatisch und im Sinne von »Alles oder Nichts« zu behandeln, sollten Sie sie als eine Quelle von Anregungen für Rezepte und Zutaten betrachten, die Sie für Ihre Bemühungen um eine gesündere Ernährung nutzen können. Versuchen Sie, zumindest zeitweise vegetarisch zu leben, und dann allmählich die wöchentliche Anzahl fleischloser Mahlzeiten zu erhöhen. Wenn Sie ein Gericht mit Fleisch zubereiten, betrachten Sie es eher als eine Beilage, statt als Hauptsache. Verwenden Sie ebensoviel Aufmerksamkeit auf die anderen Zutaten, und das Resultat wird ein Gericht sein, das hervorragend schmeckt und appetitlich aussieht.

Meiner Ansicht nach leidet der Vegetarismus unter einem »Imageproblem«, denn viele Menschen verstehen darunter Teller voll fade schmeckendem Tofu und Sprossen. Wenn Sie auch diese Vorstellung damit verbinden, wird es Sie vielleicht interessieren, daß heutzutage einige der spannendsten Entwicklungen in der Kochkunst in vegetarischen Küchen stattfinden und daß diese Geschmacksrichtung von mehr Restaurants, Lebensmittelhändlern und Kochbüchern als je zuvor bedient wird. Außerdem gibt es auch mehrere Zeitschriften zu diesem Thema. Ich empfehle Ihnen also, diese köstlichen, fleischlosen Gerichte zu probieren, die immer populärer werden, ebenso wie all die vegetarischen Zutaten, die heutzutage in jedem Supermarkt erhältlich sind. Auch unter den Rezepten von Chefkoch Mark Erickson befinden sich zahlreiche fleischlose Speisen für Ihren Genuß und Ihre Gesundheit.

Vitamine und Krebs

Die Vitamine – organische Verbindungen aus pflanzlichen und tierischen Quellen – sind für alle Körperfunktionen von essentieller Wichtigkeit. Ebenso wie sich die Ballaststoffe in wasserlösliche und nicht-wasserlösliche unterteilen lassen, so unterscheidet man bei den Vitaminen die Kategorie der wasserlöslichen und der fettlöslichen. Zu den wasserlöslichen gehören die B-Vitamine (wie Niacin), Vitamin C und andere, die vom Körper ausgeschieden werden und täglich erneuert werden müssen. Bei den fettlöslichen handelt es sich um die Vitamine A, D, E und K. Sie können in der Leber gespeichert werden und, mit einem geringeren Fettgehalt, auch in den Nieren und der Lunge.

Es ist seit langem bekannt, daß die Vitamine für eine gute Ernährung und Gesundheit wesentlich sind und ein Mangel an bestimmten Vitaminen Krankheiten verursachen kann, wie zum Beispiel der Mangel an Vitamin C zu Skorbut und ein Vitamin-D-Mangel zu Rachitis führen kann.

Man weiß auch von einigen Vitaminen, daß sie im Zusammenhang mit Krebs wichtig sind, aber welche Rolle genau die einzelnen Vitamine bei spezifischen Tumorerkrankungen spielen, bedarf noch der Klärung. Derzeit wird eine Reihe von Klinikversuchen durchgeführt, um die Verwendung von Vitaminen (speziell die Antioxidantien) für die Krebsvorbeugung zu testen. Dabei wird in diesen Studien meistens so vorgegangen, daß man beobachtet, wie die Vitamine auf prämaligne Schädigungen wirken, wie zum Beispiel adenomatöse Kolonpolypen (ein Vorbote vom Darmkrebs, siehe auch fünftes Kapitel) oder eine bestimmte Art der oralen Schädigung namens Leukoplakie, die ebenfalls in ein Karzinom übergehen kann. Zur Zeit richtet sich die Aufmerksamkeit besonders auf das Vitamin A und dessen synthetische Nachbildungen sowie auf die Vitamine C und E. Die bisher erbrachten Resultate dieser Studien sind ermutigend, aber nicht definitiv.

Die Wissenschaftler untersuchen auch, inwiefern Vitamine die Nebenwirkungen einer Krebstherapie mildern können, und eine der Arten, auf die Vitamine bereits klinisch genutzt werden, ist bei der Chemotherapie die mit Methotrexat bei verschiedenen Tumorarten. Hohe Dosen an Methotrexat können toxische Nebenwirkungen verursachen, einschließlich Schädigungen am Knochenmark und schwere Entzündungen der Mundschleimhaut. Diese Nebenwirkungen können durch die Einnahme von Folsäure stark vermindert werden. *Aber gleichgültig, ob Sie Methotrexat erhalten oder nicht, nehmen Sie auf keinen*

Fall ein Folsäurepräparat ein, ohne sich zunächst mit Ihrem Arzt zu beraten. Eine weitere ermutigende – aber immer noch im Stadium des Experiments befindliche – Verwendung eines Vitamins wird bei einer Form von Leukämie eingesetzt, die Promyelozytenleukämie genannt wird und oft tödlich verläuft. In einigen Fällen hat die Behandlung mit All-trans-Retinsäure (einer Form des Vitamin A) zu einem Nachlassen der Krankheitssymptome geführt.

Antioxidantien

Die Vitamine A, C und E sowie einige andere Nährstoffe fallen unter den Begriff der Antioxidantien. Die »anderen Nährstoffe« beinhalten β-Carotin, das in grünem und gelbem Gemüse enthalten ist und vom Organismus in Vitamin A umgewandelt wird, ebenso wie Carotinoide (eine weitere Vorstufe des Vitamin A), Selen, Lycopene (ist in Tomaten und roten Grapefruits enthalten) und andere. Antioxidantien schützen den Körper vor Molekülen, die unter dem Begriff der »Freien Radikalen« bekannt sind, und von denen man annimmt, daß sie durch den Körper wandern und andere Moleküle essentieller Teile ihrer Struktur berauben oder »oxydieren«. Durch diesen Prozeß wird der Organismus scheinbar geschädigt, was wiederum zum Entstehen verschiedener Krankheiten, wie zum Beispiel Arthritis, beiträgt. (Es ist ähnlich wie bei einem von Rost befallenen Auto, was ja ebenfalls ein Oxydationsprozeß ist.) Oxydationsmittel sind imstande, die DNA zu schädigen und auf diesem Weg Krebs zu verursachen. Woher kommen die Freien Radikalen? Es handelt sich bei ihnen um Nebenprodukte aus normalen Stoffwechselvorgängen, die auch durch Strahlenbelastung oder bestimmte Karzinogene – zum Beispiel Nikotin – hervorgerufen werden können.

Kürzlich durchgeführte Studien haben erbracht, daß die Vitamine A, C und E helfen, diese potentiell schädlichen oxydativen Stoffe aus dem Körper zu entfernen, bevor sie die Zellen schädigen können. Diese Vitamine haben die Fähigkeit, die Freien Radikalen in ihrer Aktivität zu bremsen und damit einer oxydativen Schädigung vorzubeugen, weshalb man sie auch Antioxidantien nennt.

Allerdings ist das Ausmaß ihres krebsverhütenden Potentials noch nicht klar. Einige Vitamine und deren Vorstufen, einschließlich β-Carotin, scheinen die Entwicklung von Hautkrebs, Karzinom des oberen Verdauungskanals und Gebärmutterschleimhautkrebs im frühen Stadium zu behindern. Derzeit werden weitere klinische Tests mit den Vitaminen A und E sowie mit Vitamin-A-Derivaten durchgeführt. Vorläufige Resultate zeigen an, daß in einigen Fällen prämaligne orale Läsionen (Leukoplakie) positiv auf diese Art der präventiven Behandlung reagiert haben, und bei Patienten, die von einem ursprünglichen Karzinom geheilt waren, konnten neue Kopf-Hals-Tumore reduziert werden.

Stark β-carotinhaltige Früchte und Gemüse	
Aprikosen	Dattelpflaumen
Brokkoli	Kürbis
Kantalupe	Spinat
Karotten	Mangold
Kohlgemüse	Rübengemüse
Grünkohl	Mangos
Süßkartoffeln	

Ohne daß es Ihnen bewußt war, haben Sie also vielleicht jedesmal, wenn Sie Spinat, Kürbis und andere gelbe und blattgrüne Gemüsesorten gegessen haben, Ihrem Körper geholfen, ein Karzinom zu verhüten. Obwohl jedoch die Antioxidantien in neuen Forschungsberichten und in der Werbung starke Befürworter gefunden haben, ist es zu diesem Zeitpunkt noch nicht möglich, eine genaue Dosis für ihre Einnahme oder eine bestimmte Kombination von Antioxidantien für die Krebsbekämpfung zu empfehlen.

Antioxydative Eigenschaften machen das β-Carotin (und eine Reihe seiner Carotenoide genannten Verwandten) zu wichtigen Mitgliedern der natürlichen Familie von Verbindungen, deren Potential zur Krebsvorbeugung derzeit untersucht wird. Im siebenten Kapitel wird die Wirkungsweise dieser Verbindungen in Relation zur Vorbeugung oraler Karzinome erörtert. Auf andere spezifische Vitamine wird in den verschiedenen, auf die jeweilige Lokalität des Tumors bezogenen Kapiteln eingegangen.

Das neunte Kapitel, »Drei Monate für ein neues Ernährungsbewußtsein«, beinhaltet eine Liste der natürlichen Nahrungsmittel, die die größte Menge an Antioxidantien enthalten, sowie weitere praktische Informationen für die Ergänzung Ihrer Ernährung durch mehr Obst und Gemüse. Bitte beachten Sie, daß hohe Dosen an Vitamin A äußerst toxisch sind und damit Schädigungen am Gehirn und der Haut, zusammen mit Ermattung, Schmerzen im Unterleib und in den Knochen, Schlaflosigkeit, Kopfschmerzen und Nachtschweiß verursachen können. Solch hohe Dosen können bei schwangeren Frauen auch Mißbildungen am Fötus bewirken. Eine übermäßige Zufuhr von β-Carotin scheint dagegen keine deutlich toxische Wirkung zu haben, außer einer gelblichen Verfärbung der Haut. Wegen dieser möglichen Nebenwirkungen sollten Sie außerhalb einer sorgfältigen ärztlichen oder klinischen Kontrolle keine hohen Dosen an Vitamin A – oder irgendeines anderen Vitamins – zu sich nehmen. »Mehr« ist nicht immer gleichbedeutend mit »besser«.

Mineralien und Krebs

Mineralien sind essentiell für viele Stoffwechselvorgänge, einschließlich der Knochenbildung und -wiederherstellung, der Deckung des Flüssigkeitsbedarfs in den Zellen und der Übermittlung von Nervensignalen. Zu der Gruppe der Mineralien gehören Kalzium, Sodium, Kalium, Magnesium, Eisen, Nickel, Kupfer, Zink und Selen. Von diesen ließen sich Kalzium, Selen, Eisen, Zink und Kupfer in unterschiedlichen Genauigkeitsgraden mit Krebs in Zusammenhang bringen. Es gibt einige Anzeichen dafür, daß Selen, Eisen, Zink und Kupfer eine karzinogene Wirkung haben könnten, zumindest in Laborversuchen, wobei eine ähnliche Wirkungsweise beim Menschen unbestimmt bleibt. Auf der anderen Seite gibt es überzeugende Belege dafür, daß Kalzium das Krebsrisiko vermindert, was besonders für das Dickdarmkarzinom gilt (siehe untenstehenden Abschnitt über Kalzium).

Bestimmte Mineralien, besonders Selen, wurden kürzlich mit großer Aufmerksamkeit bedacht, sowohl hinsichtlich ihrer möglichen krebsverursachenden als auch krebsvorbeugenden Wirksamkeit. Selen wird derzeit noch näher untersucht, aber es gibt keine schlüssigen Beweise dafür, daß dieses Spurenelement irgendeine Rolle bei der Krebstherapie spielen könnte.

Salz (Natrium)

Soweit bekannt, gibt es keine direkte Beziehung zwischen Natrium und Karzinom, aber mehrere Gründe sprechen dafür, bei einer Krebserkrankung die

Natriumzufuhr einzuschränken. Erstens ist ein übermäßiger Salzkonsum bei keiner Art von Krebstherapie angebracht, denn er kann einen eventuellen Bluthochdruck verschärfen und damit das Risiko eines Herzinfarkts, eines Schlaganfalls und einer Nierenkrankheit erhöhen. Wenn Sie eine Hormonsubstitionstherapie erhalten, könnte es sein, daß Ihr Körper dazu neigt, Flüssigkeit zu speichern, und daß Ihr Blutdruck steigt, was durch eine hohe Salzzufuhr noch verstärkt werden könnte. Auch bestimmte chemotherapeutische Wirkstoffe können zu einer Beeinträchtigung der Herz- und Nierenfunktionen führen, die sich durch eine Überbelastung an Salz und Flüssigkeit noch verschlimmern kann.

Der Organismus braucht Salz nur in geringem Umfang, wobei die empfohlene Tagesmenge bei 2,400 Milligramm *oder weniger* liegt. Allerdings konsumieren viele Amerikaner wesentlich mehr als das, indem sie ihre Speisen entweder am Tisch nachsalzen oder Nahrungsmittel mit einem hohen Salzgehalt zu sich nehmen. Ein Blick auf die Etikettierung Ihrer Lebensmittelvorräte wird Sie wahrscheinlich ziemlich überraschen, besonders wenn es um den Natriumgehalt in konservierten Produkten wie Suppen, Sojasaucen und verarbeitetem Fleisch geht. Auch Tiefkühlkost ist oft stark natriumhaltig, weshalb ich dazu rate, sehr sparsam damit umzugehen.

Um die Natriumzufuhr zu reduzieren, sollten Sie immer die Etiketten auf allen gekauften Lebensmitteln lesen. Wenn Sie außerdem verstärkt frisches Obst und Gemüse verzehren, wie in diesem Buch empfohlen, und Salz hinzufügen – falls Sie es überhaupt müssen –, so sollten Sie das erst am Tisch und nicht bereits während des Kochens tun, eine Maßnahme, durch die sich die Salzzufuhr drastisch verringern läßt.

Kalzium

Natrium ist in der für unseren Kulturkreis typischen Kost allgegenwärtig, weshalb wir selbst dann, wenn wir das Tafelsalz streichen, eigentlich zuviel davon bekommen, aber die meisten Menschen, speziell Frauen, haben einen Mangel an einem anderen Mineral, nämlich Kalzium.

Kalzium ist für den Stoffwechsel so notwendig, daß es bei einer unzureichenden Zufuhr durch die Ernährung von den Knochen absorbiert wird, um den Blutspiegel aufrechtzuerhalten. Wird die normale Konzentration des freien

Kalziums im Blut zu stark unterschritten, entstehen daraus schwerwiegende Probleme für die Muskelfunktionen, und da das Herz ebenfalls ein Muskel ist, wirkt es sich auch darauf aus.

Ein chronischer Kalziumverlust aus den Knochen verursacht Osteoporose (Verminderung der Knochensubstanz). Dieses Phänomen läßt sich auf einem normalen Röntgenbild erkennen, aber häufig wird es erst nach einer Fraktur entdeckt, meistens an der Hüfte oder den Handgelenken. Das ist ein weitverbreitetes Problem unter Frauen in der Postmenopause, denn der Verlust an Östrogen trägt zu der Verminderung der Knochensubstanz bei. Eine Osteoporose kann auch durch hohe Dosen an Kortikosteroiden (Nebennierenrindenhormonpräparate) und durch den Verlust der Eierstockfunktion verursacht werden, die aus der Verabreichung einiger chemotherapeutischer Präparate resultiert.

Jüngste Forschungsergebnisse legen eine Verbindung zwischen Kalzium und Krebs nahe, und auch epidemiologische Studien haben erbracht, je mehr Milch man trinkt, desto geringer ist das Risiko eines Dickdarmkarzinoms und umgekehrt. In Laborversuchen hat sich gezeigt, daß Kalzium die Zellteilungsaktivität bei den Zellen der Darmwände vermindert und daß es möglicherweise auch Karzinogene im Stuhl binden und inaktivieren kann. Weitere klinische Versuche mit Kalzium sind im Gange, um zu sehen, ob dieses Element ein klinisch verwertbares Potential zur Krebsprophylaxe hat.

Mit Sicherheit läßt sich sagen, daß es sowohl aus präventiven als auch therapeutischen Gründen wichtig ist, genügend Kalzium durch die Ernährung aufzunehmen. Die von amerikanischen Gesundheitsstellen empfohlene Tagesmenge für Kalzium liegt bei 800 mg für Erwachsene über 25 und 1200 mg für die unter 25 Jahren, wobei einige Experten der Ansicht sind, daß Frauen in der Postmenopause eine größere Menge benötigen. Zu den Nahrungsquellen für Kalzium gehören Milch und andere Milchprodukte, Spargel, Brokkoli, weiße Bohnen, eßbarer Eibisch (Gumboschoten), Spinat und Sojabohnenprodukte, wie zum Beispiel Tofu.

Man kann die ernährungsbezogene Kalziumzufuhr erhöhen, indem man mehr kalziumhaltige Nahrungsmittel, wie beispielsweise blattgrüne Gemüsesorten (Rüben, Kohl, Brokkoli, Spinat etc.) oder Tofu zu sich nimmt. Zusätzlich zu einem mäßigen Konsum von fettarmen Milchprodukten ergäbe das schnell die empfohlene Tagesmenge, was sich zum Beispiel durch den Verzehr dieser Zutaten erreichen ließe:

Magermilch – 1 Tasse	300 mg
Brokkoli – 1 Tasse	178 mg
Rübengemüse – 1 Tasse	250 mg
Fettarmer Käse – 60 gr	400 mg
Magerjoghurt – 1 Tasse	450 mg
Gesamttagesmenge	1 578 mg Kalzium

Milchprodukte enthalten die höchste Konzentration an Kalzium. Wer keine Milchprodukte verträgt oder Osteoporose hat beziehungsweise einen hohen Risikofaktor für diese Erkrankung, sollte unbedingt ein zusätzliches Kalziumpräparat einnehmen, wie es in Apotheken erhältlich ist. Kürzlich erbrachte Forschungsergebnisse weisen darauf hin, daß solche Kalziumpräparate bei

Kalziumhaltige Nahrungsmittel

Nahrungsmittel	Kalziumgehalt (mg)
Magermilch* (1/2 Tasse)	150
Fettarmer Joghurt (1 Tasse)	450
Tofu, fest (85 gr)	174
Sardinen** (85 gr)	324
Lachs** (85 gr)	203
Kohlgemüse (1/2 Tasse)	148
Spinat, gekocht (1/2 Tasse)	122
Spinat, roh (1/2 Tasse)	28
Brokkoli, gekocht (1/2 Tasse)	89
Chinakohl, gekocht (1/2 Tasse)	79
Grünkohl, gekocht (1/2 Tasse)	47
Artischocke (1)	47
Weiße Bohnen (1/2 Tasse)	80
Vegetarisch gebackene Bohnen	64
Kichererbsen (1/2 Tasse)	40
Butterbohnen (1/2 Tasse)	40
Maiskuchen (1)	42

* Magermilch enthält auch Vitamin D, das zur Kalziumabsorption beiträgt
** In Wasser ganz eingedost

Frauen in der Postmenopause die Osteoporose verzögern können. Sie sollten sich allerdings zunächst mit Ihrem Arzt über die für Sie angemessene Dosierung beraten.

Andere Stoffe mit Antikrebs-Wirkung

Es ist sicher eine sehr angenehme Vorstellung, der gesamte Ernährungsbereich, mit all seinen komplizierten Eigenschaften und geheimnisvollen Mechanismen, ließe sich auf eine Liste von Vitaminen und Mineralstoffen reduzieren. Wir könnten alle aufhören, uns darüber Gedanken zu machen, was wir zum Abendessen kochen sollen, und statt dessen zur nächsten Apotheke gehen, uns dort ein paar Multivitamine und ein Glas Wasser zum Runterspülen bestellen und noch ein paar Mineralien zum Nachtisch mitnehmen.

Das ist natürlich nicht möglich. In ihrer großen Weisheit hat Mutter Natur auch gleich bedacht, wie schnell uns eine solche Kost langweilig würde, und uns mit einer reichen Auswahl an Nahrungsmitteln beschenkt. Aber obwohl die Ernährungswissenschaft, also die Bestimmung der verschiedenen Bestandteile der einzelnen Nahrungsstoffe und deren Rolle, erst am Anfang steht, hat sie bereits aufregende Ergebnisse zutage gebracht.

Zu Beginn des Jahres 1993 erschien zum Beispiel ein Artikel in den *Proceedings of the National Academy of Sciences* über die Entdeckung einer Substanz namens Genistein, die sich im Urin von Menschen finden läßt, die eine traditionell japanische Kost zu sich nehmen (hauptsächlich Sojabohnenprodukte wie Tofu). In geringerem Umfang ist es auch im Kohlgemüse aus der Familie der Kreuzblütler enthalten. Genistein hat die interessante Fähigkeit, die Bildung neuer Blutgefäße aufzuhalten. Da nun ein Tumor, um wachsen zu können, seine eigene Blutversorgung daher beziehen muß, daß er die Bildung neuer Blutgefäße bewirkt, wäre es möglich, das Wachstum zu stoppen, solange die Tumormasse noch sehr klein ist (nicht größer als 1 Millimeter im Durchmesser), indem man die Wucherung der Blutgefäße unterbindet. Ohne Angiogenese (Gefäßentwicklung) kann der Tumor nicht die Nährstoffe erhalten, die er zum Gedeihen und zur Ausbreitung braucht. Einige solcher »antiangiogenetischer« Zusammensetzungen werden derzeit untersucht, wobei Genistein die erste Substanz ist, die aus einem Nahrungsmittel isoliert wurde.

Theoretischerweise könnte also eine stark sojaprodukthaltige Kost, wie zum

Beispiel Miso-Suppe, der Grund sein, warum unter bestimmten Bevölkerungsgruppen, wie etwa den Japanern, eine geringere Zahl an Brust-, Prostata- und Darmkrebserkrankungen zu verzeichnen ist (obwohl dabei höchstwahrscheinlich auch andere Faktoren, wie der Fett- und Ballaststoffgehalt der Nahrung, eine Rolle spielen).

Man stelle sich nur einmal die Möglichkeiten vor, die in dieser wissenschaftlichen Entdeckung liegen: Nach weiteren Forschungsprogrammen, einschließlich eingehender Untersuchungen der Wirkungsweise von Genistein bei Tieren und dann bei Menschen, könnte es sein, daß einfach dadurch, daß man bei der Ernährung ein größeres Gewicht auf Sojabohnen und Gemüse legt, die Abwehrkräfte des Körpers gegenüber einem Tumor gestärkt werden.

Ähnliche Resultate haben Tests mit Flavonoiden ergeben, einer Gruppe von Pflanzenstoffen, die ebenfalls in Sojabohnen enthalten sind und die möglicherweise zur Verhütung von Brustkrebs beitragen können. Obwohl die Erkenntnisse noch theoretisch sind, scheint es so zu sein, daß Flavonoide die Rezeptorenaktivität für Hormone blockieren, durch die das Entstehen von Brustkrebs begünstigt wird.

Man muß also in Betracht ziehen, daß einige der stärksten Waffen, die uns für die Krebsbekämpfung zur Verfügung stehen, aus Pflanzen gewonnen werden. Vincristin stammt vom tropischen Immergrün, Taxol aus der Rinde der kurzblättrigen Eibe, und auch viele andere Substanzen, die derzeit auf ihr krebsvorbeugendes Potential hin getestet werden, kommen aus pflanzlichen Quellen. Zum Beispiel hat sich β-Glycyrrhetensäure, ein Würzstoff im Süßholz, in einigen Laborversuchen als stark krebshemmend erwiesen.

Wie man sieht, haben die Vitamine in Sojabohnenprodukten und Gemüse ihre eigenen wichtigen Funktionen, aber in diesen und anderen Nahrungsmitteln sind außerdem Substanzen enthalten, die noch weitere – ebenso wichtige – Funktionen erfüllen. Das National Cancer Institute hat festgestellt, daß über eintausend dieser chemischen Stoffe ein krebsvorbeugendes (chemoprophylaktisches) Potential haben, zumindest in Laborversuchen. Das erklärt die Tatsache, warum es wesentlich besser ist, viel Gemüse, Obst und Getreide zu sich zu nehmen, als sich für die Aufrechterhaltung der ernährungsbezogenen Gesundheit auf Vitamintabletten zu verlassen.

In der folgenden Tabelle ist aufgelistet, was man bislang über einige dieser chemischen Substanzen weiß:

Einige krebshemmende Chemikalien in Nahrungsmitteln

* Verhindern theoretisch, daß normale Zellen bösartig werden
** Verhindern ein Wuchern der bösartigen Zellen
*** Könnten theoretisch beides leisten

Chemikalie	Mögliche Wirkung	Quelle
Lycopene*	antioxydativ	Tomaten
Capsicum*	antioxydativ	Cayenne-Pfeffer
Catechin*	antimutagen, antioxydativ,	Grüner Tee, Beeren,
andere Bio-Flavonoide	antiöstrogen	Holzpflanzen, andere
		Pflanzen und Gemüse
β-Glycyrrheten-säure***	unterdrückt den Stoffwechsel von Östrogen in stärker krebsstimulierende Formen, karzinogenhemmend	Süßholzwurzel
Verschiedene Indole***	bewirken den Stoffwechsel von Östrogen in weniger krebsstimulierende Formen	Kreuzblütler-Gemüse
Limonene*	stimulieren das Ausscheiden von Karzinogenen durch die Leber	Zitrusfrüchte
Verschiedene Sulfide	stimulieren das Ausscheiden von Karzinogenen durch die Leber	Knoblauch, Zwiebel
Isothiocyanate*	stimulieren das Ausscheiden von Karzinogenen durch die Leber	Senf, Rettich
Genistein**	antiangiogenetisch	Sojabohnen, Kreuz-blütler-Gemüse
Ellagic acid* (Ellaginsäure)	kann Karzinogene entfernen oder verhindern	Trauben, Himbeeren, andere Früchte
Monoterpene*	antioxydativ, stimuliert das Ausscheiden von Karzino-genen durch die Leber	Karotten, Kreuzblütler-Gemüse, Kürbis, Tomaten

Quelle: D. W. Nixon (Hrsg.), **Chemoprevention of Cancer**

Paradoxerweise enthalten einige dieser Nahrungsmittel chemische Stoffe, die karzinogen sein können. Dabei handelt es sich bei vielen dieser Substanzen um natürliche Pestizide, von denen wiederum einige antikarzinogen oder karzinogen wirken können, was von der Dosierung und anderen experimentellen Bedingungen abhängt. Eine sehr hohe Dosierung wirkt jedenfalls meistens karzinogen.

Da einige Nahrungsmittel solche Chemikalien enthalten, die sich potentiell nachteilig auswirken können, ist es angebracht, sich bei der Ernährung nicht allzusehr auf eine Frucht- oder Gemüsesorte zu beschränken. Beispiele für Nahrungsmittel mit natürlichen Pestiziden sind Sellerie, Pilze, Kreuzblütler-Gemüse wie Brokkoli und Kohl, Kartoffeln, Meerrettich, Ananas, Äpfel, Karotten, Trauben, Birnen und Pflaumen. Ein Verzehr der meisten kann zwar als sicher gelten und ist auch durchaus zu empfehlen, es kommt aber darauf an, daß man eine möglichst vielseitige Kost zu sich nimmt.

Andere Gründe dafür, daß Tabletten kein Ersatz für Nahrungsmittel sein können

Wenn Sie von Ihrem Arzt oder Ihrer Krankenschwester gefragt werden, welche Medikamente Sie einnehmen, erwähnen Sie dann auch die Vitaminpräparate, die Sie verwenden? Sie gelten eigentlich nicht als Medikamente, weil man sie rezeptfrei in der Drogerie oder Apotheke kaufen kann. Wir tendieren dazu, sie für vollkommen harmlos zu halten, selbst bei übermäßigem Konsum, und wir geben sie unseren Kindern von klein auf. Mit ebenso wechselhaftem wie fragwürdigem Erfolg »verschreiben« sich viele Menschen Vitamine, indem sie zum Beispiel ein Vitamin-B-Präparat gegen eine Erkältung einnehmen, oder Eisen, wenn sie sich matt und träge fühlen.

So vertraut, wie uns die Vitamine sind, so können sie doch gefährlich sein, wenn man sie übermäßig konsumiert. Hohe Dosen einiger Vitamine können das Immunsystem beeinträchtigen, und eine Überdosis an Vitamin A kann Schädigungen an der Haut und anderen lebenswichtigen Organen hervorrufen.

Während der letzten Jahre wurde in den amerikanischen Medien die Einnahme hoher Dosen (»Megadosis«) an Vitaminen propagiert, um eine Reihe verschiedener Krankheiten zu verhüten oder zu kurieren, obwohl *Tatsache ist, daß es*

Die toxische Wirkung einer Überdosis an bestimmten Vitaminen und Mineralien

Zur Beachtung:
Dies ist keine vollständige Liste!

Vitamine

A	Erbrechen, Hirnschwellung, Mattigkeit, Unwohlsein, Lethargie, Gelenkschmerzen, Kopfschmerzen, Schlaflosigkeit, Nacht-schweiß, schuppige Haut, Ödem, Mißbildungen am Fötus
B-Komplex	In seltenen Fällen allergische Reaktionen
C	Übelkeit und Erbrechen, Durchfall, erhöhter Cholesterin-spiegel, kann möglicherweise (aber nicht erwiesener-maßen) Mutationen auslösen und/oder das Immunsystem beeinträchtigen
D	Erhöhter Kalziumgehalt im Blut mit Herz- und Leberschädigung
E	Mattigkeit, Hautausschlag, erhöhte Plasmalipide, Leber-schäden. Achtung: kann die Wirkung von Anti-Gerinnungs-mitteln verstärken und damit bei einer gleichzeitigen Einnahme solcher Medikamente gesundheitsgefährdend sein
Folsäure	In seltenen Fällen können bei gleichzeitiger Einnahme anti-epileptischer Medikamente allergische Reaktionen auftreten, die die Anfälle steigern können

Mineralien

Kalzium	Erhöhter Kalziumgehalt im Blut mit potentiell schwerwiegender Nierenschädigung
Kupfer	Übelkeit und Erbrechen, Durchfall, Unterleibsschmerzen, Kopf-schmerzen, Schwäche, Anämie, Bluthochdruck, Koma
Eisen	Leberschäden, Diabetes, erhöhte Hautpigmentbildung, Hormonkrankheiten, Herzversagen
Magnesium	Kann bei Personen mit Niereninsuffizienz Schwäche und eine Lähmung der Skelettmuskulatur hervorrufen
Kalium	Herzschädigung, einschließlich Herzstillstand und Tod
Zink	Übelkeit, Erbrechen, Unterleibskrämpfe, Durchfall, Fieber, möglicherweise (aber nicht erwiesenermaßen) Suppression des Immunsystems

keinerlei Belege dafür gibt, daß Megadosen kommerzieller Vitamine (das heißt, Vitaminpräparate, die rezeptfrei in Drogerien und Apotheken erhältlich sind) einen positiven Beitrag zur Behandlung irgendeiner Erkrankung, einschließlich Krebs, leisten. Tatsächlich verhält es sich so, daß solch hohe Vitamindosen toxisch sein können, und deshalb sollte die Entscheidung, mehr als die normale Zufuhr an Vitaminen zu sich zu nehmen, nur nach ärztlicher Beratung getroffen werden. Siehe auch vorstehende tabellarische Auflistung der toxischen Wirkungen einer Überdosis an Vitaminen und Mineralien (vgl. S. 65).

Wenn ich diese potentiellen Nebenwirkungen erwähne, so geschieht das keineswegs in der Absicht, Sie grundsätzlich vor der Verwendung von Vitamin- und Mineralienpräparaten abzuschrecken, sondern ich möchte nur dringend davor warnen, daß man sie in übermäßigen Mengen zu sich nimmt, besonders ohne zunächst einen Arzt zu Rate gezogen zu haben.

Wenn Sie glauben, daß Sie nicht alle Vitamine und Mineralien erhalten, die Sie regelmäßig brauchen, so können Sie eine tägliche Standarddosis eines Multivitaminpräparats oder zusätzliche Mineralien zu sich nehmen. Aber auch hierfür gilt: Sprechen Sie zuerst mit Ihrem Arzt darüber.

Nikotin und Krebs

Die nachteiligen Auswirkungen des Rauchens machen jeden Fortschritt in Ernährungsweise und Lebensstil zunichte. Vitamine und Mineralien können einem Organismus, der durch Nikotin und andere im Tabakrauch enthaltene Schadstoffe geschädigt wird, nur begrenzt helfen. So ist zum Beispiel bewiesen, daß Raucher größere Mengen an bestimmten Medikamenten und anderen Mitteln, wie zum Beispiel Vitamin C, brauchen, um den gleichen positiven Effekt zu erzielen, wie ein Nichtraucher mit der entsprechenden Dosis. Auf diesem Hintergrund ist es gut möglich, daß einer der Faktoren bei der Entwicklung von Lungenkrebs der ist, daß Nikotin einige der besten Abwehrkräfte des Körpers schwächt. Da durch das Rauchen der Geruchssinn beeinträchtigt wird, kann es auch den Genuß einer Mahlzeit stark einschränken – für Sie selbst ebenso wie für die, die mit Ihnen am Tisch sitzen –, und dieser Punkt ist besonders wichtig für diejenigen, die wesentliche Änderungen in ihrer Ernährung vornehmen müssen.

Im siebten Kapitel wird der Zusammenhang zwischen Nikotin und Krebs noch eingehender erörtert.

An dieser Stelle muß die Botschaft natürlich lauten, *mit dem Rauchen aufzuhören oder erst gar nicht damit anzufangen*, so daß Ihr Ernährungs- und Therapieplan ohne diesen Störfaktor wirksam werden kann. Ihr Arzt kann Ihnen dabei helfen, das Rauchen aufzugeben – also bitten Sie ihn auch um Hilfe. Die Verwendung von Nikotinkaugummis und -pflastern kann zudem für ein Nikotinentzugsprogramm nützlich sein, das unter ärztlicher Aufsicht durchgeführt wird.

Krebs und Alkohol

Zweifellos gibt es einen Zusammenhang zwischen Alkohol, besonders in Verbindung mit Nikotin, und einem Karzinom der Kopf-Hals-Region. Dies gilt wahrscheinlich auch für Brustkrebs und andere Tumorarten. Übermäßiger Alkoholkonsum sollte also in jedem Fall vermieden werden. Neben anderen Auswirkungen kann die Folge davon eine Leberzirrhose sein, die wiederum zu Leberkrebs führen kann. Ich würde empfehlen, grundsätzlich auf Alkohol zu verzichten, wenn Sie ein Plattenepithelkarzinom in der Region von Kopf, Hals und Verdauungstrakt oder Brustkrebs hatten, beziehungsweise bei Ihnen ein hohes Risiko vorliegt, daran zu erkranken. Und allen anderen rate ich, wenn sie Alkohol trinken, dies nur gelegentlich und mäßig zu tun.

Nitrate und Krebs

Die American Cancer Society empfiehlt, den Konsum von eingesalzenen, geräucherten und mit Nitraten haltbar gemachten Nahrungsmitteln grundsätzlich einzuschränken. Während des herkömmlichen Räuchervorgangs absorbieren Nahrungsmittel wie Schinken, Wurst, Speck und Fisch einige der Teere, die bei der Verbrennung aufsteigen. Diese Teere enthalten zahlreiche Karzinogene, die in chemischer Hinsicht den im Tabakrauch enthaltenen karzinogenen Teeren gleichen. Über einem Holzkohlefeuer gegrillte Speisen können ebenfalls viele dieser Karzinogene enthalten.

Auf Schlußfolgerungen basierendes Beweismaterial legt nahe, daß eingesalzene, gepökelte oder eingelegte Nahrungsmittel das Risiko eines Magen- und

Speiseröhrenkarzinoms erhöhen können. Die Gründe dafür sind allerdings unklar. Es gibt chemische Versuche, die belegen, daß Nitrate und Nitrite eine karzinogene Nitrosaminbildung steigern können, und zwar sowohl in den Nahrungsmitteln als auch im Verdauungstrakt. Nitrate und Nitrite sind traditionelle Fleischkonservierungsmittel, die einmal zum Schutz gegen Botulismus (bakterielle Lebensmittelvergiftung) und dann auch zur Verbesserung der farblichen und geschmacklichen Qualität verwendet werden. Dabei werden in Amerika heutzutage weniger Nitrate und Nitrite eingesetzt als früher, und sowohl die Regierung als auch die Lebensmittelindustrie forschen nach verbesserten Methoden der Fleischkonservierung. Allerdings sollten Sie trotzdem Ihren Konsum an Fleisch- und Wurstwaren, die solche Substanzen enthalten, einschränken.

Alles in allem

Zusammenfassend läßt sich sagen: Es ist wichtig, immer daran zu denken, daß die Ernährung weder die alleinige Ursache für irgendeine Tumorerkrankung ist noch daß sie allein eine wirksame Krebstherapie darstellt.
In verschiedenen Ländern durchgeführte Studien über die Eßgewohnheiten haben ergeben, daß die für die Prävention von Krebs ideale Ernährung eine kalorien- und fettarme, ballaststoffreiche Kost einschließlich eines reichlichen Verzehrs von Obst und Gemüse zu sein scheint, ähnlich wie die unserer Vorfahren, ergänzt durch eine ausgewogene Balance der benötigten Spurenelemente, Vitamine und Mineralien.
In den folgenden Kapiteln werden wir uns mit jeder einzelnen Krebsart und den nach aktuellem Wissensstand für diese am besten anwendbaren Ernährungsrichtlinien befassen.

Fühlen Sie sich durch das Ernährungspuzzle überfordert?

Die wissenschaftlichen Ergebnisse und Informationen, die wir bisher erörtert haben, sind wichtig, aber die Ernährung hat noch eine andere Dimension, die ebenso wichtig ist. Der Verzehr von Nahrungsmitteln und das Ritual der

Mahlzeiten gehören zu den am stärksten psychologisch aufgeladenen menschlichen Erfahrungen. Das Essen kann sowohl den Körper als auch die Seele nähren, indem es eine Gelegenheit für miteinander verbrachte Zeit und Kommunikation mit Familie, Freunden und Kollegen bietet. Allein eingenommene Mahlzeiten eignen sich dagegen oft als »Gedankenfutter«, indem man beim Essen liest, nachdenkt oder Menschen und Situationen beobachtet. Aber solche Mahlzeiten können auch die einsamste Art der Einsamkeit sein, besonders wenn das Alleinsein nicht *freiwillig* ist.

Wir feiern die Geburt mit einem Essen, beginnen unsere Liebeswerbung mit einem romantischen Candlelightdinner, besiegeln ein Eheversprechen, indem wir alle unsere Verwandten und Freunde zu einem riesigen Festmahl einladen und lassen uns von einer Speise trösten und wieder ins Leben zurückführen, nachdem wir einen geliebten Menschen beerdigt haben. Die Nahrung und das Ritual des Essens sind grundlegende Elemente jeder Kultur und ein wichtiger Bestandteil für die Strukturierung unseres Alltags und unseres Lebens.

Dieser kulturelle Kontext von Nahrung und Ernährung ist der Grund, warum Hilfsgüter, die den Menschen in Hungergebieten geschickt werden, nicht nur nahrhaft, sondern auch *akzeptiert* sein müssen. Es wäre zum Beispiel sowohl sinnlos als auch beleidigend, würde man Rindfleisch nach Indien schicken, wo die Kuh als heilig gilt. Gäbe es eine Hungersnot in den Vereinigten Staaten, wären vermutlich auch nur die besonders abenteuerlustigen Amerikaner nicht entrüstet, wenn sie Maden und Heuschrecken – die in einigen Ländern eine Delikatesse sind – zur Linderung ihres Hungers erhielten.

Der Faktor der Akzeptabilität ist so wesentlich, daß er der Gegenstand von einer der interessantesten Forschungsstudien war, die ich jemals leiten durfte. Zwar hatte nämlich die American Cancer Society vernünftige, wohldurchdachte und wissenschaftlich fundierte Ernährungsrichtlinien für die Prävention von Krebs ausgegeben, aber niemand wußte so recht, wie akzeptabel sie für die amerikanische Bevölkerung waren. Was nutzten all die schönen Ideen, wenn niemand die Gerichte mochte? Also wählten wir eine kontrollierte Versuchsanordnung, nämlich die Besatzung zweier Seeschiffe der Navy, um die Richtlinien zu testen. Die Matrosen des einen Schiffes bekamen die typische Navy-Kost, während die des zweiten Schiffes die Wahl hatten zwischen dieser Art von Essen und einer Kost, die entsprechend den Richtlinien der American Cancer Society ausgewählt und zubereitet wurde. Mit Hilfe von Fragebögen fanden wir heraus, daß die »Richtlinien-Kost« nicht nur akzeptiert, sondern sogar bevorzugt wurde. Darüber hinaus erfuhren wir, daß viele der Matrosen, die sie gewählt hatten, ein paar überflüssige Pfunde verloren und seither einen niedrigeren Körperfettspiegel hatten.

Während Sie mit der Diagnose Krebs und der Behandlung fertig werden müssen, finden Sie es möglicherweise schwierig zu entscheiden, was für Sie akzeptabel ist, und das Problem der richtigen Ernährung kommt Ihnen vielleicht unlösbar vor. Das trifft wahrscheinlich besonders zu, wenn Sie erst vor kurzem von Ihrer Krankheit erfuhren und noch nicht gelernt haben, innerhalb des ärztlichen Versorgungsapparats zu einer für Sie praktikablen Alltagsroutine zu finden. Vielleicht ändert sich das, was für Sie annehmbar ist, von Tag zu Tag, oder vielleicht haben Sie auch überhaupt kein Interesse am Essen. Wenn man sich vergegenwärtigt, welch große Rolle die Ernährung in unserem Leben spielt, kann man gut verstehen, wie ein Bruch in den Eßgewohnheiten zu einer Quelle der Verzweiflung werden kann. Das ist auch ein Grund dafür, warum der sogenannte »Jetlag« (Zeitverschiebung beim Fliegen) so belastend ist, denn es mag Mittagszeit in San Francisco sein, aber dort, wo man herkommt, ist es kurz vor Mitternacht, und deshalb hat die biologische Küche bereits geschlossen. Es erklärt auch, warum das Abendessen – traditionellerweise eine Zeit des Beisammenseins – die schwierigste Zeit des Tages ist für jemanden, der gerade einen Partner oder nahestehenden Menschen verloren hat. Und es könnte der Grund dafür sein, daß Sie die Mahlzeiten als sehr heikel empfinden, bis Sie sich wieder besser fühlen. Sie mögen feststellen, daß Sie angesichts einer Operation durchaus imstande sind, die Fassung zu bewahren, sich aber beim Anblick eines herrlichen Familienmahls – das Sie gerne essen würden, aber nicht können – in Tränen auflösen.

Es gibt zwei Dinge, die Ihnen über diese schwierige Zeit hinweghelfen können: Das erste ist *Information*, und das ist der Zweck dieses Buches. Je mehr Sie darüber lernen, wie die richtige Ernährung dazu beitragen kann, den Krebs zu bekämpfen, desto besser werden Sie fähig sein, diese Fakten zur Anwendung zu bringen – sobald Sie sich bereit dazu fühlen. Das andere ist *Zeit*. In gewisser Hinsicht ist die Zeit unmittelbar nach der Diagnose und dem Beginn der Krebstherapie die härteste, weil Sie plötzlich so viele neue Erfahrungen durchmachen müssen, von denen die meisten nicht gerade besonders angenehm sind. Möglicherweise gestaltet sich das Zusammenleben in Ihrer Familie eher schwierig, bis jeder die ausreichende Fähigkeit erlangt hat, mit dem emotionalen Streß und den praktischen Problemen, die mit einer Krebserkrankung verbunden sind, umzugehen. Der Beginn einer neuen Therapiephase oder ein schlechtes Resultat der ärztlichen Untersuchung kann bedeuten, daß dieser Kreislauf jedesmal wieder von vorne beginnt.

Ich hoffe, daß dieses Buch Ihnen dabei helfen wird, wieder Freude und Genuß an Ihren Mahlzeiten zu finden. Das Wichtigste dabei ist, daß Sie liebevoll mit sich selbst umgehen. Stecken Sie sich erst dann neue Ziele, wenn Sie das Gefühl haben, daß Sie es auch schaffen, sie zu erreichen, ruhen Sie sich aus, wann immer Sie das Bedürfnis danach haben, und zwar ohne Schuldgefühle oder Rechtfertigungszwang. Und denken Sie daran: Auch wenn es jetzt nicht so scheint, aber diese Zeit wird vorübergehen.

Richtlinien für Ernährung, Nährstoffe und Krebs

Diese Richtlinien der American Cancer Society wurden aufgestellt, um das allgemeine Krebsrisiko zu minimieren. Sie entsprechen sowohl meinen persönlichen Empfehlungen, als auch denen des National Cancer Institute und anderer amerikanischer Gesundheitsbehörden und -Organisationen.

1. Halten Sie Ihr Normalgewicht.
2. Achten Sie auf eine ausgewogene und abwechslungsreiche Ernährung.
3. Nehmen Sie verschiedene Gemüse und Früchte in Ihre tägliche Kost auf.
4. Nehmen Sie mehr ballaststoffreiche Nahrungsmittel, wie Vollkorngetreide, Hülsenfrüchte, Gemüse und Obst zu sich.
5. Reduzieren Sie die Gesamtmenge der Fettzufuhr.
6. Schränken Sie den Alkoholkonsum ein.
7. Schränken Sie den Verzehr eingesalzener, geräucherter, gepökelter und mit Nitrit haltbar gemachter Nahrungsmittel ein.

3. Kapitel
Eine Entscheidung für
die Gesundheit

Eine der spannendsten Veränderungen, die zur Zeit im Bereich der Medizin stattfinden, ist die Tatsache, daß die Patienten eine größere Rolle bei den Entscheidungen über ihre medizinische Versorgung spielen. Sie bilden sich ihre eigene Meinung, indem sie Bücher und Zeitschriften lesen und ihren Ärzten Fragen stellen.

Der Wunsch, die Kontrolle über das eigene Schicksal soweit wie möglich selbst in die Hand zu nehmen, ist ein sehr gesunder Impuls. Und das ist auch der Grund, warum ich jedem – Krebspatienten und anderen – dringend nahelegen möchte, sich soweit wie möglich über den Krebs, seine Prävention und seine Behandlungsmöglichkeiten zu informieren.

Einige meiner Patienten haben bereits sehr davon profitiert, daß sie eine größere Verantwortung für ihre Gesundheit übernommen haben, was kein unbeträchtlicher Fortschritt ist, wenn man bedenkt, daß während der letzten Jahrhunderte die Medizin als ein großes Geheimnis und die Ärzte als Halbgötter in Weiß betrachtet wurden. Natürlich werden immer wieder Probleme auftauchen, während Ärzte und Patienten versuchen, sich in ihre neuen Rollen einzufinden, und in diesem Zusammenhang muß ich immer an Ann Hendricks denken, mit Sicherheit eine der intelligentesten, unabhängigsten und lebhaftesten Frauen, die mir begegnet sind.

Frau Hendricks war eine ernstzunehmende Künstlerin von einundfünfzig Jahren. An einem gewissen Punkt in ihrem Leben hatte sie beschlossen, sich hauptsächlich auf die Kunst zu konzentrieren, und so blieb sie unverheiratet, hatte keine Kinder und war äußerst selektiv in der Wahl ihrer Freunde und der Einteilung ihrer Freizeit. Sie war außerdem ziemlich mißtrauisch gegenüber dem sogenannten »medizinischen Establishment«, und deshalb muß es für sie besonders schmerzhaft gewesen sein, durch die Diagnose Brustkrebs gezwungen zu sein, ihre Arbeit zurückzustellen und statt dessen einen großen Teil ihrer Zeit mit Ärzten, Krankenschwestern und Pharmakologen zu verbringen. Alles wurde von ihr hinterfragt, und sie stellte von Anfang an klar, daß sie zunächst vollständig informiert werden müsse, bevor sie in irgendeine Art der Behandlung einwillige.

Frau Hendricks hatte zunächst eine Lumpektomie und Entfernung der axillären Lymphknoten, gefolgt von Bestrahlung, einer Chemotherapie und anschließender Einnahme von Tamoxifen (Antiöstrogen). Ihr Brustkrebs hatte sich auf sechs Knoten ausgeweitet, aber sie hatte keine Metastasen (Ausbreitung des Tumors) in anderen Organen.

Eine Krebstherapie kann eine ausgesprochen einschüchternde Angelegenheit sein, und obwohl Frau Hendricks so mutig gewesen war, die Behandlungen durchführen zu lassen, war sie von einigen nicht überzeugt. Sie las sehr viel über die beiden Themen Brustkrebs und Ernährung und folgte mit großem Interesse jeder neuen Entwicklung auf diesem Gebiet. Das war an sich eine ausgezeichnete Herangehensweise, nur beruhte leider einiges von dem, was sie las und erfuhr, auf falschen oder unzureichend fundierten Informationen.

Eines Abends hörte sie in den Nachrichten einen Bericht über die möglichen toxischen Nebenwirkungen von Tamoxifen, wie zum Beispiel dessen Potential für das Entstehen zweiter Primärtumore (das sind Tumore, die sich an einer vollkommen anderen Stelle des Körpers als der ursprüngliche Primärtumor entwickeln). Zwar trifft es zu, daß es ein solches Risiko gibt, aber das ist ein Thema, das einer sehr viel tiefergehenden Diskussion bedarf, als sie ein Fernsehbericht leisten kann. Dessenungeachtet hörte Frau Hendricks zum Entsetzen ihres Arztes einfach mit der Einnahme von Tamoxifen auf, und basierend auf ihrer Lektüre entwarf sie ihr eigenes Behandlungsprogramm mit Megadosen von Vitaminen und Abführmitteln, was beides ausgesprochen gesundheitsschädigend sein kann. Und irgendwie gelang es ihr außerdem, trotz ihrer durch diese Methoden drastisch verminderten körperlichen Energie, ein geradezu exzessives Fitneßprogramm aufzunehmen. Sobald ihr Arzt bemerkte, daß sie immer schwächer und unterernährter wurde, ersuchte er mich um Beistand.

Als Ann Hendricks zum ersten Mal zu mir kam, rechnete ich mit einem Kampf, obwohl ich mir kaum vorstellen konnte, wie sie unter den gegebenen Umständen die Kraft dazu finden würde. Es wurde auch keiner, denn sie drückte sich sehr klar aus, und was sie verlangte, schien mir nicht unsinnig zu sein: Sie wollte soweit wie möglich ihre eigene Genesung selbst in die Hand nehmen. Sie wollte, daß ihre Behandlungen möglichst wenig schädliche Nebenwirkungen hatten, jetzt und in der Zukunft, und sie wollte solche Behandlungsmethoden auswählen, die das beste Ergebnis versprachen. Aber mehr als alles andere wollte sie, daß es ihr gut genug ginge, um ihre künstlerische Arbeit wieder aufnehmen zu können, und sie wollte sie so lange wie möglich fortsetzen, ohne ständig von einer Rückkehr der Krankheit oder einem zweiten Primärtumor bedroht zu sein. Sie hatte hart gearbeitet, um eine ganze Fülle an Informationen zusammenzutragen, und was sie von mir brauchte, war Hilfe beim Aussortieren der Spreu vom Weizen.

Also taten wir das einzig richtige: Wir verhandelten. Meiner Ansicht nach war das Tamoxifen ein wichtiger Teil ihrer Krebstherapie, und ich fragte sie, ob sie damit einverstanden sei, es in einer geringeren Dosierung zu nehmen. Da damit das Risiko eventuell toxischer Nebenwirkungen reduziert war, versprach sie, es noch einmal mit diesem Präparat zu versuchen. Sie fand dann, daß Vitamine bei der Genesung helfen könnten, und ich stimmte zu, jedoch unter der Voraussetzung, daß sie keine übermäßig hohen Dosen davon nehmen würde, wobei ich ihr noch erklärte, daß solche Megadosen von bestimmten Vitaminen toxisch sein können und meistens sinnlos sind.

Anschließend erarbeiteten wir gemeinsam einen fettarmen und ballaststoffreichen Ernährungsplan, einschließlich einer vernünftigen und wirksamen Menge an täglichen Vitaminen. Ich hatte den Eindruck, daß sie sehr erleichtert war, nicht mehr exzessiv Sport treiben zu müssen, nachdem wir beschlossen hatten, daß ein täglicher Spaziergang von fünfundvierzig Minuten vollkommen ausreichend sei.

Dank der Fortschritte in ihrem Ernährungsstatus, der Befriedigung darüber, die Kontrolle über ihre gegenwärtige Therapie und ihr zukünftiges Schicksal in der Hand zu haben, und des Verzichts auf überfordernde und unnötige Praktiken, konnte sich Frau Hendricks wieder ihrer Kunst widmen. Mit der Einnahme von Tamoxifen blieb sie arbeitsfähig, frei von Krankheitserscheinungen und lebhafter denn je. Sie fühlt sich, als hätte sie in ihrem Kampf gegen den Krebs und das medizinische Establishment gewonnen – und das hat sie auch.

Frustrationen

Wenn Sie an Krebs erkrankt sind, haben Sie wahrscheinlich ebenso wie Frau Hendricks eine Menge Fragen und Zweifel über die Krankheit und ihre Behandlungsmöglichkeiten. Nachdem Sie von Ihrem Arzt die Diagnose erfahren haben, fühlen Sie sich sicher mit vielen Fragen konfrontiert, die sich nicht beantworten lassen: *Wie habe ich diese Krankheit bekommen? War das Wasser in meiner ländlichen Heimatgemeinde verseucht? Könnte es sein, daß elektromagnetische Felder Krebs verursachen können? Oder die Arbeit am Computer? Könnte es eine Art Virus sein, den ich mir eingefangen habe, als ich noch jung und leichtsinnig war?*

Einer der nächsten Fragenkomplexe gilt möglicherweise der Behandlung und ihrer zu erwartenden Resultate. Bei vielen Tumorarten sind die Antworten darauf nicht sehr zufriedenstellend, und leider müssen die Ärzte ihren Patienten nur allzuoft sagen, daß sie immer noch auf der Suche nach der richtigen Methode sind, um ihre jeweilige Krebsart zu behandeln.

Aber auch wenn die Therapie gute Resultate erzielt, bleibt immer noch die Frage, ob es »hält«. Scheinbar beginnt der Countdown im selben Moment, in dem die Behandlung endet: Wird der Krebs wiederkommen? Die Ärzte mögen zwar imstande sein, generelle Prognosen zu stellen, aber im allgemeinen vermeiden sie sorgfältig solche definitiven Aussagen, wie: »Sie werden nie wieder mit dieser Krankheit zu tun haben.« Wahrscheinlicher ist, daß man Ihnen sagt: »Sie sollten jetzt soweit wieder hergestellt sein . . ., aber kommen Sie unbedingt zu Ihren regelmäßigen Kontrolluntersuchungen.«

Für Menschen mit Krebs (ebenso wie für ihre Ärzte und Pfleger) sind diese nicht zu beantwortenden Fragen ungemein schwierig und frustrierend, was noch dadurch verstärkt wird, daß die moderne Medizin auf der anderen Seite die erstaunlichsten Wunder vollbringt. Wenn es möglich ist, ein Herz zu transplantieren, ein abgetrenntes Körperglied so anzunähen, daß es wieder voll funktionstüchtig ist, mit der neuen Diagnosetechnologie die Geheimnisse des Organismus in allen Details sichtbar zu machen, warum kann man dann nicht auch eine Methode entwickeln, mit der sich der Krebs verhüten oder heilen läßt? Und außerdem: Warum kann man sich nicht einmal darauf einigen, woher die Krankheit kommt? Einmal sagt man uns, daß Äpfel oder fluoreszierendes Licht Krebs verursachen, und ein paar Monate oder Jahre später heißt es wieder, daß dem doch nicht so ist.

Auch wenn einen diese Unklarheiten und Widersprüche rasend machen können, so sind sie doch auch ein Zeichen für etwas Positives, nämlich für den phänomenalen Fortschritt in der Krebsforschung, der sich während der letzten Jahrzehnte ereignet hat. Konzepte, die seit Jahrhunderten gültig waren, werden heute nochmals untersucht und auf eine Art und Weise neu bewertet, die ich als Medizinstudent niemals für möglich gehalten hätte. Jetzt, statt *Zellbiologie* zu studieren, ergründen die Wissenschaftler die *Molekularbiologie*, indem sie die Vorgänge im Kern des Lebens beobachten, beschreiben und manipulieren. Jede Woche muß ich mich durch einen Berg von Lektüre arbeiten, um mit diesen rasanten Entwicklungen Schritt zu halten – was mich zu meinem nächsten Punkt bringt: Viel von der Verwirrung und den Widersprüchen, die sich in den Neuigkeiten über Krebs zeigen, ist das Resultat einer übereilten oder unangemessenen Berichterstattung. Damit mir die Leute von der Presse nun aber nicht ins Gesicht springen, muß ich dazu sagen, daß ich es nicht für fair halte, den Journalisten die alleinige Schuld daran zu geben. Tatsächlich werden übereilte Veröffentlichungen oft von den Wissenschaftlern selbst gemacht, besonders wenn die Konkurrenz auf einem bestimmten Forschungsgebiet groß ist. Ein weiteres Problem sind einander widersprechende oder fehlende Daten. Die in den Vereinigten Staaten kürzlich ausgetragene Kontroverse über die Nützlichkeit eines Mammogramms bei Frauen unter fünfzig ist ein gutes Beispiel für die allgemeine Verwirrung, die auftreten kann, wenn ein Problem von verschiedenen Gruppen mit verschiedenen Standpunkten betrachtet wird.

Man braucht bloß einen Bleistift und Papier oder ein Mikrofon und eine Kamera, um einen kurzen Bericht über eine neue Entdeckung zusammenzustellen, aber man braucht einen Experten (und häufiger noch viele Experten), um diese neuen Entdeckungen in die richtige *Perspektive* zu rücken. Die wissenschaftliche Vorgehensweise der Fachleute kann schrecklich langsam sein, aber ihre reiflichen Überlegungen und genauen Prüfungen führen zu fundierten und vorsichtig abwägenden Aussagen, wie: »Es könnte sein, daß es einen Zusammenhang gibt zwischen Haarausfall und einer Herzkrankheit, aber diese Annahme erfordert weitergehende Untersuchungen.« Allerdings, wer würde schon eine Zeitung mit dieser Schlagzeile kaufen, besonders, wenn das Konkurrenzblatt auf der ersten Seite meldet: »*KAHLKÖPFIGKEIT VERURSACHT HERZINFARKT*«?

Was aus diesen Kontroversen und dem Steigen und Fallen der Erwartungen resultiert, ist weniger amüsant. Das kann nämlich zu großen Spannungen zwischen der kranken Person, deren Familie und den ärztlichen Betreuern führen, und zwar besonders wenn es sich bei der Krankheit um Krebs handelt. Ich glaube, daß diese Spannungen und Frustrationen eine wichtige Rolle bei der Entscheidung für eine unkonventionelle oder wissenschaftlich nicht bewiesene Methode der Krebstherapie spielen. Einige Betroffene treffen diese Entscheidung, wenn klar wird, daß die traditionellen Behandlungsarten versagt haben, andere, sobald ihnen bewußt wird, daß die Diagnose Krebs real ist. Dann gibt es einige, die die traditionellen Behandlungen fortsetzen und es parallel dazu mit einer Alternative versuchen, und schließlich diejenigen, die vollkommen auf wissenschaftlich fundierte Methoden verzichten und ein Heilmittel probieren, von dem sie durch Freunde gehört, in einer Zeitschrift gelesen oder einen Bericht im Fernsehen gesehen haben.

Die Gefahren der unbewiesenen Methoden

In Amerika gab es vor einigen Jahren eine Reihe von Krebspatienten, die sich jeder traditionellen Behandlung verweigerten und statt dessen Laetrile einnahmen, ein Extrakt aus Bittermandeln oder Aprikosenkernen. Obwohl dieses Mittel nie eine eindeutig krebshemmende Wirkung gezeigt hatte, wurde es von den Medien mit großer Aufmerksamkeit bedacht. Die Werbung für und der Verkauf von Laetrile wurden von der Regierung verboten, aber dennoch gelang es seinen Verfechtern, es äußerst erfolgreich zu vermarkten und so hartnäckig die Wirksamkeit ihres Produkts zu behaupten, daß viele Menschen der Regierung vorwarfen, absichtlich das Leben und Wohlergehen von Krebspatienten zu gefährden.

Zu diesen gehörte auch eine Reihe von Frauen, die sich zugunsten einer Einnahme von Laetrile weigerten, ihre Brustknoten operativ entfernen zu lassen. Davon ausgehend, was wir heute über die Rolle einer Operation beim Brustkrebs wissen, daß sie nämlich in einigen Fällen ausreicht, um eine Heilung zu bewirken, ist die Entscheidung dieser Frauen besonders erschreckend.

Auch in meiner eigenen Praxis sind mir einige Krebspatienten begegnet, die eine medizinische Behandlung verzögert haben, weil sie es zunächst mit einer »Selbstheilung«, religiösen Therapien oder anderen alternativen Methoden versuchen wollten. Zu dem Zeitpunkt, als ihnen klar wurde, daß diese Methoden wirkungslos waren, war es häufig zu spät, um ihnen noch helfen zu können. *Einige dieser Menschen hatten eine Chance auf Heilung gehabt und sie verloren.* Und was sogar noch tragischer ist, ist die Tatsache, daß sie zusätzlich zu dem Verlust an Heilungschancen noch mit ihren eigenen Gefühlen von Schuld, Zorn und Vergeltung fertig werden mußten.

Unbewiesene Methoden können einen hohen Preis fordern. Bei einigen ist dieser Preis kostbare Zeit – Zeit, die man besser dafür verwenden würde, die Krankheit mit wissenschaftlich bewiesenen Methoden zu bekämpfen. Der Preis für andere ist das eigene Leben, und wieder andere verursachen ein sinnloses Leiden, weil sie zu hart oder direkt gesundheitsschädigend sind. Dies gilt besonders für verschiedene Abführmethoden, wie regelmäßige Einläufe mit Kaffee, für deren verschiedene Versionen immer mal wieder geworben wird. Einige dieser Methoden kosten außerdem eine Menge Geld, besonders solche, die nur in anderen Ländern durchgeführt werden können, weil sie – mit gutem Grund – in den Vereinigten Staaten verboten sind.

Menschen, die sich für eine alternative Heilmethode entscheiden, sind keineswegs dumm, noch sind sie besonders arm oder ungebildet. Eine von der American Cancer Society kürzlich veröffentlichte Studie hat vielmehr gezeigt, daß gerade gut verdienende und gut ausgebildete Personen am ehesten ihr Heil in einer alternativen Behandlungsmethode suchen, wobei die Frauen leicht in der Überzahl sind. Laut dieser Studie versuchen es neun Prozent der Krebspatienten mit mindestens einer alternativen Behandlungsmethode für ihre Krankheit. Die meisten davon hatten ebenfalls eine Form der konventionellen Krebstherapie erhalten, was nahelegt, daß sie eher eine Ergänzung zu der Standardbehandlung wollten und nicht einen Ersatz dafür.

Die Studie ergab auch, daß die am häufigsten verwendeten Therapien einen »mentalen« Ansatz verfolgen, indem sie versprechen, die Kräfte des Geistes gegen das Fortschreiten der Krankheit zu mobilisieren. Nach dieser Studie werden solche mentalen Therapien besonders von männlichen Patienten bevorzugt. Andere populäre Methoden sind eine Diät, wovon sich eher die Frauen angesprochen fühlen, und die Einnahme bestimmter Medikamente.

Die American Cancer Society überprüft alle Neuigkeiten und Berichte über unbewiesene Methoden der Krebstherapie, von denen einige mit gewisser Regelmäßigkeit immer wieder aufzutauchen scheinen. Die Methoden selbst werden von einem Fachgremium getestet. Auf einer für die Öffentlichkeit zugänglichen Liste wird jede Methode nach den Kriterien »äußerst problematisch«, »sehr problematisch«, »problematisch« und »problematisch, aber wirkungslos« eingestuft, wobei Laetrile zu der Kategorie der äußerst problematischen gehört. Andere auf dieser Liste angeführte Methoden sind die »Griechische Heilung«, die Immunaufbautherapie, die Iscador- und Hyperoxygenierungstherapie.

Der Erfinder der sogenannten Griechischen Heilung, deren Natur nicht erklärt wurde, ist inzwischen verstorben. Die Immunaufbautherapie, die auf den Bahamas durchgeführt wird und die die Widerstandskraft des Körpers gegenüber Krebs stärken soll, besteht aus Injektionen einer Substanz, von der festgestellt wurde, daß sie gefährliche Giftstoffe enthält. Die Wirkung von Iscador, einem Extrakt der Nordamerikanischen Mistel, ist von einigem labortechnischen Interesse, blieb aber bei Menschen unbewiesen. Die Hyperoxygenierung basiert auf der anabolischen Krebstheorie, daß Tumorzellen unter einer verminderten Sauerstoffzufuhr gedeihen, und ihre injizierten Bestandteile wie Wasserstoffperoxid sollen angeblich das Tumorwachstum bremsen.

Eine fundierte Entscheidungsfindung ist ein wichtiger Teil Ihrer Aufgabe im Kampf gegen den Krebs

Die Entscheidung für das Ausprobieren einer unbewiesenen Behandlungsmethode kann zwar falsch sein, aber ich glaube, daß das dahinter liegende Motiv – nämlich der Wunsch, das eigene Schicksal zu bestimmen – eigentlich richtig ist. Eine Ihrer stärksten Waffen im Kampf gegen den Krebs ist die *exakte und vollständige Information*. Wenn Sie vorhätten, sich ein neues Auto zu kaufen, wem würden Sie mehr vertrauen, dem Autohändler oder einem Bericht in einer Autozeitschrift beziehungsweise im *Verbrauchertest*, in dem die Leistungen und Kosten dieses Wagens mit denen anderer Modelle verglichen werden? Es kann zwar durchaus sein, daß Ihnen der Verkäufer die Wahrheit sagt, aber auf der anderen Seite wissen Sie, daß er bestimmt auch an die Provision denkt, die er im Falle eines Verkaufs erhält. Und woher hat er seine Informationen? Vom Hersteller, der möglichst viele von diesen Autos verkaufen muß, um Platz für das nächste Modell zu schaffen. Da wird man Ihnen gegenüber höchstwahrscheinlich nichts von dem kleinen Problem erwähnen, das im Getriebe von ein paar tausend Exemplaren dieser Serie aufgetaucht ist.

Aus den gleichen Gründen sollten Sie sich, wenn es darum geht, einen bestimmten Weg für die Krebstherapie einzuschlagen, zunächst an Ihren Arzt wenden. Ist die Antwort dann nicht vollkommenen zufriedenstellend für Sie, gibt es noch viele weitere gute Informationsquellen über Krebs und dessen Behandlungsmöglichkeiten, von denen einige lediglich einen Telefonanruf kosten.

Unbewiesene Ernährungstherapien

Eine der am häufigsten propagierten unkonventionellen Behandlungsarten ist die eine oder andere Variante einer ernährungsbezogenen Therapie. Dafür gibt es mehrere Gründe: Einmal ist eine solche Methode meistens billiger als andere. Dann ist sie leichter zu verkaufen, denn die Leute fühlen sich wesentlich sicherer dabei, tütenweise Trauben, oder was auch immer, zu essen, als irgendwelche Tabletten oder sonstigen Arzneien einzunehmen, von denen sie noch nie etwas gehört haben. Außerdem hat es sich inzwischen herumgesprochen, daß Nährstoffe und Ernährung bei der Tumorprävention und -behandlung ja auch *tatsächlich* eine wichtige Rolle spielen. Eine Tatsache, der im National Cancer Act der USA (Nationaler Krebserlaß) von 1974 Rechnung getragen wird, in dem es heißt: »In der Durchführung des National Cancer Programs wird das National Cancer Institute solche Informationen bezüglich der Ernährung von Krebspatienten und der Beziehung zwischen Ernährung und Tumor, die für die Prophylaxe, Diagnose und Behandlung von Krebs nutzbringend sind, sammeln, analysieren und verbreiten.« Die in den anderen Kapiteln dieses Buches beschriebenen Informationen über Krebs und Ernährung wurden weitgehend aus den im Zusammenhang mit dem National Cancer Act entstandenen Studien erarbeitet.

Leider geht es seither mit den Fortschritten nur langsam voran, denn es dauert sehr lange, um aus einem vielversprechenden Anhaltspunkt, der sich bei Laborversuchen ergeben hat, eine wirksame klinische Therapieform zu entwickeln. Zur Zeit werden zahlreiche Klinikversuche durchgeführt, aber bis zu ihrer Fertigstellung wird es noch Jahre dauern. Viele der Verfechter unbewiesener Behandlungsmethoden, die auf ernährungsspezifischer Basis beruhen, entlehnen gerade genug Informationen aus solchen wissenschaftlichen Forschungsstudien, um ihre Methode sinnvoll und praktikabel klingen zu lassen, und zwar entweder, weil sie davon überzeugt sind, daß sie recht haben (ohne es beweisen zu können), oder weil es ihnen hilft, ein vollkommen betrügerisches Produkt an Menschen zu verkaufen, die verzweifelt genug sind, sich an jede Hoffnung zu klammern. Dabei suchen sie ihre Opfer besonders unter Patienten mit Lungen-, Darm- oder Brustkrebs, und unter solchen, deren Tumorerkrankung so weit fortgeschritten ist, daß sie nicht mehr operativ behandelt werden kann. Die Zeit, während der die Nebenwirkungen einer Operation, Bestrahlung oder Chemotherapie am schlimmsten sind, ist ebenfalls eine heikle Situation, in der es einem leicht so vorkommen kann, als müsse beinahe alles besser sein als das, was man gerade durchmacht. Ich möchte einige der gebräuchlichsten unbewiesenen ernährungsspezifischen Methoden kurz zusammenfassen und Ihnen dazu einen Einblick in den derzeitigen Stand der medizinischen Kenntnisse und Meinungen geben.

Laetrile

Das bereits erwähnte Laetrile ist möglicherweise eine der am meisten verbreiteten unbewiesenen Methoden. Es handelt sich dabei um ein Extrakt aus Aprikosenkernen oder Bittermandeln, das angeblich so funktioniert, daß es in Wasserstoffzyanid umgewandelt wird, eine Substanz, die Tumorzellen abtötet. Die Erfinder dieser Methode behaupten, daß Laetrile nicht die normalen Zellen schädigt, denn diese enthielten ein entgiftendes Enzym, das in dieser Menge und Leistungskraft in Krebszellen nicht vorhanden sei. Es gibt keinen Zweifel daran, daß Laetrile mit Hilfe bestimmter Darmbakterien, die das Enzym β-Glukosidase enthalten, in Zyanid umgewandelt werden kann, und das ist äußerst giftig. Unglücklicherweise ist diese Umwandlung auch bei einigen Patienten, die Laetrile eingenommen haben, gelungen, und sie sind daraufhin an einer Zyanidvergiftung gestorben.
Laetrile war in den Vereinigten Staaten bereits Gegenstand einiger Gerichtsverhandlungen, und in einem Fall wurde einzelnen Ärzten das Recht eingeräumt, dieses Präparat zu importieren. In einigen Bundesstaaten der USA ist die Herstellung von Laetrile erlaubt, und viele Kliniken in Mexiko geben es ihren Krebspatienten.
Abgesehen vom juristischen Aspekt bleibt die wichtigste Frage zu Laetrile, ob es tatsächlich eine Antitumorwirkung hat. Vor einiger Zeit führte das National

Cancer Institute eine Befragung unter mehr als 400 000 Ärzten und anderen im Gesundheitswesen tätigen Personen durch, in der um Informationen gebeten wurde über Krebspatienten, die Laetrile eingenommen und scheinbar darauf angesprochen hatten. Als Antwort erhielt das NCI die Untersuchungsergebnisse zu 93 Personen. Nach sorgfältiger Prüfung und Analyse der Krankenberichte war jedoch erwiesen, daß sich nur bei sechs dieser dreiundneunzig »Positiven« eine Verbesserung eingestellt hatte, die sich eindeutig auf Laetrile zurückführen ließ. In späteren, von den National Institutes of Health durchgeführten Klinikversuchen, zeigte Laetrile allerdings keinerlei nachweisbare tumorhemmende Wirksamkeit.

Entgiftungstherapien

Eine der Grundannahmen vieler Ernährungstherapien ist, daß sich toxische und krebsverursachende Substanzen auf natürliche Weise oder durch den Verzehr industriell bearbeiteter Nahrungsmittel, die Pestizide, Konservierungsmittel und andere Chemikalien enthalten, im Körper ansammeln. Die Verfechter dieser Therapien sagen nun, das Geheimnis sei, den Körper von diesen Giftstoffen zu reinigen.

Eine der Therapien, die auf diesem Glauben beruht, ist die Gerson-Methode, eine metabolische Behandlungsform, die in den zwanziger Jahren entwickelt wurde. Es handelt sich dabei um eine extreme »ernährungsbezogene« Herangehensweise, bei der starke Abführmittel, wie zum Beispiel Rizinusöl als Trank oder Einlauf, sowie Kaffeeklistiere verwendet werden. Die Nahrungsbestandteile sind große Mengen an verschiedenen Fruchtsäften, Leber, Leinsamenöl und Gemüse. Die Einbeziehung von Leber ist etwas verwirrend, da sich bei Tieren gerade in der Leber und anderen Innereien einige Schadstoffe ansammeln. Eine weitere Merkwürdigkeit der Gerson-Methode besteht darin, daß Kaffee als Einlauf zugeführt wird, das Trinken von Kaffee aber verboten ist. Die Diät untersagt ebenfalls den Verzehr von Salz, Nüssen, Milchprodukten, Fisch, Fleisch sowie eingedoster, konservierter, raffinierter oder tiefgefrorener Nahrungsmittel und das Trinken von Wasser.

Die Gerson-Methode hat das beabsichtigte Ziel, den Körper zu »entgiften«, so daß sich eine »natürliche« Heilung einstellen kann. Dieser natürliche Heilungsprozeß wird unterstützt – so sagen die Anhänger – durch Enzyme in verschiedenen Fruchtsäften und Kalbsleber, durch Schilddrüsenextrakt, Pankreasenzympräparate, Jod, Vitamine und Gelee Royale (eine äußerst nahrhafte Substanz, die von Honigbienen zur Fütterung der Königinnen-Larve abgesondert wird), welche den Patienten in den Gerson-Kliniken verabreicht werden. Einige dieser Kliniken haben auch »neue und verbesserte Methoden« übernommen, die ursprünglich aus anderen Lagern stammen: Laetrile, intravenöse Elektrolyt- und Insulinlösungen, Sauerstofftherapie (Darminsufflation) und Wasserstoffperoxid. Einer der Grundsätze der Gerson-Methode besagt, daß sich der Krebspatient streng an jede Regel der vorgeschriebenen Therapie halten müsse, um einen Heilerfolg erzielen zu können. Damit wird natürlich für den Fall, daß sich durch diese Maßnahmen beim Patienten keine Heilung einstellt, die Schlußfolgerung suggeriert, es liege daran, daß der Patient das Programm nicht streng genug eingehalten hat, und nicht etwa an einem Versagen der Methode selbst.

Es gibt keinen wissenschaftlich fundierten Beweis dafür, daß diese oder andere »Entgiftungstherapien« irgendeine Wirkung auf Krebs haben. Es ist nicht bekannt, daß Kaffeeklistire etwas anderes können als andere Einläufe, das heißt, außer daß sie den Darminhalt ausspülen. Es ist allerdings bekannt, daß eine häufige Anwendung von Einläufen zu Dehydration und einer chronisch mangelhaften Absorption von Fett, fettlöslichen Vitaminen und Kalzium führen kann. Es ist sogar bereits zu Todesfällen wegen Dehydration und Elektrolytentgleisung als Folge einer übermäßigen Anwendung von Kaffeeklistieren gekommen.

Ebenso gibt es keine glaubwürdigen Beweise dafür, daß die Enzyme in Obst, Gemüse und Kalbsleber irgendeine wiederherstellende Wirkung auf die Funktion »vergifteter« (das heißt karzinöser) Zellen hätten. Solche Enzyme werden nämlich nicht intakt absorbiert, sondern während des Verdauungsvorgangs im Darm weitgehend zerstört. Im Gegensatz zu den Behauptungen einiger Verfechter dieser Methoden läßt sich nicht belegen, daß eine »Entgiftung« irgendeine krebshemmende »allergische« Reaktion hervorruft.

Makrobiotische Kost

Eine weitere, ebenfalls sehr häufig zitierte ernährungsbezogene Krebsbehandlung ist die makrobiotische Kost. Der Begriff leitet sich aus den griechischen Wörtern *makros* und *bios* her, die langes Leben oder Langlebigkeit bedeuten. Diese Kombination aus Diät und Philosophie, die vor ungefähr drei-ßig Jahren populär wurde, ist eine Variante des Vegetarismus und wurde ursprünglich unter der Bezeichnung makrobiotische Zen-Kost bekannt.

Die makrobiotische Theorie ist mit dem fernöstlichen Konzept von Yin und Yang verbunden. Dabei geht man davon aus, daß ein Ungleichgewicht zwi-schen diesen beiden Kräften zu Krankheiten führt, und deshalb muß die Balance wiederhergestellt werden, indem man Nahrungsmittel mit den ent-sprechenden Yin- oder Yang-Eigenschaften zu sich nimmt. Im allgemeinen besteht die makrobiotische Kost hauptsächlich aus Vollgetreide, dazu kommen geringere Mengen an Blattgemüsen, Suppen und Hülsenfrüchten. Fleisch, Geflügel, tierisches Fett, Eier, Milchprodukte, Kaffee, Tiefkühlkost, raffinier-ter Zucker und Honig sind verboten, worin die makrobiotische Kost der oben beschriebenen Gerson-Methode ähnelt.

Yang entsteht, indem jeder Bissen mindestens 150mal gekaut wird. Ingwer und Pflaster oder Kompressen auf Pflanzenbasis werden zur Schmerzlinderung ver-wendet. Es gibt begeisterte Anhänger der makrobiotischen Diät, die versucht haben, sich allein von Naturreis zu ernähren, eine extreme Praktik, die für jeden, einschließlich der Krebspatienten, ein hohes Gesundheitsrisiko bedeu-tet. Wie bei der Gerson-Methode sagen die Verfechter der makrobiotischen Herangehensweise, daß die Diät strengstens eingehalten werden muß, um einen Heilerfolg zu erzielen. Eine Reihe gesundheitlicher Probleme läßt sich mit der makrobiotischen Kost in Zusammenhang bringen, zu deren gravierend-sten Wachstums- und Entwicklungsstörungen bei Kindern gehören. Auch ließ sich ein Mangel an Vitaminen und Mineralien feststellen. Eine vegetarische Ernährungsweise kann unbestreitbar gesund und nahrhaft sein, wenn sie rich-tig zusammengestellt wird, wobei man aber unbedingt darauf achten muß, daß man eine ausreichende Menge der benötigten Nährstoffe zu sich nimmt.

Einige makrobiotische Praktiker – ebenso wie andere auf dem Gebiet der alternativen Heilmethoden Tätige – lehren, daß ein Mensch mit Krebs direkt verantwortlich für den Verlauf seiner oder ihrer Krankheit ist. Während dies für Lungenkrebs bei starken Rauchern zutreffen mag, kann diese Anschauung jedoch zu einer schweren emotionalen Belastung werden, besonders bei Tumorarten, deren Ursache unbekannt ist.

Die direkteste Form von Schaden, die mit der makrobiotischen und anderen alternativen Krebstherapien angerichtet werden kann, ist allerdings die

Gefahr, daß die Patienten dazu gedrängt werden, ganz auf die Mittel und Möglichkeiten der Schulmedizin zu verzichten, und daß damit eventuell die Chance auf eine wirksame Krebsbehandlung vertan wird.

Wie ich bereits an anderen Stellen dieses Buches betont habe: *Es gibt keinen Beleg dafür, daß irgendeine Art der ernährungsbezogenen Therapie allein den Krebs heilen könnte*, und auch extreme Ernährungspraktiken haben bei der Tumorbehandlung keinerlei nachweisbaren Wert.

Die alten Geheimrezepte

Viele Verfechter einer unbewiesenen Methode behaupten, es handele sich dabei um ein »altes Geheimrezept«, das kürzlich wiederentdeckt wurde. Tatsächlich hat es über die Jahrhunderte viele ernährungsbezogene Therapien gegeben, die man im Kampf gegen den Krebs ausprobiert hat, und einige von ihnen waren recht merkwürdig und bizarr.

So soll aus dem sechzehnten Jahrhundert ein »Heilmittel« gegen Krebs stammen, das sogar zu unserer Zeit regelmäßig wiederbelebt wird, nämlich die Trauben-Diät. Warum ausgerechnet Trauben gewählt wurden, bleibt ungeklärt. Zwar enthalten sie Bestandteile, die eine Antitumorwirkung haben (Quercetin und Ellaginsäure), aber diese Tatsache war mit Sicherheit noch nicht bekannt, als die Methode zum ersten Mal auftauchte. Die Vertreter dieser Therapierichtung verschreiben eine Diät von ausschließlich Trauben für ein oder zwei Wochen, wobei sie zugestehen, daß diese Kost auf Dauer ein wenig monoton sein kann: »Wenn Sie einen Widerwillen gegen Trauben verspüren, so zeigt das Ihr Bedürfnis zu fasten, und Sie sollten ein paar Mahlzeiten auslassen.« Meines Wissens gibt es keine verläßlichen Daten, die diese Theorie unterstützen würden.

Eine andere unkonventionelle Methode bestand aus einem Präparat, das angeblich von einem südamerikanischen Medizinmann stammen sollte. Diese Substanz war hochgiftig, bis man die Anzahl der enthaltenen Pflanzenextrakte von dreißig auf sechs reduzierte. Ein Mitarbeiter des National Cancer Institute hatte Anfang der fünfziger Jahre behauptet, daß sich durch dieses Mittel eine Rückbildung des Tumors erzielen ließe, was durchaus möglich ist, da Pflanzen sehr starke Zelltoxine enthalten. Das National Cancer Institute hat ein umfassendes Untersuchungsprogramm über die tumorhemmenden Eigenschaften pflanzlicher Substanzen durchgeführt, aus dem bereits die Entwicklung einiger nützlicher Medikamente – wie zum Beispiel Taxol – resultierte, und etliche hundert weitere aus Pflanzen gewonnene Stoffe werden derzeit auf ihr krebsvorbeugendes Potential hin getestet.

Die Rolle von Streß, Ängsten und Gefühlen beim Krebs

Der Gedanke, daß man einen Tumor verhüten oder kontrollieren könne, indem man sich mit Streß, Ängsten und Gefühlen auseinandersetzt, taucht immer wieder in Talkshows, Lebenshilfebüchern und in Aussagen wohlmeinender Betroffener auf, die sich ihre Empfehlungen aus verschiedenen Theorien zusammengebastelt haben. Häufig besagen diese Theorien, die Krebserkrankung werde durch eine allzu aufreibende Lebensweise oder das Verdrängen von Gefühlen herbeigeführt. Die Tatsachen sprechen allerdings dafür, daß der Zusammenhang zwischen Streß und Krebs wesentlich komplexer ist.

Die Vorstellung, daß die Menschen für ihre eigene Gesundheit verantwortlich sind, findet sich bereits in den frühesten medizinischen Schriften, und sie wurde auch zum Beispiel von dem Naturwissenschaftler und Philosophen Demokrit (um 400 v. Chr.) geteilt: »Sie bitten ihre Götter um Gesundheit, und sie wissen nicht, daß sie selbst die Herrschaft darüber haben. Sie gefährden sie durch ihre Exzesse, und so macht sie ihre Gier zu Verrätern an ihrer Gesundheit.«

Die Kenntnis von der Beziehung zwischen Verhalten und Krankheit ist also nicht neu, und die Annahme, daß eine Kontrolle des Verhaltens, einschließlich der Gefühle, zur Heilung einer Krankheit beiträgt, ist durchaus plausibel. Wir wissen inzwischen, daß ein bestimmtes Verhalten eindeutig schädlich ist (Rauchen, übermäßiges Trinken und Essen), und wir beginnen, die Auswirkungen von Gefühlen auf eine Krankheit zu verstehen.

Ein neues Forschungsgebiet, die »Psychoneuroimmunologie« (Psychologie plus Neurologie plus Immunologie), untersucht die möglichen Wirkungen von Streß und Gefühlen auf physiologische Vorgänge, einschließlich des Immunsystems. Unter Verwendung hochspezialisierter Methoden zur Messung der immunologischen Reaktionen ließ sich deutlich feststellen, daß Perioden von akutem Streß oder Leid (zum Beispiel nach dem Verlust eines geliebten Menschen) mit einer verminderten Funktionsfähigkeit der körpereigenen Abwehr- und Kontrollmechanismen einhergehen. Das könnte auch eine Erklärung dafür sein, warum viele Menschen während solcher Zeiten verstärkt Lippen- oder Gesichtsherpes bekommen.

Einige Wissenschaftler glauben, daß eine Depression die gleiche Wirkung haben könnte, und es gibt Studien, die belegen, daß sogar eine milde Form davon das Immunsystem beeinträchtigen kann. Auf der anderen Seite können Ängste und akuter Streß die Immunaktivität steigern, indem die Produktion weißer Blutkörperchen, die für die Bekämpfung von Infektionen verantwortlich sind, erhöht wird. Es scheint, als zeige das Immunsystem – ebenso wie Menschen und Tiere – eine gemischte Reaktion auf Gefahr, nämlich eine kämpferische oder eine ausweichende.

Wir wissen, daß unter akutem Streß die Nebennieren verstärkt Adrenalin und andere Steroide ausschütten, und diese wiederum erhöhen die Wachsamkeit, die Muskelaktivität und die Anzahl der weißen Blutkörperchen. Basierend auf diesem Vorgang entstand die Theorie, daß Menschen, die auf Streß mit einer resignativen Haltung reagieren, möglicherweise diejenigen sind, bei denen sich ein Abfall in der Immunaktivität zeigt. Darüber hinaus wurde die These aufgestellt, es gebe bestimmte Persönlichkeitstypen, die besonders anfällig für Krebs sind, und zwar seien diese Menschen passiv und hätten ein sehr starkes Gefühl von Ohnmacht und Hoffnungslosigkeit. Weiter wurde behauptet, daß sich ein solcher Charaktertyp mit einem schlechteren Behandlungsergebnis nach der Krebsdiagnose in Zusammenhang bringen ließe. Diese Theorien sind allerdings stark umstritten. Fühlt sich jemand hilflos und ohne Hoffnung, weil sein oder ihr Immunsystem herabgesetzt ist? Oder wird die Beeinträchtigung des Immunsystems erst durch diese Gefühle verursacht? Oder weder noch?

Ich persönlich finde die Idee einer »krebsanfälligen Persönlichkeit« problematisch, denn ich habe in den vielen Jahren meiner Arbeit mit Krebspatienten aus allen Lebensbereichen nie erlebt, daß es im Endeffekt einen großen Unterschied gemacht hätte, ob die zu behandelnde Persönlichkeit eher zu der aggressiven oder der passiven Sorte gehörte. Allerdings habe ich an meinen Patienten auch keine tiefergehenden psychologischen Beobachtungen angestellt. Streß und Ängste wirken sich in mancherlei Hinsicht tatsächlich auf die Funktionsfähigkeit des Körpers aus, aber es ist sehr schwierig, genau zu definieren, auf welche Art und Weise das geschieht. Wir alle wissen, was in unserem Magen-Darm-Trakt passiert, wenn wir uns fürchten, und wir wissen auch, daß Spannungskopfschmerzen das vorhersehbare Resultat eines dreistündigen Verkehrsstaus sind. Wissenschaftlern ist es gelungen, in Untersuchungen von College-Studenten, die kurz vor der Prüfung standen, einige der Auswirkungen von Angst zu dokumentieren. Bluttests ergaben, daß bei den Studenten während dieser Zeit ein vorübergehender Anstieg des Cholesterinspiegels und eine Reduktion der Immunfunktion stattfand. Die Frage, die sich dabei aufdrängt, lautet: Was ist mit den anderen Dingen, die College-Studenten typischerweise tun, wenn sie unter Streß stehen? Also mit den Pizzas und Keksen um Mitternacht, einem gesteigerten Konsum von Zigaretten, Kaffee und Alkohol, dem Aufbleiben bis zum Morgengrauen und der Verwendung von Aufputschmitteln jeder Art? Könnte all dies nicht auch zu dem gestiegenen Cholesterinspiegel beigetragen haben? Bis wir sämtliche Antworten darauf kennen, ist es nicht möglich, die Verbindung zwischen Streß und dem Entstehen eines Tumors zu definieren, und selbst dann bleibt uns noch die schwierige Aufgabe zu bestimmen, was wir damit anfangen sollen.

Die meisten Untersuchungen der Immunfunktion wurden an gesunden Probanden durchgeführt, aber einige Forscher haben sich bereits mit der Immunfunktion von Krebspatienten beschäftigt. Zwar zeigte sich bei ihren Untersuchungen ein Zusammenhang zwischen einer passiven Reaktion auf die Krankheit und der Aktivität weißer Blutkörperchen, aber insgesamt gesehen sind die Ergebnisse widersprüchlich. Auch hierbei gilt, daß wir noch andere Faktoren im Auge behalten müssen, denn die von einem Tumor Betroffenen erhalten für gewöhnlich eine Form von Krebstherapie, die starke Auswirkungen auf das Immunsystem haben kann.

Einige Wissenschaftler haben herausgefunden, daß Krebspatienten länger leben, wenn sie Entspannungsübungen und mentales Training machen, aber es mangelt noch an Vergleichsuntersuchungen, die notwendig wären, um diese These zu beweisen. Eine weitere, kürzlich durchgeführte Studie ergab die Tatsache, daß Frauen mit metastatischem Brustkrebs, die an einer Selbsthilfegruppe teilnahmen, länger lebten als andere Brustkrebspatientinnen. Leider wurde in dieser Studie das Immunsystem nicht untersucht, und die Ergebnisse waren insofern überraschend, als die Überlebensraten in beiden Gruppen, mit und ohne Unterstützung, kürzer waren als erwartet. Der Grund dafür wurde nicht erklärt.

In einer Studie, in der die Immunaktivität gemessen wurde, zeigte sich bei einer Gruppe von Patienten mit Melanom (Pigmentzellentumor) eine erhöhte

Immunfunktion, wenn sie an Hilfsgruppen teilgenommen hatten, die sich auf eine Stärkung der Fähigkeiten zur Bewältigung und Entspannung konzentrierten. Eine besonders wichtige Entdeckung dabei war, daß sich an einer bestimmten Art von Immunzellen – natürlichen Killerzellen – eine gesteigerte Aktivität feststellen ließ. Das bedeutet, der Körper hat seine eigenen Waffen im Kampf gegen das Melanom eingesetzt, und zwar vermutlich in Reaktion auf den verbesserten emotionalen Zustand der Probanden. So ermutigend wie diese Befunde sind, ergaben sich doch gewisse Probleme bei der Durchführung dieser Studie, von denen eines der gravierendsten war, daß immer mehr Patienten aus der Kontrollgruppe, die keine Unterstützungsmaßnahmen erhielten, ausschieden, um sich der Selbsthilfegruppe anzuschließen. Während ich diese Patienten durchaus verstehen kann – wenn man Unterstützung im Kampf gegen den Krebs braucht, sollte man sie sich nehmen! –, kann ihr Wechsel die Untersuchungsergebnisse jedoch beeinflußt haben.

Wie man sieht, gibt es noch eine Menge Forschungsbedarf. So wird es notwendig sein, einige der biochemischen Prozesse des Körpers – wie zum Beispiel die Wechselwirkung zwischen Hormonen und Zentralnervensystem – genauer zu untersuchen und dabei der Frage nachzugehen, wie sie durch Streß beeinflußt werden. Als nächstes ist es wichtig zu wissen, wie sich diese Faktoren hinsichtlich einer DNA-Schädigung und der Bildung von Tumorzellen verhalten. Bis dahin ist es meiner Ansicht nach unwahrscheinlich, daß Behandlungsmethoden, die darauf abzielen, die körpereigenen Abwehrkräfte allein mit psychologischen Mitteln zu mobilisieren, eine merkliche Auswirkung auf das Überleben von Krebspatienten haben. Selbst die am stärksten das Immunsystem stimulierenden medikamentösen Behandlungen haben in klinischen Tests bislang nur begrenzte Erfolge gezeigt, und diese Erfolge sind auf ein paar wenige Tumorarten beschränkt, und zwar besonders auf den Pigmentzellentumor und Nierenkrebs. Eine Ausnahme könnte das Medikament Levamisol bilden, das beim Dickdarmkarzinom möglicherweise über einen Immunmechanismus wirksam wird – siehe fünftes Kapitel »Für Patienten mit Dickdarmkrebs«.

Man weiß noch nicht, ob solche Techniken, wie die Mobilisierung geistiger Abwehr- und Vorstellungskräfte, Entspannungsübungen und andere mentale Therapieformen irgendeinen medizinischen Wert besitzen, denn dieser müßte sich zunächst in breit angelegten klinischen Untersuchungen erweisen. Zur Zeit gibt es kaum Beweise dafür, daß sich durch solche Praktiken das Leben von Krebspatienten verlängern ließe, obwohl es sicher einen psychologischen Vorteil bedeutet, wenn man aktiv an dem Kampf gegen die eigene Krankheit teilnimmt. Sie sollten jedenfalls jede psychologische Hilfe in Anspruch nehmen, die Sie zur Bewältigung Ihrer Situation brauchen, nicht nur, weil es Ihnen guttut, sondern auch, weil Sie in einer Selbsthilfegruppe die Möglichkeit haben, das, was Sie über den Umgang mit den Problemen einer Krebserkrankung gelernt haben, mit anderen zu teilen. Eine resignative Einstellung kann jeden Heilungsversuch zunichte machen, und die meisten Unterstützungsgruppen werden Ihnen dabei helfen, Ihr spezielles Behandlungsprogramm, einschließlich eines Speiseplans, zu befolgen und ganz durchzuführen. Allerdings gibt es absolut keinen Beleg dafür, daß es sinnvoll wäre, die konventionelle Behandlung durch Selbsthilfegruppen und ähnliche Therapien zu *ersetzen*.

Falls Sie eine alternative Therapie in Betracht ziehen

Hier sind ein paar Richtlinien und Vorschläge, die Sie beachten sollten, wenn Sie sich für eine alternative Krebstherapie interessieren:

1. Besprechen Sie sich mit Ihrem Onkologen. *Sie sollten sicher sein, daß Sie seinen oder ihren Behandlungsplan genau verstanden haben, bevor Sie beschließen, einen anderen zu wählen.* Fragen Sie, ob sich die alternative Therapieform gefahrlos neben der konventionellen Behandlung durchführen läßt, denn wahrscheinlich können Sie eine mentale Therapie gut in ihre klinische Routine integrieren. Es gibt sogar einige Krankenhäuser, die Entspannungsübungen und mentales Training anbieten. Eine entsprechende soziale und psychologische Unterstützung ist immer begrüßenswert.
2. Überprüfen Sie die Aussagen über die alternative Therapieform, für die Sie sich interessieren. Bestehen Sie auf Fakten. Hüten Sie sich vor subjektiven Behauptungen. Sie sollten sich an die Art von objektiven Maßstäben halten, die ein Wissenschaftler fordern würde. In medizinischen Berichten sind ausschlaggebend die *Messungen der Tumorreaktionsrate* (das heißt, wie gut die Tumore auf die Behandlung ansprechen) und die allgemeine Überlebensquote (wie lange die Patienten nach der Behandlung leben). Man sollte dabei allerdings nicht vergessen, daß sich einige Krebskranke

einfach deshalb besser fühlen, weil sie behandelt werden, selbst wenn die Therapie ein Placebo war. Dieses Phänomen ist ganz real, und es wird meistens als »verbesserter Appetit«, »gesteigerte Energie« und »bessere Lebensqualität« registriert. Solche Kategorien der Verbesserung sind allerdings nur sehr schwer meßbar, und deshalb ist die Versuchsanordnung der Doppelblindstudie so wichtig. Indem die Probanden vollkommen willkürlich der einen oder anderen Behandlungsgruppe zugeordnet werden, und weder sie noch die ärztlichen Versuchsleiter wissen, welches der getesteten Mittel bei ihnen angewendet wird (Placebo oder Wirksubstanz), wird jede unbewußte und ungewollte Beeinflussung oder Verfälschung der Ergebnisse ausgeschlossen.

Aus dem gleichen Grund sollten Sie auch gegenüber Empfehlungen von Betroffenen äußerst skeptisch sein, denn es geschieht häufig, daß die Person, die behauptet, »geheilt« worden zu sein, niemals Krebs hatte, denn die Diagnose (ebenso wie die Heilung) stammte von dem Verfechter der fraglichen Methode, der sie lediglich auf Grund der Resultate eines Bluttests, einer Harnuntersuchung und anderer, mehr oder weniger obskurer Verfahren gestellt hat. Für eine korrekte Krebsdiagnose ist jedoch die Entnahme von Gewebeproben erforderlich, die von einem kompetenten Pathologen analysiert werden müssen.

3. Denken Sie daran, daß jede wirksame Krebstherapie Nebenwirkungen hat und daß eine Behandlung, die schnelle und leichte Resultate verspricht, *immer* suspekt ist. Der Tumor ist eine schwerwiegende Störung, die grundlegende Veränderungen im Funktionsmechanismus der Zellen bewirkt, und diese Veränderungen lassen sich mit einer oberflächlichen Therapie sicher nicht rückgängig machen. Wenn die konventionelle Behandlung Nebenwirkungen verursacht, *geben Sie nicht auf!* Übelkeit, Entzündungen der Mundschleimhaut und andere Probleme sind nicht von Dauer, sondern sie gehen vorüber. Wenn die Nebenwirkungen jedoch unerträglich für Sie werden, zögern Sie nicht, Ihren Arzt oder Ihre Krankenschwester um Hilfe zu bitten, und versuchen Sie es auch einmal mit den Empfehlungen im achten Kapitel über ein verbessertes Wohlbefinden während der Krebstherapie.

Grundsätzlich gilt: Wenn Ihnen jemand ein Heilungsprogramm anbietet, das klingt, als wäre es zu gut, um wahr zu sein, dann ist es das vermutlich auch.

Lassen Sie sich von Ihrem Arzt leiten

Fällt es Ihnen schwer, Ihrem Arzt oder Ihrer Ärztin Fragen zu stellen? Glauben Sie, daß Sie nicht zuviel von seiner oder ihrer Zeit in Anspruch nehmen sollten? Es gibt viele Menschen, denen es so geht, und zwar in hohem Maße deshalb, weil Ärzte im allgemeinen tatsächlich furchtbar viel zu tun haben, was sich möglicherweise auch in ihrem Verhalten gegenüber den Kranken niederschlägt. Als Patient ist es jedoch eine Ihrer wichtigsten Aufgaben, Ihren Arzt über jeden Ihrer Fortschritte zu informieren, einschließlich irgendwelcher Methoden, die Sie selbst versuchen. Und eine der wichtigsten Aufgaben Ihres Arztes ist es, Sie über alle Behandlungsmöglichkeiten und -alternativen aufzuklären, und Ihnen zu helfen, die Vor- und Nachteile der verschiedenen Methoden richtig einschätzen zu können.

Ein weiterer Gesundheitsexperte, den Sie vielleicht zu Rate ziehen sollten, ist ein Ernährungsberater oder eine Diätassistentin. Viele Onkologen arbeiten entweder mit solchen zusammen oder können Ihnen jemanden empfehlen. Eine andere Informationsquelle sind die Berufs- oder Fachverbände. Halten Sie sich dabei an staatlich geprüfte, diplomierte oder mit Doktortitel ausgewiesene Ernährungswissenschaftler, und auch eine Kliniktätigkeit kann als gute Empfehlung gelten.

2. Teil

Spezielle Tumorarten
und Ernährung

4. Kapitel
Für Frauen mit Brustkrebs

Dies ist die Geschichte zweier Frauen, von denen eine Brustkrebs bekam. Seit dem Kindergarten waren Jeannette Cole und Adina Johnson die besten Freundinnen. Sie wurden am selben Tag, dem 2. November 1945, im selben Krankenhaus geboren, wuchsen in derselben Gegend auf, gingen zusammen zu Teenagerpartys und waren oft bei der anderen zum Essen. Jeannette Coles Mutter war berühmt für ihre gebackenen Hähnchen, Kokosnußcremetorten und fritiertes Gemüse mit Mayonnaise. Adina Johnsons Mutter kochte etwas einfacher, aber Jeannette stellte verblüfft fest, auf wie viele köstliche Arten sich Bohnen zubereiten ließen.

Als Frau Cole im Alter von elf Jahren zum ersten Mal ihre Periode bekam, war sie zu schüchtern und verlegen, um mit jemandem über diese neue Erfahrung zu sprechen, außer mit Adina Johnson. Jeden Monat waren sie gespannt, ob auch Adina ihre Periode bekommen würde, aber sie mußten lange warten, denn bei Adina trat sie erst mit siebzehn Jahren auf.

Nachdem sie mit fünfzehn ihre erste Zigarette miteinander geteilt hatten, legten die beiden jungen Mädchen den feierlichen Eid ab, sich niemals das Rauchen anzugewöhnen, aber Jeannette hielt dieses Versprechen nicht. Sie gab es nie zu, aber Adina wußte es – von der Art, wie Jeannette Coles Haare, Kleider und ihr Zimmer rochen, und durch die Tabakkrümel, die aus Jeannette Coles Tasche fielen.

Kurze Zeit später sahen sich die beiden seltener, teilweise weil Jeannette Cole nun mehr Zeit mit ihren Freunden verbrachte, die ebenfalls rauchten, aber hauptsächlich weil Adina Johnsons sportliche Interessen viel von ihrer Freizeit einnahmen. Jeannette Cole belegte einen Kurs für zukünftige Sekretärinnen, und jeden Tag nach der Schule machte sie es sich mit Zigaretten, Cola und Kartoffelchips auf dem Sofa gemütlich, hörte Musik und übte dabei, die Schlagertexte in Kurzschrift mitzuschreiben.

Trotzdem blieben die beiden jungen Frauen in Kontakt, und als Jeannettes
Tante – eine Schwester ihrer Mutter – mit dreißig Jahren an Brustkrebs starb,
kam Adina Johnson zur Beerdigung, tröstete Jeannette Cole und dachte, wie
erschreckend es war, daß jemand so jung an Krebs sterben konnte.

Bei der High-School-Abschlußfeier fielen sich beide schluchzend in die Arme
und schworen sich ewige Freundschaft. Im folgenden Herbst begann Adina
Johnson, ausgerüstet mit dem einzigen Sportstipendium, das in diesem Jahr
an eine Frau ihres Bundesstaats verliehen worden war, am örtlichen College
mit dem Studium der Leibeserziehung.

Jeannette Cole war begeistert, als sie schnell eine Anstellung als Schreibkraft
in einer Rechtsanwaltskanzlei fand. Sechs Monate später fungierte Adina als
Brautjungfer bei Jeannette Coles Hochzeit mit einem Bauarbeiter, einem gutaussehenden Mann, den sie von der Kirchengemeinde kannte. Als sich die beiden das nächste Mal zufällig trafen, meinte Adina Johnson scherzhaft zu Jeannette, daß ihr das Eheleben offensichtlich gut bekam, denn – Adina war zu höf-
lich, um es direkt zu sagen – Jeannette hatte ziemlich zugenommen. Jeannette
Cole – die die Andeutung richtig verstanden hatte – antwortete, daß es nicht so
sehr an ihrem Eheleben als an ihrem Job liege, denn obwohl sie einige Male
befördert worden war und sehr gut verdiente, saß sie immer noch den ganzen
Tag am Schreibtisch und bekam einfach viel zuwenig körperliche Bewegung.
Angesichts von Jeannettes dickem Bauch hatte sich Adina gefragt, ob ihre
Freundin wohl schwanger sei, aber dem war nicht so. Jeannette und ihr Mann
wollten vielmehr alles in ihrem Leben geregelt haben, bevor sie Kinder bekommen würden, und deshalb wurde das erste und einzige Kind erst geboren, als
Jeannette zweiunddreißig Jahre alt war. Bis zu diesem Zeitpunkt hatten sich
die beiden Frauen seit mehreren Jahren nicht gesehen, aber Jeannette Cole
hörte davon, daß Adina in ihrem zweiten Collegejahr geheiratet hatte, daß sie
und ihr Mann, ein Fußballtrainer an der örtlichen High-School, drei Kinder
hatten und daß sie weiterhin auf ihren College-Abschluß hinarbeitete.

Auch danach sahen sich die beiden Freundinnen nur noch selten, meistens per
Zufall beim Einkaufen im Supermarkt. Bei einer dieser Gelegenheiten erzähl-
te Jeannette, daß ihre Mutter kürzlich an Brustkrebs gestorben sei, und Adina, die endlich ihren Abschluß gemacht hatte und an einer nahegelegenen
High-School Sport und Gesundheitserziehung unterrichtete, meinte zu ihrer
Freundin: »Bei deiner Familiengeschichte solltest du vielleicht lieber regelmäßig zur Krebsvorsorgeuntersuchung gehen.«

Die beiden verabschiedeten sich herzlich, aber bis Jeannette Cole an der Fleischtheke Wurst, Steaks und zwei Brathähnchen erstanden hatte, hatte sie Adinas Rat bereits vergessen. Sie dachte auch nicht mehr daran – bis zum Sommer 1988, als sie spontan beschloß, an der fünfundzwanzigsten Jahresfeier ihrer High-School-Klasse teilzunehmen. Sie hatte fünf Kilo abgenommen – um den Preis von sechs zusätzlichen Zigaretten täglich –, damit sie in ihr neues Kleid paßte, und sie war gespannt darauf, was Adina zu ihrem neuen Aussehen sagen würde. Als der Abend halb vorbei war, ohne daß Adina erschienen wäre, fragte Jeannette Cole eine der Organisatorinnen, ob ihre Freundin nicht auf die Einladung geantwortet habe. »Ach, ich dachte, du wüßtest es«, war die Antwort, »Adina ist gerade aus dem Krankenhaus entlassen worden. Sie hatte eine Brustkrebsoperation. Zum Glück haben sie es früh genug erkannt, als sie zur jährlichen Vorsorgeuntersuchung ging und eine Mammographie gemacht wurde.«

Hatten Sie erwartet, daß Jeannette Brustkrebs bekommen würde? Schließlich schienen alle Hinweise in ihre Richtung zu deuten: Zwei Frauen in Jeannette Coles Familie waren an Krebs gestorben, die eine davon in jungen Jahren. Ihre Periode setzte sehr früh ein, ihr erstes Kind hat sie relativ spät geboren, sie ernährte sich sehr fettreich, und sie war übergewichtig. Außerdem rauchte sie, was ein Risikofaktor für viele Tumorarten darstellt, wenn auch nicht unbedingt für Brustkrebs.

Dies alles sind zwar wichtige und gültige Indikatoren für das Risiko einer Brustkrebserkrankung, aber *nicht jede Frau mit diesen Risikofaktoren bekommt die Krankheit auch tatsächlich.* Wenn Sie nun Brustkrebs haben, könnten Sie durchaus zu denen gehören, die scheinbar alles »richtig« gemacht haben.

Man muß jedoch bedenken, daß wir die Geschichte von Jeannette und Adina 1988 enden ließen, als beide zweiundvierzig Jahre alt waren. Wenn Jeannette nun mit ihrem derzeitigen Lebensstil fortfährt, läuft sie große Gefahr, und zwar nicht nur dahingehend, Brustkrebs zu bekommen, sondern auch, an dieser Krankheit zu sterben. Auf der anderen Seite wird Adinas lebenslange gesunde Ernährungsweise und körperliche Fitneß ihre Genesung erleichtern. Und durch die regelmäßigen Vorsorgeuntersuchungen und die Mammographie hatte sie den unbedingten Vorteil einer Früherkennung.

Die Wissenschaftler lernen heute täglich mehr über die einzelnen Risikofaktoren und ihre individuelle Anwendung, aber bis wir noch besser imstande sind, genau festzulegen, wer welches Risiko hat, sollte sich jede Frau der allgemeinen Risikofaktoren bewußt sein und versuchen, diese soweit wie möglich einzugrenzen. In diesem Zusammenhang sind allein die Statistiken für Brustkrebs bedenkenswert:

Die American Cancer Society gab 1991 – einem Jahr, in dem an 170 000 Amerikanerinnen Brustkrebs diagnostiziert wurde – bekannt, daß das allgemeine Risiko für amerikanische Frauen, an Brustkrebs zu erkranken, von 1 zu 10 auf 1 zu 9 gestiegen sei. Das bedeutet, daß im Alter von fünfzig Jahren das Risiko bei 1 zu 50 liegt, im Alter von achtzig bei 1 zu 10 und im Alter von fünfundachtzig bei 1 zu 9.

Nebenbei bemerkt: Es ist nicht von geringer Bedeutung, daß Jeannette auch Gefahr läuft, Lungenkrebs zu bekommen. Im Jahr 1990 wurde der Lungenkrebs zur häufigsten Ursache in der Krebssterblichkeit von Frauen und hat damit den fünfzig Jahre an oberster Stelle rangierenden Brustkrebs überholt, wobei diese statistische Umkehr allerdings keinen Rückgang der Brustkrebsrate bedeutet, sondern nur die tragische und vorhersehbare Konsequenz aus einigen Jahrzehnten des gesundheitsschädigenden Tabakkonsums von Frauen darstellt. Die Todesrate von Brustkrebs liegt nur um ein geringes niedriger als die von Lungenkrebs und steigt jährlich weiterhin um circa drei Prozent an. In der Anzahl der neu hinzugekommenen Fälle übersteigt Brustkrebs den Lungenkrebs sogar.

Verständlicherweise sind diese Zahlen ein Anlaß für Leid und Angst – oder auch Zorn – für viele Frauen, aber es ist wichtig, daß wir angesichts der erschreckenden Statistik nicht den bedeutsamen Fortschritt aus den Augen verlieren, der in den letzten Jahren erzielt wurde. Brustkrebs ist heutzutage heilbar, wenn er frühzeitig erkannt wird, und der Grund dafür, daß diese Tumorart für vorangegangene Generationen meistens das Todesurteil bedeutete, liegt darin, daß die Methoden der Früherkennung erst vor wenigen Jahrzehnten entwickelt wurden. Die Technik der Mammographie ist allgemein etabliert und damit leichter zugänglich, zudem haben private und staatliche Krankenversicherungen den Vorteil der Vorsorgeuntersuchungen erkannt und ihre Beitragssätze für deren Kosten erhöht. Die technologische Weiterentwicklung und größere Sorgfalt bei der Vergabe der ärztlichen Zulassungen hat zu einem verbesserten Qualitätsstandard der Mammographien unter Anwendung einer verminderten Strahlendosis geführt. Zur gleichen Zeit lernen die Ärzte das röntgologische Abbild noch differenzierter zu interpretieren, besonders wenn es keinen eindeutig positiven oder negativen Befund erkennen läßt.

Der möglicherweise wichtigste Fortschritt liegt allerdings in der stark veränderten Einstellung gegenüber der Krebserkrankung im allgemeinen und dem Brustkrebs im besonderen. Während die Suche nach Heilungsmöglichkeiten zwar unvermindert fortgesetzt wird, steht die letzte Dekade des zwanzigsten Jahrhunderts jedoch ebensosehr im Zeichen einer gründlichen Erforschung der Mittel und Möglichkeiten zur *Krebsverhütung*, wobei ein großer Teil der Aufmerksamkeit dem Aspekt der Ernährung gilt.

All diesen Fortschritten und Verbesserungen ist gemeinsam, daß sie *den Brustkrebspatientinnen eine größere Kontrolle über das eigene Schicksal ermöglichen.* Im Zuge der ständigen Weiterentwicklung können die Frauen lernen, wie sich eine Brustkrebserkrankung *verhüten* läßt, etwa durch neue Formen der gesunden Ernährung und durch Krebsvorsorgemaßnahmen.

Auch die Möglichkeiten der Früherkennung mittels Selbstabtastung sollte man wahrnehmen. Wenn Sie also jetzt Brustkrebs haben, sind Sie weit eher imstande, Ihr Schicksal in die eigene Hand zu nehmen, als Sie das noch vor einer Generation gekonnt hätten.

Die Revolution auf dem Gebiet der Brustkrebstherapie

Früher war es so, daß eine Frau, bei der man Brustkrebs vermutete, sofort ins Krankenhaus gebracht wurde, um ihr unter Vollnarkose eine Gewebeprobe zu entnehmen. Bevor sie in den Operationssaal kam, mußte sie ihre schriftliche Erlaubnis dazu geben, daß der Chirurg gleich eine Mastektomie (Entfernung der gesamten Brust) vornehmen dürfe, falls die Biopsie einen Krebsbefund erbrachte.

Während die Absicht dabei war, den Tumor so schnell wie möglich aus dem Körper zu entfernen, bedeutete diese Eile jedoch eine schreckliche Belastung für die Krebspatientin. Sie hatte keine Zeit, sich auf die Diagnose einzustellen, keine Gelegenheit, sich auf die Behandlung vorzubereiten, und keinerlei Kontrolle über eine schwierige und deformierende Operation. Unter diesen Umständen ist es kein Wunder, daß der Brustkrebs als ein »Schicksalsschlag« für Frauen galt, ein Ereignis, das sich weder beeinflussen noch überwinden ließ. Glücklicherweise hat sich all dies verändert, und eine radikale Mastektomie wird heutzutage nur noch selten angewendet. Eine Biopsie wird meistens auf ambulanter Basis durchgeführt, und bei einem Krebsbefund wird die Frau in einem persönlichen Gespräch von ihrem Arzt über alle Behandlungsmöglichkeiten informiert. Wenn sie es will, kann sich die Brustkrebspatientin auch mit einer anderen Frau beraten, die den gleichen Entscheidungsprozeß durchgemacht hat. Ein wichtiger Abschnitt in der Behandlung gilt der Beurteilung dessen, wie weit die Krankheit fortgeschritten ist, denn wie bei jeder Tumorart ist das Stadium der Brustkrebserkrankung ein wesentlicher Faktor für die Anzahl von Optionen, die die Betroffene für die Zukunft hat. Wenn der Brustkrebs früh genug erkannt wurde, kann eine Operation ausreichend für die Heilung sein. Die Operationsmethoden selbst wurden inzwischen vereinfacht und verbessert. Je nach Größe und Ausmaß des Tumors zum Zeitpunkt der Diagnose beinhalten die Möglichkeiten eine Lumpektomie (alleinige Entfernung des Tumors), eine Quadrantenresektion (Entfernung des den Knoten umgebenden Viertels der Brustregion) oder eine Mastektomie (Entfernung der gesamten Brust). Um zu sehen, ob sich das Mammakarzinom auf die Achsellymphknoten ausgeweitet hat, wird auch von diesen eine Gewebeprobe entnommen.

Je früher der Brustkrebs erkannt wird, und je örtlich begrenzter die Erkrankung ist, desto größer sind die Heilungschancen für eine Operation. Hat sich der Tumor jedoch einmal auf die Lymphknoten und darüber hinaus ausgedehnt, gibt es einen dramatischen Abfall in der Heilungsquote. Außerdem sind bestimmte Tumorarten dafür bekannt, daß sie mit einem schlimmeren Krankheitsverlauf und weniger günstigen Aussichten für eine Operation einhergehen, selbst wenn sie sich nicht auf die Lymphknoten ausweiten. In diesen Fällen ist der Einsatz adjuvanter aggressiver Therapieformen notwendig, die neben der Hauptbehandlung angewendet werden, um deren Wirksamkeit zu verstärken. Bei Brustkrebs handelt es sich dabei um die Möglichkeit einer Chemotherapie, Bestrahlung, Hormonbehandlung oder einer Kombination aus diesen Methoden. Bei jeder individuellen Brustkrebspatientin basiert die Entscheidung für die beste Therapieform auf vielen Faktoren, einschließlich ihrer persönlichen Wahl.

Falls Sie und Ihr Arzt darin übereingekommen sind, eine adjuvante Chemotherapie oder Hormonbehandlung durchzuführen, gibt es ein paar Fakten, die Sie wissen sollten.

Zunächst sollten Sie immer daran denken, daß die Behandlung den Zweck hat, Ihre Chancen für eine Heilung zu verbessern. Möglicherweise stellen sich bei

Ihnen durch die Chemotherapie Übelkeit, Erbrechen, Haarausfall, Entzündungen der Mundschleimhaut und Knochenmarksuppression mit verminderter Blutbildung ein, aber diese Nebenwirkungen sind vorübergehend. Wenn Sie unter starker Übelkeit und Entzündungen im Mund leiden, kann es sein, daß Sie an Gewicht verlieren. Fallen die Nebenwirkungen jedoch schwächer aus, können Sie dagegen zunehmen, und zwar manchmal sogar beträchtlich, was bei vielen Krebspatienten daher kommt, daß sie sich angewöhnen, zwischen den Mahlzeiten etwas zu essen, um den Magen zu beruhigen und die Übelkeit damit einzudämmen. Während der Krebsbehandlung kann es auch vorkommen, daß Sie eine Aversion gegen bestimmte Nahrungsmittel entwikkeln, sogar gegen solche, die Sie vorher sehr gerne mochten. Für einige dieser Probleme gibt es sehr einfache Lösungen, die im achten Kapitel über eine Verbesserung des Wohlbefindens während der Therapie beschrieben werden.

Sie sollten sich so bald wie möglich mit der Frage auseinandersetzen, wie Sie Ihre Ernährungsweise so verändern können, daß sie Ihren Genesungsprozeß unterstützt, statt ihn zu erschweren. Betrachten Sie das als eine ernste Angelegenheit, denn das ist es auch. Es ist eine zusätzliche Behandlungsform, bei der Sie als Patient mit ernährungsbezogenen Maßnahmen die Erfolge verstärken, die durch eine Operation, Hormonbehandlung, Chemotherapie oder Bestrahlung erzielt wurden und außerdem dazu beitragen, einem Wiederauftreten der Krankheit vorzubeugen.

Überschüssiges Körperfett und Brustkrebs

Ein wichtiges ernährungsbezogenes Ziel für Frauen mit Brustkrebs ist eine gesunde Menge an Gesamtkörperfett, was in erster Linie dadurch erreicht werden kann, daß man die Fettzufuhr reduziert. In der Nahrung enthaltene Fette sind konzentrierte Kalorien, und die, die der Körper nicht braucht, werden als Körperfett gespeichert.

Das Problem des übermäßigen Körperfettgehalts (das in den Vereinigten Staaten bereits epidemische Ausmaße angenommen hat) ist wesentlich gravierender als die Tatsache, daß man den Reißverschluß der Jeans nicht mehr zubekommt.

Wissenschaftliche Forschungen haben erwiesen, daß sich für Menschen mit einer zu großen Menge an Körperfett folgende Risiken erhöhen:

- Brustkrebs zu bekommen;
- nach einer Erkrankung schneller zu sterben;
- Krankheitsrückfälle zu erleiden, nachdem man gegen Brustkrebs behandelt wurde, und zwar gleichgültig, ob sich der Tumor auf die Lymphknoten ausgeweitet hat oder nicht;
- überhaupt an Brustkrebs zu sterben.

Je höher das prozentuale Körpergewicht lag, desto schärfer traten in den Forschungsstudien die Unterschiede hervor. Zum Beispiel haben Untersuchungen an Frauen in den Vereinigten Staaten und in Holland – einem Land, das an achter Stelle in der weltweiten Statistik der Brustkrebs-Sterblichkeit rangiert – eine Korrelation zwischen Übergewicht und einer fortgeschrittenen Erkrankung zum Zeitpunkt der Diagnose gezeigt. Mit steigendem Gewicht der Probanden nahm auch die Anzahl der von der Krankheit betroffenen Achsellymphknoten (Axillarknoten) zu.

Eine andere, von der American Cancer Society durchgeführte Studie über die Ernährungsgewohnheiten und den Gesundheitszustand von mehreren tausend Krebskranken kam zu dem Ergebnis, daß die Todesrate für Krebs, einschließlich Brustkrebs, sehr viel höher lag bei Patienten, die ihr Idealgewicht um 40 Prozent oder mehr überschritten hatten. Eine 1994 veröffentlichte Untersuchung von 735 Frauen mit Brustkrebs, die eine Chemotherapie erhielten, zeigte, daß die Fettleibigkeit sogar bei solchen zusätzlichen Maßnahmen ein Indikator für ein schlechteres Behandlungsergebnis ist. Das Risiko eines Rückfalls war bei übergewichtigen Patientinnen 1,33mal höher als das der normalgewichtigen Gruppe.

Wieviel man wiegt, ist allerdings nicht so entscheidend wie die Körperfettmenge. Frauen haben normalerweise mehr Körperfett als Männer. Der Prozentsatz an Körpermasse, die aus Fett besteht, läßt sich auf verschiedene Arten messen, wobei die Hautfaltendicke-Messung die gebräuchlichste Methode darstellt. Hierbei wird von einem ausgebildeten Diätspezialisten oder Ernährungssachverständigen die Dicke einer Hautfalte mit einem speziellen Greifzirkel (Kaliper) gemessen, und zwar an verschiedenen Körperteilen, meistens am Oberarm, an der Taille und am Oberschenkel. Mit einer bestimmten Formel können die erhaltenen Werte dann für eine exakte Berechnung des prozentualen Körperfetts verwendet werden. Eine andere, noch differenziertere, aber weniger verbreitete Technik ist die Unterwasserwiegemethode.

Die in diesem Buch empfohlenen Mengen an Fettzufuhr beziehen sich auf einen durchschnittlichen Körperbau. Ein Diätiker kann die individuelle Größe des Körperbaus auch durch eine Ellbogen- oder Handgelenkmessung beurteilen. Falls Sie nicht zur mittleren Kategorie gehören, sollten Sie sich mit Ihrem Arzt beraten, um die für Sie günstigste Fettmenge zu bestimmen, und wenn Sie während der Therapie oder Rekonvaleszenz an Gewicht zunehmen, könnten Sie möglicherweise Ihren Arzt um eine Ernährungsberatung bitten.

Warum ist das überschüssige Körperfett so schädlich? Nehmen wir einmal an – und das ist eine durchaus realistische Möglichkeit –, daß sich in der Brust ein kleiner Tumor bildet, der dort viele Jahre ganz ruhig eingenistet bleibt, bis etwas sein Wachstum stimuliert. Es gibt eine Theorie, nach der eine solche Stimulation durch eine Kette von Ereignissen ausgelöst wird:

- Eine übermäßige Kalorienzufuhr plus geringe körperliche Bewegung führen zu einem Anstieg der Körperfettmenge.
- Eine vermehrte Körperfettmenge erhöht den Östrogenspiegel.
- Eine Zunahme der Östrogenmenge kann eine Stimulation der bis dahin inaktiven Brustkrebszellen bewirken.
- Nachdem die Stimulation des latenten Karzinoms einmal eingesetzt hat, kann sich der Tumor, falls unerkannt und unbehandelt, ausweiten und damit den Ausbruch der Krankheit und deren tödlichen Verlauf verursachen.

Wie die meisten von uns wissen, passiert es sehr leicht, daß es zu den ersten Schritten dieses Prozesses kommt. Man kann nämlich fast sagen, der liebste Zeitvertreib der Amerikaner besteht im Essen und der zweitliebste in dem Versuch, das ganze angegessene Fett wieder loszuwerden.

Besonders für Frauen mit Brustkrebs kann es allerdings sehr schwer sein, ihr Normalgewicht zu halten, denn, wie oben erwähnt, die Krebstherapie selbst verursacht oft eine Gewichtszunahme. Seit 1982 haben mehr als zehn Studien registriert, daß viele Patienten, die eine adjuvante Hormon- oder Chemotherapie erhalten – eine bei Brustkrebs häufig angewendete Behandlungsform –, bis zu fünfzehn Pfund und mehr zunehmen. Diese Studien haben ebenfalls gezeigt, daß es unter Patienten, die während einer zusätzlichen Therapie stark zunehmen, eine stärkere Tendenz zu einem Krankheitsrückfall gibt. Zwar traf dies sowohl auf Frauen in der Prämenopause als auch auf die in der

Postmenopause zu, war aber nur in der prämenopausalen Gruppe »statistisch bedeutsam«. Das heißt, die Unterschiede in der prämenopausalen Gruppe waren zu signifikant, um zufällig sein zu können.

Eine Gewichtszunahme während der Krebstherapie kann sehr belastend sein. Eine meiner Patientinnen, eine Frau, die ihr ganzes Leben lang mehr oder weniger erfolgreich gegen die überflüssigen Pfunde gekämpft hatte, stellte fest, daß ihr die Chemotherapie Unwohlsein und Übelkeit verursachte, was sich dadurch lindern ließ, daß sie den ganzen Tag und die halbe Nacht irgendwelche Knabbereien zu sich nahm. Das ständige Essen plus eine durch die Krankheit und ihre Behandlung erzwungene körperliche Inaktivität führte zu mehreren Problemen: Sie paßte nicht mehr in ihre Kleider, sie fühlte sich zornig und deprimiert, und sie fing sogar an, ihre Termine im Krankenhaus zu versäumen. Schließlich überredete sie ihr Mann dazu, mich aufzusuchen, und zusammen gelang es uns, einen Ernährungsplan mit fettarmen Snacks auszuarbeiten, der ihr sowohl ermöglichte, die Übelkeit einzudämmen als auch einen großen Teil der angesammelten Fettmenge wieder abzunehmen und ihre Therapie abzuschließen. Sie war höchst erstaunt, daß die Umstellung von kalorienreichen Süßigkeiten auf Gemüse und gelegentliche fettarme Backwaren einen solchen Unterschied machen konnte.

Wenn Sie Brustkrebs haben, kann eine allzu fettreiche Kost mindestens drei negative Auswirkungen haben:

- Fett ist stark kalorienhaltig, und Kalorien können das Wachstum der Tumorzellen anregen. Speisefett ist eine äußerst konzentrierte Kalorienquelle (9 Kalorien pro Gramm im Gegensatz zu 4 Kalorien pro Gramm bei Protein und Kohlenhydraten).
- Das Fett sammelt sich im Körper an, und Fettzellen produzieren Östrogen, das das Wachstum der Tumorzellen anregen kann.
- Fett enthält bestimmte Fettsäuren, die das Tumorzellenwachstum anregen können.

Untersuchungen über Fettzufuhr und Brustkrebs

Es gibt eine Fülle von Datenmaterial zum Thema Ernährung und Brustkrebs, sowohl hinsichtlich der Krebsprophylaxe als auch der Krebstherapie. Wie bei vielen Forschungsgebieten ergeben sich allerdings auch hier einander widersprechende Aussagen. So wurde in kürzlich veröffentlichten Artikeln eine Verbindung zwischen Ernährung und Krebsprophylaxe in Zweifel gezogen. Diese Artikel basierten auf einer umfassenden Studie, in der die durch einen Fragebogen ermittelten Ernährungsgewohnheiten amerikanischer Krankenschwestern analysiert wurden und in der keine Beziehung zwischen der Fettzufuhr und einer nachfolgend auftretenden Krebserkrankung festgestellt wurde. Kritiker der sogenannten »Krankenschwesternstudie« haben dagegen drei Einwände: Erstens gab es in diesem speziellen Fragebogen, ähnlich wie bei allen anderen, potentielle Fehlerquellen, da nicht alle Befragten in ihrer Beantwortung gleichermaßen gewissenhaft sind, sich einige vielleicht nicht so genau erinnern, oder möglicherweise dazu tendieren, Antworten zu geben, von denen sie annehmen, daß sie von ihnen erwartet werden. Zweitens basierte die Auswertung auf einer subjektiven Darstellung der Eßgewohnheiten, was eine recht unzuverlässige Methode ist. Und drittens ist es möglich, daß die Anzahl der Krankenschwestern, die eine sehr fettarme Kost zu sich nahmen, für eine objektive Vergleichsmöglichkeit nicht ausreichend war und somit keine definitive Schlußfolgerung zuließ.

Im Widerspruch zu dieser Studie stehen andere, die durchaus einen Zusammenhang zwischen Brustkrebs und Ernährung registrierten, und somit ist dieses Thema als Forschungsgegenstand nach wie vor äußerst aktuell. Die National Institutes of Health (Nationale Gesundheitsinstitute) haben kürzlich sechzehn Studien in Auftrag gegeben, die in den gesamten Vereinigten Staaten durchgeführt werden und mit denen die vorbeugende Wirkung einer verminderten Fettzufuhr auf Brustkrebs und andere chronische Krankheiten untersucht werden soll.

Wir haben an anderer Stelle bereits davon gesprochen, daß uns Bevölkerungsstudien einen tieferen Einblick darüber vermittelt haben, inwieweit sich die Ernährung mit Krebs in Zusammenhang bringen läßt, und dies gilt besonders für den Brustkrebs und die Fettzufuhr. Der Brustkrebs kennt keine Grenzen, weder nationale, noch internationale, und in jedem Land gibt es Frauen, die daran erkranken oder erkranken werden. Aber einige Länder weisen eine höhere Brustkrebsrate auf als andere. Die Todesrate für diese Tumorart liegt in den Vereinigten Staaten sehr hoch, nämlich bei 22,4 Todesfällen unter 100 000 Frauen. Überraschenderweise rangieren die Vereinigten Staaten jedoch trotz dieser hohen Zahl erst an sechzehnter Stelle der weltweiten

Brustkrebsstatistik, die von Großbritannien mit 29,3 Todesfällen pro 100 000 Frauen angeführt wird. Die niedrigste Todesrate entfällt auf Thailand, wo nur eine unter 100 000 Frauen an Brustkrebs stirbt.

Diese Unterschiede haben die Wissenschaftler lange vor ein Rätsel gestellt, und es wurden zahlreiche Untersuchungen vorgenommen, um die Gründe dafür herauszufinden, wobei sich die meisten Studien auf die Umstände, Ereignisse und Praktiken bezogen, die den Mitgliedern einer bestimmten Bevölkerung gemeinsam sind, sich aber von denen einer anderen Bevölkerung unterscheiden.

Die meisten dieser Faktoren sind auf die eine oder andere Weise mit der Ernährung verknüpft. Zum Beispiel ist ein früher Zeitpunkt des ersten Auftretens der Menstruation ein Risikofaktor für Brustkrebs. Aber wovon hängt es ab, in welchem Alter die Periodenblutung eintritt? Studien haben erwiesen, daß auch hierbei die Ernährung eine wichtige Rolle spielt. Bei amerikanischen Mädchen, die mit einer protein- und fettreichen Kost aufwachsen, beginnt die Menstruation in relativ jungen Jahren, und es gibt den eindeutigen Trend, daß sich mit jeder neuen Generation dieses Alter weiter nach vorne verschiebt, während bei Mädchen in weniger entwickelten Ländern, in denen selten Fleisch gegessen wird, die erste Periodenblutung (Menarche) zu einem späteren Zeitpunkt einsetzt.

Eine der aufschlußreichsten Untersuchungen über die Rolle der Ernährung bei Brustkrebs bestand aus einer Vergleichsstudie zwischen den Brustkrebsraten japanischer und denen amerikanischer Frauen. In Japan gibt es nur ein geringes Vorkommen dieser Tumorart, und die Japanerinnen, die Brustkrebs bekommen, haben größere Chancen, die Krankheit zu überleben als amerikanische Frauen. Dabei liegt der Vorteil für die japanischen Brustkrebspatientinnen nicht in einer früheren Diagnose, einer unterschiedlichen Brustkrebsart oder besseren Behandlungsmöglichkeiten, sondern höchstwahrscheinlich in der anderen Ernährungsweise, denn die traditionelle japanische Kost ist sehr fettarm.

Fleisch, die Hauptquelle für Fett in der amerikanischen Kost, wird in der japanischen Küche nur spärlich verwendet. Mit der Betonung auf Getreide, Gemüse und fettarme Proteinlieferanten, wie Bohnengallerte oder Fisch, konsumiert die traditionell lebende Japanerin nur 10 bis 12 Prozent ihrer Nahrung als Fett, während die durchschnittliche Amerikanerin 37 bis 40 Prozent der täglichen Kalorienmenge in Form von Fett zu sich nimmt.

So gesehen ist es wenig verwunderlich, wenn unter asiatischen Einwanderern in Amerika, die die protein- und fettreiche amerikanische Kost übernehmen, das Auftreten bestimmter Tumorarten ansteigt, wie zum Beispiel der Brustkrebs unter den Nachkommen der Immigranten.

Wenn die Forscher mehr über ein Problem der menschlichen Gesundheit wissen wollen, beginnen sie oft damit, daß sie untersuchen, wie sich dieses Problem bei Tieren, wie zum Beispiel Ratten, verhält. Die Resultate solcher Untersuchungen – auch »Tiermodelle« genannt – helfen ihnen bei der Einschätzung der Situation und der Planung weiterer Studien. Natürlich darf man nicht vergessen, daß das, was sich an Versuchstieren erwiesen hat, nicht immer auf den Menschen übertragbar ist. Hier sind ein paar Forschungsergebnisse, die kürzlich durchgeführte Studien an Tieren über den Zusammenhang von Fett und Brustkrebs erbracht haben:

- Speisefett leistet bei Tieren einem primären Brustkrebs Vorschub (d. h., das Fett trägt dazu bei, daß der Tumor *entsteht*).
- Nachdem bei Tieren der primäre Brustkrebs entstanden war, hat eine übermäßige Fettzufuhr das Entstehen von Metastasen, also die Ausweitung der Krankheit, begünstigt (d. h., Fett *verschlimmert* einen existierenden Tumor).
- Wurde bei Tieren ein Brustkrebs herbeigeführt (durch eine Injizierung mit krebserregenden Substanzen), entstanden weniger und kleinere Tumore, wenn die Tiere mit einer fettarmen Kost gefüttert wurden (d. h., eine Fettreduktion *bremst* das existierende Karzinom).
- Bei einer Umstellung der Kost von fettarm auf fettreich beginnen die Tumore schneller zu wachsen.
- Bei einer Umstellung der Kost von fettreich auf fettarm verlangsamt sich das Tumorwachstum.
- Bei einem künstlich herbeigeführten Brustkrebs leben die Tiere mit einer fettarmen Kost länger als die mit einer fettreichen.

Als Epidemiologen die Ernährung und den Ursprung der Krankheit an Krebspatienten untersuchten, stellten sie fest, daß die *Fettzufuhr* bei Menschen ebenfalls mit Verlauf und Ausgang einer Brustkrebserkrankung verknüpft ist.

Die Aufnahme von Speisefett wurde sowohl in den Vereinigten Staaten als auch in anderen Ländern eindeutig mit der Überlebensrate für Brustkrebs in

Zusammenhang gebracht, wobei ein erhöhtes Körpergewicht auch mit einer kürzeren Überlebensrate verkoppelt ist. Übergewichtige Frauen tendieren zu einer größeren Anzahl von Metastasen in den Achsellymphknoten, und in einer Studie wurde registriert, daß eine hohe Fettzufuhr die Überlebenszeit von Brustkrebspatientinnen verkürzt, bei denen sich der Tumor auf andere Organe ausgeweitet hat.

In einer sehr interessanten, 1993 in Schweden veröffentlichten Untersuchung wurde festgestellt, daß bei Frauen mit einem östrogenrezeptorpositiven Mammakarzinom die Ernährungsgewohnheiten zum Zeitpunkt der Entdekkung Auswirkungen auf ihre Prognose hatten. Besonders diejenigen, bei denen ein Krankheitsrückfall eintrat, hatten eine höhere Aufnahme der Fettmenge insgesamt – der gesättigten Fettsäuren und der mehrfach ungesättigten Fettsäuren – als diejenigen, die keinen Rückfall erlitten. Die Untersuchungsleiter zogen daraus den Schluß, daß eine ernährungsbezogene Intervention als zusätzliche Therapie dienen könne, um die Prognose für Frauen mit Brustkrebs zu verbessern.

Speisefett und Östrogen

Das Wort *Hormon* stammt von dem griechischen Verb *horman* ab, was *wachrufen* oder *in Gang setzen* bedeutet, und das ist im wesentlichen das, was Hormone tun.

Hormone sind Steuerungschemikalien, und es gibt viele Arten von ihnen. Sie fungieren als biologische Pendler, die in einem Teil des Körpers produziert werden und dann zu einem anderen Bereich wandern, um dort ihre Arbeit zu tun. Sie steuern das Verhalten, die Sexualität, den Blutzuckergehalt, die innere Uhr des zirkadianen Rhythmus, Wachstum und Entwicklung des Menschen, die Verdauung, den Stoffwechsel, das chemische Gleichgewicht, die Abwehrreaktionen und Heilkräfte des Organismus, die Nervenaktivität und viele Aspekte der Reproduktion. Eine unterschiedliche Hormonaktivität bildet den Kern der biologischen Differenz zwischen den Geschlechtern. Die Konzentration von männlichen Geschlechtshormonen bestimmt die Entwicklung der männlichen beziehungsweise weiblichen Genitalien. Und dies sind nur ein paar ihrer Funktionen. Man kann sich also leicht vorstellen, daß sich eine Anomalie in einem der vielen Hormone verheerend auswirken kann, und zwar nicht nur direkt, indem seine Zielfunktion behindert wird, sondern auch indirekt, indem es das empfindliche Gleichgewicht der Beziehungen zu anderen Hormonen stört. Eine Insuffizienz der schilddrüsenfunktionsanregenden Hormone führt zum Beispiel zu Hypothyreose (Schilddrüsenunterfunktion), einem Zustand, der Lethargie, Austrocknung der Haut, Haarausfall, Kälteüberempfindlichkeit und Verstopfung verursachen und unbehandelt in einem irreversiblen Verlust der geistigen Fähigkeiten resultieren kann. Auf der anderen Seite verursacht ein Zuviel an schilddrüsenfunktionsanregenden Hormonen Hyperthyreose (Schilddrüsenüberfunktion), die durch starke Nervosität, Hitzeüberempfindlichkeit, Schweißausbrüche, Ruhelosigkeit, Kopfschmerzen, Gewichtsverlust und eine Reihe anderer Probleme gekennzeichnet ist.

Bestimmte Hormone spielen eine wichtige Rolle für das Wachstum und die Metastasenbildung von Brustkrebs. Ärzte haben registriert, daß der Brustkrebs bei jüngeren Frauen (vor der Menopause) oft aggressiver ist als bei älteren Frauen (nach der Menopause), und eine der plausibelsten Erklärungen für diesen Unterschied ist, daß ein höherer Östrogenspiegel die Krankheit verschlimmert.

Östrogen ist ein Hormon, das die Entwicklung und das Wachstum der weiblichen Gechlechtsmerkmale, wie der Gebärmutter und Vagina, der Schamhaare und der Brüste fördert, die Veränderungen in der Stimmqualität bewirkt und für die Ausformung des Beckens im Hinblick auf eine Schwangerschaft verantwortlich ist. Da Östrogen auch den Menstruationszyklus auslöst, ist es natürlich bei jüngeren Frauen stärker vorhanden, um seine biologischen Funktionen zu erfüllen. Ein verwandtes Hormon, das Progesteron, spielt bei der Schwangerschaft ebenfalls eine wichtige Rolle, indem es unter anderem die Flut von Östrogen, die beim Eisprung einsetzt, unterbricht.

Im Klimakterium – meistens in einem Alter zwischen vierzig und fünfzig Jahren – beginnen die Eierstöcke zu verkümmern, und die Östrogenproduktion reduziert sich, bis sie ganz versiegt. Eine Entfernung der Eierstöcke hat den gleichen Effekt, und auch einige Formen der Chemotherapie verursachen ein Einstellen der Ovarialfunktion. Die Verknappung oder das Ausbleiben von Östrogen und Progesteron führt zu einem Aufhören der Menstruation und zur nachfolgenden Menopause. Wie Sie wahrscheinlich wissen, kann man das körpereigene Östrogen ersetzen, indem man es oral einnimmt, injiziert bekommt oder als Pflaster trägt. Nach derzeitigem Wissensstand gilt eine kurzfristige

Östrogensubstitutionstherapie im Alter zwischen vierzig und fünfzig Jahren als relativ sicher, und man geht davon aus, daß es bei dieser Behandlungsform nur ein sehr geringes oder nicht existierendes Krebsrisiko gibt. Anders verhält es sich jedoch mit einer langfristigen Anwendung der Östrogentherapie, denn Studien haben gezeigt, daß bei einer Behandlungsdauer von mehr als fünfzehn Jahren das Brustkrebsrisiko leicht ansteigt. Deshalb muß bei einer jüngeren Frau mit Brustkrebs die Entscheidung, eine Östrogenbehandlung durchzuführen, sowohl vom Arzt als auch von der Patientin sorgfältig abgewogen werden, wobei es gilt, all ihre Risiken und Vorteile in Betracht zu ziehen.

Ein weiteres Problem ist die Verwendung von Progesteron bei der Östrogentherapie. Diese Kombination wurde vielfach als die einer alleinigen Verabreichung von Östrogen überlegene Methode empfohlen, da das Östrogen allein mit dem Gebärmutterschleimhautkrebs (Uteruskarzinom) in Zusammenhang gebracht wurde. Seit kurzem ist jedoch der Verdacht entstanden, daß Östrogen plus Progesteron das Risiko einer Brustkrebserkrankung verstärken könnte. Bis all die damit verbundenen Fragen mit Hilfe umfassender klinischer Studien geklärt sind, ist dies eine Angelegenheit, die Sie und Ihr Arzt ausführlich besprechen sollten.

Östrogen hat eine interessante Beziehung zum Körperfett. Während der Pubertät setzt das Hormon die Umverteilung von Körperfett in Gang, wodurch sich die kindlich-geraden Konturen zu den weicheren und runderen eines jungen Mädchens umformen. Je mehr Körperfett da ist, desto mehr wird die Produktion von Östrogen angeregt, weshalb auch eine erwachsene Frau mit Übergewicht mehr Östrogen produziert als andere. Die Aufnahme zu vieler Kalorien und einer zu großen Menge an Nahrungsfett resultiert in der Bildung von mehr Fettgewebe im Körper – wenn das zusätzliche Fett nicht durch verstärkte körperliche Bewegung verbrannt wird – und das wiederum fördert den Aufbau von Östrogen.

Wenn man die erwähnten Auswirkungen des Östrogens betrachtet, wird man feststellen, daß all diese Funktionen mit einer Anregung des Zellwachstums verknüpft sind. Und genau das ist eines der Probleme mit Östrogen, da es, wenn es in hohem Maße vorhanden ist, nicht nur das Wachstum der gesunden Zellen ungeheuer anregt, sondern gleichermaßen das der Tumorzellen. Das mag auch einer der Gründe dafür sein, warum das frühe Eintreten der Menstruation bekanntermaßen einen Risikofaktor für Brustkrebs darstellt. Der Östrogenspiegel schwankt während des monatlichen Menstruationszyklus und befindet sich beim Eisprung auf seinem Höchststand. Ironischerweise ist es nun so, je länger eine Frau diesem normalen und gesunden Zyklus der Östrogenproduktion ausgesetzt ist, desto größer werden die Chancen für das Entstehen eines Brustkarzinoms. Studien haben erbracht, daß Frauen, deren Menstruation im Alter von zwölf Jahren oder früher einsetzte, ein höheres Risiko für eine Brustkrebserkrankung haben als Frauen, bei denen die erste Periode im Alter von dreizehn Jahren oder später erfolgte. Wie bereits erwähnt, verschiebt die in hochindustrialisierten Ländern eingenommene nährwertreiche Kost das Alter für die Menarche nach vorne und verlängert damit die Gesamtzeit der Östrogeneinwirkung.

Das zellwachstumsfördernde Potential dieses Hormons ist möglicherweise auch der Grund dafür, daß es einen weiteren Risikofaktor für Brustkrebs darstellt, wenn die Frau erst spät oder nie ein Kind bekommt. Nachdem nämlich die Zeugung stattgefunden hat, tritt das Progesteron in den Vordergrund, indem es die Östrogenproduktion unterbindet und den monatlichen Zyklus unterbricht. Deshalb ist eine der natürlichen Nebenwirkungen einer Schwangerschaft, daß eine zu starke Östrogenproduktion über einen allzu langen Zeitraum verhindert wird.

Je später eine Schwangerschaft eintritt, desto mehr Zyklen des Östrogen-Höchststandes werden erlebt und desto länger wird die Gesamtdauer des Ausgesetztseins gegenüber den Wirkungen dieses Hormons. Die moderne westliche Zivilisation hat wahrscheinlich zum ersten Mal in der Menschheitsgeschichte die erste Schwangerschaft bis zu einem Lebensalter von Ende Zwanzig, Ende Dreißig und sogar Ende Vierzig aufgeschoben. Wir haben also plötzlich ein biologisches System verändert, das für Tausende von Jahren funktioniert hat und das auf dem Beginn regelmäßiger Schwangerschaften in jungen Jahren basierte. Natürlich war dieses System nicht perfekt, denn eine frühe Schwangerschaft hat ihre eigenen Risiken. Das soll auch nicht heißen, daß wir nun wieder eine andere Richtung einschlagen sollten, doch wir sollten uns darüber im klaren sein, daß es einige Zeit dauern wird, bis sich die menschliche Biologie dieser Veränderung angepaßt hat. Es gibt Belege für die Annahme, daß eine der Konsequenzen aus späten Schwangerschaften eine steigende Brustkrebsrate sein könnte. Wir wissen, daß eine Frau, die nie schwanger war, ein erhöhtes Risiko für Brustkrebs hat und daß sich im Vergleich zu diesem Risiko das einer Frau, die vor dem zwanzigsten Lebensjahr ihre erste Geburt hatte, halbiert. Warum das so ist? Weil es nur einen gravierenden

Schwachpunkt in dem normalen, gesunden Zyklus von Menstruation und Östrogenversorgung gibt, und das ist die Tatsache, daß sich die Zellen im Brustgewebe während der Pubertät und des frühen Erwachsenenalters immer noch stark entwickeln und vermehren. Eine dauerhafte Stimulation dieses Vorgangs war von Mutter Natur nicht vorgesehen.

Wir wissen auch, daß eine übermäßige Kalorienzufuhr allein das Wachstum eines Brustkrebskarzinoms und das Entstehen von Metastasen beeinflußt, indem sie das Zellwachstum im allgemeinen anregt. Übermäßiges Essen kann drei Dinge leisten, die für die Entwicklung von Tumoren erforderlich sind: erstens eine ausreichende Energieversorgung, zweitens die für das Zellwachstum benötigten spezifischen Nährstoffe (zum Beispiel Baustein-Nährstoffe wie Aminosäuren) und drittens eine erhöhte Fettmenge, wodurch eine verstärkte Östrogenproduktion angeregt wird, die wiederum die Zellentwicklung anheizt.

Abgesehen davon, daß die Hormone eine Rolle bei der Entstehung eines Tumors spielen, ist es auch möglich, daß sie den weiteren Krankheitsverlauf beeinflussen, indem sie das Wachstum und die Metastasenbildung bewirken. Zu den dafür in Frage kommenden Wirkungsweisen, die derzeit näher untersucht werden, gehören die Steroidhormone, Struktur und Funktion der Zellmembran, Synthetisierung der Prostaglandine (die eine Mehrfachfunktion bei der Regulierung des Immunsystems ausüben) und die Funktion des Immunsystems selbst.

Aufgrund dieser Fakten und Mutmaßungen wird klar ersichtlich, daß sich eine Verminderung der Kalorienzahl und der Nahrungsfettmenge positiv und vorbeugend gegen den Krebs auswirken sollte, indem ein die Zellvermehrung antreibendes überschüssiges Ausmaß an Energie vermieden *und* der Östrogenspiegel in Schach gehalten wird. Letzteres ist im Grunde das gleiche Ziel, das mit einer Tamoxifen-Behandlung angestrebt wird, weshalb die richtige Ernährung den erwünschten Effekt einer Chemotherapie mit Tamoxifen noch verstärken könnte. Eine der Aufgaben für die Forschung besteht nun darin, diese Theorien in Klinikversuchen zu beweisen. Eine verstärkte Aufnahme ballaststoffhaltiger Nahrungsmittel kann den Hormonspiegel ebenfalls vorteilhaft verändern. Das zur Gruppe der Ballaststoffe gehörende Lignin zeigt im Körper die gleiche Antiöstrogenwirkung wie Tamoxifen.

Die These, daß eine Gewichtsreduzierung als zusätzliche Behandlungsform bei Brustkrebs eingesetzt werden könne – basierend auf der Tatsache, daß ein niedrigeres Gewicht einen niedrigeren Östrogenspiegel und damit ein vermindertes Risiko für einen Krankheitsrückfall bedeutet –, ist keineswegs neu. Sie wurde vor mehr als einem Jahrzehnt aufgestellt und seither von mehreren Forschungsgruppen als eine überzeugende Maßnahme in der Behandlung von Brustkrebs propagiert.

In Anbetracht der Rolle der Hormone sollte man nicht vergessen, daß einige der Auswirkungen der Ernährung auf die Tumorzellen kumulativ sind – das heißt, die Veränderungen können sich im Dominoeffekt einstellen, wobei jede neue Veränderung von der vorangegangenen angetrieben wird. Deshalb ist es wichtig, sich auf die grundlegenden Ernährungsmuster zu konzentrieren – wie zum Beispiel auf die allgemeine Tendenz zu einer stark fetthaltigen Kost –, statt auf einzelne Faktoren, wie auf Kartoffelchips oder Vitamin C.

Ein Ernährungsplan für Frauen mit Brustkrebs

Die meisten Daten über Speisefett und Brustkrebs stammen von Frauen in der Postmenopause – zum Teil, weil die meisten Fälle von Mammakarzinom in dieser Altersgruppe auftreten. Deshalb treffen die folgenden Empfehlungen hauptsächlich dann auf Sie zu, wenn Sie sich ebenfalls in der Postmenopause befinden. Unabhängig davon, sollten Sie jedoch in jedem Fall die Erlaubnis Ihres Arztes einholen, bevor Sie Ihre Ernährungsweise umstellen.

Die Grundlage der empfohlenen Ernährungsweise besteht darin, daß die Fettzufuhr auf maximal 20 Prozent der täglichen Kalorienmenge reduziert wird, indem Sie die im neunten Kapitel beschriebenen Richtlinien befolgen. Von allen Tumorarten hat der Brustkrebs die wissenschaftlich am überzeugendsten nachgewiesene Verbindung zu Nahrungsfett, und, wie bereits erklärt, Fette haben mehrere eindeutig nachteilige Auswirkungen für eine Brustkrebspatientin.

Ich kann nicht behaupten, daß eine Fettreduktion helfen wird, wenn Ihre Krankheit metastatisch ist, besonders, wenn sie trotz anderer Therapieformen weiter fortschreitet. Es ist dagegen höchstwahrscheinlich, daß eine Verminderung der Fettmenge in früheren Stadien der Krankheit hilfreich ist, besonders, wenn Sie eine adjuvante Chemotherapie und Hormonbehandlung erhalten. Auch hier muß daran erinnert werden, daß die Ernährung ein Hilfsmittel für die Krebsbehandlung darstellt, und nicht die Behandlung an sich. Jüngste Versuchsdaten zeigen an, daß Ballaststoffe krebshemmend wirken können, und zwar möglicherweise indem sie die Darmabsorption hormoneller Faktoren verändern. Von daher glaube ich, daß es sinnvoll ist, die tägliche Ballaststoffzufuhr auf mindestens 25 Gramm zu erhöhen. (Siehe neuntes Kapitel für spezifische Richtlinien.)

Ob Sie die Menopause erreicht haben oder nicht, eine Gewichtszunahme während der Krebstherapie gilt in jedem Fall als schädlich. Eine fettarme Kost, einschließlich fettarmer Snacks, kann hierbei hilfreich sein. Wenn Sie alles versuchen, um weniger Fett zu sich zu nehmen, Ihr Körperfett jedoch nicht weniger wird, sollten Sie in Absprache mit Ihrem Arzt regelmäßige Spaziergänge in Betracht ziehen.

Empfehlungen für Brustkrebs

(wenn Sie in der Postmenopause sind oder die Krebstherapie abgeschlossen haben, beziehungsweise wenn Sie in der Prämenopause sind, eine Krebstherapie erhalten und an Gewicht zunehmen):

Grundplan

1. Reduzierung des Fettkonsums auf maximal 20 Prozent der täglichen Kalorienmenge.
2. Steigerung der Ballaststoffzufuhr auf täglich mindestens 25 Gramm.

Funktionsprinzip

Eine Drosselung der Fettzufuhr kann zu brustkrebshemmenden Bedingungen beitragen, indem die Kalorien (die als Energielieferanten für das Tumorwachstum fungieren), die tumoranregenden Fettsäuren und die Östrogenzirkulation verringert werden. Ein durch die fettarme Kost gesenkter Östrogenspiegel kann die gleiche Antiöstrogenstrategie darstellen wie eine Behandlung mit Tamoxifen. Die genaue Beziehung zwischen Ballaststoffen und Brustkrebs ist unklar, aber es könnte der Mechanismus vorliegen, daß eine ballaststoffreiche Ernährung den Östrogenspiegel senkt, indem die Aufnahme der Nahrung im Darm verändert wird.

Spezielle Nahrungsmittel und Nährstoffe, auf die Sie besonderen Wert legen sollten

Solche, die β-Carotin enthalten. Diese Früchte und Gemüse sind ebenfalls fettarm, meistens ballaststoffreich, und außerdem enthalten sie noch zahlrei-

che andere chemoprophylaktischen Bestandteile. Forschungsstudien legen
nahe, daß bestimmte Formen des Vitamin A bei Brustkrebs Metastasen verhüten können.

Ergänzende Erläuterungen

Eine Ernährungsweise anzustreben, bei der man nicht mehr als 20 Prozent der
Kalorienmenge in Form von Fett zu sich nimmt, ist ein ehrgeiziges Ziel, und Sie
werden fast mit Sicherheit gelegentliche Rückfälle haben. Verschwenden Sie
dann keine Zeit mit Schuldgefühlen, sondern machen Sie einfach weiter in
Ihrem Programm. Wenn Sie noch nicht im Klimakterium sind und an Gewicht
zunehmen, ziehen Sie eine Ernährungsberatung in Betracht. Körperliche Betätigung und die regelmäßige Überprüfung Ihrer Fettzufuhr sollten dabei helfen,
wieder Ihr Normalgewicht zu erreichen. (Siehe auch elftes Kapitel.)

Ungefähre tägliche Fettmenge in Gramm bei 20 Prozent der Kalorien		
Körpergröße in Zentimeter (ohne Schuhe)	Fett in Gramm Frauen über 50*	Fett in Gramm Frauen unter 50
150	25	28
153	26	29
155	27	30
158	28	31
160	29	32
163	30	33
165	31	34
168	32	35
170	33	36
173	34	37
175	35	38
178	36	39
180	37	40

* Diese Mengen wurden anhand des Grundbedarfs an Kalorien für eine erwachsene Frau mit Normalgewicht und mittlerem Körperbau berechnet. Wenn Sie sehr aktiv sind und Ihr tägliches Fettsoll erreicht
haben, aber immer noch Hunger verspüren, sollten Sie statt mehr Fett eher Obst, Gemüse und fettarme
Snacks zu sich nehmen.

Es gibt einige Hinweise darauf, daß eine erhöhte Fettaufnahme die Überlebenszeit bei Brustkrebs verringert, ob jedoch umgekehrt eine verminderte Fettzufuhr die Überlebenschancen verbessert, ist nicht bekannt und erfordert eine Untersuchung.

Die Tabelle auf Seite 115 zeigt die der Körpergröße entsprechende Tagesmenge an Fettgramm für eine 20-Prozent-Fett-Diät. (Siehe dritter Teil dieses Buches für Hinweise, wie man diese Ernährungsweise erreichen kann.)

5. Kapitel
Für Patienten mit Dickdarmkrebs
(Kolonkarzinom)

Joe Harris hatte bereits eine Menge um die Ohren, und dann eröffnete ihm sein Arzt, daß er Dickdarmkrebs habe.

Joe Harris' Arbeit in einer großen Steuerberatungskanzlei war äußerst aufreibend, und eine seiner Wunschphantasien war, daß er endlich einmal die Zeit finden würde, sich zu Hause auf der Terrasse in einem Liegestuhl auszustrekken und nichts zu tun. Er besaß ein schönes Haus in einem ruhigen Vorort, das verdiente Ergebnis all der Jahre harter Arbeit, die er in seine Karriere gesteckt hatte, aber es schien, daß er nie dazu kam, es zu genießen. Jedes Wochenende mußte der Rasen gemäht oder sonstige Arbeiten am Haus verrichtet werden.

Joe Harris' Frau Kathy meinte, er solle mal etwas kürzertreten, und daß er seine Gesundheit ruiniere, weil er sich keine ruhige Minute gönne und sich nie die Zeit für eine richtige Mahlzeit nehme. Tatsächlich war das Thema Essen zu einem Problem zwischen den beiden geworden. Seine Frau war es leid, abends etwas Schönes zu kochen und es dann fast immer alleine essen zu müssen. Herr Harris macht häufig Überstunden, und dann bestand sein Abendessen aus Hamburgern, Pommes frites und einem Milkshake. Jedesmal wenn seine Frau sein Arbeitspensum zur Sprache brachte, bekam er Magenschmerzen. Und das war es auch, was ihn veranlaßte, zum Arzt zu gehen, denn er glaubte, er bekomme ein Magengeschwür. Und wenn er schon einmal da war, konnte er den Arzt auch bitten, ihm etwas gegen seine Verstopfung zu verschreiben, die nicht länger auf die rezeptfreien Abführmittel reagierte.

Der Arzt hörte sich Herrn Harris' Beschwerden an, dann erkundigte er sich nach dem Gesundheitszustand seiner Eltern, und Joe Harris erwähnte, daß sein Vater an Dickdarmkrebs gestorben sei. Abschließend bat der Arzt Herrn Harris, in zwei Tagen für eine Sigmoidoskopie wiederzukommen, eine Untersuchung des Mastdarms und unteren Dickdarms, bei der eine flexible Vorrichtung durch das Rektum eingeführt wird. Herr Harris sagte, er werde darüber nachdenken.

Sein Arzt antwortete: »Sie können soviel darüber nachdenken, wie Sie wollen, aber seien Sie in zwei Tagen hier. Sie brauchen diesen Test.«

Nachdem die Prozedur durchgeführt worden war und die Resultate vorlagen, erfuhr Herr Harris von seinem Arzt, daß er Dickdarmkrebs hatte. Sein erster Gedanke war: »Ich bin zu jung, um Krebs zu haben.«

Dadurch, daß der Arzt gleich bei der Schilderung von Joe Harris' Symptomen und seiner Krankengeschichte aufmerksam geworden war und auf einer Sigmaspiegelung bestanden hatte, konnte Joes Kolonkarzinom glücklicherweise frühzeitig erkannt werden.

Andere haben nicht soviel Glück. Der Dickdarm-Mastdarm-Krebs ist eine häufige Todesursache in den Vereinigten Staaten, wo jährlich mehr als 50 000 Menschen an der Krankheit sterben. Vielen hätte dieses Schicksal durch eine Früherkennung und sofortige Behandlung erspart bleiben können, denn im Anfangsstadium kann eine operative Entfernung des Karzinoms die Heilung bedeuten. Ist die Krankheit jedoch einmal fortgeschritten, sind die Chancen auf eine Heilung nicht besonders gut, da eine Bestrahlung oder Chemotherapie dann kaum noch eine Wirkung zeigt.

Die Tatsache, daß Joe Harris' Vater Dickdarmkrebs hatte, war ein wichtiger Hinweis für den Arzt, denn es bedeutete, daß Herr Harris ein erhöhtes Risiko hatte, ebenfalls an dieser Tumorart zu erkranken. Das familiäre Auftreten adenomatöser Polypen, einer Wucherungsart im Darm, die eine starke Tendenz zur malignen Entartung hat, ist ein weiterer Risikofaktor, ebenso wie eine individuelle Krankengeschichte von Polypen oder chronischen Darmentzündungen.

Joe Harris konnte sich sein genetisches Erbe nicht aussuchen, aber er hatte unbewußt einen Lebensstil gewählt, der sein Krebsrisiko enorm erhöhte. Seine *fettreiche* und *ballaststoffarme* Ernährungsweise stellte ein schwieriges Problem dar, deshalb bestand eine der wichtigsten Aufgaben seiner Rekonvaleszenz darin, daß er seine Eßgewohnheiten änderte.

Auf der anderen Seite muß man ihm anrechnen, daß er zum Arzt ging und eine Darmabtastung sowie Sigmoidoskopie durchführen ließ, zwei für die Früherkennung notwendige Schritte, wobei die Sigmoidoskopie die wichtigste Untersuchung ist. Während meiner medizinischen Ausbildung in den sechziger Jahren konnten die meisten Dickdarm-Mastdarm-Krebserkrankungen durch eine

Abtastung erkannt werden. Wir wissen zwar nicht warum, aber das ist anders geworden, seit in den letzten Jahren das Karzinom häufiger am oberen Darmabschnitt auftritt, wo man es mit dem Tastfinger nicht mehr erfassen kann. Deshalb kommt der Sigmoidoskopie inzwischen die größere Bedeutung zu.

Da die Früherkennung eine so wichtige Rolle im Überleben eines kolorektalen Karzinoms spielt, wird vom National Cancer Institute und der American Cancer Society empfohlen, daß Männer und Frauen über vierzig alljährlich eine Darmabtastung vornehmen lassen sollten, ab fünfzig Jahren sollte jeder einmal im Jahr seinen Stuhl auf Blut untersuchen und alle drei bis fünf Jahre – je nach Anraten des Arztes – eine Sigmoidoskopie durchführen lassen. Möglicherweise haben Sie von der Kontroverse über die Nützlichkeit der Stuhluntersuchung (Haemoccult) gehört, und es trifft auch zu, daß dieser Test nicht hundertprozentig zuverlässig ist, weil dabei häufig verfälschte Ergebnisse zustande kommen. Deshalb ist ihre Anwendung nur im Zusammenhang mit anderen Untersuchungen zu empfehlen, in deren Verlauf Sie und Ihr Arzt die Möglichkeit haben, jedes gesundheitliche Problem, das eventuell zu einem Verdacht Anlaß geben könnte, zu besprechen. Da solche Gesundheitsorganisationen wie das National Cancer Institute und die American Cancer Society kontinuierlich neue Forschungsergebnisse überprüfen, unterliegen deren Richtlinien gelegentlichen Änderungen. Aber vorläufig wird die Untersuchung auf unsichtbares Blut im Stuhl nach wie vor angeraten, und die Daten zeigen, daß diese Prozedur durchaus imstande ist, Leben zu retten.

Die oben erwähnten Früherkennungsmöglichkeiten gelten für Personen, die noch keine Krankheitssymptome haben. Jemand mit einer rektalen Blutung oder einer Veränderung in der Darmfunktion sollte dagegen sofort einen Arzt aufsuchen, der seinerseits eine eingehendere Untersuchung anordnen kann, möglicherweise einschließlich eines Bariumeinlaufs (als Röntgenkontrastmittel zur Untersuchung des Magen-Darm-Trakts) oder einer Kolonskopie (Untersuchung des gesamten Darms). Dies trifft besonders zu, wenn bereits eine Anomalie vorliegt, wie zum Beispiel Darmpolypen.

Ein Polyp ist eine kleine, gutartige Wucherung oder Gewebserhebung. Nicht alle Polypen sind gleich. Benigne hyperplasiogene Polypen sind zum Beispiel harmlos. Sie müssen nicht entfernt werden und geben keinerlei Anlaß zur Besorgnis. Adenomatöse Polypen sind bei ihrem Auftreten zwar auch gutartig, es ist jedoch bekannt, daß sie eine Vorstufe zum Krebs sein können, da sie stark entartungsfähig sind.

Es heißt ja, daß es manchmal besser sei, die Dinge im Keim zu ersticken, und in diesem Sinn hat eine wichtige Studie kürzlich gezeigt, daß das Abtragen solcher Polypen durch eine Kolonskopie die Dickdarmkrebsrate langfristig gesenkt hat. Ich halte es für ziemlich wahrscheinlich, daß eine primäre Prävention adenomatöser Darmpolypen auch den Darmkrebs im Keim ersticken würde. Um diese These zu überprüfen, führe ich derzeit mit den Mitarbeitern der American-Cancer-Society-Abteilung in Virginia eine Langzeitstudie durch, um festzustellen, ob eine Ergänzung der täglichen Kost durch ballaststoffreiche Getreideflocken die Bildung neuer adenomatöser Polypen bei Patienten verhindert, die solche Tumore haben. Dabei werden die Polypen zunächst operativ entfernt und die Patienten anschließend nach dem Zufallsprinzip einer von zwei Gruppen zugeteilt. Die Teilnehmer der einen Gruppe erhalten eine normale Kost unter Hinzufügung stark ballaststoffhaltiger Zerealien (nichtwasserlösliche Weizenfasern). Die andere Gruppe erhält ebenfalls eine normale Kost und zusätzlich Weizenflocken, die nicht ballaststoffreich sind (»Placebo«). Wir werden den Fortschritt der Probanden über mehrere Jahre hinweg verfolgen, wobei wir überprüfen, bei welchen Patienten sich neue adenomatöse Polypen bilden oder nicht, und, falls sich neue Polypen entwickelt haben, wie groß sie zum Zeitpunkt ihrer Entdeckung und Entfernung sind. Die abschließenden Ergebnisse sollten uns Aufschluß darüber geben, ob Ballaststoffe tatsächlich einen Darmkrebs verhüten können, da adenomatöse Polypen eine Vorstufe des Kolonkarzinoms sind.

Etliche amerikanische Wissenschaftler sind derzeit mit der Frage beschäftigt, inwieweit genetische Veränderungen zu einem Dickdarm-Mastdarm-Krebs führen. Es scheint, daß mehrere Gene verändert werden müssen, um einen invasiven Darmkrebs zu verursachen, und daß sich all diese Veränderungen über einen beträchtlichen Zeitraum hinweg einstellen. Derzeit werden weitere Studien durchgeführt, um zu bestimmen, auf welche Weise Fette, Ballaststoffe und andere nahrungsspezifische Komponenten in diesen Prozeß verwickelt sind.

Es wurde oft gesagt, das Geheimnis der Krebserkrankung liege in der Genetik. Während der vergangenen fünfundzwanzig Jahre haben Untersuchungen mehr und mehr Belege für diese Behauptung erbracht, aber im Mai 1993 wurde die Fachwelt durch eine Reihe von Entdeckungen aufgerüttelt, die von einer Forschergruppe in Helsinki, einem amerikanischen Team unter Leitung von Dr. Bert Vogelstein, einem der international namhaftesten Gelehrten auf dem Gebiet der Darmkrebsforschung, sowie von Dr. Stephen J. Thibodeau und seinen Mitarbeitern an der Mayo Clinic in Rochester, Minnesota, gemacht wurden.

Was diese Wissenschaftler entdeckten, war nicht nur ein neues Krebsgen, sondern eines, das sich vollkommen anders verhielt als alle zuvor identifizierten Krebsgene.

Während der letzten Jahrzehnte hatten Forscher immer wieder beobachtet, daß die Krebsinitiation beginnt, indem die Krebsgene den normalen »Bremsvorgang« bei der Zellteilung außer Kraft setzen. Das Resultat ist ein Wildwuchs neuer Zellen und damit die Bildung eines Tumors.

Die Forschungsergebnisse von 1993 bestanden in der Lokalisierung eines Gens im Chromosom 2, das eine Mutation in den Zellen ermöglicht. Nach gegebener Zeit können sich diese Mutationen zu einer Prädisposition für Krebs summieren, wobei die lange Entwicklungsdauer nach Ansicht der Wissenschaftler eine Erklärung dafür sein könnte, warum sich ein Tumor meistens erst im Alter von über vierzig Jahren entwickelt. Dieses Gen ist bei einer von zweihundert Personen vorhanden, und bei 65 Prozent dieser Personen entwickelt sich ein Kolonkarzinom. Das Gen ist allerdings nicht für alle Dickdarmkrebserkrankungen verantwortlich, sondern nur für ungefähr 13 Prozent von ihnen, aber 90 bis 100 Prozent der Träger dieses Gens bekommen eine von verschiedenen Tumorarten – einschließlich Gebärmutter-, Eierstock-, Magen-, Dünndarm-, Gallenblasen-, Harnröhren-, Bauchspeicheldrüsen- oder Nierenkrebs. Das Uteruskarzinom ist dabei die am zweithäufigsten auftretende Art.

Leider ist es bisher noch nicht möglich, jeden auf dieses Gen hin zu testen – aber diese Entdeckung birgt ungeahnte Möglichkeiten für die Zukunft! Menschen, bei denen das Krebsgen festgestellt wurde, wird klar sein, daß sie regelmäßig zur Krebsvorsorgeuntersuchung gehen müssen, so daß sich ein Tumor in seinem Anfangsstadium erkennen und heilen läßt. Diese neue Kenntnis davon, wie Krebs »passiert«, ist ebenfalls im Hinblick auf neue Herangehensweisen an die Prophylaxe und Behandlung ungemein vielversprechend.

Therapiemöglichkeiten bei Dickdarmkrebs

Joe Harris, mit dessen Geschichte dieses Kapitel begann, hatte nicht nur mit der Früherkennung Glück gehabt, sondern auch mit der Therapie. Alle fest-

stellbaren Krankheitserscheinungen im Darm und in den zugehörigen Lymphknoten wurden operativ entfernt, und anschließend wurde Herr Harris mit 5-
Fluorcytosin (5-FC) und Levamisol behandelt.

Bis 1989 war 5-FC allein bei Patienten mit fortgeschrittenem Kolonkarzinom
angewendet worden, die Resultate waren jedoch im allgemeinen schwach.
Dann haben einige Forscher versucht, 5-FC in Kombination mit anderen chemotherapeutischen Mitteln einzusetzen, was die Überlebensrate leicht verbesserte, aber toxische Nebenwirkungen verursachte. 1989 schließlich gab
das National Cancer Institute bekannt, daß eine Kombination von 5-FC und
Levamisol bessere Resultate bei Patienten mit Dukes C-Tumor erzielt habe,
einer Abart des kolorektalen Karzinoms, wie sie Joe Harris hatte.

Levamisol ist ein merkwürdiges Präparat. Seit Jahren war es im tiermedizini-
schen Bereich als Mittel gegen Wurmerkrankungen verwendet worden, bevor
man entdeckte, daß es das Immunsystem stimuliert, was wahrscheinlich eine
seiner Wirkungsweisen beim Dickdarmkrebs ist, wenn es zusätzlich zu 5-FC
angewendet wird. Worin seine weitere krebshemmende Funktion besteht, ist
noch unklar. In Amerika ist kürzlich eine heftige Kontroverse über den Preis
dieses Medikaments entbrannt: Wenn es gegen den Parasitenbefall von Scha-
fen verwendet wird, kostet es nur ein paar Pfennige pro Dosis, während dasselbe Produkt für die Krebsbehandlung bei Menschen wesentlich teurer ver-
kauft wird. Hat sich das Kolonkarzinom auf die Lymphknoten ausgeweitet,
konnte durch eine Behandlung mit 5-FC und Levamisol die Überlebensquote
um etwa 30 Prozent gesteigert werden. Zu den Nebenwirkungen dieser Kombination gehören Übelkeit, Erbrechen, Entzündungen der Mundschleimhaut
und Durchfall. (Siehe achtes Kapitel für Hinweise, wie diese überwunden werden können.) Ob eine ballaststoffreiche Kost die Wirkungsweise einer Therapie mit 5-FC und Levamisol verstärken kann, muß noch geprüft werden, aber
ich bin zuversichtlich, daß sich beide Maßnahmen miteinander vereinbaren
lassen.

In weiter fortgeschrittenen Stadien des kolorektalen Karzinoms wird meistens 5-FC allein verabreicht, aber dies nützt nur bei einem von fünf Patienten, und dann nicht für sehr lange. Auch eine Kombination von Medikamenten
hat sich nicht als erfolgreicher erwiesen. Bei den Tumorarten Dukes A und B
(frühere Stadien als C) besteht die Behandlung üblicherweise aus einer Operation allein.

Ernährung und Dickdarmkrebs

Trotz der vielversprechenden Ergebnisse von 5-FC und Levamisol bei der Behandlung des kolorektalen Karzinoms bleibt diese Tumorart eines der Hauptprobleme. Wegen der geringen Erfolge einer Bestrahlung oder Chemotherapie sind die Wissenschaftler gezwungen, über eine andere Herangehensweise an diese Erkrankung nachzudenken, und zwar besonders hinsichtlich der Prävention. Die Auswertung der Statistiken hat gezeigt, daß die Ernährung eine wesentliche Rolle beim Dickdarmkrebs spielt, und deshalb werden derzeit in mehreren Laboratorien synthetische »chemoprophylaktische Mittel« entwickelt und getestet – wobei es sich hierbei um Substanzen handelt, die aus Nahrungsmitteln gewonnen werden, wie zum Beispiel Kalzium –, aber nur wenige davon sind bereits für großangelegte Klinikversuche an Menschen geeignet.

Die drei Nahrungsmittelbestandteile, die am häufigsten mit dem kolorektalen Karzinom in Zusammenhang gebracht werden, sind Ballaststoffe, Fett und Kalzium. Studien haben gezeigt, daß in Ländern, in denen eine fettreiche und ballaststoffarme Kost vorherrscht (wie die von Joe), die Dickdarmkrebsrate höher liegt als in Ländern, in denen die Menschen viele Ballaststoffe und wenig Fett zu sich nehmen. Ein weiterer Beweis wurde durch Untersuchungen an Immigranten in den Vereinigten Staaten erbracht: Wenn Einwanderer aus einem Land, in dem eine ballaststoffreiche und fettarme Kost gegessen wird (wie zum Beispiel Japan), die für Amerika typische ballaststoffarme und fettreiche Ernährungsweise übernehmen, steigt ihr Risiko für Dickdarmkrebs mit der Zeit so weit an, bis es dem eines amerikanischen Bürgers entspricht. An dieser Stelle sei daran erinnert, daß sich unter bestimmten Einwanderergruppen das gleiche Phänomen im Hinblick auf das Brustkrebsrisiko ereignet.

Ballaststoffe

Niemand weiß genau, warum stark ballaststoffhaltige Nahrungsmittel dazu beitragen, das Dickdarmkrebsrisiko zu vermindern, aber es lassen sich einige fundierte Mutmaßungen anstellen. Vor mehr als zwanzig Jahren wurde von Dr. Denis Burkitt, einem irischen Chirurgen und presbyterialen Missionar in Afrika, die These aufgestellt, daß eine hohe Ballaststoffzufuhr durch die Nahrung das Auftreten eines kolorektalen Karzinoms verhüten könne. Seiner Ansicht nach geschieht dies dadurch, daß die Ballaststoffe die Passage des Nahrungsbreies durch den Darm beschleunigen und dazu beitragen, das Stuhlvolumen zu vergrößern. Wie im zweiten Kapitel erläutert, wird damit verhindert, daß kanzerogene Stoffe im Stuhl länger mit der Darmschleimhaut in Kontakt sind. Mehrere Studien haben diese Theorie bestätigt, und jüngste Forschungsdaten zeigen an, daß Ballaststoffe auch darüber hinaus zielführend sind, denn sie binden Abbauprodukte im Darm, die eventuell krebserregend wirken könnten, indem sie sie so modifizieren oder neutralisieren, daß sie keinen Schaden anrichten. (Siehe auch zweites Kapitel über die möglichen Gründe für die Wirksamkeit von Ballaststoffen.)

Nahrungsfett (Speisefett)

Fett zählt im Zusammenhang mit Dickdarmkrebs seit Jahrzehnten zu den verdächtigen Substanzen. In Amerika, und entsprechend in anderen Industriestaaten auch, bestehen die Hauptquellen für Speisefett aus Milchprodukten und fettreichem Fleisch, und dies ist einer der Gründe, warum die Wissenschaftler häufig den Fleischkonsum mit dem Entstehen eines kolorektalen Karzinoms verknüpft haben. Dabei scheint das Problem nicht so sehr das Fleisch selbst zu sein, sondern das tierische Fett, das selbst in den magersten Stücken enthalten ist. Einige Wissenschaftler glauben, daß darüber hinaus auch das tierische Protein beim Dickdarmkrebs eine Rolle spielt.

Außerdem ist eine fettreiche Kost auch immer kalorienreich, was zu einer größeren Körpermasse führt, die wiederum ein höheres Krebsrisiko bedeuten kann. Das mag vielleicht allzu vereinfachend klingen, aber eins ist durchaus plausibel: Je mehr Körperzellen man hat, desto größer werden die Chancen für deren maligne Entartung.

Eine weitere Möglichkeit, wie Fett zu einer Krebserkrankung beitragen kann, ist, daß es die Produktion von Gallensäure verstärkt, die in den Darmwänden zu toxischen »sekundären« Gallensäuren umgewandelt werden kann, was die Zellteilung anregt und das Entstehen von Tumoren begünstigt.

Eine fettreiche Kost erhöht ebenfalls den Cholesterinspiegel. Möglicherweise spielt das Cholesterin bei der Entstehung des Dickdarmkrebses eine Rolle, worin diese allerdings genau besteht, ist nach wie vor umstritten. Ein sehr geringes Vorkommen von Cholesterin im Blutplasma wurde mit dem Kolonkarzinom in Beziehung gebracht, aber die Gründe dafür sind nicht klar. Einige Forscher behaupten, daß eine mit der Krebserkrankung einhergehende Kachexie den Cholesterinspiegel senkt (siehe zweites Kapitel). Mit anderen Worten: Sie gehen nicht davon aus, daß ein niedriger Cholesterinspiegel die Krankheit verursacht, sondern daß eher umgekehrt der Tumor verantwortlich für den niedrigen Cholesterinspiegel ist. Es ist bekannt, daß bestimmte Gallensäuren, die sich an Versuchstieren als eindeutig krebsfördernd erwiesen haben, aus dem Cholesterinstoffwechsel des Organismus entstehen. Es könnte sein, daß bei Menschen mit einem niedrigen Cholesterinspiegel die Umwandlung von Cholesterin in Gallensäuren effizienter vonstatten geht, woraufhin diese in den Darm abgesondert werden und dort die Bildung eines Tumors begünstigen. Wenn dies zutrifft, kann man durch die richtige Ernährung und körperliche Bewegung das Cholesterin im Blutplasma senken, den Abbau von Gallensäuren vermindern und damit einem Tumor vorbeugen.

Ein kürzlich entdeckter Hinweis auf eine mögliche Verbindung zwischen Cholesterin und Krebs liegt darin, daß eine Substanz namens Farnesyl, die bei der Synthetisierung des Cholesterins durch die Leber entsteht, in eine Interaktion mit bestimmten Genen tritt, und zwar möglicherweise während der frühesten Entwicklungsstadien eines Tumors. Bei diesen von Farnesyl beeinflußten Genen handelt es sich um die sogenannten Onkogene, die normale Zellen zur malignen Transformation veranlassen. Daraus ließe sich folgern: Je höher der Cholesterinspiegel steigt, desto mehr Farnesyl wird produziert und desto mehr onkogene Faktoren und Mechanismen können einen Krebs auslösen.

Kalzium

Epidemiologische Studien haben gezeigt, daß ein hoher Kalziumgehalt in der Nahrung dazu beitragen kann, das Risiko einer Dickdarmkrebserkrankung zu reduzieren. In Laborversuchen wurde festgestellt, daß das Kalzium den schädlichen Auswirkungen der toxischen Gallensäuren entgegenwirken und die übermäßige Vermehrung der Zellen in den Darmwänden, die als eine Vorstufe zum Kolonkarzinom gilt, aufhalten kann.

Lauchgemüse

Wir mögen über den alten Aberglauben lächeln, daß ein Knoblauchzopf die bösen Geister vertreibt. Aber nun scheint sich herauszustellen, daß diese Vorstellung auf einer wissenschaftlichen Tatsache beruhen könnte, und zwar besonders, wenn es sich bei den bösen Geistern um Krebs handelt. Mehrere epidemiologische Studien haben gezeigt, daß bestimmte Bevölkerungsgruppen in China und Italien, unter denen ein starker Verzehr von Knoblauch und seiner Verwandten wie Zwiebeln und Lauch vorherrscht, ein geringeres Risiko für Magen-Darm-Tumore haben. Biochemische Analysen und Tierversuche haben erwiesen, daß einige der Schwefelstoffe in dieser Gemüseart – dieselben Chemikalien, die für den charakteristischen Geruch und Geschmack verantwortlich sind – ein stark krebshemmendes Potential haben.

Deshalb wäre es im Zusammenhang mit einem allgemein antikarzinogenen Ernährungsprogramm sinnvoll, wenn Sie mit Ihrer täglichen Kost auch Lauchgemüse zu sich nehmen. Sollten Sie den scharfen Geruch des Knoblauchs nicht mögen oder ihn vom Magen her nicht vertragen, gibt es eine gute Methode, wie man ihn ohne diese Nebenwirkungen genießen kann: Wenn Sie eine Suppe, einen Eintopf oder Bohnen zubereiten, geben Sie zu Beginn des Kochvorgangs mehrere gewaschene aber ungeschälte Knoblauchzehen in den Topf. Ist das Gericht servierfertig, fischen Sie die ganzen Zehen heraus und geben sie auf einen Teller. Mit einem Messer läßt sich der weichgekochte Knoblauch – der nun von sehr mildem Geschmack und cremiger Konsistenz ist – leicht aus seiner Schale lösen, und Sie können ihn anschließend auf eine Scheibe Toast (eventuell mit etwas fettarmer Margarine) streichen, oder zurück in den Topf geben und mit der Suppe, dem Eintopf oder den Bohnen verrühren.

Nahrungsmittel, die das Immunsystem stabilisieren

Da der Dickdarmkrebs überwiegend bei älteren Menschen auftritt und das Immunsystem mit dem Alter nachläßt, vermuten einige Wissenschaftler, daß es einen Zusammenhang gibt zwischen dem Tumor und den schwächer werdenden Abwehrkräften des Körpers. Jüngste Forschungsmaterialien zeigen, daß der Leistungsabfall des Immunsystems durch ernährungsbezogene Maßnahmen verlangsamt werden kann. β-Carotin und Vitamin E sind wichtige Verstärker des Abwehrsystems, und auch das Vitamin C spielt möglicherweise eine Rolle.

Glücklicherweise können Sie die Zufuhr vitaminreicher Nahrungsmittel leicht mit einer ballaststoffreichen und fettarmen Kost steigern. Gemüse, Obst und nährwertreiche Zerealien sind nämlich sowohl stark ballaststoff- und vitaminhaltig als auch fettarm – eine äußerst praktische Kombination!

Allerdings könnte es sein, daß Sie nicht genug Vitamin E bekommen, wenn Sie einen fettarmen Ernährungsplan befolgen, denn dieses Vitamin ist hauptsächlich in Ölen und fettreichen Speisen enthalten. Aus diesem Grund sollten Sie Ihren Arzt nach einem Multivitamin-Präparat mit Vitamin E oder einer zusätzlichen Vitamin-E-Einnahme fragen.

Denken Sie jedoch daran, daß hohe Dosen einiger anderer Substanzen – zum Beispiel Zink, Vitamin A (nicht β-Carotin) und Selen – das Immunsystem schwächen können, womit auch hierbei gilt, daß mehr nicht immer besser sein muß.

Ein Ernährungsplan für Patienten mit Dickdarmkrebs im Anfangsstadium oder adenomatösen Polypen

Meiner Ansicht nach stellt eine ballaststoffreiche und fettarme Kost eine wichtige prophylaktische Maßnahme dar, wenn es in Ihrer Familie Fälle von prämalignen adenomatösen Darmpolypen, entzündlichen Darmerkrankungen oder Kolonkarzinom gibt. Dabei könnte es zusätzlich von Vorteil sein, verstärkt Nahrungsmittel zu sich zu nehmen, die Kalzium enthalten (siehe Auflistung kalziumhaltiger Nahrungsmittel auf Seite 60). *Ziehen Sie zunächst Ihren Arzt zu Rate, bevor Sie ein Kalzium-Präparat einnehmen oder zusätzliche Mengen an Kalzium in der Nahrung zu sich nehmen.* Es ist ebenfalls ratsam, den Verzehr von Gemüse aus der Knoblauchfamilie und stark β-carotinhaltiger Nahrungsmittel zu steigern (siehe Auflistung β-carotinreicher Nahrungsmittel auf Seite 56).

Die gleichen Forschungsergebnisse, die diese Empfehlung untermauern, können auch als Beweis dafür dienen, daß eine solche Kost dazu beitragen kann, sich vor Metastasen und einem Krankheitsrückfall zu schützen, wenn das kolorektale Karzinom frühzeitig operativ entfernt wurde. Mit anderen Worten:

Nach einer solchen Operation oder wenn man 5-FC und Levamisole als adjuvante Behandlung eines Kolonkarzinoms erhält, das sich auf die dazugehörigen Lymphknoten ausgeweitet hat, ist es sinnvoll, sich auf eine ballaststofffreiche und fettarme Kost umzustellen, einschließlich stark kalziumhaltiger Nahrungsmittel. Man beachte das Wort *sinnvoll*, denn bis jetzt gibt es keine Resultate aus Klinikversuchen, die diese Empfehlung bestätigen könnten, aber es gibt ausreichende Belege aus anderen Untersuchungen, bei denen es sich erwiesen hat, daß Ballaststoffe die Größe und Anzahl adenomatöser Polypen bei Patienten mit erblicher Polyposis im Darm beziehungsweise Magen-Darm-Trakt reduzieren können.

Darüber hinaus haben zahlreiche epidemiologische Studien die präventive Wirkungsweise von Ballaststoffen im Hinblick auf den Dickdarmkrebs registriert. Deshalb betone ich in erster Linie die Wichtigkeit der Ballaststoffe für den Speiseplan, aber die Fettreduktion folgt unmittelbar darauf an zweiter Stelle. Über die Rolle des Kalziums gibt es bislang weniger Daten, aber nach der Veröffentlichung derzeit durchgeführter Studien wird man auch darüber mehr wissen.

Bis heute sind die Wissenschaftler mit dem »Gesamtbild« der Auswirkungen ernährungsspezifischer Faktoren befaßt und noch nicht imstande, ihre Entdeckungen so weit zu differenzieren, daß man eine bestimmte Menge an Ballaststoffen, Kalzium oder Fett als das ideale Maß bestimmen könnte. Dennoch halte ich 30 bis 35 Gramm täglich an Ballaststoffen und eine auf maximal 20 Prozent der Kalorienmenge beschränkte Fettzufuhr für einen vernünftigen Richtwert. Kalziumreiche Nahrungsmittel, die ebenfalls fettarm sind, und auf die Sie deshalb bei Ihrer Ernährung besonderes Gewicht legen sollten, sind auf Seite 60 aufgelistet.

Diese Beobachtungen sind besonders wichtig für Menschen, die erblich vorbelastet sind mit adenomatösen Polypen oder Dickdarmkrebs beziehungsweise die solche Polypen hatten oder wegen eines kolorektalen Karzinoms operiert wurden, weil bei ihnen möglicherweise eine höhere Vermehrungsrate der Darmzellen vorliegt. Bei Patienten mit vorangegangenem Dickdarmkrebs können sich sekundäre Tumore entwickeln. Wenn Sie den Ballaststoffgehalt Ihrer Ernährung erhöhen wollen, sollten Sie dies unbedingt vorher Ihrem Arzt mitteilen und sich versichern, daß er oder sie damit einverstanden ist. Möglicherweise treten auch Unterleibssymptome auf, über die er oder sie informiert sein muß.

Joe Harris' neues Leben

Inzwischen haben Sie vermutlich verstanden, warum Joe Harris' Ernährungsweise – die typisch für unsere westliche Zivilisation ist – ein so großes Problem darstellte. Seine Einstellung war: »Ich habe keine Zeit, richtig zu essen«, und dafür hat er in jeder Hinsicht bezahlt: Der Mangel an Ballaststoffen verursachte eine chronische Verstopfung, und er gab eine Menge Geld für Abführmittel aus, deren übermäßige Einnahme die Sache nur verschlimmerte. Die Obstipation machte ihn lethargisch, was einer der Gründe dafür ist, warum jede seiner Aufgaben scheinbar ein ungeheures Maß an Anstrengung und Zeit erforderte. All dies, plus die Überstunden im Büro, hielt Joe Harris von körperlicher Bewegung ab, was bedeutete, daß er nie die Möglichkeit hatte, sich von seiner beruflichen Anspannung freizumachen. Das war schlecht für sein Herz und schlecht für sein Verhalten zu Hause.

Wie die meisten Angewohnheiten sind auch Herrn Harris' Eßgewohnheiten nicht in einem Vakuum entstanden. Er wuchs auf in einer Zeit, als man es für »gesund« hielt, »drei anständige Mahlzeiten am Tag« mit viel Fleisch und Fett zu sich zu nehmen. Die Werbung und der allgemeine Zeitmangel in einer zunehmend konkurrenten Arbeitswelt förderten solche schlechten Eßgewohnheiten wie den Konsum von Fastfood und Süßigkeiten. Joe Harris mußte seine Ernährungsweise umstellen, aber zunächst mußte er erkennen, wie sehr sie mit seiner Einstellung zur Arbeit zu tun hatte. Wie für viele Menschen mit der Diagnose Krebs, wurde auch für Herrn Harris die Konfrontation mit dieser Krankheit zu einem Ereignis, das sein Leben veränderte, und während seiner Rekonvaleszenz in der Klinik und zu Hause begann er, seine Prioritäten zu überdenken.

Die Operation hatte seine Verstopfung sogar noch verschlimmert, also beschloß er klugerweise, es einmal damit zu versuchen, was ihm der Arzt geraten hatte: eine erhöhte Menge an Ballaststoffen und weniger Fett in seiner Nahrung. (Das ist jedenfalls seine Version. Die Wahrheit ist allerdings, daß seine Frau das Heft in die Hand genommen und ihm klipp und klar gesagt hat, was er zu tun habe.) Zusammen erhöhten die beiden seine tägliche Zufuhr an Ballaststoffen auf 30 bis 35 Gramm und verminderten seine tägliche Aufnahme von Fett auf maximal 20 Gramm. Mit der Zeit lernten sie, diese Mengen einzuhalten, indem sie frisches Obst und Gemüse sowie ballaststoffreiche Getreideflocken in ihre Kost aufnahmen. Sobald er dazu imstande war, begann Joe Harris mit einem leichten Fitneßprogramm. Zunächst ging er dreimal die Woche zwanzig Minuten spazieren, was er dann allmählich auf fünfundvierzig Minuten an fünf Tagen in der Woche steigerte. Er war erstaunt, wie sehr dadurch seine Angespanntheit und Ruhelosigkeit nachließ. Er war ebenfalls erstaunt festzustellen, daß unebene Stellen im Bürgersteig ein interessantes Muster ergeben und daß hohes Gras im Wind ein ungemein erfreulicher Anblick ist. Joe Harris ißt gerne Pommes frites – aber zubereitet nach einem Rezept von Chefkoch Erickson –, und er mag auch die neuen fettarmen Eiscremesorten. Er hat viel gelernt und enorme Fortschritte gemacht. Er sucht immer noch häufig Restaurants auf, bedient sich aber dort lieber am Salatbüffet oder ißt eines von den neuen fettarmen Vollwertgerichten, die viele Restaurantketten heutzutage anbieten. Er hat einige Dinge entdeckt, die er mit seinen Kollegen unternehmen kann, ohne daß es dabei immer um die Arbeit gehen muß, und zur großen Freude seiner Frau kommt er meistens pünktlich zum Abendessen nach Hause.

Ernährung bei fortgeschrittenem Dickdarmkrebs

Leider gibt es noch keine Belege dafür, daß irgendeine Art von ernährungsbezogener Intervention dazu beitragen würde, das Leben eines Patienten mit fortgeschrittenem Kolonkarzinom zu verlängern. Allerdings können ernährungsspezifische Maßnahmen die Härten einer Chemotherapie oder Bestrahlung mildern. Mit Hilfe der Hinweise im achten Kapitel kann die Fähigkeit, Nahrung aufzunehmen, wiederhergestellt und die Lebensqualität entscheidend verbessert werden.

Wenn Ihre Krebserkrankung fortgeschritten ist, kann es sein, daß Sie bereits jetzt mit schwierigen Entscheidungen bezüglich Ihrer Ernährung konfrontiert sind. Möglicherweise fällt es Ihnen schwer, die Nahrung auf oralem Weg zu sich zu nehmen, ein Durchfall könnte Ihnen die Kräfte rauben, oder vielleicht verlieren Sie auch an Gewicht. In diesen Fällen gibt es mehrere Möglichkeiten, die Sie und Ihr Arzt in Betracht ziehen könnten.

Eine davon ist die Nahrungszufuhr mittels einer nasogastritischen Sonde. Das ist auch die Methode, der sich Nat Wilson widerstrebend unterzogen hatte. Mit fünfundsechzig Jahren hätte Herr Wilson viel lieber die Landwirtschaft auf seinem Hof weitergeführt, als mich wegen eines kolorektalen Karzinoms aufzusuchen. Er hatte sich einer Operation unterzogen, bei der der größte Teil seines Dickdarms entfernt worden war, sowohl, um den Tumor einzudämmen, als auch, um eine aus einer vorangegangenen Operation resultierende Adhäsion zu korrigieren (eine Anomalie, bei der Wundgewebeflächen miteinander verkleben, was Schmerzen und eine Blockierung verursacht). Zusätzlich bekam er auch eine Chemotherapie. Infolge der Darmoperationen litt Herr Wilson unter ständigem Durchfall und schwerem Gewichtsverlust. Da wir schnell handeln mußten, um seinen Ernährungsstatus wiederherzustellen, ordnete ich eine nasogastritische Sondenernährung an. Die Sonde war eine harte Prüfung für Herrn Wilson, denn er fand es scheußlich, wie er damit aussah.

Als Farmer wußte Herr Wilson sehr gut, wie man das Beste aus einer Situation machen konnte, in der Mutter Natur am längeren Hebel saß. Anstatt sich also zu weigern, die Sonde überhaupt zu tragen, improvisierte er, indem er sie während der Nacht einsetzte, so daß die Nährlösung langsam und ungestört infundiert werden konnte. Das stärkte nicht nur seine Körperkraft, sondern ermöglichte es ihm außerdem, sein Leben so zu führen, wie er es wollte, und schließlich auch die Kontakte zu Freunden und Bekannten wiederherzustellen, die durch seine Krebserkrankung und die Therapie unterbrochen worden waren.

Der Dickdarmkrebs weitete sich auf Herrn Wilsons Lungen aus, aber da er imstande war, Nahrung aufzunehmen, konnte er auch mit der Chemotherapie fortfahren. Durch die Behandlung bildeten sich die Metastasen in der Lunge zurück, und es ging ihm lange genug so gut, daß er seine Arbeit auf der Farm wiederaufnehmen konnte.

Eine andere Möglichkeit, wie man bei einer sehr weit fortgeschrittenen Krebserkrankung die Ernährungsprobleme in den Griff bekommen kann, ist die Hyperalimentation (Überernährung), bei der die Patienten alle benötigten Nährstoffe mittels einer intravenösen Lösung erhalten. Bevor diese Methode angewendet wird, sollte man sich jedoch über alle Optionen beraten lassen und zusammen mit dem Arzt klären, was genau man sich von der Hyperalimentation verspricht. In dem Abschnitt über Krebskachexie im zweiten Kapitel wird von verschiedenen Untersuchungen berichtet, die im Hinblick auf die Hyperalimentation durchgeführt wurden. Die Umwandlung der Nahrung in Eiweiß und Muskelgewebe ist eine der grundlegenden Aufgaben des gesunden Organismus, durch die auch solches Gewebe ersetzt werden kann, das beschädigt wurde oder auf natürlichem Wege abgestorben ist. Was die im zweiten Kapitel angeführten Studien erbracht haben, ist, daß Krebspatienten häufig nicht imstande sind, die Nährstoffe entsprechend zu verwerten, selbst wenn sie in ausreichendem Maß zugeführt werden. *Statt magere Körpermasse zu produzieren, werden bei Krebspatienten die Nährstoffe häufig in Fett umgewandelt, was von geringem Nutzen ist.*

Zwar stellen die nasogastritische Sonde und die Hyperalimentation grundsätzlich sinnvolle Optionen dar, sie sind aber nicht für jeden gleichermaßen angemessen oder zweckdienlich. Wenn es um die Wahlmöglichkeiten für den Erhalt Ihres Ernährungsstatus bei einer fortgeschrittenen Krebserkrankung geht, ist es für Sie wichtig, alle Fakten zu kennen und alle Aspekte der Entscheidung mit Ihrem Arzt zu besprechen, einschließlich Ihrer persönlichen Vorstellungen sowie Ihrer emotionalen und körperlichen Bedürfnisse. Zusammen können Sie zu einer fundierten Entscheidung darüber kommen, was das Beste für Sie ist.

Empfehlungen für Krebskranke mit kolorektalem Karzinom

Grundplan
1. Erhöhen Sie die Ballaststoffzufuhr auf 30 bis 35 Gramm pro Tag.
   (Siehe Übersicht über das Fett- und Ballaststoffmaß auf Seite 241)
2. Beschränken Sie den Fettkonsum auf maximal 20 Prozent der täglichen Kalorienmenge.
3. Essen Sie eine Vielfalt von Früchten und Gemüse.
4. Essen Sie kalziumreiche Nahrungsmittel (siehe Seite 60).
5. Essen Sie carotinreiche Nahrungsmittel (siehe Seite 56).
6. Essen Sie Lauchgemüse (Knoblauch, Zwiebel, Lauch etc.)

Funktionsprinzip
Sowohl experimentelle als auch epidemiologische Studien haben gezeigt, daß ballaststoffreiche und fettarme Nahrungsmittel beim Dickdarmkrebs eine starke Antitumorwirkung haben. Weitere Beweise sprechen dafür, daß auch von Kalzium und den schwefelhaltigen Bestandteilen im Knoblauch möglicherweise eine solche Wirkung ausgeübt wird. Davon könnten besonders solche Personen profitieren, in deren Familie Fälle von Darmpolypen oder Kolonkarzinom aufgetreten sind oder die selbst Darmpolypen hatten. Diejenigen, die

bereits an Dickdarmkrebs erkrankt sind, haben ein höheres Risiko für Metastasen, weshalb es wichtig ist, den oben beschriebenen Grundplan zu befolgen, um das Risiko eines sekundären Dickdarmtumors zu vermindern. Derzeit wird an der Entwicklung einiger chemoprophylaktischer Stoffe gearbeitet, die außerhalb der klinischen Versuche jedoch noch nicht erhältlich sind.
Siehe dritter Teil dieses Buches für Hinweise, wie man über eine Frist von drei Monaten das Ziel des Grundplans erreichen kann.

Ergänzende Erläuterungen
Die empfohlene Tagesmenge Kalzium beträgt 800 Milligramm für Männer und Frauen über fünfundzwanzig. Ein Viertelliter Magermilch hat ungefähr 300 Milligramm, ebenso wie eine Tasse gekochtes Kohlgemüse und 80 Gramm eingedoste Sardinen. Einige Experten empfehlen eine Tagesmenge von 1200 Milligramm Kalzium, um eine Antitumorwirkung zu erzielen, aber dies konnte bislang noch nicht bewiesen werden. Ich persönlich empfehle mindestens drei Gläser Magermilch pro Tag (oder 900 Milligramm Kalzium täglich), beziehungsweise ein Äquivalent (siehe Seite 60). Wenn Sie die Einnahme eines Kalziumpräparats in Erwägung ziehen, sprechen Sie zunächst mit Ihrem Arzt, und beim Kauf eines solchen Präparats sollten Sie darauf achten, daß es auf dem Etikett als »unvermischtes Kalzium« ausgewiesen ist. Einige Antiazidotika (Mittel gegen Azidose) enthalten ungefähr die gleiche Menge Kalzium wie ein Glas Milch, also 300 Milligramm. Kalzium trägt auch zur Vorbeugung einer Osteoporose bei Frauen in der Postmenopause bei.
Sie könnten Ihren Arzt auch nach einem Vitamin-E-Präparat fragen, da eine fettarme Kost möglicherweise nicht die ausreichende Menge an Vitamin E enthält, dieses Vitamin aber für die körpereigene Abwehrkraft gegen Krebs wichtig sein könnte. Vermeiden Sie es jedoch, eine allzu große Dosis eines Vitaminpräparats einzunehmen – denn dies kann Ihr Immunsystem schwächen.
Vitamin-D-Präparate werden für gewöhnlich nicht empfohlen, denn sie können die Kalziumkonzentration im Blut zu stark erhöhen. Sie sollten eine ausreichende Menge an entsprechendem Vitamin D durch die nährwertreiche Magermilch erhalten, die zu Ihrer täglichen Kost gehört, und durch maßvolle Aufnahme des Sonnenlichts, wodurch Vitamin D in der Haut synthetisiert wird.

Ungefähre tägliche Fettmenge in Gramm
bei 20 Prozent der Kalorien

Körpergröße in Zentimeter (ohne Schuhe)	Fett in Gramm Über 50 Jahre*	Fett in Gramm Unter 50 Jahre
Männer		
155	30	34
158	31	35
160	32	36
163	33	37
165	34	38
168	35	39
170	36	40
173	37	41
175	38	42
178	39	43
180	40	44
183	41	45
185	42	46
Frauen		
150	25	28
153	26	29
155	27	30
158	28	31
160	29	32
163	30	33
165	31	34
168	32	35
170	33	36
173	34	37
175	35	38
178	36	39
180	37	40

* Diese Mengen wurden anhand des Grundbedarfs an Kalorien für Erwachsene mit Normalgewicht und mittlerem Körperbau berechnet. Wenn Sie sehr aktiv sind und Ihr tägliches Fettsoll erreicht haben, aber noch Hunger verspüren, sollten Sie statt mehr Fett eher Obst, Gemüse und fettarme Snacks zu sich nehmen.

6. Kapitel
Für Männer
mit Prostatakrebs

Auf den ersten Blick würde man annehmen, daß Tom Pritchett und Ned Cullen wenig gemeinsam haben, außer ihrem Alter. Beide wurden 1926 in der gleichen Gegend von North Carolina geboren, aber selbst bei der Geburt befanden sie sich bereits auf verschiedenen sozialen Schienen. Tom Pritchetts Eltern waren weiß und betrachteten sich selbst als arm, waren aber sehr stolze Menschen. Sie kämpften, um ihre Farm zusammenzuhalten. Ihr Zuhause war einfach und schlicht, aber hinreichend, und als Tom geboren wurde, konnte Herr Pritchett seine Frau zur Geburt in die Klinik bringen – die erste Krankenhausgeburt in seiner gesamten Familie. Die anderen drei Söhne der Pritchetts waren zu Hause auf die Welt gekommen, unter Betreuung des Landarztes.

Ned Cullens Eltern waren schwarz, hatten ebenfalls Mühe, ihre Farm über Wasser zu halten, waren ebenso stolz, aber wesentlich ärmer als die Pritchetts. Ihr Haus war alt, aber Herr Cullen flickte es unverdrossen immer wieder zusammen. Ned Cullens Mutter gebar all ihre sechs Söhne zu Hause, mit Hilfe einer alten und erfahrenen Hebamme.

Tom absolvierte die High-School in einem hübschen Backsteingebäude in der Stadt, während Ned jeden Morgen drei Meilen zur »Schule für Farbige« gehen mußte, die er nach Abschluß der achten Klasse verließ, um seinem Vater auf der Farm zu helfen. Obwohl sie in zwei verschiedenen Welten lebten, hatten Tom Pritchett und Ned Cullen doch einiges gemeinsam: Beide Familien vertrauten auf die Bibel – das war ihre moralische Orientierung –, auf den Boden für ihren Lebensunterhalt und auf einfache Grundnahrungsmittel, die auf ganz ähnliche Art und Weise zubereitet wurden, für ihre Ernährung.

Zu dieser Zeit, in ihrem Alltag in der Kleinstadt, hätten sich ihre Wege nur selten, wenn überhaupt gekreuzt – wäre nicht der Zweite Weltkrieg gewesen. 1944 traten beide Männer in die Armee ein und verpflichteten sich schließlich als Berufssoldaten. Also wohnten sie in ähnlichen Unterkünften, reisten zu ähnlichen Orten und kauften ihre Nahrungsmittel in ähnlichen Geschäften. Beide heirateten zwei junge Frauen von zu Hause und nahmen damit die für North Carolina typische traditionelle Küche überallhin mit.

In den späten sechziger Jahren setzte sich Tom Pritchett zur Ruhe und erwarb ein neues Backsteinhaus in der Nähe der alten Farm seiner Familie. Er und seine Frau kauften sich ein Auto und machten sich häufig auf den Weg, um gute Freunde oder einen seiner Brüder zu besuchen. Tom Pritchett bezeichnete später diese ersten Jahre seiner Pensionierung als die wirklich goldenen Jahre. Er war immer noch jung und kräftig genug, um das Leben zu genießen, und außerdem ausreichend finanziell abgesichert, um einigen Hobbys zu frönen.

Ungefähr zur gleichen Zeit kam Ned Cullen ins Krankenhaus, und zwar wegen einiger Symptome, von denen seine Mutter fürchtete, es könne sich dabei um die »Cullensche Krankheit« handeln. Es schien tatsächlich eine Familienkrankheit zu sein – Ned Cullens Vater war daran gestorben, ebenso wie ein Cousin väterlicherseits, und nun hatte es sein Sohn auch. Die Sache fängt damit an, daß man während der Nacht oft aufstehen und zur Toilette gehen muß. Bei ihnen war es auch so. Davon abgesehen sprachen die Männer nicht viel darüber. Die Krankheit schritt immer weiter fort. Dann war irgendwann klar, daß sie unheilbar krank waren.

Die Krankheit war Prostatakrebs, und als sie 1976 an Ned Cullen im Alter von fünfzig Jahren diagnostiziert wurde, hatte er bereits Knochenmetastasen.

Tom Pritchett hatte mehr Glück: Das neue Leben war wunderbar, und das Ehepaar machte eine schöne Reise nach der anderen. Aber im Frühling des Jahres 1990 entwickelte sich bei ihm das peinliche Problem des Harnträufelns. Zuerst glaubte er, seine Harnwege seien blockiert, vielleicht durch einen Nierenstein, aber als die erwarteten Schmerzen ausblieben, fing er an, es für eine benigne Prostatahyperplasie (BPH – Vergrößerung der Prostata) zu halten, eine Störung, von der ihm ein älterer Freund einmal erzählt hatte. Glücklicherweise beschloß er, mit den Selbstdiagnosen aufzuhören und ging zu seinem Arzt, der feststellte, daß Tom Pritchett, ebenso wie Ned Cullen, Prostatakrebs hatte. Obwohl der Arzt sehr zuversichtlich war, daß sich Herr Pritchett nicht in unmittelbarer Gefahr befand, fragte dieser ihn, ob er es seiner Frau erklären könne. Tom Pritchett bat sie später, sie solle es für sich behalten, denn, wie er meinte, es sei nicht notwendig, daß sich die Kinder und Verwandten Sorgen machten, und wenn sie nun keine weiteren Reisen und Besuche mehr machen könnten, dann müßten sie als Grund eben irgendeine Geschichte erfinden.

Aber Tom Pritchett mußte bisher gar keine Ausrede erfinden, denn seine Krankheit ist kaum fortgeschritten. Allerdings sind seine und Ned Cullens Erfahrungen in vielerlei Hinsicht typisch. Obwohl sie es nicht wußten (eigentlich wußte es bis vor kurzem niemand), waren diese Männer in einer Brutstätte für Prostatakrebs aufgewachsen. Im internationalen Vergleich weisen die Vereinigten Staaten die höchste Prostatakrebsrate auf, und das mit steigender Tendenz. Unter männlichen Schwarzen beispielsweise tritt das Prostatakarzinom wesentlich häufiger auf als bei Weißen, und sie haben auch eine geringere Überlebenschance als diese. Und Ned Cullens Fall war sozusagen klassisch, denn auf die Gruppe der afroamerikanischen Männer im Süden der Vereinigten Staaten entfällt die weltweit höchste Prostatakrebsrate überhaupt.

Wer bekommt Prostatakrebs?

Ned Cullen hatte viele Faktoren gegen sich. Zusätzlich zu der hohen Krebsrate bei männlichen Afroamerikanern belegen die Statistiken, daß viele von ihnen früher an Prostatakrebs erkranken als weiße Männer. Eine höhere Todesrate läßt darüber hinaus vermuten, daß die Art von Prostatakarzinom, die bei Schwarzen auftritt, aggressiver sein und rascher fortschreiten könnte. Es hat sich ebenfalls gezeigt, daß die Krankheit bei Afroamerikanern meistens erst in einem späteren Stadium diagnostiziert wird, was sich hauptsächlich mit ihrem sozial durchschnittlich schwächeren Status und einem dementsprechenden Mangel an Zugang zu einer ausreichenden medizinischen Versorgung und deren Möglichkeiten zur Früherkennung erklären läßt.

Zwar mögen auch genetische Faktoren eine Rolle bei der Entstehung eines Prostatakarzinoms spielen, jedoch obwohl Ned Cullens Familie es als die »Cullensche Krankheit« bezeichnete, und sein Vater sowie ein Cousin daran gestorben waren, gibt es die Möglichkeit, daß Ned Cullens Krankheit mit einer früheren Diagnose und entsprechender Behandlung einen anderen Verlauf genommen hätte. Die Mediziner haben genügend Informationen, um einige allgemeine Gesetzmäßigkeiten der Prostatakrebserkrankung feststellen zu können, aber selbst innerhalb einer bestimmten ethnischen Bevölkerungsgruppe gibt es Abweichungen. So wurde zum Beispiel an einigen Männern beobachtet, daß sie einen Tumor hatten, der über Jahre hinweg nur langsam oder gar nicht wuchs, während sich das Prostatakarzinom bei anderen aus derselben Bevölkerungsgruppe sehr rasch vergrößerte. Dabei ist es sehr wahrscheinlich, daß sowohl die Eigenschaften des Tumors selbst als auch die individuelle Widerstandskraft des Krebskranken dabei eine Rolle spielen.

Die Tatsache, daß die beiden Männer auf einer Farm aufwuchsen, könnte ebenfalls von Bedeutung sein. Es gibt Untersuchungen, die belegen, daß der Kontakt mit einigen Chemikalien, die in der Landwirtschaft verwendet werden, mit einem erhöhten Krebsrisiko verknüpft sein könnte. Das gilt auch für einige bei der industriellen Fertigung (zum Beispiel bei der Gummiherstellung) eingesetzte chemische Substanzen. Unsere Erkenntnisse über den Prostatakrebs mehren sich so schnell, daß es schwer ist, Schritt zu halten. Zum einen haben wir gelernt, daß es eine ungemein verbreitete Krankheit ist, denn neben dem Hautkrebs ist es die unter Männern am häufigsten – nämlich bei einem von elf – auftretende Tumorart. Allerdings kommt es auch nicht selten vor, daß ein Mann ein Prostatakarzinom hat, ohne es zu wissen. Mittels Autopsie durchgeführte Untersuchungen zeigen, daß viele Männer (bei einigen Studien nicht weniger als zwei Drittel) damit sterben – aber nicht daran –, ohne daß sie oder ihr Arzt das Entstehen des Karzinoms bemerkt hätten.

Parallelen zum Brustkrebs

Prostatakrebs läßt sich in vielerlei Hinsicht mit dem Brustkrebs vergleichen: Ungefähr dieselbe Anzahl von Menschen stirbt jedes Jahr an diesen Krankheiten, und beide treten eher im Alter auf (obwohl auch jüngere Menschen daran erkranken, erhöht sich das Risiko mit steigendem Alter). Entwickelt sich das Mammakarzinom bei einer sehr jungen Frau, ist es meistens bösartiger, und dasselbe gilt für ein Prostatakarzinom bei jungen Männern. Heutzutage kann man das Auftreten beider Tumorarten als nahezu epidemisch bezeichnen, und es gibt Prognosen, nach denen die Rate mit dem Älterwerden unserer Generation noch dramatischer ansteigen wird. Die Früherkennung ist bei beiden Tumorarten ein entscheidender Schritt, um das Leiden aufschieben und Leben retten zu können.

Auch die Ursachen für diese Erkrankungen sind ähnlicher Natur, indem beide von hormonellen Faktoren beeinflußt werden (das Mammakarzinom von

Östrogen, das Prostatakarzinom von den Androgenen), und *diese hormonellen Faktoren sind teilweise mit der Ernährung verknüpft.* Einige Forscher glauben, daß beide Tumorarten über viele Jahre »still« im Körper existieren können, bis sie durch irgendeinen Umstand, wie Ernährung, Umwelteinflüsse oder den Alterungsprozeß, also möglicherweise durch ein schwächer werdendes Immunsystem oder hormonelle Veränderungen aktiviert werden.

Beim Prostatakrebs handelt es sich meistens um Adenokarzinome (Drüsenkrebs), ebenso wie bei den meisten Mammakarzinomen und kolorektalen Tumoren. Interessanterweise sind gerade diese drei Tumorarten am engsten mit einer fettreichen und ballaststoffarmen Kost in Verbindung gebracht worden. Prostata-, Brust- und Dickdarmkrebs treten am häufigsten in Industrienationen auf, und das Risiko für eine dieser drei Tumorarten erhöht sich für die Einwanderer aus solchen Ländern, in denen ein geringeres Risiko vorliegt. Die Ernährungsgewohnheiten – und ganz besonders eine fettreiche Kost – haben einen großen Anteil an dieser Risikoverteilung. Einige Untersuchungen haben Prostatakrebs mit einem starken Verzehr tierischer Proteine, und zwar besonders mit Fleisch, in Zusammenhang gebracht. Begrenztes Datenmaterial aus Tierversuchen weist darauf hin, daß durch eine proteinreduzierte Kost das Wachstum eines künstlich hervorgerufenen Prostatakarzinoms gebremst wird, was jedoch möglicherweise eher aus einem Mangel an Kalorien als an Protein resultiert. Ebenfalls bei Tierversuchen haben Wissenschaftler festgestellt, daß eine verminderte Protein- und Kalorienaufnahme den Anteil der Hormone Testosteron oder Prolaktin im Blut senken kann.

Eine weitere Ähnlichkeit zwischen Brust- und Prostatakrebs besteht in der Mauer des Schweigens, die beide Erkrankungen bis vor kurzem umgab. Wie Ned und Tom wollen die meisten Männer nicht über Prostatakrebs reden. Das gleiche galt auch einmal für Brustkrebs, obwohl man sich das heute angesichts der Fülle von Artikeln, Büchern und Fernsehsendungen zu diesem Thema kaum mehr vorstellen kann. Ebenso wie Tom nicht wollte, daß seine Verwandten von der Diagnose erfuhren, war es vor ein oder zwei Jahrzehnten häufig so, daß sich eine Frau einer Mastektomie unterzog, ohne ihren Freunden oder Nachbarn ein Wort davon zu sagen, und obwohl ihr Mann die Tatsachen kannte, wurde manchmal nicht einmal zwischen den Partnern darüber gesprochen.

In Amerika wurde dieser Schweigekodex jedoch kürzlich von Senator Robert Dole und einigen anderen Politikern gebrochen, die ihre eigene Prostatakrebsdiagnose öffentlich machten. Dank ihres Mutes wird sich im Umgang mit dieser Krankheit vieles verändern.

Bei Senator Dole wurde der Tumor entdeckt, nachdem sich bei ihm Symptome einer Harnentleerungsstörung zeigten. Er war entschlossen, soviel wie möglich über seine Krankheit zu lernen und stellte dabei entsetzt fest, daß den potentiellen Möglichkeiten einer Früherkennung bisher so wenig Beachtung geschenkt worden war, daß es noch ungefähr sechzehn Jahre dauert, bis das National Cancer Institute eine Langzeitstudie über die verschiedenen Methoden der Früherkennung abgeschlossen hat. »Bis dahin könnten eine halbe Million Männer gestorben sein«, war Senator Doles Kommentar.

Seine Schätzung war ziemlich genau: Im Jahr 1992 wurde in den Vereinigten Staaten an 132 000 Männern ein Prostatakarzinom diagnostiziert, und ungefähr 34 000 starben an dieser Krankheit. Unter afroamerikanischen Männern wird die Todesrate des Prostatakarzinoms nur von der des Lungenkarzinoms übertroffen.

Mögliche Ursachen für Prostatakrebs

Niemand weiß, warum diese kleine, walnußförmige Drüse, die den Anfangsteil der männlichen Harnröhre umgibt, so krebsanfällig ist. Ihre Funktion besteht darin, ein dünnflüssiges, milchiges Sekret zu produzieren, das bei der Ejakulation dem Samen beigemischt wird und bewegungsauslösend auf die Spermien wirkt.

Die meisten Prostatakarzinome treten in einem Alter ab fünfundsechzig Jahren auf. Wie in Tom Pritchetts Fall wachsen sie oft extrem langsam und müssen nur sorgfältig beobachtet werden. Tritt der Tumor jedoch zu einem früheren Zeitpunkt auf, wie bei Ned Cullen, ist es meistens eine bösartigere Form. Ebenso wie das Brustdrüsengewebe durch Östrogen und eine Reihe anderer Hormone beeinflußt wird (siehe viertes Kapitel), wirken sich die Androgene (männliche Sexualhormone) und andere Hormone auf die Prostatadrüse aus. Auch wenn die genauen Mechanismen noch ungeklärt sind, läßt sich feststellen, daß Brust- und Prostatazellen nach der malignen Entartung häufig ihre Reaktionsfähigkeit gegenüber Hormonen in gewissem Umfang beibehalten. Klinikversuche haben gezeigt, daß durch die Verabreichung von Hormonpräparaten – zum Beispiel Tamoxifen bei Brustkrebs und Östrogen bei Prostatakrebs – oder durch eine Maßnahme, mit der Hormone eliminiert werden (Oophoro-salpingektomie – operative Eierstock- und Eileiterentfernung bei Frauen, Orchidektomie – operative Hodenentfernung bei Männern), Brust- und Prostatatumore mit ziemlich gutem Erfolg zum Schwinden gebracht werden können.

Es ist nicht bekannt, warum auf die Gruppe der afroamerikanischen Männer die weltweit höchste Prostatakrebsrate entfällt. Eine jüngste Studie hat jedoch aufschlußreiche Hinweise zur Beantwortung dieser Frage gegeben, indem sie die Rolle der Hormone und der Ernährung beim Prostatakarzinom beleuchtete. Dabei wurden Hormonspiegel und Prostatakrebsrate afroamerikanischer Männer mit denen schwarzer Westinder verglichen und festgestellt, daß die Prostatakrebsrate in den Vereinigten Staaten höher lag. Die Studie registrierte ebenfalls, daß sich die afroamerikanischen Männer meistens fettreich und ballaststoffarm ernähren, während die westindischen Männer eine ballaststoffreiche und fettarme Kost zu sich nehmen, deren Hauptbestandteil das stärkehaltige Maniokgemüse (Kassave) ist.

Eine weitere faszinierende Beziehung zwischen Prostatakrebs und Ernährung liegt in der Tatsache, daß die Krankheit unter asiatischen Männern selten ist, Nachkommen asiatischer Einwanderer in die Vereinigten Staaten jedoch ein erhöhtes Risiko für Prostatakrebs haben, was auf die Übernahme einer westlichen Ernährungsweise, die reich an Fett und Kalorien und arm an Ballaststoffen ist, zurückgeführt wurde (siehe auch viertes Kapitel für eine ähnliche Parallele). Mehrere äußerst interessante Autopsiestudien belegen, daß die Rate kleiner Prostatatumore bei amerikanischen, afrikanischen und japanischen Männern *gleich*, die Rate der *fortgeschrittenen* Prostatakarzinome bei den Amerikanern jedoch weit höher ausfällt. Folglich könnte es sein, daß die fettreiche und ballaststoffarme Kost der Amerikaner latente Prostatakrebszellen zum Wachstum anregt. Amerikanische Adventisten vom Siebten Tag, eine religiöse Gemeinschaft, die auf den Verzehr von Fleisch ganz verzichtet und nur mäßig Eier und Käse zu sich nimmt, weisen eine niedrige Todesrate für Prostatakrebs auf. In Labortests wurde das Wachstum menschlicher Prostatakrebszellen (und Brustkrebszellen) durch die mehrfach ungesättigte Linolsäure stimuliert und umgekehrt durch Omegafettsäuren, die zum Beispiel in Fischöl enthalten sind, gebremst.

Wie beim Brustkrebs gilt auch für das Prostatakarzinom, daß man die Wichtigkeit einer Früherkennung nicht hoch genug einschätzen kann. Nur jeder fünfte der Patienten, deren Tumor sich zum Zeitpunkt der Diagnose bereits ausgeweitet hat, überlebt die folgenden fünf Jahre. Bis vor kurzem bestand die einzige Methode der Früherkennung in einer Untersuchung des Mastdarms und der Prostata mittels Tastfinger. Leider umgehen viele Männer diesen Test, bis ihre Symptome akut werden. Aber nun gibt es ein neues Diagnoseinstrument, und zwar den sogenannten PSA-Test, eine Untersuchung auf prostataspezifisches Antigen im Blut.

Wird im Blut mehr von diesem Eiweiß vorgefunden als normal, bedeutet das sehr wahrscheinlich, daß die Prostata geschädigt ist. Das Problem ist nur – geschädigt wodurch? Ein erhöhter PSA-Wert kann sowohl die Existenz eines Prostatakarzinoms signalisieren als *auch* die einer gutartigen Prostatahypertrophie, und das sind zwei grundverschiedene Krankheiten. Erstere hat das Potential zu metastasieren und zu töten und kann eine gründliche Operation oder eine andere Therapie erforderlich machen, die zweite kann zwar ernst sein, ist aber nicht bösartig und erfordert weniger drastische Maßnahmen. Aus diesem Grund ist ein PSA-Test allein nicht ausreichend für die Diagnose, und die American Cancer Society hat empfohlen, ihn zusammen mit einer rektalen Tastuntersuchung und, falls notwendig, einem transrektalen Ultraschall-Test (TRUS) anzuwenden. Diese neuentwickelte Methode besteht aus einer mittels Rektalsonde durchgeführten Ultraschalluntersuchung. Das National Cancer Institute hat bislang weder positiv noch negativ zum PSA-Test Stellung bezogen.

In ihren Richtlinien für die Prostatakrebsuntersuchung wird von der American Cancer Society empfohlen, daß jeder Mann über fünfzig jährlich eine rektale Tastuntersuchung und einen PSA-Test vornehmen läßt und zusätzlich den transrektalen Ultraschall, falls eines der beiden Untersuchungsergebnisse eine Anomalie aufweist. Männer, die zu einer Risikogruppe gehören, wie zum Beispiel Afroamerikaner und solche, in deren Familien gehäuft Fälle von Prostatakrebs aufgetreten sind, sollten möglicherweise früher mit diesen Untersuchungen beginnen.

Sie erinnern sich vielleicht, daß Tom Pritchett, als er Probleme mit dem Harnabgang bekam, zuerst dachte, es könne eine gutartige Prostatahypertrophie sein. Diese sehr verbreitete Störung zeigt fast die gleichen Symptome wie ein Prostatakarzinom im Anfangsstadium, nämlich einen schwachen Harnstrahl, Harnträufeln oder einen verzögerten Beginn der Blasenentleerung und häufigen Harndrang, besonders während der Nacht. Da sich die Vorsteherdrüse bei der prostatischen Hypertrophie vergrößert, erfordert es eine sorgfältige medizinische Untersuchung, um zwischen dieser gutartigen Erkrankung und einem Prostatatumor zu unterscheiden. Eine Prostatitis (Entzündung in der Prostata) kann ebenfalls ähnliche Symptome verursachen, und wenn sich die Infektion auf die Blase ausweitet, kann es zu Blut im Urin kommen, was auch auf Nierensteine hinweisen könnte. Und, ebenso wie bei Nierensteinen, kann ein fortgeschrittenes Prostatakarzinom starke Schmerzen in der Beckengegend hervorrufen, besonders wenn es auf die Knochen übergegriffen hat. Deshalb sollte man keine kostbare Zeit mit dem Versuch einer Selbstdiagnose vergeuden, sondern beim Auftreten dieser Art von Symptomen sofort zum Arzt gehen. Die gutartige Prostatahypertrophie scheint übrigens nicht direkt mit dem Prostatakrebs verknüpft zu sein.

Behandlungsmöglichkeiten bei Prostatakrebs

Wenn Sie und Ihr Arzt Entscheidungen darüber treffen, wie man Ihren Tumor behandeln kann, dann müssen dabei natürlich auch andere, eventuell bei Ihnen vorliegende medizinische Störungen, wie eine Herzkrankheit, ein Schlaganfall oder Diabetes, in Betracht gezogen werden.

Ist Ihr Karzinom örtlich auf die Prostata begrenzt, so können die Wahlmöglichkeiten eine Operation oder Bestrahlung einschließen, wobei beide Methoden in ihren Resultaten ungefähr gleich sind.

Eine Operation hatte früher den Nachteil, daß sie zu einer Schädigung der Nerven und damit zur Impotenz führen konnte. Neueste chirurgische Fortschritte haben dieses Problem jedoch weitgehend überwunden. Eine Bestrahlung kann eine Schädigung des Knochenmarks, Durchfall oder eine größere Häufigkeit der Harnentleerung und Impotenz verursachen.

Wenn die Krebserkrankung weiter fortgeschritten ist, kann man es mit einer Strahlentherapie oder Hormonbehandlung (oder einer Kombination von beiden) versuchen. Das Ziel eines hormonellen Eingriffs ist, den Spiegel der männlichen Sexualhormone (Androgene) zu senken. Es gibt mehrere Möglichkeiten, wie dies erreicht werden kann:

- Zweiseitige Orchidektomie (operative Hodenentfernung);
- Verabreichung von Östrogen, um die körpereigene Produktion der Hodenandrogene zu blockieren;

- Verabreichung von Gonadotropin freisetzenden hormonartigen Medikamenten (GnRH – Gonadotropin-releasing-hormone), um die Produktion der Hodenandrogene zu vermindern.

In jüngster Zeit wurden mit der Verwendung eines neuen Antiandrogens (Flutamid) plus Orchidektomie oder GnRH-Mittel vielversprechende Resultate erzielt.

Keine der oben erwähnten Methoden ist jedoch sehr nutzbringend, wenn sich die Krankheit in einem späten Stadium befindet, sondern in diesem Fall ist es vordringlich, sich auf die Linderung der Schmerzen und Beschwerden zu konzentrieren. Eine wichtige Maßnahme bei dem schmerzhaften Auftreten von Metastasen im Knochengerüst ist die Bestrahlung. Eine Chemotherapie mit zytotoxischen (zellhemmenden) Mitteln – das heißt, eine nicht-hormonelle Chemotherapie – hat bei einigen Männern mit fortgeschrittenem Prostatakarzinom ebenfalls eine Schmerzlinderung bewirkt.

Während mehr und mehr Männer das Alter erreichen, in dem sich das Prostatakrebsrisiko erhöht, kommt der Frage der Prävention eine verstärkte Aufmerksamkeit zu. Unter der Schirmherrschaft des National Cancer Institute wird derzeit eine klinische Versuchsreihe durchgeführt, um zu prüfen, ob das die Produktion der Androgene hemmende Mittel Proscar (»fenasteride«) ein Prostatakarzinom verhüten kann. Bisher wurde es hauptsächlich zur Behandlung einer gutartigen Prostatahypertrophie eingesetzt. Leider wird es allerdings noch mehrere Jahre dauern, bis die Ergebnisse dieser Studie vorliegen.

Ein Ernährungsplan für Prostatakrebspatienten

Obwohl eine Verbindung zwischen der Ernährung und Prostatakrebs sehr wahrscheinlich ist, gibt es nur sehr wenige Klinikversuche über die Rolle der Ernährung bei der Prophylaxe oder als zusätzliche Behandlungsform. Trotzdem ist bekannt, daß die Chancen für das Entstehen eines Prostatakarzinoms desto größer sind, je mehr Fett man über die Ernährung zu sich nimmt, eine Tatsache, die ebenso für das Kolonkarzinom, den Brustkrebs und andere Tumorarten gilt. Es gibt ebenfalls Hinweise darauf, daß eine geringe Aufnahme β-carotinhaltiger Nahrungsmittel das Risiko einer Prostatakrebserkrankung erhöhen kann. Ziehen Sie jedoch in jedem Fall Ihren Arzt zu Rate, bevor Sie irgendwelche ernährungsbezogenen Veränderungen vornehmen.

Diese Fakten wurden durch die Forschung gesammelt, aber es ist noch unklar, inwieweit sie für eine Verbesserung der Prophylaxe und Behandlung von Prostatakrebs anwendbar sind. Es gibt keine Belege dafür, daß Megadosen von Vitaminen, Selen oder anderen Mineralien hilfreich wären, und, wie im zweiten Kapitel erklärt, sie können außerdem gefährlich sein.

Bis die klinischen Therapiestudien mit zufälliger Auswahl von Patienten zu chemoprophylaktischen oder ernährungsbezogenen Methoden abgeschlossen sind, müssen die Empfehlungen für ernährungsspezifische Maßnahmen zur Verhütung von Prostatakrebs begrenzt bleiben. Aber selbst mit diesen Einschränkungen stellen die im zweiten Kapitel aufgeführten Ernährungsrichtlinien der American Cancer Society einen guten Anfangspunkt dar. Durch deren Befolgung haben Sie den Vorteil einer Ernährung mit allgemein krebshemmenden Eigenschaften, die außerdem einigen anderen Problemen entgegenwirkt, mit denen ältere Männer üblicherweise konfrontiert sind: Der hohe Gehalt an Ballaststoffen trägt zur Aufrechterhaltung einer geregelten Verdauung bei, und der niedrige Gehalt an Fett kann helfen, eine Herz-Kreislauf-Erkrankung zu verzögern oder zu verhüten.

Wenn Ihr Prostatakarzinom frühzeitig diagnostiziert und der Tumor vollständig entfernt wurde, haben Sie gute Chancen auf eine Heilung. In diesem Fall sind die oben erwähnten Richtlinien sehr für Sie geeignet.

Haben Sie sich einer Operation oder Strahlentherapie unterzogen, und es ist zweifelhaft, ob die Krankheit dadurch geheilt werden konnte, wäre es sinnvoll, Ihre Fettzufuhr auf maximal 20 Prozent der täglichen Kalorienmenge zu reduzieren und die Aufnahme β-carotinhaltiger Nahrungsmittel zu erhöhen (siehe Seite 56). Darüber hinaus empfehle ich, täglich mindestens sechs Portionen an Obst oder Gemüse zu sich zu nehmen.

Falls sich Ihr Tumor auf Metastasen im Knochen oder an anderen Organen ausgeweitet hat, wird eine Ernährungsumstellung wahrscheinlich nicht viel helfen. Im achten Kapitel finden Sie Informationen darüber, wie Sie in diesem Fall die Nebenwirkungen Ihrer Krebstherapie mildern oder beseitigen können.

Empfehlungen für Prostatakrebs

Grundplan

1. Bei einem geheilten Prostatakarzinom (frühes Krankheitsstadium, auf die Vorsteherdrüse begrenzt, die vollständig entfernt wurde) befolgen Sie die auf Seite 213 angegebenen Ernährungsrichtlinien der National Cancer Society.

2. Bei einer fortgeschrittenen Erkrankung, die möglicherweise nicht geheilt werden konnte, vermindern Sie die Fettzufuhr auf maximal 20 Prozent der täglichen Kalorienmenge und steigern den Verzehr β-carotinhaltiger Nahrungsmittel. Diese Empfehlung gilt auch, wenn in Ihrer Familie eindeutig Fälle von Prostatakrebs aufgetreten sind. (Siehe folgende Tabelle und dritter Teil dieses Buches, S. 171 ff.)

Ungefähre tägliche Fettmenge in Gramm bei 20 Prozent der Kalorien		
Körpergröße in Zentimeter (ohne Schuhe)	Fett in Gramm Männer über 50*	Fett in Gramm Männer unter 50*
155	30	34
158	31	35
160	32	36
163	33	37
165	34	38
168	35	39
170	36	40
173	37	41
175	38	42
178	39	43
180	40	44
183	41	45
185	42	46

* Diese Mengen wurden anhand des Grundbedarfs an Kalorien für einen erwachsenen Mann mit Normalgewicht und mittlerem Körperbau errechnet. Wenn Sie sehr aktiv sind und Ihr tägliches Fettsoll erreicht haben, aber immer noch Hunger verspüren, sollten sie statt mehr Fett eher Obst, Gemüse und sonstige fettarme Snacks zu sich nehmen.

3. Bei einem metastasierenden Tumor finden Sie im achten Kapitel Hinweise für die Lösung ernährungsbezogener Probleme und eine Verbesserung des Wohlbefindens während der Krebstherapie.

Ergänzende Erläuterungen

Da es sich bei dem Prostatakarzinom um eine Krankheit handelt, die mit dem Alterungsprozeß verbunden ist, und die Leistungsfähigkeit des Immunsystems bei älteren Menschen eher nachläßt, sollten Sie in Betracht ziehen, Ihren Arzt nach einem Multivitaminpräparat oder einer zusätzlichen Einnahme von Vitamin E zu fragen. Das zur Gruppe der Antioxidantien gehörende Vitamin E ist in einer fettarmen Kost nämlich möglicherweise nicht in ausreichendem Umfang enthalten, da es sich hauptsächlich in Ölen und anderen fettreichen Nahrungsmitteln findet.

7. Kapitel

Für Patienten mit Plattenepithelkarzinom

(maligne Tumore der Lunge, der Kopf-Hals-Region, am Gebärmuttermund, der Blase oder der Haut und Schleimhaut)

Diese Tumorarten, die unter dem Begriff »Plattenepithelkarzinom« zusammengefaßt werden, gehen aus der Zellschicht des Haut- und Schleimhautgewebes hervor. Die meisten davon lassen sich auf den Nikotinkonsum zurückführen, während der Hautkrebs durch übermäßige Sonnenexposition verursacht wird und das Gebärmutterhalskarzinom mit einer bestimmten Virusgruppe verknüpft sein könnte. Da die verschiedenen Plattenepithelkarzinome ähnliche Ernährungsmaßnahmen erfordern, werden sie hier zusammen behandelt.

Äußere Einflüsse

Eine der Haupttumorarten, das Adenokarzinom, entsteht in den Drüsen (das griechische Wort aden oder adeno bedeutet Drüse) des betroffenen Organs, wie zum Beispiel den Drüsen in der Brust. Adenokarzinome finden sich häufig in der Brust, dem Dickdarm, der Prostata und anderen Organen, die viel Drüsengewebe enthalten.

Da die meisten Drüsen nicht direkt der Umwelt ausgesetzt sind, nimmt man an, daß der auslösende Faktor für die Entwicklung eines Karzinoms (falls es ein äußerer Einfluß ist) das betroffene Organ höchstwahrscheinlich über den Blutkreislauf erreicht. Das heißt, das Blut kann zum Beispiel chemische Karzinogene, Fett oder Fettsäuren zu diesen Organen transportieren.

Im Gegensatz dazu sind die Plattenepithelkarzinome sowohl von inneren als auch äußeren Einflüssen abhängig. Beim Lungenkrebs ist das die Lunge auskleidende Epithelgewebe Giftstoffen von außerhalb des Körpers, besonders dem Tabakrauch und gleichzeitig den Nikotinschadstoffen, die in die Blutbahn absorbiert werden, ausgesetzt. Der Nikotinkonsum spielt bei der Entwicklung der Plattenepithelkarzinome eine entscheidende Rolle, und zwar nicht nur in der Lunge, sondern in der Kopf-Hals-Region, an der Speiseröhre, der Blase und anderen Organen. Das Rauchen wurde auch mit dem Gebärmutterhalskrebs in Zusammenhang gebracht, denn es ist erwiesen, daß die mit dem Tabakrauch inhalierten Karzinogene selbst entlegene Körperregionen erreichen und dort eine genetische Schädigung am Gewebe verursachen können. Kommt zu dieser Schädigung noch eine weitere physiologische Bedrohung, wie zum Beispiel eine Entzündung des Gebärmutterhalses durch Humanpapillomaviren (HPV), so führt das häufig zum Entstehen eines Tumors.

Seit einigen Jahren wissen wir, daß das Zigarettenrauchen einen weit größeren gesundheitlichen Schaden anrichtet, als ursprünglich angenommen. Das Rauchen ist nicht nur eine persönliche Entscheidung. Wenn nämlich zum Beispiel ein Elternteil raucht, kann das bei einem Kind Atemwegserkrankungen hervorrufen und dazu führen, daß es sich später ebenfalls das Rauchen angewöhnt. Eine Schwangere, die raucht, setzt den Fetus den gleichen krebserregenden Schadstoffen aus wie sich selbst, und es wurde nachgewiesen, daß der Zigarettenkonsum einer schwangeren Frau das Risiko erhöht, daß das Baby bei der Geburt untergewichtig ist, was wiederum verschiedene Probleme für die Gesundheit und die Entwicklung des Kindes verursachen kann. Eine Gruppe von Forschern hat kürzlich registriert, daß auch der Tabakkonsum des Vaters für ein vermindertes Geburtsgewicht verantwortlich sein kann, wenn auch in geringerem Maße als wenn die Mutter raucht. Raucht von einem Paar eine Person, so hat auch der nichtrauchende Teil ein erhöhtes Risiko für Lungenkrebs, da er oder sie dem Tabakrauch ebenfalls ausgesetzt ist und damit zum Passivraucher wird.

Hautkrebs wird oft mit einer Schädigung durch übermäßiges Sonnenbaden in Verbindung gebracht, es gibt jedoch einige Studien, die auch diese Tumorart mit dem Tabakkonsum in Zusammenhang gesetzt haben. Plattenepithelkarzinome der Haut wurden ebenfalls mit anderen Strahlen als denen der Sonne und bestimmten Chemikalien, wie zum Beispiel Arsen, verknüpft.

Das fehlende Etwas in der Ernährung

Die Epithelkarzinome gleichen sich auch in anderer Hinsicht, denn sie gehören zu den Tumoren der »Unterernährung«, einer Gruppe, über die wir im

zweiten Kapitel gesprochen haben. Im Gegensatz zu den Mamma-, den Kolon-
und anderen Tumoren, von denen man annimmt, daß sie in einem direkten
Zusammenhang mit einer zu großen Fett- oder Kalorienaufnahme stehen,
wurden die Plattenepithelkarzinome in Bevölkerungsstudien damit in Verbindung gebracht, daß in der Ernährung etwas *fehlt*. Bei diesem »fehlenden
Etwas« könnte es sich um bestimmte Vitamine – besonders A und E – handeln,
deren antioxidative Wirkung ebenfalls im zweiten Kapitel beschrieben wurde.
Die Tumore der Unterernährung können aus dem absoluten Mangel an einer
grundlegend wichtigen Substanz oder aus einem relativen Mangel resultieren, der zum Beispiel durch den Tabakkonsum verursacht wurde. Denn
während Raucher zwar nicht im eigentlichen Sinne unterernährt sind, haben
sie doch einen sehr viel größeren Bedarf an Antioxidantien, da sich durch
das Nikotin die Menge der zellschädigenden Oxidationsmittel erhöht und
der Körper folglich mehr Antioxidantien braucht, um diesen Prozeß umzu-
kehren.
Darüber hinaus ist erwiesen, daß durch den Tabakkonsum die Fähigkeit des
Organismus, die Vitamine zu verarbeiten, beeinträchtigt wird. So muß ein
Raucher zum Beispiel bekanntermaßen eine größere Menge an Vitamin C zu
sich nehmen, um den gleichen Nutzen daraus zu ziehen wie ein Nichtraucher.
Nikotin hat so viele negative Auswirkungen auf den Körper, daß der General-
stabsarzt der US-Armee mehrere Bücher darüber veröffentlicht hat. Eine
negative Auswirkung ist, daß durch den Tabakkonsum die Zellen veranlaßt
werden, sich in einer Art und Weise zu verhalten, die in Richtung eines
Tumors tendiert, und zwar besonders hinsichtlich der Differenzierung des für
die Zelleigenschaften und -funktionen entscheidenden Prozesses. In Zellen,
die sich zu Tumorzellen entwickeln, können einige Vitamine, einschließlich der
Vitamine A und E, die Zellfunktionen wieder stabilisieren und damit einen ver-
hängnisvollen Vorgang unterbrechen.
Interessanterweise gibt es Parallelen zwischen dieser Schutzfunktion und der
Wirkungsweise von Vitaminen bei einigen ernährungsbedingten Mangel-
krankheiten. Ein Vitamin-A-Mangel verursacht Metaplasie, eine Umwandlung des Epithelgewebes der Hornhaut und des Bronchialsystems. Laborversuche mit Tieren haben gezeigt, daß durch das Vitamin A die Zellschicht vor
Karzinogenen geschützt wird. Andere Versuche haben eine Verknüpfung zwischen Lungenkrebs und einem Mangel an Vitamin A in der Ernährung registriert. Das bedeutet: Personen mit einem hohen Risiko können möglicher-

weise durch eine Vitaminregulierung vor einem Epithelkarzinom bewahrt werden. Während wir im weiteren Verlauf über die verschiedenen Epithelkarzinome sprechen, werden Sie erkennen, inwieweit das »fehlende Etwas« in der Ernährung zur Entwicklung jedes einzelnen beiträgt.

Lungenkrebs

Fast jeder Fall von Lungenkrebs ist eine doppelte Tragödie: Erstens hätte in der Mehrzahl der Fälle die Krankheit verhütet werden können, wenn die Betroffenen *nicht* geraucht hätten oder nicht dem Rauch anderer ausgesetzt gewesen wären.

Zweitens ist es äußerst schwierig, das Bronchialkarzinom im Anfangsstadium zu erkennen. Seine Symptome wie Husten, blutiger Auswurf, Schmerzen in der Brust und Lungenentzündung treten meist erst im späteren Verlauf der Krankheit auf, und auch dann werden sie oft ignoriert oder verdrängt, in der Annahme, es handele sich »lediglich« um Raucherhusten. Und im Gegensatz zu anderen Routineuntersuchungen zur Krebserkennung (wie ein Abstrich oder eine Mammographie) hat sich eine Überprüfung von symptomfreien Personen durch eine Röntgenaufnahme der Brust als wenig sinnvolle Maßnahme zur Krebsvorsorge erwiesen, da es dann notwendig wäre, Hunderttausende von Menschen zu untersuchen – und außerdem ist es möglich, daß diejenigen mit dem höchsten Risiko für Lungenkrebs sich ebensowenig einer Röntgenuntersuchung unterziehen wie das Rauchen aufgeben würden.

Wenn Sie kein Lungenkarzinom haben, aber rauchen, ist die wichtigste krebsvorbeugende Maßnahme, die Sie ergreifen können, *jetzt mit dem Rauchen aufzuhören.* Es ist nie zu spät für diesen Schritt, denn die Lungen haben eine außerordentlich große Fähigkeit, sich selbst zu heilen, und das geschädigte Gewebe hat sich häufig innerhalb von zwei bis vier Jahren nach Aufgabe des Rauchens wieder normalisiert (die Regeneration kann bei starken Rauchern allerdings länger dauern).

Selbst wenn an Ihnen bereits Lungenkrebs diagnostiziert wurde, wird das Einstellen des Rauchens eine positive Wirkung haben, obwohl sich der Tumor dadurch nicht wieder rückgängig machen läßt. Ein fortgesetzter Tabakkonsum kann die Wirksamkeit der Behandlungen beeinträchtigen und das Risiko einer weiteren Erkrankung wie Schlaganfall oder Herzkranzstörung erhöhen.

Darüber hinaus bedeutet es, daß Sie mit dem Rauchen auch die Menschen in Ihrer Umgebung dem Risiko eines Lungenkarzinoms und anderer Atemwegserkrankungen aussetzen.

Die Behandlung von Lungenkrebs erfordert die stärksten der den Medizinern zugänglichen Maßnahmen. Einer Operation, bei der der betroffene Lungenflügel teilweise oder ganz entfernt wird, folgt häufig eine langwierige Bestrahlung und multimedikamentöse Chemotherapie. Die Nebenwirkungen dieser Behandlungsformen können schwerwiegend sein und schließen zum Beispiel postoperative Schmerzen, Übelkeit, Appetitlosigkeit, Knochenmarkssuppression und andere ein.

Bei einer Art des Lungentumors, dem kleinzelligen Karzinom (Oat-cell-Karzinom), wird außer einer Biopsie meistens keine Operation durchgeführt. Der Grund dafür ist, daß die Krebszellen in diesem Fall tatsächlich kleiner sind als die anderer Lungentumorarten und sich sehr rasch über die Reichweite einer Operation hinaus ausbreiten. Statt dessen wird in diesem Fall eine Chemotherapie und Bestrahlung gegeben, in der Hoffnung, damit die Krankheit sowohl in der Lunge als auch an anderen Organen eindämmen zu können.

Derzeit werden in der ganzen Welt mehrere Ernährungsstudien zur Prävention eines Lungenkarzinoms durchgeführt. Dabei handelt es sich allerdings eher um *chemoprophylaktische* Versuche, bei denen bestimmte Nährstoffe in Form von Medikamenten verwendet werden, mit dem Ziel, den Prozeß einer Tumorbildung zu unterbrechen. Bei den meisten dieser Versuche werden Antioxidantien, einschließlich der Vitamine A und E sowie synthetischer Vitamin-A-Derivate, eingesetzt.

Das National Cancer Institute hat in Kooperation mit einer Gruppe von Forschern in Finnland eine der bisher größten klinischen Versuchsreihen eingeleitet, mit der die Vitamine A und E separat und zusammen auf ihre präventive Tauglichkeit hinsichtlich des Lungenkarzinoms getestet werden. Weitere Studien beinhalten die in den Vereinigten Staaten bis 1996 durchgeführte sogenannte CARET-Untersuchung an mehr als 15 000 starken Rauchern und Personen, die Asbest ausgesetzt waren.

Diese Personen nehmen an Tests zum Präventionspotential von β-Carotin und Retinol, zwei Vitamin-A-Substanzen, teil. In China wird derzeit eine Versuchsreihe zur Chemoprophylaxe von Lungenkrebs mit Zinngrubenarbeitern vorbereitet, die zu der Risikogruppe für diese Tumorart gehören. Hierbei werden Vitamin A, β-Carotin, Vitamin E und Selen verwendet. In einer anderen Untersuchung wurden einer Gruppe von Patienten, die sich bereits einer Lungenkrebsbehandlung unterzogen haben, unter ärztlicher Kontrolle hohe Dosen an Vitamin A verabreicht. Die vorläufigen Resultate dieser Studie sind recht vielversprechend, da das Vitamin A scheinbar den Zeitraum zwischen dem Abschluß der Krebstherapie und einem Wiederauftreten der Krankheit verlängert.

Bei keiner dieser Untersuchungen läßt sich erwarten, daß die Vitamine ihr maximales chemoprophylaktisches Wirkungspotential zeigen, solange die Teilnehmer mit dem Rauchen fortfahren. Um ganz von den Vitaminen profitieren zu können, wird es notwendig sein, daß die Raucher ihren Nikotinkonsum einstellen, und zwar weil, wie bereits erwähnt, die karzinogene Wirkung des Tabakrauchs jede gesundheitsfördernde Maßnahme zunichte macht.

Davon abgesehen habe ich diese wichtigen Untersuchungen erwähnt, weil sie zeigen, warum sich die Plattenepithelkarzinome als Tumore der *Unterernährung* kategorisieren lassen. Ihnen ist wahrscheinlich aufgefallen, daß die oben erwähnten Studien alle darauf beruhen, daß der Kost etwas – meistens ein Vitamin – *hinzugefügt* wird. Das gleiche Prinzip trifft auf die im folgenden beschriebenen Erkrankungen zu, nämlich Tumore der Kopf-Hals-Region, am Gebärmuttermund und der Blase.

Hinsichtlich des Lungenkarzinoms gehe ich von der Arbeitshypothese aus, daß der Tabakrauch so auf die Zellauskleidung des Organismus einwirkt, daß ein relativer Mangel an Substanzen entsteht, wie zum Beispiel an Vitamin A, das die Differenzierung der Zellen kontrolliert. Diese Zellen differenzieren sich nicht normal und entarten – möglicherweise unter Einfluß anderer mit Nikotin verknüpfter Wachstumsfaktoren – zu einem Tumor. Dann können noch weitere Faktoren ins Spiel kommen, die eine Metastasierung verursachen. In diesem Szenario ist der Tabakrauch der Auslöser des Prozesses, aber es ist auch möglich, daß eine Unterernährung (das heißt, ein schwerwiegender Mangel an Vitamin A und anderen Substanzen) vorliegen und schließlich zum gleichen Resultat führen könnte, ohne daß der oder die Betroffene raucht. Dies würde die bei epidemiologischen Studien gemachte Beobachtung erklären, daß eine geringe Vitamin-A-Zufuhr mit dem Lungenkarzinom korreliert.

Auch ein Vitamin-E-Mangel verursacht eine Schädigung des Epithelgewebes. Pellagra, eine durch multiple Ernährungsmängel verursachte Krankheit, zeichnet sich durch eine Anzahl von Veränderungen aus, von denen einige im

Zellverband auftreten, einschließlich einer Atrophie (Rückbildung) und Hypertrophie (Vergrößerung) des sowohl den Darm als auch die Haut umkleidenden Zellgewebes. Deshalb werden die Vitamine A und E bei Versuchen zur Chemoprophylaxe von Lungenkrebs verwendet, um damit eventuell entstehende präkanzeröse Veränderungen zu bekämpfen.

Die meisten Lungenkarzinome gehören zur Gruppe der Epitheltumore, und einige von ihnen sind Adenokarzinome, welche ebenfalls durch das Rauchen verursacht werden können. Allerdings weiß man nicht viel über die Beziehung zwischen dieser Tumorart und der Ernährung.

Tumore der Kopf-Hals-Region

Kopf- und Halstumore entstehen in der Zellauskleidung des Rachens und der Mundhöhle, einschließlich der Lippen, Zunge, der oberen Speiseröhre und der oberen Atemwege. Dabei handelt es sich meistens um Plattenepithelkarzinome, und diese Tumorart ist in den Vereinigten Staaten für ungefähr 40 000 Krankheitsfälle und 11 000 Tode jährlich verantwortlich. Diese Werte sind im Verhältnis zur Gesamtbevölkerungszahl auf andere Industriestaaten übertragbar. Wenn bei Ihnen ein Kopf-Hals-Krebs diagnostiziert wurde, sind Sie sich der Schwere dieser Krankheit sicher bewußt, wobei der Ort, an dem das Karzinom auftritt, einen großen Unterschied für die Überlebenschancen macht. 92 Prozent der Patienten, die wegen eines Lippenkarzinoms behandelt werden, überleben mindestens fünf Jahre, aber nur 10 Prozent der Patienten mit Speiseröhrenkrebs haben eine Überlebenszeit von fünf Jahren. Die anderen zu dieser Gruppe gehörenden Tumorarten liegen zwischen diesen beiden Extremen.

Abgesehen von der Tatsache, daß bei diesen Krankheiten eine Heilung oft unzuverlässig ist, kann die Fähigkeit zu essen je nach Lage des Tumors durch eine einfache Obstruktion stark beeinträchtigt werden. Durch eine Behandlung kann diese Störungsquelle beseitigt werden, was aber wiederum gewisse Probleme für die Ernährung bedeuten kann. Der erforderliche operative Eingriff kann in der teilweisen Entfernung des Verdauungsapparats bestehen, oder diese Teile können durch die Nebenwirkungen der Chemotherapie oder Bestrahlung für längere Zeit funktionsunfähig gemacht werden. Einige dieser Nebenwirkungen sind ein Verlust der Speicheldrüsenfunktion und daraus resultierende Mundtrockenheit, Schleimhautentzündung (Mukositis), Übelkeit und Zahnausfall.

Wie bereits erwähnt, stehen die Tumore der Kopf-Hals-Region, ebenso wie der Lungenkrebs, mit dem Nikotin in Verbindung, und das gilt nicht nur für das Rauchen, sondern auch für das Kauen oder Schnupfen von Tabak. Im Gegensatz zum Lungenkarzinom spielt bei der Entstehung des Kopf-Hals-Karzinoms jedoch auch der Alkoholkonsum eine große Rolle. Während ein Tumor der Kopf-Hals-Region sowohl durch das Rauchen als auch durch den Alkoholkonsum allein verursacht werden kann, läßt eine Kombination von beidem das Risiko noch erheblich ansteigen. Einige Forscher haben auch auf einen Zusammenhang zwischen dem Kopf-Hals-Krebs und dem Haschischrauchen – mit oder ohne Alkoholgenuß – besonders bei Personen unter dreißig Jahren hingewiesen.

Behandlungsergebnisse und Heilungsraten sind bei früh erkannten Tumoren *sehr gut*, wenn eine Operation vorgenommen wird sowie Bestrahlung und/oder Chemotherapie eingesetzt werden. Fortgeschrittenere Tumore der Kopf-Hals-Region werden zwar mit den gleichen Maßnahmen behandelt, jedoch sind hierbei die Resultate nicht so positiv. Wissenschaftler haben festgestellt, daß eine Chemotherapie kurzfristig äußerst günstige Ergebnisse erzielen kann, und deshalb werden derzeit Versuche mit einer sogenannten »neo-adjuvanten Behandlung« durchgeführt, wobei *vor* der Operation starke Dosen von Zytostatika (Antitumormedikamente) gegeben werden, um die Tumormasse zu verkleinern und damit die Operabilität zu verbessern. Bislang sind die Resultate ermutigend. Diese Maßnahme bietet den Vorteil einer geringeren chirurgischen Verstümmelung, und die Überlebensquote der Patienten, bei denen eine neo-adjuvante Chemotherapie angewendet wurde, ist ungefähr die gleiche wie bei anderen Methoden. Diese Herangehensweise kann es in einigen Fällen ermöglichen, den Kehlkopf und andere Organe zu erhalten, aber ihre langfristigen Behandlungsergebnisse können erst nach mehreren Jahren der weiteren Untersuchung beurteilt werden.

Es gibt bestimmte Alarmsignale, die den behandelnden Arzt auf einen drohenden Tumor der Kopf-Hals-Region hinweisen. Dazu gehören die Leukoplakie (Weißschwielenkrankheit), eine weiße, nicht abwischbare flache oder papillomatöse Veränderung der Mundschleimhaut, und die Erythroplakie, bei der ebenfalls auf der Mundschleimhaut rote, samtige Flecken auftreten. Keine der beiden Erkrankungen ist an sich karzinös, aber beide machen eine Biopsie und

sorgfältige ärztliche Nachuntersuchungen erforderlich, denn es sind Gewebeveränderungen, die in einen malignen Tumor übergehen können.
Patienten mit Leukoplakie oder Erythroplakie eignen sich gut für chemoprophylaktische Versuche, und Wissenschaftler haben dabei vor ungefähr dreißig Jahren festgestellt, daß ein lokale Anwendung von Vitamin A eine orale Leukoplakie zum Schwinden bringen kann. Seither hat sich eine orale Einnahme von Vitamin A (das heißt in Tablettenform) als wirksam erwiesen. Derzeit werden weitere klinische Versuche durchgeführt, um Vitamin-A-Derivate zu testen, wobei es scheint, als seien die synthetischen Abkömmlinge des Vitamin A in diesem Zusammenhang effektiver als die natürliche Vitamin-A-Substanz β-Carotin, nur leider sind sie auch toxischer und verursachen Haut- und Augenreizungen sowie einen erhöhten Anteil von Lipiden (Fette) im Blut.
Wie im Falle vieler anderer Tumorarten können auch bei Patienten, die ein Kopf-Hals-Karzinom hatten, Metastasen auftreten. Einer weithin akzeptierten Theorie zufolge wird das Epithelgewebe, das über einen längeren Zeitraum hinweg solchen Karzinogenen, wie zum Beispiel Nikotin, ausgesetzt ist, einer sogenannten »Flächenkrebsbildung« unterzogen, das heißt, daß die umliegenden Zellen in einem großen Areal (im gesamten Mund- und Rachenraum) in ein prämalignes Stadium geraten. Nach einiger Zeit entarten diese Zellen zu einem Tumor, und eine Behandlung wird erforderlich. Ist die Therapie erfolgreich, und dieser Tumor konnte entfernt werden, können jedoch an anderen Stellen des betreffenden Areals weitere Karzinome entstehen.
Patienten, die sich sogar nach der Diagnose eines Kopf-Hals-Karzinoms weigern, ihren Tabak- oder Alkoholkonsum einzustellen, sind besonders anfällig für weitere Tumore der Kopf-Hals-Region, der Lunge oder Speiseröhre. Derzeit werden sowohl in den Vereinigten Staaten als auch in Europa β-Carotin, synthetische Vitamin-A-Derivate und andere chemoprophylaktische Mittel auf ihr Potential hin getestet, die Metastasierung der Kopf-Hals-Tumore zu verhüten, und die vorläufigen Resultate sind vielversprechend.
Ende 1993 wurde eine interessante Studie aus China veröffentlicht (ein Gemeinschaftsprojekt mit dem National Cancer Institute), die eine verminderte Rate von Speiseröhren- und Magenkrebs bei Personen mit einem hohen Risikofaktor registrierte, die Vitamin A und E zusammen mit Selen eingenommen hatten.

Gebärmutterhalskrebs

Das Zervixkarzinom läßt sich aus mehreren Gründen in dieselbe Gruppe einordnen wie andere Tumore der Unterernährung: Die Krankheit tritt häufiger unter Frauen mit einem sozial schwachen Status auf (bei denen meistens eine unzulängliche Ernährungsweise vorherrscht), das Krankheitsrisiko wurde mit gewissen ernährungsbezogenen Mangelerscheinungen in Zusammenhang gebracht, und eine hohe Zufuhr an bestimmten Nahrungsmitteln hat ein vermindertes Risiko ergeben. Speziell durch eine β-Carotin- und Vitamin-C-arme Kost wird das Risiko erhöht und umgekehrt durch den Verzehr großer Mengen an Obst und Gemüse reduziert. Deshalb ist der Gebärmutterhalskrebs Gegenstand zahlreicher ernährungsbezogener klinischer Versuchsstudien zur Prophylaxe. Allerdings gibt es für das Zervixkarzinom noch andere wichtige Risikofaktoren, einschließlich frühen Geschlechtsverkehrs, wechselnde Sexualpartner und eine Infektion durch bestimmte sexuell übertragbare Viren, wie zum Beispiel Humanpapillomaviren.

Während der vergangenen Jahrzehnte sank die Anzahl der Frauen, an denen ein invasiver Gebärmutterhalskrebs diagnostiziert wurde. Im Jahr 1992 wurden in den Vereinigten Staaten etwa 13 500 neue Fälle registriert, und ungefähr 4000 Frauen starben an dieser Krankheit. Im Vergleichsjahr 1958 dagegen starben 8500 Frauen an einem Zervixkarzinom. Diese Abnahme in der Zahl der Todesfälle ist teilweise auf die weitverbreitete Verwendung des Papanicolaou-Abstriches zurückzuführen, bei dem eine Zellprobe vom Gebärmuttermund und -kanal entnommen und mikroskopisch auf bösartige Veränderungen untersucht wird. Dieser Vorgang dauert nur wenige Minuten, ist so gut wie schmerzlos und wird meistens zusammen mit einer Untersuchung des Beckens durchgeführt.

Ebenso wie bei einem sich entwickelnden Tumor der Kopf-Hals-Region solche Warnsignale wie Leukoplakie oder Erythroplakie auftreten können, zeigt auch ein beginnender Gebärmutterhalskrebs bestimmte Warnsignale, die aber in einem sehr frühen Stadium nur mit dem Papanicolaou-Abstrich ausgemacht werden können, was einer der vielen Gründe dafür ist, weshalb diese Abstrichuntersuchung so häufig angewendet wird. Falls die Auswertung bei Ihnen auf gewisse Zellveränderungen, wie zum Beispiel eine Dysplasie oder Entzündung hinweist, sollte Ihr Arzt den weiteren Verlauf mit wiederholten Abstrichen sorgfältig kontrollieren oder gegebenenfalls zusätzliche Untersuchungen und eine Behandlung anordnen.

Selbst wenn die definitive Diagnose Gebärmutterhalskrebs ist, kann die Krankheit in den meisten Fällen geheilt werden. Die Heilungsrate beträgt fast 100 Prozent, wenn der Tumor bei der Entdeckung örtlich begrenzt ist. In den Vereinigten Staaten wird jährlich an ungefähr 50 000 Frauen ein lokales Zervixkarzinom diagnostiziert. Zieht man alle Stadien der Diagnose in Betracht, beträgt die Fünfjahresüberlebensrate beim Gebärmutterhalskrebs 66 Prozent.

Obwohl dies eine gute Zahl ist, wären 100 Prozent natürlich sehr viel wünschenswerter. Deshalb ist der Papanicolaou-Abstrich einer der wichtigsten Tests für die gynäkologische Krebsvorsorge. Die American Cancer Society empfiehlt Frauen über achtzehn Jahren, die sexuell aktiv sind oder waren, eine jährliche Abstrich- und Beckenuntersuchung. Nach mindestens drei aufeinanderfolgenden jährlichen Untersuchungen mit zufriedenstellendem Befund kann der Papanicolaou-Abstrich nach Ermessen des Arztes weniger häufig durchgeführt werden. Die Art der Behandlung für Gebärmutterhalskrebs hängt von dem Stadium der Krankheit zum Zeitpunkt der Diagnose ab. Im Anfangsstadium (in situ) kann sie durch eine operative Entfernung des lokalen Tumors, Kryotherapie (Eisbehandlung) oder Elektrokoagulation (Abtragung von Gewebebezirken durch elektrischen Strom) geheilt werden, während ein fortgeschritteneres Stadium umfassendere operative und/oder strahlentherapeutische Maßnahmen erfordert.

In mehreren Forschungszentren wird derzeit geprüft, inwieweit β-Carotin, Vitamin-A-Derivate, Vitamin C und Folsäure die prämalignen Veränderungen im Gebärmutterkörper auf die gleiche Art und Weise rückgängig machen können wie das Vitamin A bei prämalignen Schädigungen in der Mundhöhle. Bei einigen dieser Versuche werden die vorbeugenden Substanzen direkt auf den Gebärmutterkörper aufgetragen, während andere die orale Einnahme solcher Mittel testen. Die vorläufigen Ergebnisse zeigen, daß sich dadurch eine Zervixdysplasie, die sich zu einem Zervixkarzinom entwickeln kann, tatsächlich zurückbilden läßt.

Blasenkrebs

Der Harnblasentumor, der häufiger bei Männern als bei Frauen auftritt, ist relativ weit verbreitet. Im Jahr 1992 wurde diese Krankheit an mehr als 51 000 Amerikanern diagnostiziert, und ungefähr 9500 Personen starben daran.

Wie bei anderen Plattenepithelkarzinomen stellt das Rauchen auch hierbei einen bedeutenden Risikofaktor dar. Die im Nikotin enthaltenen Karzinogene durchwandern die Lunge und gelangen in die Blutbahn. Wenn die Nieren diese Schadstoffe aus dem Blut spülen, werden sie im Urin abgelagert. Dadurch wirken die Karzinogene auf die Zellauskleidung der Blase ein, wo sie die Entstehung von Blasenkrebs begünstigen. Auch Personen, die in der Farbstoff-, Textil-, Gummi- oder Lederindustrie arbeiten, haben ein erhöhtes Risiko für diese Tumorart.

Bei den meisten Erkrankten findet sich Blut im Urin. Die Diagnose erfolgt mittels einer Zytoskopie (Blasenspiegelung), bei der ein Endoskop in die Blase eingeführt wird, so daß ihr Zustand visuell kontrolliert und eine Gewebeprobe des verdächtigen Areals für die Biopsie entnommen werden kann. Wird der Blasentumor frühzeitig entdeckt, beträgt die Fünfjahresüberlebensquote 90 Prozent, bei einer Metastasenbildung fällt diese Rate aber auf lediglich 9 Prozent ab. Die Art der Behandlung hängt von der Tumorgröße und -ausdehnung zum Zeitpunkt der Diagnose ab, und dementsprechend kann eine Operation, Bestrahlung, Chemotherapie oder eine Kombination dieser Methoden erforderlich sein. Derzeit werden Versuche mit einer neo-adjuvanten Behandlung (Verabreichung von Medikamenten vor der Operation zur Tumorverkleinerung) durchgeführt. Da es noch sehr wenig Datenmaterial zur Chemoprophylaxe von Blasenkrebs gibt, bleibt ein Verzicht auf Tabakkonsum die wirksamste Maßnahme zur Krankheitsverhütung.

Hautkrebs

Das Hautkarzinom ist die bei weitem am häufigsten auftretende Tumorart überhaupt. In den Vereinigten Staaten werden alljährlich 700 000 Neuerkrankungen diagnostiziert, von denen allerdings nur 32 000 auf die lebensbedrohliche Form, das maligne Melanom, entfallen. Beim Rest handelt es sich um die stark heilbaren Basaliome oder Plattenepithelkarzinome. Insgesamt ereignen sich jährlich 8800 Todesfälle aufgrund von Hautkrebs, und die Mehrzahl von diesen – nämlich 6700 – sind auf das Melanom zurückzuführen.

Der wichtigste Risikofaktor für Hautkrebs ist übermäßiges Sonnenbaden, wobei Menschen mit heller Haut die größte Anfälligkeit zeigen, während die Krankheit bei Farbigen nur äußerst selten auftritt. Weitere Risikofaktoren sind

eine Exposition gegenüber Arsen, Radium oder Steinkohlenteer. Die Haut-
krebsrate ist während des letzten Jahrzehnts alarmierend gestiegen, wofür es
mehrere Gründe gibt: Einer der wichtigsten ist möglicherweise, daß durch die
Luftverschmutzung allmählich die schützende Ozonschicht zerstört wird, die
unseren Planeten umgibt, und je größer die Ozonlöcher werden, desto größer
wird der Grad an schädigender Sonnenstrahlung, die auf die Erde und ihre
Bewohner trifft. Ein anderer wesentlicher Faktor ist unser Lebensstil.
Ausgerechnet zu einer Zeit, in der die Ozonschicht schwindet, sind wir zu Son-
nenanbetern geworden, die mehr und mehr von ihrer Kleidung ablegen. Dabei
können ein Hemd, ein Hut oder ein Paar Sandalen den Unterschied zwischen
einem sicheren und angenehmen Aufenthalt in der Sonne und der Grundlage
für einen zukünftigen Tumor bedeuten.
Während es in jedem Alter wichtig ist, sich vor der Sonne zu schützen, einschließlich durch die Verwendung eines Sonnenschutzmittels mit einem Son-
nenschutzfaktor von mindestens 15, sollte man speziell bei Babys und Kindern
mit ihrer zarten Haut auf entsprechende Kleidung und andere Schutzmaßnah-
men achten. Für Heranwachsende ist ein übermäßiges Aussetzen der Sonne
(und besonders ein Sonnenbrand) ausgesprochen gefährlich, denn das Schälen
der Haut ist ein sicheres Anzeichen dafür, daß sie schwer geschädigt wurde.
Auch ältere Erwachsene sollten sehr vorsichtig mit dem Sonnenbaden umgehen, denn während wir altern, wird unsere Haut empfindlicher. Deshalb sollte
jeder – vom Kleinkind bis zu den Urgroßeltern – einen übermäßigen Kontakt
mit der direkten oder vom Wasser reflektierten Sonnenstrahlung vermeiden,
wobei die Zeit zwischen zehn Uhr morgens und zwei Uhr nachmittags am kri-
tischsten ist.
Ich wünschte, der Besuch von Bräunungsstudios käme aus der Mode. In
jedem Fall stellt er ein schwerwiegendes Gesundheitsrisiko für die Haut dar,
und in vielen Fällen unterliegen diese Unternehmen keinerlei Kontrolle, das
heißt, es finden keine Inspektionen der Geräte statt, und das Bedienungsper-
sonal ist nicht entsprechend ausgebildet.
Jeder sollte auf die Alarmsignale für Hautkrebs achten. Dazu gehören Veränderungen in der Färbung oder Größe von Muttermalen oder anderen pig-
mentierten Stellen oder das neue Auftauchen solcher Stellen. Weitere Anzeichen sind das Schuppen, Bluten, Ausschwitzen, Jucken und Schmerzen von
Hautarealen. *Jede* dieser Veränderungen ist bedeutsam und sollte sofort ärztlich untersucht werden. Es ist auch wichtig zu wissen, daß ein Hauttumor, ein-

schließlich des Melanoms, überall auftreten kann und nicht nur auf einem sonnengeschädigten Hautareal. Zum Beispiel kann sich bei jemandem, der immer wieder von der Gartenarbeit oder dem Fischen einen Sonnenbrand im Nacken hatte, ein Melanom an einer entfernten und normalerweise geschützten Stelle entwickeln, wie zum Beispiel auf dem Oberschenkel (was übrigens eine recht typische Stelle für ein Melanom ist). Ein Hautkarzinom kann sich auch auf der Kopfhaut verbergen, deshalb sollte der Arzt mindestens einmal im Jahr überall nachsehen – sogar auf den Fußsohlen –, und man sollte monatlich eine Selbstuntersuchung vornehmen.

Wie lassen sich gutartige Hautveränderungen von verdächtigen oder bösartigen unterscheiden? Mit definitiver Sicherheit nur mittels einer Biopsie, aber es gibt vier äußerliche Kriterien, nach denen Ärzte ein Melanom, die tödlichste Form des Hauttumors, bestimmen können:

Die beiden Hälften der geschädigten Stelle sind asymetrisch.
Die Ränder der geschädigten Stelle sind unregelmäßig, ausgefranst oder verwischt.
Die Färbung ist ungleichmäßig.
Der Durchmesser ist größer als 6 Millimeter.

Die Behandlung eines Hautkarzinoms hängt von der vorliegenden Tumorart ab – Plattenepithelkarzinom, Basaliom oder Melanom –, die durch eine Biopsie ermittelt werden muß. Wenn frühzeitig entdeckt, können die Plattenepithelkarzinome und Basaliome durch eine Eisbehandlung, Abtragung mit der elektrischen Schlinge oder eine Operation entfernt werden. In weiter fortgeschrittenen Fällen werden eine umfassendere Operation und möglicherweise Strahlenbehandlung angewendet.

Das maligne Melanom ist besonders gefährlich, da es sich sehr rasch ausbreiten kann. Deshalb erfordert diese Tumorart eine vollständige operative Entfernung des gesamten Primärtumors. Mit der Zeit wurde die Auffassung der Ärzte darüber, wieviel von der umliegenden Haut entfernt werden müsse, um sicher zu sein, daß der Tumor gänzlich ausgerottet wurde, differenzierter, und folglich geht der Trend heutzutage in Richtung einer weniger umfassenden ersten Operation. Auch die Lymphknotendissektion, die früher routinemäßig durchgeführt wurde, ist inzwischen seltener geworden. Eine systematische Chemotherapie hat sich beim fortgeschrittenen Melanom als wenig wirksam erwiesen, aber die vorläufigen Erfahrungen mit Cisplatin (Schwermetallkomplex mit zytostatischer Wirkung) und Alphainterferone sind einigermaßen ermutigend.

Wenn rechtzeitig behandelt, sind die Basaliome und Plattenepithelkarzinome meistens heilbar. Die Fünfjahresüberlebensrate beim Melanom beträgt 90 Prozent der Patienten im frühen Stadium der Erkrankung, fällt jedoch dramatisch auf nur 14 Prozent, wenn der Tumor metastasiert hat.

Übereinstimmend mit der Theorie der »Flächenkrebsbildung« (siehe obiges Kapitel über Tumore der Kopf-Hals-Region), besteht einer der Hauptrisikofaktoren für ein Basaliom oder Plattenepithelkarzinom der Haut in einer vormaligen Erkrankung an einer dieser Tumorarten.

Interessanterweise wird auch das Hautkarzinom inzwischen – zusammen mit anderen in diesem Kapitel erörterten Plattenepithelkarzinomen – mit dem Rauchen in Verbindung gebracht. Da die Sonnenstrahlung die DNA der Zellen schädigt, ist es möglich, daß eine Kombination von Sonnenbelastung und Zigarettenkonsum ebenso tödlich sein kann wie die Kombination von Nikotin- und Alkoholkonsum.

Der Hautkrebs war in letzter Zeit die Zielscheibe mehrerer klinischer Studien zur Chemoprophylaxe. Forschungsprogramme mit Patienten mit Xeroderma pigmentosum (Lichtschrumpfhaut), einem ererbten Defekt in den Mechanismen, durch die normalerweise eine UV-Schädigung der Haut wieder repariert wird, haben einige interessante Hinweise ergeben. Bei den meisten von dieser Erkrankung Betroffenen entstehen auch maligne Hauttumore.

Ein Vitamin-A-Präparat wurde getestet und erwies sich bei diesen Patienten als wirksam für die Verhütung neuer Hauttumore, jedoch zeigte dasselbe Präparat keine Antitumorwirkung bei Personen, die nicht Xeroderma pigmentosum hatten. Auch die Verwendung von β-Carotin war bei solchen Personen für die Verhütung von neuen Basaliomen wirkungslos. Bis man mehr über diese Zusammenhänge weiß, ist die beste Präventivmaßnahme der Schutz vor Sonnenbelastung.

Ein Ernährungsplan für Patienten mit Plattenepithelkarzinom

Wie bei anderen Tumorarten bringen auch hier ernährungsbezogene Maßnahmen den größten Nutzen in frühen Stadien der Erkrankung und bei prämalignen Schädigungen, während bei metastasierenden Tumoren nur geringe Chancen auf eine Verbesserung durch Ernährungsumstellung bestehen. Im achten Kapitel finden Sie Hinweise darauf, wie Sie während der Krebstherapie auftretende ernährungsspezifische Probleme lösen können. Beraten Sie sich mit Ihrem Arzt, bevor sie Ihre Ernährungsweise in irgendeiner Form verändern.

Essen Sie mehr Obst und Gemüse

Mehrere Forscher haben den Verzehr von Obst und Gemüse mit einem verminderten Risiko für Epithel- und Adenokarzinome der Lunge sowie für andere Plattenepithelkarzinome verknüpft, was möglicherweise auf Vitamin C, β-Carotin und andere Substanzen zurückzuführen ist. Dabei läßt sich allerdings nicht sagen, daß eine spezielle Obst- oder Gemüsesorte wichtiger wäre als andere, nur daß frisches Obst und Rohkost möglicherweise wirkungsvoller sind als die gekochte Version, was daher kommt, daß sich die Vitamine vieler Früchte und Gemüsesorten rasch verflüchtigen, wenn man sie der Luft oder Hitze aussetzt.

Wie durch Studien belegt wurde, vermindert sich das Risiko eines Adenokarzinoms der Lunge, wenn die Kost Gemüse, Früchte und Sojaprodukte einschließt. Der Verzehr von Früchten hat sich auch häufig als nutzbringend für den Schutz vor anderen Tumorarten erwiesen, wie zum Beispiel Speiseröhren-, Mund-, Kehlkopf-, Bauchspeicheldrüsen-, Magen-, Blasen-, Dickdarm-, Gebärmutterhals-, Eierstock-, Uterusschleimhaut- und Brustkrebs. Der Verzehr von Gemüse scheint dagegen eine etwas weniger starke Antitumorwirkung zu haben.

Wie bereits erwähnt, werden eine Reihe von Vitaminen und anderen Mitteln auf ihr chemoprophylaktisches Potential hin getestet, und zwar sowohl an Personen mit einem Krebsrisiko als auch an solchen, die eine Krebsbehandlung hinter sich haben, um ein Wiederauftreten der Krankheit zu verhindern. Nach

Abschluß dieser Versuche wird es vielleicht möglich sein, exakte Angaben über die Mengen an bestimmten Vitaminen, Mineralien oder Spurenelementen zu machen, die für eine maximale Schutzwirkung benötigt werden. Wenn Früchte und Gemüse helfen, das Entstehen eines Plattenepithelkarzinoms zu verhüten, kann man davon ausgehen, daß sie ebenfalls den Genesungsprozeß unterstützen. Allerdings gibt es zu dieser These bislang kaum verläßliche Daten, und man muß auf das Ergebnis einiger Studien warten, die derzeit durchgeführt werden.

Trotzdem halte ich es für angebracht, den Anteil an Früchten und Gemüse in der Ernährung zu erhöhen, da die Beweise meiner Ansicht nach in ausreichendem Maß für diese Nahrungsmittel sprechen (siehe neuntes Kapitel für praktische Hinweise, vgl. S. 210) Da eine solche Kost fast immer ballaststoffreich und fettarm ist, werden Sie dabei auch in den Genuß anderer krebshemmender und einer Herz-Kreislauf-Erkrankung vorbeugender Vorteile kommen. Essen Sie also reichlich Obst und Gemüse, und achten Sie darauf, daß Sie aus einer Vielfalt von verschiedenen Sorten wählen.

Wenn Sie das Risiko eines Plattenepithelkarzinoms haben oder sich in der Rekonvaleszenz befinden, würde ich Ihnen empfehlen, Ihren täglichen Konsum an Früchten und Gemüse auf mindestens elf Portionen zu steigern. Diese Gesamtmenge sollte sich aus verschiedenen Obst- und Gemüsesorten ergeben, einmal, damit es geschmacklich nicht zu monoton wird, und zum anderen, damit Sie von einem möglichst breiten Spektrum an gesundheitsfördernden Elementen profitieren können. Diese Veränderungen in Ihrer Ernährung sollten Sie für immer beibehalten, nicht nur während Sie den Krebs bekämpfen. Die Rezepte im letzten Teil dieses Buches bieten eine attraktive Auswahl an wohlschmeckenden Zubereitungsarten für Früchte und Gemüse.

Reduzieren Sie das Nahrungsfett

Obwohl es sich bei den Plattenepithelkarzinomen um Tumore der Unterernährung handelt, kann eine fettreiche Kost trotzdem problematisch sein. So haben Wissenschaftler zum Beispiel eine eindeutige Verbindung zwischen dem Verzehr stark fetthaltiger Nahrungsmittel und dem Risiko eines Lungenkarzinoms bei Männern und Frauen festgestellt. Wie zu erwarten, erhöhte sich das Krebsrisiko noch zusätzlich, wenn die Personen, die viel Fett zu sich nahmen, auch rauchten. Fleisch- und Milchprodukte, Eier und bestimmte Süßspeisen wie etwa Obstkuchen mit Cremefüllung, Pudding oder Sahnetorte waren die am stärksten mit einem erhöhten Risiko verknüpften Nahrungsmittel. Neben der Tatsache, daß Fett sehr kalorienhaltig ist, kann es noch in Cholesterin umgewandelt werden, ein Prozeß, der bestimmte onkogenetische Stoffe aktivieren kann (siehe zweites Kapitel). Cholesterin und einige Fettsäuren können außerdem Veränderungen im Immunsystem und in der Zellmembran bewirken. Gemüse und Früchte enthalten ein hohes Maß an Vitamin C und A, da aber eine fettarme Kost möglicherweise auch relativ arm an dem antioxidativen Wirkstoff Vitamin E sein kann, sollten Sie Ihren Arzt nach einem Vitamin-E-Präparat fragen.

Schränken Sie den Verzehr nitrat- und nitrithaltiger Nahrungsmittel ein

Nitrate und Nitrite in Fleischerzeugnissen spielen möglicherweise eine Rolle beim Entstehen von Krebs. Deshalb lautet eine der Ernährungsrichtlinien, daß man den Konsum von Nahrungsmitteln, die diese Substanzen enthalten, einschränken soll.

Halten Sie ein gesundes Gewicht

Wenn Sie eine Chemotherapie oder Bestrahlung gegen Plattenepithelkarzinome erhalten, geschieht das ziemlich wahrscheinlich mit hohen Dosen und über einen längeren Zeitraum. Als Folge davon können Sie mit Appetitlosigkeit, Übelkeit, Mukositis (Schleimhautentzündung), Durchfall und anderen ernährungsbezogenen Problemen konfrontiert sein. Im achten Kapitel finden Sie Hinweise, wie diese überwunden werden können. Und denken Sie daran: Eine im Vergleich zu Ihrer normalen Ernährungsweise gesteigerte Nahrungszufuhr ist nicht das Ziel. Statt dessen ist es wichtig, die Art der Nahrungsmittel so zu verändern, daß Sie weniger Fett und mehr Obst und Gemüse essen, ebenso wie das Aufrechterhalten einer ausreichenden Nahrungsaufnahme während der Krebstherapie. Wenn Sie übergewichtig sind, besteht kein Grund zur Sorge, falls Sie etwas abnehmen, denn dies ist bei einer auf Obst und Gemüse basierenden fettarmen Kost zu erwarten. Außerdem kann ein leichter Gewichtsverlust auch in anderer Hinsicht gesund sein.

Seien Sie nicht so ängstlich darauf bedacht, nicht an Gewicht zu verlieren, daß Sie sich gewissermaßen »zwangsernähren«. Wie im zweiten Kapitel ausgeführt, kann eine solche Überernährung mehr schaden als nutzen. Streben Sie eine Ernährungsweise an, die arm an Fett und reich an Ballaststoffen sowie Früchten und Gemüse ist.

Vermeiden Sie jede Belastung durch Nikotin

Für Patienten mit Plattenepithelkarzinom ist es das wichtigste, daß sie keinerlei Tabak konsumieren und *jede Form* von Nikotinexposition vermeiden, einschließlich dem Passivrauchen (wenn andere rauchen).

Empfehlungen für Plattenepithelkarzinom

Grundplan
1. Erhöhen Sie Ihren täglichen Verzehr von Obst und Gemüse auf mindestens elf Portionen.
2. Reduzieren Sie die Fettzufuhr auf maximal 25 Prozent der täglichen Kalorienmenge (gehen Sie von den Angaben in der Tabelle auf Seite 146 aus und fügen Sie 5 Prozent hinzu).

Funktionsprinzip
Früchte und Gemüse enthalten antioxidative Vitamine und andere chemoprophylaktische Substanzen. Eine fettarme Kost kann die Tumorzellen ihrer benötigten Wachstumsenergie berauben.

Spezielle Nahrungsmittel und Nährstoffe, auf die Sie in Ihrer Ernährung besonderes Gewicht legen sollten
Obst und Gemüse wie oben empfohlen. Achten Sie darauf, daß Sie eine breite Auswahl an verschiedenen Sorten zu sich nehmen. Lauchgemüse (Knoblauch, Zwiebel, Lauch) enthalten Bestandteile mit krebshemmenden Eigenschaften (siehe fünftes Kapitel). Es gibt einige Forschungsergebnisse, die die Breitbandwirkung von Knoblauch bei einem Plattenepithelkarzinom belegen.

Sie sollten Ihren Arzt möglicherweise nach einem Vitamin-E- oder Multivitaminpräparat fragen. Dadurch kann bei älteren Patienten das Immunsystem stabilisiert werden, was auch durch eine verstärkte Zufuhr β-carotinhaltiger Nahrungsmittel erreicht werden (siehe Seite 56).

3. Teil
Die Anti-Krebs-Diät problemlos und rasch umsetzen

8. Kapitel
Fettarme Ernährung während der Therapie steigert das Wohlbefinden und gibt Lebensmut zurück

Wenn Sie wegen eines Tumors in Behandlung sind, kann es sein, daß es für Sie schwieriger wird, sich so zu ernähren, wie es optimal wäre. Einige Krebstherapien – wenn auch nicht alle – können solche Nebenwirkungen haben wie Übelkeit, Entzündungen der Mundschleimhaut, Verstopfung und Mattigkeit, die wiederum eigene ernährungsbezogene Probleme schaffen.

Ernährungswissenschaftler und Krebspatienten haben jedoch viele einfache Lösungsmöglichkeiten für diese Probleme gefunden, von denen in diesem Kapitel etliche beschrieben sind, so daß Sie sie ausprobieren und feststellen können, welche davon für Sie am besten funktionieren. Die Ärztin und Krankenschwester Ann Foltz hat in diesem Zusammenhang viele Ratschläge beigesteuert.

Eine gute Ernährung ist während der Therapie besonders wichtig, damit der Körper bei Kräften bleibt, die Zellen nicht weiter geschädigt werden und sich das normale Gewebe, das durch die Behandlungen beeinträchtigt wurde, wieder regenerieren kann.

Erma Smith, fünfundsechzig Jahre alt, hatte den größten Teil ihres Lebens damit zugebracht, für ihren Mann und das gemeinsame Heim zu sorgen. Diese Aufgaben erfüllten sie mit großer Zufriedenheit und Freude. Ihre Arbeit bekam einen ganz besonderen Stellenwert, als an Ihrem Mann Leon die Alzheimersche Krankheit diagnostiziert wurde. Wie Sie wahrscheinlich selbst wissen, tritt eine solche Krankheit nie in einem Vakuum auf, sondern all die Probleme, die bereits vorher existiert hatten, beschäftigen einen auch weiterhin, zudem hat man noch mit dem Krebs zu kämpfen. So war es auch mit Erma Smith, deren Diagnose Dickdarmkrebs lautete. Zwar übernahmen gute Freunde die Pflege ihres Mannes, während sich Erma einer Operation unterzog, aber alle wußten – und am besten wußte sie es selbst –, daß niemand so gut für ihn sorgen konnte wie sie.

Um alle Tumorzellen eliminieren zu können, die nach der Operation verblieben waren, war es notwendig, daß Frau Smith eine Reihe chemotherapeutischer Behandlungen bekam. Die starken Medikamente, die dabei eingesetzt wurden – nämlich 5-Fluorcytosin und Levamisole – verursachten eine gewisse Appetitlosigkeit, Unterleibsschmerzen und Schleimhautentzündungen im Mund, und obwohl Erma Smith die Folgen der Operation gut überstanden hatte, machten es ihr diese relativ milden Nebenwirkungen der Chemotherapie nahezu unmöglich, feste Nahrung zu sich zu nehmen. Es mußte also rasch Abhilfe gefunden werden, um zu vermeiden, daß sie zu sehr an Gewicht und Konstitution verlor.

Gegen die Schleimhautentzündung wurde eine verblüffend einfache Lösung gefunden: Mundspülungen mit Buttermilch halfen, das zarte Gewebe zu heilen, und nachdem die Entzündungen abgeklungen waren, ging sie dazu über, ihre Nahrung in flüssiger oder pürierter Form zu sich zu nehmen. Schon mit diesen kleinen Veränderungen verbesserte sich Ermas Zustand so weit, daß sie die Chemotherapie fortsetzen und weiterhin für ihren Mann sorgen konnte.

Eine einfache Lösung kann manchmal einen großen Unterschied machen.

Die richtige Lösung finden

Unter dem Mikroskop betrachtet, ist Krebs einfach eine Ansammlung von Zellen, aber wenn man diese in einem menschlichen Organismus – Ihrem Körper – findet, so bedeutet das eine massive Bedrohung, wenn auch jeder Mensch anders darauf reagiert. Jedes Wesen hat eine ganz individuelle Konstellation von biologischen, emotionalen und mentalen Stärken und Schwächen, weshalb eine Krebserkrankung und ihre Behandlung für die verschiedenen Patienten ganz verschiedene Probleme darstellt beziehungsweise sogar vom einzelnen von einem Tag auf den anderen vollkommen anders erlebt werden kann.

Je nachdem wie Sie sich fühlen, welche Streßfaktoren noch hinzukommen und wie Ihr soziales Umfeld reagiert, kann eine Methode zur Problembewältigung an einem Tag bestens funktionieren und am nächsten vollkommen versagen. Deshalb ist bei einer Krebserkrankung die Suche nach praktikablen Lösungsmöglichkeiten mit dem Versuch zu vergleichen, auf gut Glück eine unbekannte Telefonnummer zu wählen und auch die richtige zu treffen. Doch nur Mut:

Durch Experimentieren werden Sie schließlich auf Lösungen kommen, die für Sie funktionieren.

Die meisten der Anregungen in diesem Kapitel sind für Krebspatienten gedacht, die ihr Gewicht halten und nicht abnehmen wollen und die wegen keiner anderen Erkrankung eine spezielle Diät halten müssen.

Während Sie diese oder andere Methoden für die Lösung ernährungsbezogener Probleme anwenden, die sich während Ihrer Rekonvaleszenz ergeben, sollten Sie drei Dinge bedenken: Erstens, warten Sie nicht, bis das Problem außer Kontrolle gerät, sondern gehen Sie es an, sobald es auftaucht. Zweitens, seien Sie flexibel in Ihren Entscheidungen, und zwar selbst von einem Tag auf den anderen. Wenn Sie zum Beispiel feststellen, daß Sie plötzlich keinen Appetit mehr auf Schmorbraten – bisher Ihre absolute Lieblingsspeise – haben, so sollten Sie Alternativen wählen, die Ihnen *jetzt* zusagen. Und drittens, beteiligen Sie Ihre ärztlichen Betreuer an dem, was Sie tun. Es ist wichtig, sie über Ihre Ernährungsprobleme und die Art und Weise, wie Sie damit umgehen, zu informieren. Falls Sie nicht imstande sind, die in diesem Kapitel beschriebenen Maßnahmen für sich anzuwenden, oder falls Sie trotz dieser Maßnahmen weniger essen, sprechen Sie mit Ihrem Arzt oder Ihrem Pflegepersonal. Möglicherweise können Ihnen bestimmte Medikamente helfen, diese harte Zeit durchzustehen und wieder auf den Weg der Genesung zu gelangen. Und denken Sie daran: Die Nebenwirkungen einer Krebsbehandlung werden nach einiger Zeit besser – verlieren Sie also weder Ihren Mut noch Ihren Kampfgeist.

Mattigkeit

Es kann viele Ursachen haben, wenn sich Krebspatienten matt fühlen. Die Krebstherapie selbst (Operation, Bestrahlung, Chemotherapie, Modifikationen der biologischen Reaktion oder Immunbehandlung), Fieber oder Entzündungen, Niedergeschlagenheit oder Depression, Schlaflosigkeit sowie private Probleme mögen die Gründe sein. In mancherlei Hinsicht kann es schwieriger sein, mit der Mattigkeit fertig zu werden als mit dem Schmerz. Wenn Sie Schmerzen haben, gibt es keinen Zweifel über die Art des Problems: Sie wissen genau, wo es weh tut, welcher Körperteil geschützt oder geschont werden muß, bis der Schmerz abklingt, und welche speziellen Maßnahmen, wie zum Beispiel Entspannungsübungen, heiße oder kalte Kompressen und

Schmerztabletten Abhilfe schaffen. Die Mattigkeit ist jedoch sehr viel schwerer zu packen.

Vielleicht haben Sie den Tag voller Energie begonnen, bereit, die Welt aus den Angeln zu heben (na ja, jedenfalls bereit für das Erledigen einiger Arbeiten im Haushalt), aber noch bevor Sie mit dem Frühstück fertig sind, haben Sie plötzlich kein Interesse mehr an Ihren Plänen für einen Großeinkauf im Supermarkt. Die Aussicht, das Mittagessen zubereiten zu müssen, kommt Ihnen wie eine übermenschliche Anstrengung vor, und noch nicht einmal die Talkshow im Fernsehen, auf die Sie sich so gefreut hatten, kann Sie aus Ihrer Lethargie reißen. In solchen Momenten kann es sein, daß Sie irgend etwas im Klang der Stimme Ihres Partners plötzlich aggressiv macht oder daß Sie während des Anziehens am liebsten wieder zurück in Bett kriechen würden – nicht um zu schlafen, sondern um nur dazuliegen.

Diese Stimmung kann sich verheerend auf Ihre Ernährung auswirken, denn sie beeinträchtigt Ihre Lust, eine gesunde Mahlzeit zu planen, zu organisieren und zuzubereiten. Es kann Sie gleichermaßen wählerisch und bequem machen, so daß Sie zu jedem Essen nur noch Rührei, Pudding oder Tee und Toast zu sich nehmen wollen, da diese Gerichte leicht zu kochen und zu verdauen sind.

Die Mattigkeit kann Sie auch isolieren, denn es fällt sehr schwer, den anderen immer erklären zu müssen, wie erschöpft man sich fühlt, besonders wenn man zu müde ist, um geradeaus zu denken und zusehr damit beschäftigt, wütend auf den eigenen Körper zu sein, weil er einen so im Stich läßt.

Der erste Schritt zur Besserung ist ein Sichbewußtmachen, daß es sich bei diesem Problem um Mattigkeit handelt und nicht um einen plötzlichen Anfall von Faulheit oder Schlampigkeit. Sie sind derselbe organisierte und kompetente Mensch, der Sie waren, bevor Sie Krebs bekamen, nur steht jetzt die Mattigkeit zwischen Ihnen und allem, was Sie normalerweise schaffen würden.

Als nächstes sollten Sie handeln, um die Mattigkeit zu bekämpfen, und zwar indem Sie Ihre Aufgaben vereinfachen, was – wie Sie wahrscheinlich sehr gut wissen – manchmal nicht so einfach ist. Eine der schlimmsten Torturen beim Kranksein besteht wohl darin, daß man viel Zeit zu Hause verbringen muß, umgeben von zahllosen Mahnungen an die Arbeit, die getan werden sollte. Wie lange hat dieses Fenster schon einen Sprung? Es würde bloß zehn Minuten dauern, um es zu reparieren, wenn man nur die Energie aufbrächte, eine neue Scheibe zu kaufen... Und wie verdreckt die Teppiche sind! Aber irgendwie schafft man es nicht einmal, den Staubsauger aus der Abstellkammer zu holen.

Setzen Sie Prioritäten. Das Fenster hat vermutlich seit Monaten einen Sprung. Er wird nächsten Monat und den Monat danach eben auch noch da sein, und Sie werden sich darum kümmern, wenn Sie können. Die Reinigung der Teppiche ist vielleicht dringender, besonders wenn Sie allergisch auf Staub reagieren – das heißt, hier bietet sich eine ideale Aufgabe für eines Ihrer Enkelkinder oder einen Teenager in der Nachbarschaft, der sich gern etwas Taschengeld dazuverdienen möchte. Wenn es Ihnen so vorkommt, als würden sich solche Arbeiten zu einem schier unüberwindlichen Berg auftürmen, ist es sicherlich sinnvoll, sich mit einem Stift und einem Blatt Papier aufs Sofa zu setzen und eine Liste von all denjenigen Dingen zu machen, die Sie erledigen werden, wenn Sie sich besserfühlen. Aber: Dann sollten Sie sie vorläufig einfach vergessen und sich auf das konzentrieren, was jetzt am wichtigsten ist, nämlich auf die Sorge für Ihre Gesundheit und die richtige Ernährung.

Strategien für die Planung und Zubereitung der Mahlzeiten

• Statt selbst einkaufen zu gehen, verwenden Sie Ihre Zeit und Energie dafür, die Mahlzeiten zu planen und eine Einkaufsliste zu schreiben. Dann können Sie vielleicht jemand anderen damit beauftragen, die Einkäufe für Sie zu erledigen. Einige Lebensmittelgeschäfte bieten auch einen Lieferservice an, was Sie der körperlichen Anstrengung, die mit dem Einkaufen verbunden ist, entheben würde.

• Wenn Sie Ihre Lebensmittel selbst einkaufen, sollten Sie das eher in kleineren Geschäften tun (das gilt auch für den Kauf von Kleidern, Haushaltswaren und anderen Dingen). Sie können dort näher parken, Ihre Einkäufe schneller erledigen und geraten nicht so leicht in Streß.

• Wenn Sie kochen, sollten Sie im voraus planen. Falls möglich, sollten Sie jemanden bitten, alles für Sie hinzustellen, was Sie brauchen: die große Schüssel, den Mixer, die Zutaten. Ein unabkömmliches Arbeitsgerät ist ein Stuhl, der hoch und bequem genug ist, daß Sie alle Arbeiten im Sitzen verrichten können. Ein Barhocker mit Rückenlehne eignet sich sehr gut zu diesem Zweck.

• Nutzen Sie den Vormittag, weil Sie zu der Zeit wahrscheinlich die meiste Energie haben. Vielleicht sollten Sie deshalb auch das Frühstück zu Ihrer

Hauptmahlzeit machen, denn auch Ihr Appetit könnte morgens besser sein.

- Falls möglich, sollten Sie sich die anstehenden Aufgaben so einteilen, daß Sie sich dazwischen ausruhen können. Zum Beispiel könnten Sie gleich nach dem Frühstück das Gemüse putzen und schneiden und anschließend im Kühlschrank aufbewahren, bis Sie es zum Kochen brauchen. Besonders wenn Ihnen die Mattigkeit hauptsächlich am Nachmittag zu schaffen macht, verlegen Sie Ihre Aktivitäten auf den Vormittag. Auch das Verwenden eines Römertopfes ist eine ausgezeichnete Hilfe zum Aufbewahren. Ein weiterer Vorteil des Römertopfes besteht darin, daß die Kochdünste im Topf bleiben – eine Erleichterung, wenn Kochdunst und die entsprechenden Gerüche ein Problem für Sie sind.

- Falls Sie während Ihrer Rekonvaleszenz außer Haus arbeiten müssen, nutzen Sie die Wochenenden zum Kochen. Gehen Sie normalerweise zum Mittagessen in die Kantine? Falls die Gerichte dort gesund sind (das heißt nicht allzu fett), könnten Sie sich ein Sandwich zum Mittagessen mitbringen (was sich sehr leicht und schnell zubereiten läßt) und in der Kantine ein Abendessen zum Mitnehmen kaufen.

- Sollten Sie selbst kochen, suchen Sie sich den Teil der Zubereitung aus, der Ihnen Spaß macht und tun nur diesen Teil. Bitten Sie ein Familienmitglied, den Rest zu übernehmen, oder verwenden Sie ein Fertigprodukt. Spaghettisoße aus der Flasche ist eine vollkommen akzeptable Alternative zur selbstgemachten, ebenso wie Dosensuppen, Tiefkühlkost und Fertigpizzas – solange sie einen niedrigen Fettgehalt haben. Denken Sie jedoch daran, daß viele dieser Produkte reich an Natrium sind, weshalb sie möglicherweise nicht für Sie geeignet sind, falls Sie eine salzarme Diät halten. Für ein leichtes und schnelles Abendessen können sie eine fett- und salzarme Dosensuppe mit 100 Gramm Hühnchen oder Fisch kombinieren und beides über eine Toastscheibe geben. Dazu paßt ein Glas Magermilch oder etwas frisches Obst.

- Meiden Sie komplizierte Speisen. Ein Hackbraten ist sehr viel leichter zuzubereiten als Seezungenklößchen, ein gegrilltes Hähnchen viel einfacher als ein Frikassee, und außerdem können Sie die Reste für weitere Mahlzeiten verwenden. Es ist auch nicht notwendig, Kartoffelbrei und eine Füllung *und* selbstgebackenes Brot zu machen, sondern Sie können statt dessen eine größere Portion einer dieser Beilagen servieren.

- Wenn Sie sich fit genug dafür fühlen, bereiten Sie eine große Menge eines einzelnen Gerichts vor – zum Beispiel eine dreifache Portion Gemüse-Lasagne –, und frieren Sie den Rest ein. Statt nur eine Portion Reis oder Nudeln zu kochen, kostet es nur wenig mehr Energie, gleich eine größere Menge zu machen und einzufrieren. Es ist nämlich erstaunlich, wie leicht und schnell sich ein Makkaroni-Käse-Auflauf zubereiten läßt, wenn die Nudeln schon vorher fertig waren.
- Erkundigen Sie sich nach den Möglichkeiten für »Essen-auf-Rädern« in Ihrer Gegend.
- Nehmen Sie über den Tag verteilt mehrere nahrhafte Snacks zu sich. Sechs kleine Mahlzeiten kosten wahrscheinlich weder mehr Mühe für die Zubereitung noch mehr Energie und Zeit für das Essen.

Planen Sie Erholungspausen ein

- Vielleicht brauchen Sie nur eine, vielleicht auch vier oder fünf am Tag. Versuchen Sie, sich auszuruhen, *bevor* Sie vollkommen erschöpft sind, denn dadurch wird Ihnen für den Rest des Tages mehr Energie bleiben. Eine Erholungspause sollte mindestens zwanzig bis dreißig Minuten dauern. Hüten Sie sich jedoch davor, während des Tages zu schlafen, denn das könnte dazu führen, daß Sie dann während der Nacht nicht gut schlafen können.
- Sich hinzusetzen und die Buchhaltung zu machen ist kein Ausruhen. Statt dessen sollten Sie leichte Entspannungsübungen machen, meditieren, Musik hören, mit einem Haustier spielen, fernsehen, etwas Unterhaltsames lesen oder gar nichts tun.
- Sie könnten auch versuchen, Ihren normalen Schlafrhythmus zu variieren, indem Sie zum Beispiel etwas früher oder später zu Bett gehen. Dabei sollten Sie allerdings darauf achten, daß Sie morgens nicht allzulange schlafen, denn das kann bedeuten, daß Sie abends nicht einschlafen können, und kann sehr schnell dazu führen, daß Sie den ganzen Tag schlafen und die ganze Nacht auf sind.

Weitere Strategien gegen die Mattigkeit

- Es gibt Krebspatienten, die auf Vitamine schwören. Ihre Wirkungsweise ist zwar nicht wissenschaftlich erwiesen, aber Sie könnten diese Möglichkeit mit Ihrem Arzt besprechen.

Einige Patienten glauben, daß ihnen das Vitamin B12 (Cobalamin) mehr Elan verleiht, andere haben festgestellt, daß sich ihre Leistungskraft und ihr Appetit durch ein Erfrischungsgetränk mit Vitaminen, Mineralien und Eisen verbessern lassen.

Bedenken Sie jedoch, daß der Alkoholgehalt einiger dieser Getränke beträchtlich ist. In jedem Fall sollten Sie eine allzu große Dosis an Vitaminen vermeiden, da diese toxisch sein kann.

- Wenn Sie mit Mattigkeit zu kämpfen haben, wird körperliche Bewegung vermutlich das letzte sein, wonach Ihnen der Sinn steht, aber in Maßen kann sie sehr hilfreich sein, besonders wenn Ihre Mattigkeit aus einem längeren Zeitraum der erzwungenen Inaktivität (wie einem Krankenhausaufenthalt) oder einer Depression resultiert. Das Gehen und Schwimmen sind zu diesem Zweck hervorragend geeignet. Bevor Sie jedoch mit einem solchen Fitneßprogramm beginnen, sollten Sie sich mit Ihrem Arzt beraten.
- Lassen Sie sich helfen. Es gibt sicher viele Menschen, die Ihnen wirklich gerne helfen wollen. Wenn Sie dieses Angebot nicht annehmen, kommt es vielleicht nie wieder!
- Und schließlich: Beschäftigen Sie sich, und sei es nur mit Kleinigkeiten. Jetzt könnte die beste Gelegenheit sein, um endlich diesen Karton voller Familienphotos ins Album zu kleben, oder sich einem neuen Hobby zuzuwenden. Es gibt einiges, das sich für Ihre momentane Situation eignet. Solche Aktivitäten muntern Sie auf, helfen Ihnen, die Zeit zu verbringen und könnten neue Interessen in Ihnen wecken, durch die Sie wiederum Ihre Mattigkeit überwinden können.

Übelkeit und Erbrechen

Zwar sind Übelkeit und Erbrechen eine große Belastung für viele Krebspatienten, man sollte jedoch wissen, daß viele Krebsmedikamente *keine* Übelkeit verursachen und daß es eine Reihe anderer Medikamente gibt, mit denen diese Nebenwirkungen behandelt werden können. Eines davon, das sich seit Beginn der neunziger Jahre im Handel befindet, ist Ondansetron, das bei vielen Patienten die Übelkeit vollständig oder zumindest weitgehend beseitigt.

Ondansetron oder ein anderes brechreizhemmendes Mittel kann vor oder während der Chemotherapie eingenommen werden, so daß Übelkeit und Erbrechen eingedämmt werden, bevor sie auftreten. Deshalb kann es sein, daß diese Nebenwirkungen trotz hoher chemotherapeutischer Dosen für den Patienten nicht spürbar werden. Oder vielleicht verspüren Sie eine leichte Übelkeit, die medikamentös behandelt werden kann. Möglicherweise machen sich Übelkeit und Erbrechen aber auch bis weit in den Behandlungsverlauf bemerkbar. Wahrscheinlich wird Ihr Arzt Ihnen ein Mittel gegen die Übelkeit verschreiben, falls nicht, bitten Sie darum. Wenn es Ihnen hilft und Ihr Arzt einverstanden ist, könnten Sie es in der Nacht und unmittelbar vor der Behandlung und weiter wie verordnet während der folgenden vierundzwanzig Stunden nach der Behandlung einnehmen. Stimmen Sie diese oder andere Arten der Dosierung mit Ihrem Arzt ab, und denken Sie daran, daß die meisten brechreizhemmenden Medikamente – je nach Art des Präparats und der Dosis – solche Nebenwirkungen haben wie Benommenheit, Mundtrockenheit, Schläfrigkeit und Muskelzucken.

Für diejenigen, bei denen Ondansetron oder andere Medikamente keine Abhilfe schaffen, kann die Übelkeit ein großes Hindernis für die richtige Ernährung darstellen, besonders wenn sie mit Erbrechen einhergeht. Zwar hört diese Nebenwirkung meistens am Tag nach der Behandlung auf, sie kann jedoch in einigen Fällen länger andauern.

Die Chemotherapie ist nicht die einzige Ursache für Übelkeit und Erbrechen. Auch eine Bestrahlung des Kopfes, des Magen-Darm-Trakts (Magen, Dünn- oder Dickdarm) oder des Beckens kann Übelkeit verursachen, besonders in den späteren Behandlungsstadien. Emotionale Aspekte der Krankheit und Behandlung können die Symptome verstärken, weshalb zum Beispiel einige Krebspatienten, die sich in Behandlung befinden, angesichts des Gebäudes, in dem die Therapie durchgeführt wird, Übelkeit und Brechreiz verspüren, ein psychisches Phänomen, das man die »vorauseilende Übelkeit« nennt. Auch Nahrungsmittel oder bestimmte Gerüche, besonders solche, die mit dem Krankenhaus verbunden sind, wie zum Beispiel Alkohol, können eine Welle von Übelkeit auslösen. Ängste und Sorgen können Appetitlosigkeit oder Brechreiz hervorrufen, ebenso wie Mattigkeit (siehe vorangegangener Abschnitt). Auch andere als krebstherapeutische Medikamente wie Schmerztabletten oder Antibiotika können zum Auftreten von Übelkeit beitragen.

Versuchen Sie es mit den folgenden Strategien, für die das gleiche gilt, wie für die meisten anderen Erfahrungen mit dem Krebs und seiner Behandlung: Die Bedürfnisse sind ganz individuell verschieden, deshalb sollten Sie ein wenig experimentieren, um herauszufinden, was für Sie persönlich am besten funktioniert.

Richtig ernähren bei Übelkeit und Erbrechen

- Versuchen Sie zunächst, zu verschiedenen Zeiten zu essen. Einige Patienten fühlen sich besser, wenn sie etwas zu sich nehmen, bevor die Behandlung stattfindet, andere, wenn sie nichts oder nur einen kleinen Happen essen (das heißt ein paar Cracker oder etwas ähnliches und keine volle Mahlzeit).
- Eine andere Taktik ist, Nahrungsmittel zu wählen, die Ihnen in der Vergangenheit geholfen haben, eine Magenverstimmung zu kurieren. Das kann eine Suppe sein, kohlensäurehaltige Getränke oder Tee.
- Meiden Sie zuckerfreie Getränke. Zucker hat nämlich manchmal sein Gutes, und in diesem Fall dient er dazu, die Funktionen des Magen-Darm-Trakts zu verlangsamen.
- Was immer Sie zu sich nehmen, beginnen Sie mit der Flüssigkeitsaufnahme. Klare, kühle, koffeinfreie Getränke werden meistens gut vertragen (Ginger-ale, Limonade, klare Brühe etc.). Nehmen Sie die Flüssigkeit langsam und schlückchenweise zu sich.
- Trinken Sie nicht während der Mahlzeiten, sondern dreißig bis sechzig Minuten vorher.
- Wenn Sie das Gefühl haben, daß sich Ihr Magen durch die Flüssigkeitszufuhr beruhigt hat, essen Sie ungefähr alle dreißig Minuten eine *kleine Mahlzeit*, bis Sie sicher sein können, daß die Nahrung im Magen bleibt. *Essen Sie langsam.* Probieren Sie ungewürzte, kohlenhydratreiche Nahrungsmittel, wie Toast und Cracker. Meiden Sie dagegen fettreiche Produkte, wie Butter, Käse, Erdnußbutter.
- Kleinere Portionen fettarmer Nahrungsmittel scheinen sich leichter und schneller verdauen zu lassen. Bei dieser Form von Ernährung sollten Sie jedoch häufiger essen, um auf die benötigte Kalorienmenge zu kommen.
- Wenn Sie Brechreiz empfinden, essen Sie eher salzige Nahrungsmittel als süße, besonders wenn Sie sich bereits übergeben haben.
- Essen Sie trockene Lebensmittel, wie Toast oder Cracker, besonders morgens nach dem Aufstehen. Jede Frau, die damit ihre Morgenübelkeit bekämpft hat, kann Ihnen bestätigen, daß diese Methode meistens funktioniert.

- Wenn Sie herausfinden, zu welcher Tageszeit sich die Übelkeit voraussichtlich einstellt, versuchen Sie, dann nicht gerade Ihre Lieblingsspeise zu essen, denn es könnte passieren, daß sich für Sie beides miteinander verbindet und daß Ihnen nach der Krebstherapie vom Anblick und Geruch dieses Gerichts übel wird. (Eine Gruppe amerikanischer Forscher hat dieses Phänomen positiv genutzt, indem sie einigen Patienten vor der Chemotherapie etwas Halvah gaben, eine Süßspeise aus dem Mittleren Osten, die die meisten Amerikaner nicht kennen. Diejenigen, die anschließend Übelkeit oder Brechreiz empfanden, verbanden diese Beschwerden mit dem Verzehr von Halvah. Nach einiger Zeit konnten die meisten Patienten ohne Schwierigkeiten zu ihrer normalen Kost zurückkehren – aber der Anblick von Halvah verursachte ihnen Übelkeit!)
- Wenn Ihnen vom Geruch der Nahrungsmittel übel wird, könnte es helfen, Ihre Mahlzeiten im voraus zuzubereiten. Dabei sind kalte Speisen besser als warme, da sie weniger Geruch entwickeln. Eine kalte Platte aus Salat oder Sandwiches im voraus zubereitet erspart Ihnen die unangenehme Situation des Kochens.
- Nachdem Sie gegessen haben, sollten Sie sich für zwanzig oder dreißig Minuten mit ein paar Kissen im Rücken ins Bett setzen. Legen Sie sich jedoch nicht flach hin, bis mindestens zwei Stunden nach Ihrer letzten Mahlzeit vergangen sind.

Andere Strategien zur Bekämpfung von Übelkeit und Brechreiz
- Das Lutschen an einem Zitronen- oder Pfefferminzbonbon oder das Kauen von Kaugummi kann während der Verabreichung der Chemotherapie die Übelkeit eindämmen.
- Reinigen Sie sich häufiger den Mund und die Zähne.
- Es könnte gegen die Übelkeit helfen, wenn Sie sich ein feuchtkaltes Handtuch in den Nacken legen.
- Tragen Sie leichte Kleidung, und öffnen Sie die Fenster, wenn es draußen nicht kalt ist.
- Versuchen Sie, sich abzulenken, indem Sie Ihre Lieblingsmusik hören oder ein paar leichte Hausarbeiten verrichten. Auch ein Spaziergang, besonders in frischer Luft, kann hilfreich sein.

Appetitlosigkeit (Anorexie)

Anorexie ist der medizinische Begriff für Appetitlosigkeit und kann von der Krebserkrankung selbst oder von der Behandlung herrühren. Ist die Ursache der Tumor selbst, kann es sein, daß sich die Anorexie durch die Krebstherapie bessert.

Eine mit der Behandlung verbundene Appetitlosigkeit kann verschiedene Formen annehmen: Einige Patienten verspüren am Tag der Chemotherapie oder während der Bestrahlung ein leichtes Unwohlsein, während andere vom ersten Tag der Behandlung an eine vollkommene Appetitlosigkeit erleiden. Wieder anderen geht es mehrere Wochen oder Monate lang gut, bis plötzlich die Symptome bei ihnen auftreten.

Es ist wichtig, daß man versucht herauszufinden, ob der herabgesetzte Appetit daher rührt, daß man keinen Hunger hat, oder ob der Grund in Erschöpfung oder Übelkeit liegt. Sollten die beiden letzteren Fälle zutreffen, lesen Sie nochmals die entsprechenden obigen Abschnitte. Wann man jedoch einfach nicht hungrig ist, erfordert das andere Herangehensweisen.

Wie man die Appetitlosigkeit in den Griff bekommen kann

- Einige Patienten mit Anorexie haben festgestellt, daß das Problem morgens am wenigsten unangenehm ist. Falls dies auch auf Sie zutrifft, sollten Sie das Beste aus Ihrem Frühstück machen. Versuchen Sie es beispielsweise mit einem Müsli aus Getreideflocken, frischem Obst, Magermilch mit etwas fettarmem Milchpulver, einem Rührei aus Eiersatz (vgl. in: *Kalorien mundgerecht*, Umschau Verlag) mit Gemüse, koffeinfreiem Kaffee oder Tee und Toast mit Apfelgelee.
- Viele Krebspatienten finden es im allgemeinen hilfreich, wenn sie immer etwas im Magen haben, deshalb könnten Sie versuchen, mehr als drei Mahlzeiten am Tag oder alle drei Stunden einen kleinen Imbiß zu sich zu nehmen.
- Halten Sie sich einen Vorrat an kleinen Portionen. Das ist auf Dauer ökonomischer, da Sie keine Essensreste wegwerfen müssen. Verwenden Sie Nahrungsmittel, die Sie schnell und leicht zu einer Mini-Mahlzeit zusammenstellen können, besonders wenn Sie sich das Essen selbst zubereiten müssen: fettarmen Joghurt, Vollkorncracker, fettarme Tiefkühlkost, Suppen, Zerealien, »Diät-Eiscreme« und fettarmes Gebäck.

- Ein einfacher optischer Trick besteht darin, die Mahlzeiten auf kleineren Tellern oder in kleineren Schüsseln zu servieren. Auch eine kleinere Gabel zu verwenden mag Ihnen am Anfang albern vorkommen, aber es kann wirklich dazu beitragen, daß Sie langsamer und entspannter essen und jeden Bissen genießen.

- Nehmen Sie einen kleinen Imbiß zu sich, bevor Sie zu Bett gehen. Milch und Milchprodukte können helfen, daß Sie Ihr Gewicht halten und besser einschlafen (Ihre Mutter hatte ganz recht mit der warmen Milch!). Falls Sie jedoch zu den vielen Menschen gehören, die keine Milch vertragen, sollten Sie eine Alternative wählen (siehe den Abschnitt über Milchzuckerunverträglichkeit Seite 190).

- Das Kochen ist harte Arbeit und kann Sie so erschöpfen, daß Sie das Interesse am Essen verlieren. Außerdem können die Kochdünste Übelkeit verursachen und den Appetit vermindern.
  Wenn Sie es trotzdem schaffen, selbst zu kochen, sollten Sie die im Abschnitt über die Mattigkeit gegebenen Anregungen zur Essensplanung und -zubereitung befolgen. Besonders hilfreich ist es, die Mahlzeiten im voraus zu kochen, wenn Sie dazu in der Lage sind, so daß Sie an solchen Tagen, an denen Sie sich damit überfordert fühlen, auf die eingefrorenen Portionen zurückgreifen können.

- Wenn Sie sich dem Kochen nicht gewachsen fühlen, ist das der Moment, sich hilfesuchend an die anderen Familienmitglieder oder Freunde zu wenden. Erklären Sie ihnen, daß kleine Portionen – eine Tasse gebackene Makkaroni oder Suppe – für Sie verlockender sind als eine ganze Kasserolle. Ihren Freunden und Nachbarn wird es sicher nichts ausmachen, Ihnen eine kleine Portion von einer Mahlzeit, die sie für die eigene Familie sowieso gekocht haben, abzugeben, und Sie werden merken, was für eine große Hilfe das für Sie sein kann.

- Falls Sie darüber hinaus Hilfe brauchen, ist das Essen auf Rädern eine hervorragende Möglichkeit. Das Sozialamt, ein Arzt oder die Klinik können Ihnen sicher dabei helfen, solche Serviceeinrichtungen ausfindig zu machen und die Lieferung fertig zubereiteter Mahlzeiten zu organisieren. Erkundigen Sie sich auch bei dem nächstgelegenen Krankenhaus nach dieser Möglichkeit, denn das dort zubereitete Essen ist wahrscheinlich fett- und salzärmer. Der Vorteil dieser Art von Service ist, daß Sie sich keine Gedanken mehr über das Essen oder Kochen zu machen brauchen. Eine weitere Alternative, nach der Sie sich erkundigen könnten, ist, ob Sie Ihr Essen nicht gemeinsam mit anderen Menschen einnehmen können. Das tut Ihnen vielleicht gut.

- Nehmen Sie viel Flüssigkeit zu sich. Falls Sie das nicht tun, könnten Sie dehydrieren, was wiederum Übelkeit oder Appetitlosigkeit verursachen kann. Wenn Sie Anorexie haben, aber nicht unter Mundtrockenheit leiden (siehe Seite 197), achten Sie darauf, daß Sie *zwischen* den Mahlzeiten trinken. Während der Mahlzeiten können besonders kalte Getränke dazu führen, daß Sie sich gesättigt fühlen und weniger essen.

Zusätzliche Nährstoffe

Wenn Sie während der Krebstherapie schlecht essen, können Ihnen die folgenden Hinweise dabei helfen, die Zufuhr von Kalorien und manchmal auch von Ballaststoffen, Vitaminen und Mineralien zu erhöhen:

- Fügen Sie dem Back- oder Kochgut einen Teelöffel Zucker bei.
- Wenn Sie Milch vertragen, ersetzen Sie Wasser möglichst durch Magermilch.
- Verdicken Sie ein Glas Milch mit einem gehäuften Löffel Milchpulver oder Diät-Eiscreme.
- Wenn Sie Ihre regelmäßige Milchration aus Milchpulver zubereiten, verwenden Sie etwas mehr Pulver, und lassen Sie das Getränk mindestens ein paar Stunden im Kühlschrank stehen, so daß sich das Pulver vollkommen auflösen und das Aroma voll entfalten kann. Verwenden Sie fettarme Kondensmilch, um die Fettzufuhr zu beschränken.
- Probieren Sie, ein fettarmes, gefrorenes Dessert mit Ginger-ale zu einem Shake zu mixen. Oder mischen Sie pulverisierte Magermilch mit Magerjoghurt und frischen Früchten, wie Erdbeeren oder Bananen.
- Geben Sie getrocknete Früchte zu einem Imbiß oder an Backwaren. Eine wohlschmeckende Kombination sind zum Beispiel Pflaumen mit Erdnußbutter oder Rosinen und Aprikosen im Gebäck oder Müsli.
- Geben Sie stark proteinhaltige Zutaten zu Ihrem Lieblingsessen. Wenn es sich dabei zum Beispiel um Spaghetti mit Fleischklößchen handelt, fügen Sie zusammen mit dem Mehl etwas fettarmes Milchpulver zu der Hack-

fleischmischung. Das bringt mehr Kalorien und Protein, ohne den Geschmack zu beeinträchtigen.

- Es gibt industriell gefertigte Nährstoffkonzentrate in Form von Flüssigkeit, Pulver und Pudding, die sich beim Kochen vielseitig verwenden lassen. Fragen Sie Ihren Arzt oder Ihr Pflegepersonal danach.

Tips für eine erhöhte Protein- und Kalorienzufuhr

Für mehr Protein:

- Fügen Sie bei allen Rezepten Milchpulver zur angegebenen Menge von Milch hinzu.
- Verwenden Sie angereicherte Milch (eine Mischung aus 1 Tasse fettarmem Milchpulver und 1 Viertelliter Magermilch) zum Kochen und Trinken.
- Geben Sie Milchpulver zu warmen und kalten Zerealien, Rührei aus Eiersatz, Fleischklößchen und Hackfleisch und Auflaufgerichte.
- Bereiten Sie einen Milkshake aus angereicherter Milch, frischen Früchten und gefrorenem Magerjoghurt.

Für mehr Kalorien:

- Geben Sie Hafermehl und Weizenkleie zu Aufläufen, Fleischklößchen und Hackbraten.
- Fügen Sie pulverisierte Kaffeesahne (ohne Kokosnuß- oder Palmöl) zu Suppen, Milkshakes und warmen Zerealien.
- Panieren Sie Fleisch, Hühnchen und Fisch mit fettarmen Zutaten, wie Matze- oder Maismehl, Cornflake- oder Weißbrotbröseln.
- Geben Sie getrocknete Rosinen, Feigen, Datteln, Apfelscheiben und Birnen zu Müsli oder Getreideflocken.

Weitere Strategien

- Einige Patienten finden, daß sie von körperlicher Bewegung einen Heißhunger bekommen, andere, daß es ihren Appetit zügelt. Wenn Sie ein regelmäßiges Fitneßprogramm absolvieren, sollten Sie darauf achten, wie sich das auf Ihren Appetit auswirkt. Falls er dadurch stimuliert wird, bewegen Sie sich vor dem Essen, falls er abnimmt, warten Sie damit bis etwa eine Stunde nach dem Essen.

- Wenn Sie Schmerztabletten einnehmen, verlegen Sie Ihre Mahlzeit oder Ihren Imbiß auf ungefähr dreißig Minuten nach der Einnahme, da sich sowohl der Schmerz als auch das Schmerzmittel negativ auf den Appetit auswirken können.
- Vor jeder Mahlzeit die Zähne putzen oder eine Mundspülung zu machen, kann gegen einen pelzigen Geschmack helfen.
- Wenn Sie viel Zeit im Bett verbracht haben, versuchen Sie, zu den Mahlzeiten aufzustehen. Und auch wenn Sie sie auf dem Sofa einnehmen müssen, stopfen Sie sich ein paar Kissen in den Rücken. Der Umgebungswechsel wird Sie aufmuntern und die Mahlzeiten zu einer willkommenen Abwechslung machen.
- Richten Sie Ihre Mahlzeiten mit Garnierung und viel Farbe möglichst appetitlich an. Ein Teller voll Fisch, Kartoffelbrei und Blumenkohl sieht ziemlich langweilig aus. Wählen Sie deshalb lieber Fisch mit Paprikasoße, eine Folienkartoffel mit Schnittlauch und Joghurtdressing und in feine Streifen geschnittenes Zucchini-Kürbis-Gemüse. Zum Dessert dann ein Pudding mit frischen Erdbeeren. Ein Augenschmaus!
- Die Gesellschaft von Freunden, Familienmitgliedern oder Kollegen nährt nicht nur Ihren Körper, sondern auch Ihre Seele. Falls Sie allein essen müssen, hören Sie Musik dabei, oder sehen Sie fern.

Veränderungen im Geschmacksempfinden

Sowohl die Chemotherapie als auch die Strahlenbehandlung können Veränderungen im Geschmacksempfinden bewirken. Möglicherweise stellen Sie fest, daß Ihr Geschmackssinn beeinträchtigt oder ganz verschwunden ist oder daß die Nahrungsmittel merkwürdig schmecken. Wenn das der Fall sein sollte, sprechen Sie mit Ihrem Arzt oder Pflegepersonal darüber. Manchmal ist die Ursache des Problems ein Zinkmangel, der mit einiger Tumorarten und deren Behandlung einhergehen und mit einem entsprechenden Präparat behoben werden kann.

Strategien bei einem veränderten Geschmacksempfinden
- Fruchtbonbons können den bitteren oder sauren Geschmack während der chemotherapeutischen Behandlung lindern, wobei Pfefferminz- und Zitro-

nendrops vielleicht am besten geeignet sind. Falls das auch bei Ihnen der Fall ist, wählen Sie eine Sorte ohne Zucker, um dem Risiko von Karies vorzubeugen (wie später näher erklärt, kann Karies ein spezielles Problem bei einigen Behandlungsarten darstellen).

• Zusätzliche Mengen an Zucker, Gewürzen oder Salzersatz können Ihre Geschmacksnerven anregen. Hierbei lautet eine Faustregel, die Menge zunächst um ein Viertel zu erhöhen und dann mehr hinzuzufügen, wenn Sie feststellen, daß sich Ihr Geschmacksempfinden verbessert.

• Patienten, die sich einer Chemotherapie unterziehen, klagen häufig darüber, daß rotes Fleisch einen metallischen Geschmack bekommt. Dem läßt sich möglicherweise abhelfen, indem man das Fleisch in salzarmer Sojasoße oder italienischem Salatdressing mariniert. Schmeckt es dann allerdings immer noch unangenehm, sollten Sie statt dessen Hühnchen, Fisch oder Bohnen als Proteinquelle wählen.

• Es könnte sein, daß sich der Geschmack kühler oder kalter Nahrungsmittel (gefrorener Magerjoghurt, fettarme Puddings oder gelatinierte Speisen) weniger zu verändern scheint. Bleiben Sie jedoch in jedem Fall bei den Ihnen vertrauten Gerichten und Getränken, denn es ist besser, erst dann mit neuen Speisen zu experimentieren, wenn sich Ihr Geschmackssinn wieder normalisiert hat.

• Regelmäßige Mundpflege wird bei Veränderungen des Geschmacksempfindens helfen, aber meiden Sie die handelsüblichen Mundwasser, denn sie enthalten wahrscheinlich Alkohol, was den Mund austrocknen kann.

• Es kommt häufig vor, daß sich während der Krebstherapie Pilze (Candidose) im Mund ausbreiten und den Geschmackssinn beeinträchtigen. Wenn sich auf Ihrer Zunge ein weißer Belag zeigt, weisen Sie Ihren Arzt darauf hin, denn es kann leicht medikamentös behandelt werden.

Veränderungen im Geruchsempfinden

Chemotherapie und Strahlenbehandlungen können bewirken, daß sich in Ihrer Wahrnehmung der Geruch von Nahrungsmitteln verändert, was wiederum deren Geschmack beeinflußt. Das erste Anzeichen dafür kann ein allgemein verminderter Appetit sein, da die Speisen anders riechen oder schmekken, als Sie es gewohnt sind. Um dieses Problem in den Griff zu bekommen, siehe oben stehende Abschnitte über Appetitlosigkeit und Veränderungen im Geschmacksempfinden. Sie sollten jedoch grundsätzlich solche Nahrungsmittel meiden, die anders oder unangenehm riechen. Im späteren Verlauf Ihrer Rekonvaleszenz wird sich Ihr Geruchssinn wieder normalisieren, und Sie werden zu Ihrer üblichen Kost zurückkehren können.

Gewichtszunahme

Während der Krebsbehandlung kann es zu einer Gewichtszunahme kommen, aber der Grund dafür ist ziemlich unklar.

Möglicherweise ist es auf die Auswirkungen der Chemotherapie, auf die körpereigenen Hormone oder auf die direkte Einwirkung einer Hormonbehandlung zurückzuführen, wie sie bei einigen Fällen von Brustkrebs, Prostatakarzinom oder Lymphknotengeschwulst angewendet wird.

Einige Patienten nehmen während der Chemotherapie zu, weil ihr Körper Wasser speichert, während es bei anderen an einem gesteigerten Appetit oder Heißhunger auf bestimmte Nahrungsmittel liegt. Diejenigen, die sich immer schon anstrengen mußten, um abzunehmen oder ihr Gewicht zu halten, müssen während der Krebsbehandlung das Diäthalten aufgeben, und diese Ernährungsumstellung kann zu einer Gewichtszunahme führen. Einige Patienten nehmen auch deshalb zu, weil sie beständig etwas essen, um ihren Magen zu beruhigen.

Häufig ist die Gewichtszunahme auf eine Flüssigkeitsverhaltung zurückzuführen, die von einer zu großen Natriumaufnahme verursacht werden kann. Beschränken Sie deshalb Ihre Natriumzufuhr auf maximal 3 Gramm pro Tag – wobei ein Teelöffel optimal wäre. Die Amerikaner konsumieren beispielsweise durchschnittlich 6 bis 10 Gramm, da sie eher salzreich kochen und meistens die Gerichte am Tisch nachsalzen, bevor sie sie kosten. Machen Sie es sich zur Gewohnheit, die Etiketten der Lebensmittel auf ihren Sodiumgehalt zu überprüfen, wobei Sie darauf achten sollten, daß viele Fertigprodukte und rezeptfrei erhältliche Medikamente, wie zum Beispiel einige Mittel gegen Magensäure, häufig stark natriumhaltig sind.

Wenn Sie feststellen, daß Sie an Gewicht zunehmen, sollten Sie mit Ihrem Arzt darüber sprechen. Zusammen können Sie dann klären, ob die Zunahme ein Problem darstellt, was die Ursachen sind und wie es sich am besten behandeln läßt. Bei solchen Patienten, bei denen es an einer Flüssigkeitsverhaltung liegt, wäre die Anwendung eines milden Diuretikums (harntreibendes Mittel) oder die Einschränkung des Salzkonsums angebracht, während andere möglicherweise eine Ernährungsberatung brauchen.

Gewichtsverlust

Bei einer Krebserkrankung ist ein Gewichtsverlust nichts Ungewöhnliches, und viele Faktoren, so wie Ängste, Mattigkeit, Veränderungen im Geschmacks- oder Geruchssinn und Depression können dazu beitragen. Auch der Tumor selbst kann den Gewichtsverlust verursachen, denn, wie im zweiten Kapitel erläutert, ein Karzinom verändert die Art und Weise, wie Ihr Körper die Nahrung verarbeitet.

Es gibt spezielle Ergänzungsnährstoffe, die Ihnen helfen, Ihr Gewicht zu halten, von denen einige gegessen und andere intravenös verabreicht werden. Wenn Sie die Einnahme eines solchen Präparats in Erwägung ziehen, sollten Sie daran denken, daß ein erhöhter Kalorienkonsum nicht immer nutzbringend oder wünschenswert ist. So haben Forschungsprogramme mit Patienten, deren Erkrankung weiter fortgeschritten war, gezeigt, daß eine Gewichtszunahme durch erhöhte Essenszufuhr oder die Verwendung transnasaler Magenernährungssonden oder intravenöser Nährflüssigkeiten nicht unbedingt hilfreich ist (siehe zweites Kapitel). Informieren Sie in jedem Fall Ihren Arzt, falls Sie planen, Ihre Kalorienzufuhr deutlich zu erhöhen.

Bei all den Unsicherheiten und dem Streß, die eine Krebserkrankung verursachen, geschieht es manchmal, daß sich eine Familie oder nahestehende Person auf einen Krankheitsaspekt fixiert, und das Gewicht des Patienten kann da sehr gelegen kommen, so daß es sich manchmal zu einem wahren Kreuzzug auswächst, den Krebskranken dazu zu bringen, mehr zu essen, um den Gewichtsverlust zu kompensieren. Obwohl die dahinterstehende Absicht sicher die beste ist, kann das Resultat verhängnisvoll sein, denn erstens hilft es den Patienten nicht, und zweitens kann dadurch die Kommunikation sehr erschwert werden. Falls nötig, bitten Sie einen Ihrer ärztlichen Betreuer, Ihnen dabei zu helfen, den Menschen in Ihrer Umgebung Ihre Bedürfnisse zu erklären.

Laktoseintoleranz (Milchzuckerunverträglichkeit)

Viele Menschen haben Schwierigkeiten, Kuhmilch zu verdauen, wobei dieses Problem nicht selten erst im Erwachsenenalter auftritt. Im Fall von Laktoseintoleranz können sich bei den Betroffenen nach dem Genuß von Milch oder Milchprodukten Blähungen, Unterleibsschmerzen oder -krämpfe, Völlegefühl, Durchfall oder Übelkeit einstellen. Diese Beschwerden können innerhalb von Minuten auftreten und dauern manchmal mehrere Stunden an. Wenn Sie solche Reaktionen von sich kennen, haben Sie Ihren Konsum von Milchprodukten wahrscheinlich bereits vermindert und können dieses Kapitel überspringen – es sei denn, Sie möchten es noch einmal damit versuchen.

Wenn Sie vor Ihrer Krebsbehandlung Milch und Milchprodukte gut vertragen haben, jetzt aber ein Völlegefühl oder Durchfall auf den Verzehr von Milchprodukten bekommen, ist vermutlich die Behandlung für diese Veränderung verantwortlich, denn die Krebstherapie – besonders Unterleibsbestrahlungen und einige chemotherapeutische Mittel – kann die Produktion von Enzymen beeinträchtigen, die für die Verdauung von Milchzucker (Laktose) zuständig sind. Bei den meisten Patienten geben sich die Beschwerden mit der Zeit von selbst, und in der Zwischenzeit könnten Ihnen die folgenden Maßnahmen helfen:

- Meiden Sie Milch und Käse, außer Azidobakterienmilch und Cheddarkäse.
- Magerjoghurt und Buttermilch wird häufig besser vertragen, da sie einen anderen Laktosegehalt haben. Versuchen Sie, kleine Mengen dieser Produkte zu sich zu nehmen.
- Denken Sie daran, daß Milch häufig in anderen Lebensmitteln enthalten ist – sogar in manchen Brotsorten.
- Es gibt Medikamente gegen Milchzuckerunverträglichkeit, von denen einige rezeptfrei erhältlich sind und andere verschrieben werden müssen. Sprechen Sie mit Ihrem Arzt über diese Möglichkeit.
- Probieren Sie einen Milchersatz, wie zum Beispiel Sojamilch, die sich besonders gut zum Kochen eignet. Einfache Sojamilch kann als Getränk zu sehr nach Kreide schmecken, aber es gibt ausgezeichnete Varianten mit Schokolade- oder Vanillegeschmack, die außerdem noch fettarm sind.
- Es gibt auch eine Reihe laktosefreier Ersatznährstoffe, die Sie für die Zubereitung von Pudding oder Milkshake verwenden können.

Karies (Zahnfäule)

Eine Strahlenbehandlung der Mundhöhle oder des Rachens kann sich direkt schädigend auf die Zähne auswirken, oder die Karies kann indirekt daraus resultieren, daß eine Chemotherapie oder Bestrahlung Entzündungen der Mundschleimhaut oder der Zunge hervorruft, was dazu führt, daß die Betroffenen ihre normale Zahnpflege nicht mehr einhalten. Eine dritte mögliche Ursache der Zahnfäule ist die Trockenheit der Mundhöhle.

Es ist eine gute Idee, Ihren Zahnarzt aufzusuchen, *bevor* Sie mit der Krebsbehandlung beginnen, so daß bereits schadhafte Zähne oder andere Probleme im voraus behandelt werden können. Wenn Sie nach dem Beginn der Krebsbehandlung zahnärztlich versorgt werden müssen, *vergessen Sie nicht, Ihrem Zahnarzt mitzuteilen, daß Sie sich einer Krebstherapie unterziehen*, denn es könnte wichtig sein, daß sich Ihr Zahnarzt und Ihr Onkologe über Ihre speziellen Bedürfnisse austauschen, oder Sie könnten vor der zahnärztlichen Behandlung Antibiotika brauchen, um eine Infektion zu verhüten.

In jedem Fall sollten Sie während der Krebsbehandlung mit einer regelmäßigen Mundpflege fortfahren. Falls Entzündungen der Mundschleimhaut auftreten, finden Sie hilfreiche Anregungen auf den Seiten 197 und 200 dieses Kapitels. Ihr Arzt kann Sie auch über spezielle Zahnbürsten, Zahnpasten, Mundwasser oder andere Hilfsmaßnahmen informieren, besonders falls Ihr Blutbild einen geringen Thromobzytenwert (Anteil der Blutplättchen) aufweist.

Magenreizung oder Sodbrennen

Eine Magenreizung kann durch eine Bestrahlung im Gebiet der Speiseröhre und des Magens hervorgerufen werden. Einige chemotherapeutische Medikamente, insbesondere Steroide, können ebenfalls den Magen reizen. Natürlich vermögen auch andere, nicht auf die Krebsbehandlung bezogene Störungen eine brennende Empfindung in der Magengegend hervorzurufen, weshalb Sie Ihren Arzt benachrichtigen sollten, falls dieses Problem bei Ihnen auftritt. Bevor Sie das tun, sollten sie jedoch versuchen herauszufinden, ob die Beschwerden nach dem Essen besser, unverändert oder schlimmer werden, denn diese Information wird die Diagnose erleichtern. Hier sind ein paar Möglichkeiten, wie Sie die Magenreizung auf ein Minimum reduzieren können:

- Nahrung dient als Puffer für viele Medikamente, die eine Magenreizung verursachen können, deshalb sollten Sie Ihre Arznei zum Essen einnehmen, falls nicht ausdrücklich anders verordnet. Dabei muß es sich aber nicht um eine volle Mahlzeit handeln, sondern ein paar Cracker, ein kleines Glas Milch oder eine Scheibe Toast bieten eine ausreichende Grundlage.
- Bleiben Sie nach dem Essen ungefähr zwanzig Minuten lang aufrecht sitzen. Das schränkt die Möglichkeit ein, daß die Magensäure in die Speiseröhre gespült wird, was Sodbrennen verursacht.
- Es gibt einige rezeptfrei erhältliche Mittel gegen Sodbrennen, aber auch hierfür gilt, daß Sie mit Ihrem Arzt über die richtige Wahl sprechen sollten, denn es gibt wesentliche Unterschiede zwischen den einzelnen Präparaten.

Verstopfung (Obstipation)

Stuhlverstopfung kann während der Krebsrekonvaleszenz zu einem Problem werden. Manchmal resultiert sie aus der Einnahme von Zytostatika (Antitumorpräparaten) wie Vincristin oder schmerzstillenden Medikamenten. Auch Veränderungen im Ausmaß Ihrer körperlichen Aktivität oder in den Eßgewohnheiten können eine Obstipation verursachen. Wenn Sie zum Beispiel den Anteil von Ballaststoffen in Ihrer Kost erhöhen, nicht aber gleichermaßen die Flüssigkeitsaufnahme steigern, werden Sie Verstopfung bekommen. Mehr Ballaststoffe bedeutet mehr Stuhlgewicht, was mehr Flüssigkeit braucht, um nicht zu verhärten.

Es ist wichtig, daß Sie alle eventuell auftretenden Veränderungen im Stuhlgang mit Ihrem Arzt oder Pflegepersonal besprechen. Bitten Sie um Rat, falls diese Veränderungen wesentlich von dem abweichen, was bisher normal für Sie war, wenn Sie zum Beispiel normalerweise einmal am Tag Darmbewegung hatten, jetzt aber nur noch jeden zweiten oder dritten Tag. Sie sollten Ihren Arzt ebenfalls darüber informieren, falls Sie abwechselnd Verstopfung und Durchfall haben oder Ihr Stuhl länger als zwei oder drei Tage ungeformt ist. Im übrigen sollten die folgenden Selbsthilfemaßnahmen die Beschwerden lindern:

- Nehmen Sie ballaststoffreiche Nahrungsmittel in Ihre Kost auf. Essen Sie mehr Obst, besonders Rosinen, Dörrpflaumen, Pfirsiche und Äpfel. Einige

Patienten haben festgestellt, daß ein Glas warmer Pflaumensaft, vor dem Schlafengehen getrunken, sehr wirksam ist.

- Essen Sie mehr rohes oder gekochtes Gemüse, und zwar besonders die Sorten Kürbis, Brokkoli, Möhren und Sellerie. Zwar verändert das Kochen den Ballaststoffgehalt nicht wesentlich, doch sollten Sie möglichst die Haut mitessen, da sie bei vielen Gemüsesorten die Hauptquelle der Ballaststoffe darstellt.

- Essen Sie Vollkornzerealien und -brot. Haferkleie hilft gegen Verstopfung und macht sich hervorragend in Gebäck und Brötchen. Haferflocken können über das Müsli oder die Cornflakes gestreut werden, um den Ballaststoffgehalt zu erhöhen. Eine andere Möglichkeit ist, sie in den Mixer zu geben und das daraus entstehende Hafermehl für die Zubereitung von Waffeln oder Pfannkuchen zu verwenden.

- Auch Weizenkleie bietet eine Reihe von Verwendungsmöglichkeiten: Man kann sie an Backwaren, Auflaufgerichte oder warme und kalte Zerealien geben. Es gibt auch ballaststoffreiche Oblaten und Pulver zu kaufen, die besonders nutzbringend sind, wenn Sie nicht imstande sind, eine ausreichende Menge an Gemüse, Obst und Zerealien zu sich zu nehmen.

- Trinken Sie viel Flüssigkeit. Zunächst sollten Sie sich bei Ihrem Arzt versichern, daß es in dieser Hinsicht keine Einschränkungen für Sie gibt, und dann pro Tag acht bis zwölf Gläser Flüssigkeit zu sich nehmen. Wir gehen dabei von einem Sechzehn-Stunden-Tag aus, das heißt also jede Stunde ungefähr ein halbes Glas! Falls Sie Probleme mit Appetitlosigkeit und Gewichtsverlust haben, wählen Sie Fruchtnektar oder alkoholfreien Punsch. Trinken Sie zwischen den Mahlzeiten, und Sie können auch einen Saft oder Fruchtnektar einfrieren, um ihn als Sorbet oder »Eis« zu essen. Bei einigen wird die Darmbewegung durch warme oder heiße Getränke stimuliert, wie zum Beispiel Pflaumensaft, Kaffee oder Tee oder sogar einfaches Wasser.

- Verschaffen Sie sich körperliche Bewegung. Es stimmt schon, daß das nicht so leicht fällt, wenn man sich ständig müde fühlt. Aber eine Stuhlverstopfung kann durch einen Mangel an Bewegung verursacht werden, was wiederum dazu führt, daß Sie sich sogar noch matter fühlen. Deshalb stellt körperliche Bewegung sowohl eine vorbeugende Maßnahme als auch eine akute Problemlösung dar. Am besten eignet sich dazu das Spazierengehen, besonders weil Sie dabei das für Sie bewältigbare Tempo und Maß an Anstrengung vollkommen selbst bestimmen können. Falls Sie ans Bett gefesselt sind, fragen Sie Ihren Arzt oder Ihr Pflegepersonal nach gymnastischen Übungen, die Sie im Bett machen können.

- Sorgen Sie für Regelmäßigkeit. Wir sind in vielerlei Hinsicht Gewohnheitstiere, und das sogar wenn es um die Darmentleerung geht. Wählen Sie eine regelmäßige Zeit, zu der Sie vollkommen ungestört sind. Achten Sie darauf, daß Sie bequem sitzen und ausreichend abgestützt sind – falls nötig, verwenden Sie dazu ein Kissen oder ein zusammengerolltes Handtuch. Lassen Sie sich Zeit. Sich zu sehr auf das Ziel zu konzentrieren kann Spannungen verursachen und damit kontraproduktiv sein. Deshalb sollten Sie sich ablenken, indem Sie sich zum Beispiel ein paar Illustrierte zum Durchblättern mit auf die Toilette nehmen. Vermeiden Sie es, sich anzustrengen. Falls das Resultat negativ ist, fahren Sie mit den anderen Hilfsmaßnahmen fort, und versuchen Sie es später noch einmal.

- Laxative (Abführmittel) sollten Sie als letzten Ausweg verwenden, und dann auch nur sparsam und mit dem Einverständnis Ihres Arztes, der Ihnen auch bei der Wahl desjenigen Präparats helfen kann, das am besten für Sie geeignet ist und die geringsten Nebenwirkungen hat. Falls Sie regelmäßig Medikamente einnehmen, versuchen Sie, das Abführmittel immer zur gleichen Tageszeit zu nehmen, damit sich der Körper auf einen bestimmten Rhythmus einstellen kann.

Diarrhöe (Durchfall)

Diarrhöe (häufiger, ungeformter Stuhl) kann aus einer operativen Entfernung von Abschnitten des Dünn- oder Dickdarms, einer Strahlenbehandlung des Magens oder Beckens und aus der Einnahme einiger chemotherapeutischer Medikamente resultieren. Auch einige brechreizhemmende Medikamente, besonders Metoclopramid, und Antibiotika, die nicht nur die »schlechten«, sondern auch ein paar von den »guten« Bakterien im Körper töten, können Durchfall verursachen. Falls Sie von diesem Problem betroffen sind und keine Unverträglichkeit gegenüber Milchprodukten haben, versuchen Sie, mehrmals am Tag etwas Bio-Joghurt zu essen, wodurch sich die Darmflora regeneriert. Zur gleichen Zeit sollten Sie die im folgenden beschriebenen Maßnahmen ergreifen, um die Körperflüssigkeit aufrechtzuerhalten.

Wurde die Diarrhöe durch eine Operation verursacht, wird sich das Problem bis zu einem gewissen Grad von selbst erledigen, aber Sie müssen sich möglicherweise darauf einstellen, weiterhin mehr Flüssigkeit zu sich zu nehmen.

Die Diarrhöe kann auch mit einer Strahlentherapie verknüpft sein. Bei einigen Patienten bleibt dieses Problem während der Rekonvaleszenz bestehen, bei anderen gibt es sich mit Abschluß der Behandlung. Ein infolge der Chemotherapie oder der Einnahme von brechreizhemmenden Medikamenten auftretender Durchfall dauert normalerweise ein bis zwei Tage nach Durchführung der Behandlung, sollte er jedoch länger als drei Tage anhalten, kontaktieren Sie Ihren Arzt.

Diarrhöe verursacht Flüssigkeitsverlust und kann im Extremfall zu einer Dehydrierung führen, weshalb es wichtig ist, die Aufnahme von Wasser und geeigneten Getränken zu erhöhen. Mit geeignet meine ich Getränke, die frei von Koffein sind, welches die Darmbewegung stimulieren und dadurch einen noch größeren Wasserentzug bewirken kann.

Ausgleich des Flüssigkeitsverlustes

- Meiden Sie Koffein und Tein. Früchte- oder Kräutertees sind eine gute Alternative, besonders wenn Sie ein wenig Zucker hinzufügen, der dazu dienen kann, die Darmtätigkeit zu beruhigen und Sie zu einer Zeit, in der Sie wahrscheinlich nicht imstande sind, normal zu essen, mit Energie zu versorgen. Aus dem gleichen Grund sollten Sie kohlensäurehaltige Getränke wählen – von einigen Patienten als stärkend empfunden, wenn in Maßen getrunken –, die mit Zucker und nicht mit Süßstoff gesüßt sind. Eine kürzlich auf den Markt gekommene, wohlschmeckende Alternative ist Sprudelwasser mit Fruchtgeschmack. Zur Abwechslung eignen sich kleine Mengen an Obstsaft, wobei Sie jedoch Pflaumensaft meiden sollten, der eine Diarrhöe noch verschlimmern kann.
- Es gibt eine Reihe von Sportgetränken zu kaufen, die den Flüssigkeitshaushalt regulieren und die ebenfalls gegen Diarrhöe helfen können. Falls Sie noch keines getrunken haben, sollten Sie es zunächst mit einer kleinen Menge probieren, um zu sehen, ob Ihnen der Geschmack zusagt.
- Gleichgültig, welches Getränk Sie wählen – gehen Sie langsam vor und steigern Sie die Menge erst allmählich, denn zu schnell zu viel Flüssigkeit zu trinken, kann das Problem noch verschärfen! Beginnen sie mit »klaren« Getränken, das heißt solchen, durch die man hindurchsehen kann, was viele der oben

erwähnten Flüssigkeiten einschließt. Da sowohl kalte als auch heiße Getränke dazu tendieren, die Darmtätigkeit anzuregen, sollten Sie sie bei Raumtemperatur aufbewahren. Falls Sie Blähungen haben, öffnen Sie kohlensäurehaltige Getränke und lassen sie »schal« werden, bevor Sie sie trinken.

- Seit vielen Jahren wird in amerikanischen Krankenhäusern die sogenannte »BRAT-Diät« für Patienten mit Diarrhöe erfolgreich angewendet. Der Name kommt von den Anfangsbuchstaben der Nahrungsbestandteile: nämlich Banane, Reis (gekochter weißer, ohne Fett oder Salz), Apfelmus (ungesüßt) und Toast (trocken).

- Wenn die Häufigkeit Ihrer Darmbewegungen geringer wird, probieren Sie es mit etwas nahrhafteren Flüssigkeiten und Lebensmitteln, wie zum Beispiel Suppen und Fruchtnektar. Verwenden Sie dabei solche Speisen und Getränke, die Sie in der Vergangenheit gut vertragen haben. Essen Sie kleine Mahlzeiten, und vergrößern Sie allmählich die Auswahl.

- Seien sie vorsichtig mit Milch, wenn Sie Durchfall haben, denn es geschieht nicht selten, daß Patienten, die sich einer Chemotherapie unterziehen oder Antibiotika einnehmen, eine Milchzuckerunverträglichkeit entwickeln. Wenn Sie trotzdem Milch trinken wollen, wählen Sie eine von der Azidobakteriensorte. Auch Sojamilch mit oder ohne Geschmack ist eine geeignete Alternative.

- Einige Patienten mit Diarrhöe haben festgestellt, daß Cracker mit Erdnußbutter oder Käse hilfreich sind. Auch andere »leichte« Nahrungsmittel, wie Rührei aus einem fettarmen Eiersatz, Kartoffelbrei, fettarmer Hüttenkäse, Bananen, Magerjoghurt und Toast können sich beruhigend auf die Darmtätigkeit auswirken. Zu diesem Zweck sind manchmal auch Zerealien geeignet, mit Ausnahme der ballaststoffreichen. Warme Getreidegerichte, so wie Reis- oder Weizenbrei sind besonders magenfreundlich. Meiden Sie jedoch fette oder stark gewürzte Speisen und solche, die einen hohen Gehalt an Ballaststoffen haben. Im neunten Kapitel finden Sie eine Liste ballaststoffreicher Nahrungsmittel (siehe Seite 241).

Weitere Schritte, um eine Diarrhöe in den Griff zu bekommen

- Es gibt eine Reihe von pflanzlichen Mitteln, die eine Diarrhöe lindern können und von denen einige rezeptfrei erhältlich sind. Da jedoch jedes Präparat andere Bestandteile enthält, sollten Sie Ihren Arzt fragen, welches Sie nehmen sollen. In Frage kommen Prenterol und Imodium beispielsweise.

- Reduzieren Sie Ihre Aktivitäten, und legen Sie häufig eine Ruhepause ein.
- Falls die Diarrhöe trotz dieser Maßnahmen weiter anhält oder falls Ihr Stuhl blutig ist, kontaktieren Sie Ihren Arzt oder Ihr Pflegepersonal.

Rektalentzündung

Sowohl eine Verstopfung als auch Durchfall können Entzündungen am Rektum (Mastdarm) und Anus verursachen. Falls diese Beschwerden bei Ihnen auftreten, gibt es einige einfachen Selbsthilfemaßnahmen, die Sie zu Hause anwenden können.

- Rasche Abhilfe verschafft das Aufweichen in sehr warmem Wasser in der Badewanne oder in einem Sitzbad (auch als Becken, das sich auf dem Toilettensitz anbringen läßt), gefolgt von der Anwendung einer speziellen Salbe, wie sie rezeptfrei in Apotheken erhältlich ist.
- Da normales Toilettenpapier das entzündete Areal reizen kann, verwenden Sie feuchtes zur Körperhygiene. Eine preiswerte Alternative ist, etwas Verbands- oder Kosmetikwatte mit Zaubernuß (Präparat aus der Rinde des Virginischen Zauberstrauchs) zu tränken, was sich auch gut für eine Kompresse eignet – für zwei oder drei Minuten aufgelegt, wirkt es sehr beruhigend.
- Wenn Sie unter rektaler Trockenheit leiden, was bei einer Stuhlverstopfung häufig der Fall ist, tragen Sie *vor und nach* jeder Darmentleerung etwas Salbe auf.
- Wenn Sie trotz dieser Maßnahmen weiterhin Beschwerden haben, sprechen Sie mit Ihrem Arzt oder Pflegepersonal. Es gibt ein paar Spezialcremes, die einen zusätzlichen Schutz bieten. Manchmal können hartnäckige rektale Entzündungen bedeuten, daß sich ein Abszeß entwickelt hat – das muß ärztlich behandelt werden, weshalb Sie in diesem Fall sofort Ihren Arzt aufsuchen sollten.

Trockenheit der Mundhöhle (Xerostomie)

Eine Strahlentherapie kann die Speichelproduktion vermindern, was zu einem trockenen Mund führt. In einigen Fällen verschwindet dieses Problem mit der

Zeit von selbst, in anderen leider nicht. Die mit der Durchführung der Bestrahlungen befaßten Personen, wie Arzt, Krankenschwester oder Radiologe, können Sie darüber aufklären, wie lange die Mundtrockenheit in Ihrem Fall andauern wird. Bei Patienten, die sich einer Chemotherapie unterziehen, kann die Mundtrockenheit von brechreizhemmenden Medikamenten verursacht werden, aber diese Wirkung beschränkt sich normalerweise auf die Zeit, in der die Mittel eingenommen werden.

Essen und trinken
- Was immer das Problem verursacht hat, der erste Schritt zu seiner Linderung besteht darin, die Flüssigkeitszufuhr auf mindestens acht Gläser pro Tag zu erhöhen. Sie sollten auch überall, wo Sie hingehen, ein Getränk mitnehmen, am besten in einer Plastikflasche mit Verschlußkappe und Strohhalm, wie sie von Sportlern benutzt wird.
Möglicherweise stellen Sie fest, daß sich Fruchtnektar am besten eignet, denn er ist dicker als Saft. Meiden Sie jedoch säurehaltige Getränke, wie Tomaten- oder Orangensaft, denn diese können eine brennende Empfindung verursachen. Seien Sie auch vorsichtig mit Gewürzen, die eine Reizung der Mundhöhle hervorrufen können.
- Die Mundtrockenheit macht es mit Sicherheit schwieriger, Ihre ernährungsbezogenen Bedürfnisse zu befriedigen, und möglicherweise fällt Ihnen das Schlucken mit einer weichen Kost leichter. Versuchen Sie es mit Cremesuppen, Kartoffelbrei, Magerjoghurt, Nudeln, Makkaroni und Käse, Rührei aus fettarmem Ei-Ersatz, fettarmem Pudding, Gelatine, Zerealien und Milkshakes (aus magerer Kondensmilch, Sojamilch oder regulärer Milch plus Diät-Eiscreme). Auflaufgerichte – besonders solche mit Bratensaft oder Soße, wie Lasagne, Hühnerfleisch in der Kasserolle, Corned-beef-Haschee oder Quiche – sind ebenfalls leichter zu essen.
- Fügen Sie Flüssigkeit an alle Gerichte: Lassen Sie ein Müsli, Cornflakes oder Brot in Milch, Saft oder einer Soße aufweichen. Geben Sie Bratensaft an Fleisch, Hühnchen oder Fisch und Soße an Gemüse. Essen Sie Dosenfrüchte mit dem Saft.
- Es gibt mehrere Ersatz- oder Zusatznährstoffe, die Sie ausprobieren könnten. Ihr Arzt oder Pflegepersonal kann Ihnen sicher eine Probepackung geben. Wenn Ihnen das Produkt zusagt, kann es auf Rezept bestellt werden und wird häufig auch von der Krankenversicherung bezahlt.

- Die Temperatur von Nahrungsmitteln und Getränken kann den Grad an Mundtrockenheit beeinflussen. Die meisten Patienten finden, daß kalte oder lauwarme Speisen leichter zu schlucken sind als heiße, andere halten es für besser, wenn die Nahrungsmittel sehr kalt sind.

Zahnpflege

Mundtrockenheit kann zu Karies führen, und deshalb ist es sehr wichtig, Ihre Mundhöhle so feucht wie möglich zu halten und auf eine gründliche Mundhygiene zu achten. Je besser der Zustand von Mundhöhle, Zähnen und Zahnfleisch, desto leichter läßt sich eine gesunde Ernährung aufrechterhalten.

- Wenn Sie eine Bestrahlung der Mundhöhle oder des Rachens erhalten, besprechen Sie mit Ihrem Arzt, ob Sie vorher eine zahnärztliche Behandlung brauchen. Zusätzlich zu Ihrer normalen Mundpflege kann Ihnen der Zahnarzt auch die tägliche Anwendung eines fluoridhaltigen Mundwassers empfehlen.
- Reinigen Sie Ihre Zähne häufig und gründlich. Machen Sie vor und nach den Mahlzeiten eine Mundspülung mit klarem Wasser oder einem Glas Wasser mit jeweils einem halben Teelöffel Salz und Natriumbikarbonat. Diese Mischung lindert die pelzige Empfindung bei Mundtrockenheit und vermindert das Risiko von Karies.
- Meiden Sie die handelsüblichen Mundwasser, denn die meisten von ihnen enthalten Alkohol, was den Mund sogar noch stärker austrocknen läßt. Auch Zitronen- oder Glycerintupfer können Reizungen und Trockenheit hervorrufen und sollten deshalb ebenfalls gemieden werden.
- Falls in Ihrer Mundhöhle Entzündungen oder belegte Stellen auftreten, informieren Sie sofort Ihren Arzt oder Ihr Pflegepersonal, denn eine frühzeitige Behandlung kann verhüten, daß es sich zu einem größeren Problem entwickelt.

Weitere Maßnahmen gegen Mundtrockenheit

- Zusätzlich zu einer erhöhten Flüssigkeitszufuhr könnten Sie versuchen, mit Kaugummi und Bonbons ohne Zucker die Speicheldrüsen anzuregen. Zitronendrops sind meistens säurehaltig, aber viele Patienten finden sie hilfreich.

- Probieren Sie, kleine Eisstückchen zu lutschen, aber kauen Sie sie nicht, denn das kann Probleme mit den Zähnen verursachen. Auch Eis am Stiel oder gefrorene Säfte (zum Beispiel Kirsch- oder Trauben-, aber kein Orangensaft) können Erleichterung bringen.
- Es gibt medizinische Präparate, die aus einer künstlich hergestellten, speichelartigen Flüssigkeit bestehen. Fragen Sie Ihren Arzt oder Ihr Pflegepersonal nach einem Muster oder einer kleinen Menge zum Probieren.
- Achten Sie auf die Feuchtigkeitsspender in Ihrer häuslichen Umgebung. Es ist besonders wichtig, während der Nacht für eine ausreichende Menge an Feuchtigkeit in der Luft zu sorgen, da Sie in dieser Zeit keine Flüssigkeit zu sich nehmen. Dazu brauchen Sie keine teuren Geräte, denn es reicht aus, einen Topf mit Wasser auf oder unter den Heizkörper zu stellen (denken Sie aber daran, das Gefäß jeden Tag aufzufüllen!). Ein Luftbefeuchter ist ebenfalls eine gute Anschaffung für Ihr Schlafzimmer, wenn Sie ihn regelmäßig säubern, um zu verhindern, daß sich schädliche Schimmelpilze oder Bakterien in der Luft ausbreiten.

Mundschleimhautentzündung (Stomatitis, Mukositis)

Eines Tages – hoffentlich bald – wird die medizinische Wissenschaft einen Weg gefunden haben, wie man eine Krebstherapie direkt auf die Tumorzellen richten kann, ohne daß die gesunden Körperzellen im Mitleidenschaft gezogen werden. Bis dahin bleibt die Stomatitis, eine Reizung des zarten Gewebes in der Mundhöhle, eine der unangenehmen Begleiterscheinungen einer Chemotherapie oder Strahlenbehandlung. Die Entzündung kann eine generelle sein, mit einer Rötung der gesamten Mundhöhle, oder sie kann in Form kleiner Geschwüre auftreten, wobei sich die eitrigen Stellen in einigen Fällen sogar bis in den Magen-Darm-Trakt ausweiten können. Im Gegensatz zur Mundtrockenheit – die manchmal dauerhaft ist – verschwinden diese Beschwerden nach einiger Zeit jedoch wieder.

Falls dieses Problem bei Ihnen auftritt, sei es in seiner milden oder schwerwiegenderen Variante, sollten Sie Ihren Arzt oder Ihr Pflegepersonal davon in Kenntnis setzen, damit Ihnen möglicherweise ein spezielles Medikament verordnet werden kann. Außerdem sollten Sie die folgenden ernährungsbezogenen Maßnahmen ergreifen:

Eine reizarme Kost

- Kalte Nahrungsmittel sind verträglicher und leichter zu schlucken, deshalb sollten Sie mehr Gelatine, gefrorenen Magerjoghurt, Diät-Eiscreme, Eis am Stiel, fettarme Puddings, kalte Suppen und ähnliches essen.
- Flüssige und weiche Nahrung ruft weniger Reizungen hervor. Meiden Sie »rauhe« und »kratzige« Lebensmittel, so können Sie zum Beispiel Toast und Cracker durch weiches Weißbrot ersetzen. Rührei aus Eiersatz und Fruchtnektar sollte ebenfalls keine Probleme verursachen.
- Meiden Sie gewürzte Speisen.

Weitere Maßnahmen

- Tabak und Alkohol können die Beschwerden im Mund verstärken, deshalb sollten Sie beides meiden.
- Denken Sie daran, daß die meisten handelsüblichen Mundwasser Alkohol enthalten und deshalb nicht benutzt werden sollten.
- Ein künstliches Gebiß kann ebenfalls die Mundschleimhaut reizen. Tragen Sie es deshalb möglichst nur zum Essen.
- Reinigen Sie häufig die Zähne und den Mund mit einer weichen Zahnbürste oder, falls diese noch zu sehr scheuert, mit einem Wattebausch.
- Machen Sie mehrmals am Tag eine Mundspülung. Ein Gurgelmittel aus Salzwasser (1 Teelöffel Salz auf ein Viertelliter warmes Wasser) kann kurzfristig Erleichterung verschaffen.
- Rezeptfrei erhältliche Mittel gegen Magensäure, vor dem Essen kurz durch den Mund gespült und geschluckt, können den brennenden Schmerz lindern. Außerdem gibt es einige spezielle Mundwasser auf Rezept – fragen Sie Ihren Arzt oder Ihr Pflegepersonal danach und auch nach einem schmerzstillenden Mittel, falls erforderlich. Wenn man Ihnen ein solches verschreibt, sollten Sie es ungefähr dreißig Minuten vor den Mahlzeiten einnehmen, so daß es bereits wirkt, wenn Sie mit dem Essen beginnen.
- Die Verwendung von Buttermilch als Mundwasser (kurz spülen und schlucken) lindert die Reizungen an der Mundschleimhaut.

Rezepte für spezielle Belange

Dorothy Slater und Mary Hitchings, beide Ökotrophologinnen, haben die folgenden Rezepte entwickelt, die zweifellos all Ihre Ernährungswünsche während der Behandlung abdecken. Sicher werden Sie durch unsere spezielle Art der Ernährung diese Phase besser überstehen, als wenn Sie bei Ihren alten Eßgewohnheiten bleiben. Viele andere Patienten haben schon sehr gute Erfahrungen damit gemacht.

Kartoffel-Karottensuppe
(4 Portionen)

Zutaten:

1 ²/₃ Tassen gehackte Zwiebeln
1 ¹/₂ Tassen geschälte und gewürfelte Kartoffeln
1 Tasse gehackter Sellerie
²/₃ Tasse gewürfelte Pastinaken
¹/₃ Tasse gehackte Karotten

1 Knoblauchzehe, zerquetscht
2 ¹/₄ Tassen Hühnerbrühe, möglichst fettfrei und ohne Salz
¹/₄ Teelöffel Salz
¹/₈ Teelöffel schwarzer Pfeffer

Zubereitung:
1. Geben Sie das Gemüse und eine halbe Tasse Hühnerbrühe in ein ausreichend großes, mikrowellenfestes Behältnis. Decken Sie es mit einer Plastikfolie ab, und stellen Sie den Topf 15 – 20 Minuten in die Mikrowelle (auf höchster Stufe), so lange, bis das Gemüse weich ist. Rühren Sie alle 5 Minuten um. Andere Möglichkeit: Geben Sie das Ganze in einen ausreichend großen Topf, bringen Sie ihn auf starke Hitze, und lassen Sie die Flüssigkeit kochen. Die Hitze zurücknehmen und simmern lassen. Abgedeckt 45 – 60 Minuten lang köcheln, bis das Gemüse weich ist.
2. Die restliche 1 ³/₄ Tasse Hühnerbrühe beigeben. Nach und nach im Mixer pürieren, bis die Suppe eine gleichmäßige Konsistenz aufweist. Alternativ können Sie die Suppe samt Gemüse auch durch ein Sieb streichen.
3. Wieder in das mikrowellenfeste Behältnis geben bzw. in den Topf. Salz hinzufügen und auch eine Prise Pfeffer. Abdecken und in der Mikrowelle bzw. auf dem Ofen erwärmen.

Pro Portion (1 Tasse): Fett 6 g, Ballaststoffe 5 g, Eiweiß 4 g, Kohlenhydrate 40 g, Natrium 227 mg. Kalorien 183.

Wichtig: Dieses Gericht ist reich an Vitamin A, enthält viele Ballaststoffe, und es lindert die Beschwerden, wenn man unter einem entzündeten oder trockenen Mund leidet. Laktosefrei.

Tomaten-Joghurt-Suppe
(5 Portionen)

Zutaten:

4 Tassen Magermilchjoghurt natur　　*3 ganze Schalotten, gehackt*
1/4 Tasse Salsa (vgl. S. 399)　　　　*1/8 Teelöffel Knoblauchpulver*
2 mittelgroße, reife Tomaten,　　　　*frischer Koriander für*
geschält, entkernt und in　　　　　　*das gute Aroma*
Würfel geschnitten

Zubereitung:
1. Alle Zutaten in einen Topf geben und pürieren, bis man eine gleichmäßige Masse hat. Bei Zimmertemperatur oder gekühlt servieren.

Pro Portion: Fett minimal, Ballaststoffe 1 g, Eiweiß 11 g, Kohlenhydrate 16 g, Natrium 182 mg. Kalorien 111.

Wichtig: Zur Linderung geeignet, und zwar bei wundem oder trockenem Mund. Säuerlich, würzig, kühlend.

Kürbissuppe mit Curry
(3 Portionen)

Zutaten:

900 g Kürbis
2 Teelöffel Butter
1 1/2 Tassen gehackte Zwiebeln
1 1/2 Tassen gehackter Sellerie
1 großer Apfel
(Boskop vorzugsweise), geschält,
entkernt und gewürfelt
schwarzer Pfeffer nach Geschmack
Currypulver je nach Geschmack

1 Tasse Hühnerbrühe,
möglichst fettfrei und
ohne weitere Zugabe
von Salz,
alternativ kann man auch
Wasser verwenden
1 Lorbeerblatt
1 Tasse Buttermilch
2 Teelöffel Zitronensaft

Zubereitung:
1. Den Ofen auf 180° vorheizen.
2. Kürbis mit einem scharfen Messer zerteilen und 30 Minuten lang backen lassen, bis er weich ist.
3. Butter im Topf schmelzen, Zwiebeln, Sellerie und Äpfel beifügen, ebenso Salz und Pfeffer. Deckel auflegen und bei geringer Hitze 5 Minuten lang kochen lassen. Gelegentlich umrühren. Currypulver beifügen, auch die Brühe bzw. das Wasser. Lorbeerblatt hineinlegen. Auf große Hitze bringen und kochen lassen. Die Hitze zurücknehmen, den Deckel auf dem Topf lassen und 30 Minuten simmern lassen. Lorbeerblatt entfernen.
4. Sobald der Kürbis abgekühlt ist, schälen. Kerne entfernen und in Stücke schneiden.
5. Nach und nach die Brühe zum Kürbis geben und im Mixer pürieren, bis man eine sämige Suppe hat.
6. Wieder in den Topf gießen. Butter, Milch und Zitronensaft hinzufügen. Würzen und wieder erhitzen. Jetzt nicht mehr kochen lassen.

Pro Portion (1 Tasse): Fett 5 g, Ballaststoffe 5 g, Eiweiß 7 g, Kohlenhydrate 46 g, Natrium 109 mg. Kalorien 236.

Wichtig: Reich an Vitamin A. Lindernd bei sehr trockenem Mund. Säurehaltig, würzig.

Zucchini-Kartoffel-Suppe
(4 Portionen)

Zutaten:

2 Teelöffel Butter
2 Tassen gehackte Zwiebeln
1 große Knoblauchzehe,
zerquetscht
900 g Zucchini, nicht geschält,
dünn geschnitten
2 mittelgroße Kartoffeln (250 g),
geschält und in Scheiben geschnitten

2 Tassen Hühnerbrühe,
fettarm und ungesalzen
1 ½ Eßlöffel Weinessig
2 Teelöffel Estragon
Salz je nach Geschmack
Pfeffer je nach Geschmack
1 Tasse Naturjoghurt aus
Magermilch

Zubereitung:
1. Butter in einem Bräter schmelzen, und zwar bei großer Hitze. Zwiebeln und Knoblauch beigeben (passen Sie auf, daß die Butter nicht verbrennt). Zwiebeln dünsten, bis sie glasig sind. 3 Minuten dauert das etwa. Zucchini, Kartoffeln, Hühnerbrühe, Essig, 1 Teelöffel Estragon, Salz und Pfeffer hinzugeben, umrühren und zum Kochen bringen. Sofort die Hitze wegnehmen, abdecken und 30 Minuten lang simmern lassen. Beiseite stellen und abkühlen lassen.
2. Nach und nach die Zutaten beigeben und die noch warme Suppe pürieren. Benutzen Sie dazu einen Mixer. Wenn dieser nicht vorhanden ist, das Ganze durch ein Sieb streichen, bis eine sämige Suppe entstanden ist. In eine Terrine gießen und 1 Stunde lang abkühlen lassen.
3. In einer kleinen Schüssel Joghurt und den restlichen Estragon verrühren. In eine Suppentasse füllen und jede Portion mit einem gehäuften Löffel gewürzter Joghurt garnieren.

Pro Portion (1 Tasse): Fett 4 g, Ballaststoffe 5 g, Eiweiß 8 g, Kohlenhydrate 33 g, Natrium 50 mg. Kalorien 181.

Wichtig: Günstig bei trockenem Mund. Säuerlich, kühlend.

Ballaststoff-Milkshake-fettarm
(4 Portionen)

Zutaten:

3 Tassen Magermilch
¼ Tasse reine Weizenkleie
¼ Teelöffel Zimt
½ Teelöffel Vanillearoma
1 mittelgroßer Apfel, geschält,

zerteilt oder 1 Tasse frische Erd-
beeren bzw. 1 Banane (mittelgroß),
alternativ auch eine Birne oder
einen entsprechend großen Pfirsich

Zubereitung:
1. 2 ½ Tassen Milch über Nacht ins Gefrierfach geben (in einer Eiswürfel-form).
2. Die Eiswürfel in den Mixer stecken und eine halbe Tasse Milch, Weizen-kleie und Zimt, Vanilleextrakt und Früchte hinzufügen. Quirlen, bis alles gut aufgeschlagen ist.

Achtung: Beachten Sie bitte, daß nicht jeder Mixer dazu geeignet ist, Eiswür-fel zu zerkleinern. Rückversichern Sie sich in der Gebrauchsanweisung.

Pro Portion (1 Tasse): Fett 1 g, Ballaststoffe 3 g, Eiweiß 8 g, Kohlenhydrate 17 g, Natrium 178 mg. Kalorien 93.

Orangen-Erdbeer-Shake
(4 Portionen)

Zutaten:

2 Tassen Orangensaft
1 ½ Tassen Aprikosennektar
1 Tasse gefrorene Erdbeeren

Zubereitung:
1. Alle Zutaten vermischen und in den Mixer geben, bis man eine glatte Flüs-sigkeit erhält.

Pro Portion: Fett minimal, Ballaststoffe 3 g, Eiweiß 2 g, Kohlenhydrate 44 g, Natrium 6 mg. Kalorien 157.

Wichtig: Reich an Vitamin C. Günstig bei Mundtrockenheit. Laktosefrei. Säurehaltig, kühlend.

Orangen-Bananen-Shake

Zutaten:

1 Tasse Orangensaft	*1/2 Tasse Eiswürfel*
1 kleine reife Banane	*1/4 Tasse Sodawasser*
1/4 Tasse Magermilchpulver	*bzw. Clubsoda*

Zubereitung:
1. Orangensaft, Banane, Milchpulver und Eiswürfel vermischen. Im Mixer pürieren, bis man eine sämige Mixtur hat und die Eiswürfel zerstoßen sind.

Achtung: Nicht jeder Mixer eignet sich für Eiswürfel. Die Maschine muß stark genug dazu sein.

2. Soda beifügen und sofort servieren.

Pro Portion (alles): Fett 1 g, Ballaststoffe 0 g, Eiweiß 9 g, Kohlenhydrate 63 g, Natrium 109 mg. Kalorien 276.

Wichtig: Reich an Vitamin C. Günstig bei entzündetem oder trockenem Mund. Säurehaltig und kühlend.

Mango-Traum
(2 Portionen)

Zutaten:

*1 reife Mango, geschält und
in Scheiben geschnitten
1 reife Banane, geschält und
in Scheiben geschnitten*

*1 Tasse Magermilch
1 Tasse Magermilchnaturjoghurt
2 Eiswürfel (auch mehr,
wenn Sie möchten)*

Zubereitung:

1. Alle Zutaten vermischen, in den Mixer geben und so lange mixen, bis der Milkshake eine dickflüssige Konsistenz aufweist.
2. In zwei Gläser verteilen, noch mehr Eis beigeben, wenn man möchte.

Pro Portion (1 Tasse): Fett 3 g, Ballaststoffe 7 g, Eiweiß 12 g, Kohlenhydrate 40 g, Natrium 155 mg. Kalorien 228.

Wichtig: Vitamin-C-reich, auch viel Vitamin A, ballaststoffreich, günstig bei entzündetem oder trockenem Mund, kühlend.

Buttermilch-Punsch

Dieses kühlende, sämige und nährstoffreiche Getränk können Sie ohne weiteres für das Frühstück einplanen, aber auch für zwischendurch, wenn Sie Lust darauf haben. Sie können es auch noch am späten Abend genießen, wenn es sein muß. Der Punsch ist leicht zuzubereiten, und man kann die verschiedensten Früchte dafür verwenden: ganze Früchte, Säfte und Nektare etc. Sollten Sie gerne Buttermilch trinken, so werden Sie feststellen, daß gerade in Kombination mit den Früchten ein ganz besonders leckeres Aroma entsteht. Man schmeckt die Buttermilch immer noch sehr gut durch, aber ihr Geschmack wird verfeinert. Alternativ geben Sie der Milch noch eine halbe Tasse Ihrer Lieblingsfrüchte bei. Diese sollten Sie in den Mixer geben und dann das Ganze servieren: Wassermelone, Honig- und Netzmelone, Cantaloupemelone, Papaya, Kiwi, geraspelte Äpfel, Aprikosen, Johannisbeeren, Brombeeren, Himbeeren, Erdbeeren oder eine schöne reife Banane.

Zutaten:

90 g (6 Eßlöffel) gefrorener,
ungesüßter Ananassaft
(oder Orangensaft) .

2 Tassen Buttermilch,
möglichst fettarm
frische Minzeblättchen,
wenn Sie mögen

Zubereitung:
1. Alle Zutaten im Mixer vermischen, bis man eine dickflüssige, cremige Konsistenz erhält.
2. Alles über das Eis gießen und mit frischer Minze garnieren.

Pro Portion (1 Tasse): Fett 6 g, Ballaststoffe 5 g, Eiweiß 6,6 g, Kohlenhydrate 23 g, Natrium 173 mg. Kalorien 131.

Wichtig: Günstig bei entzündetem oder trockenem Mund. Säurehaltig und kühlend.

Wenn Sie im Sommer Lust auf Eis haben, so können Sie sich auf diese Weise ein köstliches Dessert als Ersatz zubereiten: Stellen Sie ein Fruchtmagerjoghurt in den Kühlschrank, rühren Sie stets um, und lassen Sie ihn gefrieren. Sie können ihn auch in eine Form gießen und daraus Eis am Stiel zubereiten. Das schmeckt köstlich, und Sie nehmen wesentlich weniger Fett auf.

9. Kapitel
Drei Monate für ein neues Ernährungsbewußtsein

In den vergangenen Kapiteln haben wir uns damit auseinandergesetzt, warum es wichtig ist, daß Sie Ihr Eßverhalten verändern. Sie haben erfahren, daß die Ernährung Ihre Krebstherapie unterstützen kann, bzw. daß richtige Ernährung das Risiko, Krebs erst zu bekommen, einzuschränken vermag. In den nächsten beiden Kapiteln wird es darum gehen, Ihnen dabei zu helfen, daß Sie Ihr Ziel auch erreichen. Ich kann Ihnen eine Reihe von guten Nachrichten mitteilen – besonders die, daß Sie nicht hungern und darben müssen. Sie werden erfahren, daß gesund auch wohlschmeckend bedeuten kann.

Mit Hilfe der Ausführungen in diesem Kapitel werden Sie lernen, wie Sie einen Wandel in Ihrem Eßverhalten erreichen können, und zwar einen entscheidenden, einschneidenden und dauerhaften. Doch merke: Dieser Wandel kann niemals abrupt vonstatten gehen, sondern er muß immer Schritt für Schritt vollzogen werden. Es wird Ihnen nicht gelingen, von heute auf morgen von einer fettreichen Ernährung zu einer fettarmen und ballaststoffreichen Kost umzuschalten. Wenn Sie Ihr Ziel zu schnell erreichen wollen, werden Sie rasch Frust verspüren und aufgeben. Zudem: Wenn Sie noch einen Ehemann oder sogar die ganze Familie zu versorgen und bekochen haben, halten Sie mit einem solchen Vorhaben sozusagen eine Zeitbombe in der Hand. Nimmt man zu plötzlich und ganz unvorbereitet eine große Menge an Ballaststoffen zu sich, entwickelt der Körper zu viele Gase, und außerdem werden noch weitere Unannehmlichkeiten spürbar. Dieser Plan zur Verhaltens- und Bewußtseinänderung wird Sie dabei unterstützen, Schritt für Schritt, problemlos und bequem einen dauerhaften Wandel zu vollziehen, der sehr wichtig für Sie ist.

Zuerst besprechen wir die übergreifenden Ernährungsziele. Und dann werde ich Ihnen erklären, wie Sie in einem Zeitraum von drei Monaten dorthin gelangen können. Wir werden auch Tips geben, wie Sie sich im Restaurant das Passende auswählen. Sind die drei Monate um, so werden Sie im Anschluß daran lernen, wie Sie Ihre persönlichen Fortschritte beim Fett-, Kalorien- und Ballaststoffezählen überprüfen und kontrollieren können.

Haben Sie die Prinzipien des Drei-Monats-Plans einmal begriffen und in die Tat umgesetzt, so werden wir Ihnen in den folgenden Kapiteln noch mehr Ratschläge geben, wie Sie zu einer rundum gesunden Ernährungsweise kommen können.

Doch zuerst einmal werden wir Ihnen Methoden und Techniken vor Augen führen, wie Sie im Supermarkt die richtigen Lebensmittel auswählen und wie Sie diese dann in der Küche so verarbeiten, daß Ihr Essen einerseits köstlich schmeckt, aber andererseits auch so gesund wie möglich dem Körper zugeführt wird.

Basisernährungsplan für die Anti-Krebs-Diät

Sie wissen, daß Sie mit der richtigen Ernährung das Krebsrisiko senken und bei einem bereits erfolgten Ausbruch der Krankheit die Rekonvaleszenz verbessern können. Nun brauchen Sie nur noch einen entsprechenden Ernährungsplan. Und dabei ist es gleichgültig, ob Sie nun Darm-, Brust- oder Prostatakrebs haben bzw. am Adenocarzinom der Lunge leiden. Die grundsätzlichen Ernährungsprinzipien sind dieselben:

- weniger Fett
- mehr Ballaststoffe, das heißt:
  - mehr Gemüse,
  - mehr Obst,
  - mehr Vollkornprodukte.

Glücklicherweise bedingen die oben genannten Ernährungsprinzipien einander. Sobald Sie die Fettzufuhr reduzieren, werden Sie automatisch vermehrt Getreide, Gemüse und Früchte zu sich nehmen. Auf diese Weise geben Sie Ihrem Körper mehr Ballaststoffe und wertvolle Vitamine. Denn es ist nicht ganz einfach, eine Ernährungsweise einzuhalten, die sowohl reichlich Ballaststoffe und viel Fett enthält.

Sollten Sie an Brustkrebs erkrankt sein und Ihre Vorgabe fettarme Ernährung lauten, so wird Sie die neue Auswahl der Lebensmittel automatisch dazu bringen, andere Produkte mit mehr Ballaststoffen auszuwählen. Der positive Effekt hat also eine zweifache Auswirkung, da gemäß neuester Forschungen durch erhöhte Ballaststoffaufnahme auch das Brustkrebsrisiko gesenkt wird.

Sollten Sie Darmkrebs gehabt haben und Ihre Ballaststoffaufnahme auf 30 bis 35 Gramm pro Tag steigern müssen, so werden Sie nicht darum herumkommen, mehr Zerealien, Früchte, Vollkorn- und andere Getreideprodukte zu sich zu nehmen. Gleichzeitig ist die Flüssigkeitszufuhr durch ständiges Wassertrinken zu erhöhen. Auf fast natürliche Weise wird sich somit Ihr Fettkonsum senken. Und auch hier stellt sich ein doppelter Effekt ein: Indem die Kalorienaufnahme über fetthaltige Lebensmittel gesenkt wird, wird verhindert, daß Darmkrebs entsteht, bzw. daß er sich weiter ausbreitet.

Führen Sie sich die grundlegenden Prinzipien der neuen Ernährungsweise vor Augen

Nun sind alle theoretischen Voraussetzungen geschaffen, so daß Sie die Prinzipien gesunder Ernährung auch in die Tat umsetzen können.

Es gibt ein gutes Schaubild, das Ihnen veranschaulichen wird, aus welchen Bausteinen Ihre Ernährung bestehen sollte und welches Gewicht diesen eingeräumt wird. 1992 wurden durch das amerikanische Landwirtschaftsministerium die grundlegenden Ernährungsprinzipien in diesem Schaubild visualisiert. Das alte wurde durch ein neues ersetzt, in dem nicht nur die vier grundlegenden Ernährungsbausteine genannt wurden, die wir alle kennen, sondern in dem auch eine Gewichtung vorgenommen wurde. Und die ist entscheidend.

Heraus kam die Nahrungspyramide als Richtmaß für Ernährung schlechthin. Mit Hilfe der Pyramide läßt sich genau ablesen, welche Schwerpunkte man setzen sollte, und was eine ausgewogene Ernährung ausmacht. Sie enthält alle Bausteine unserer Ernährung.

Eines der wichtigsten Ziele, das mit der Ernährungspyramide erreicht werden soll, ist das Krebsrisiko sowie andere wichtige schwerwiegende Krankheiten der zivilisierten Welt in der Bevölkerung zu reduzieren. Mit einem Wort: Die Pyramide ist auch für Ihr Vorhaben wie maßgeschneidert. Sie betont die Fettreduktion und die Steigerung der Zufuhr an Ballaststoffen, also an Obst, Salaten und Gemüsen etc.

Ernährungspyramide
Ein Fahrplan zur täglichen Auswahl der richtigen Lebensmittel

Fette, Öle und süße Sachen
möglichst selten verzehren

Schlüssel:
Fett (als natürlicher Inhaltsstoff sowie als Zusatz)
Zuckersorten (Zusatzstoff)
Die Zeichen signalisieren Ihnen, daß Fette und Zucker als
Zusatzstoffe größtenteils durch Fett, Öle und Süßigkeiten
aufgenommen werden. Diese Stoffe können
allerdings auch Bestandteil oder Zusatzstoff von
Lebensmitteln aus anderen Nährstoffgruppen sein.

Milch, Joghurt und Käse
2-3 Portionen

Fleisch, Geflügel, Fisch, Eier,
Bohnen (getrocknete), Nüsse
2-3 Portionen

Gemüse
3-5 Portionen

Früchte
2-4 Portionen

Brot, Getreide,
Zerealien,
Reis und
Nudeln

6-11
Portionen

Quelle: U.S. Departement of Agriculture/U.S. Departement of HEALTH and HUMAN SERVICES

Die Ernährungspyramide hilft Ihnen, sich an jedem Tag besser zu ernähren...
und zwar nach ernährungsphysiologisch sinnvollen Gesichtspunkten.
Beginnen Sie damit, viel mehr Brot, Zerealien, Reis und Nudeln zu essen, ebenso wie Gemüse und Obst.
Ergänzen Sie Ihren Fahrplan mit 2-3 Portionen aus Lebensmitteln der Milchgruppe sowie 3 Portionen aus der Fleischgruppe.
Ein jedes Lebensmittel dieser Gruppen enthält einige, aber nicht alle Nährstoffe, die Sie täglich brauchen. Grundsätzlich ist allerdings keine Gruppe wichtiger als die andere – wollen Sie gesund leben, so brauchen Sie alles, nur eben in unterschiedlicher Menge. Gehen Sie vorsichtig mit Fett, Ölen und Süßigkeiten um. Eben mit allen Lebensmitteln, die man der Pyramidenspitze zuordnen muß.

Hinweis: Broschüren zu zentralen Fragen der Ernährung können Sie beim Gesundheitsministerium in Bonn anfordern.

Die beiden unteren Etagen der Pyramide zeigen die Lebensmittel, die wir in unserer Ernährung schwerpunktmäßig berücksichtigen sollten. Brot, Getreide, Reis, Nudeln, Gemüse und Früchte müssen am häufigsten auf unserem Speiseplan auftreten. Fleisch, Geflügel und Fisch spielen innerhalb unseres Schemas eine untergeordnete Rolle. Fette und Öle sollten ebenso sparsam aufgenommen werden, und natürlich kommen sie auch in Obst, im Gemüse, im Getreide sowie ebenso im mageren Fleisch vor. Genau wie unsere Anti-Krebs-Diät, so läßt die Pyramide Ihnen genügend Freiraum, sich auch einmal auf ungesünderen Feldern aufzuhalten. Wichtig ist nur, daß Sie sich immer wieder klarmachen, welche Nährstoffe und Lebensmittel in die Basisstufe der Pyramide gehören, welche die Mitte ausmachen und welche die kleine, enge Spitze. Benutzen Sie das Bild der Pyramide stets dazu, sich die grundlegenden Prinzipien vernünftiger, gesunder Ernährung immer wieder vor Augen zu führen,

---

Verteilt auf drei Mahlzeiten und so viele Zwischenmahlzeiten, wie Sie auch immer brauchen, sollten Sie *unbedingt* nicht *weniger* als die folgenden Mengen pro Nahrungsmittel zu sich nehmen:

- 6 – 11 Portionen komplexe Kohlenhydrate aus Brot, Nudeln und Reis (bei diesen Lebensmitteln handelt es sich um fettarme Produkte – natürlich nur so lange, wie Sie den Gerichten keine Margarine, Butter oder sonstige fettreichen Milchprodukte beifügen).

- 6 – 11 Portionen Gemüse und Früchte (letztlich sind 6 Portionen für die meisten Krebsarten vernünftig, 11 Portionen vielleicht beim Adenokarzinom der Lunge anzusetzen).

- 3 Portionen fettarme Milchprodukte; dazu gehören fettarme Milch, fettarmer Joghurt, fettarme saure Sahne, fettarmer Frischkäse und fettarmer bzw., wenn man bekommen kann, fettfreier Hüttenkäse. Auch Magerquark ist sehr zu empfehlen.

Das dürfen Sie noch ergänzen:

- bis zu 180 g mageres Fleisch pro Tag, besser 100 – 120 g
- fettarme Desserts und Zwischenmahlzeiten, damit bei Ihnen nicht das Gefühl von Frust aufkommt, bzw. daß Sie etwas entbehren müßten. Dazu gehören auch Snacks, die wir ab Seite 226 zusammengestellt haben.

---

und versuchen Sie sich wieder vor Augen zu halten, wie die speziellen Erfordernisse Ihrer Krankheit in dieses Schema passen (vgl. die Kapitel zu den speziellen Krebsformen).

Hören sich sechs bis elf Portionen komplexe Kohlenhydrate nach einer großen Menge an? Auch sechs bis elf Portionen Gemüse und Früchte? Wie Sie in der Tabelle »Was ist eine Portion?« auf Seite 216 schnell sehen können, sind die hier genannten Portionsgrößen möglicherweise kleiner, als Sie annehmen. Die Mengen sind auch nicht sonderlich schwer zu schaffen, da der Ernährungsplan ja nicht in der Hauptsache auf Fleisch basiert. Mit zwei Scheiben Brot zu jeder Mahlzeit (Vollkornbrot, Vollkornbrötchen etc.), einer Schüssel Müsli oder Zerealien zum Frühstück bzw. auch zu jeder anderen Tageszeit, einigen Portionen Nudeln zu Mittag oder zum Abendessen, einer Portion Reis oder einem Stück Brot zwischendurch werden Sie schnell die Mindestration an Getreide für den Tag aufgenommen haben. Zwei Stück Obst zwischendurch und einige Früchte zum Müsli plus zwei Portionen zum Mittag- und zum Abendessen – ganz egal, wie Sie es machen, Sie können und sollten immer Obst oder Gemüse griffbereit haben. Wenn Sie sich die täglichen Mahlzeiten in bezug auf die Menge ansehen, so werden Sie feststellen, daß das reine Volumen der Lebensmittel doch sehr groß ist. Sollten Sie also alles essen, was Sie essen dürfen, so werden Sie keinen Hunger verspüren. Gleichzeitig werden Sie kaum noch Platz für irgendwelche fettigen Sachen haben.

Zudem werden Sie sich wundern, wie schnell Sie überhaupt keine Lust mehr auf Fettiges verspüren. Vergegenwärtigen Sie sich stets, daß Sie soviel Obst, Gemüse und Getreideprodukte verspeisen dürfen, wie Sie möchten.

Um die Gesamtaufnahme von Fett auf ein niedriges Niveau zu bringen, ist es unbedingt notwendig, die Fleischportionen zu verkleinern, aber Sie müssen nicht ganz und gar auf Fleisch verzichten. Sollten Sie daran gewöhnt sein, stets 300-Gramm-große Fleischportionen zu essen, wird Ihnen wahrscheinlich eine Portion, die nur ein Drittel so groß ist, ziemlich mickrig erscheinen. Aber schon bald werden Sie sich daran gewöhnen und diese Menge als ausreichend empfinden, weil Sie ja viel mehr Obst, Gemüse und Getreideprodukte (Reis, Nudeln) essen. Ein 120 Gramm großes Fleischstück ist etwa soviel wie ein Stapel Spielkarten. Haben Sie ein einigermaßen gutes Augenmaß, so können Sie sich stets an diesem Vergleich orientieren.

Produktaufdrucke richtig verstehen und einordnen

Will man seine Eßgewohnheiten verändern, so ist es natürlich von grundlegender Bedeutung, alle Inhaltsstoffe der Lebensmittel zu kennen, die Sie kaufen wollen. Aus diesem Grund ist es sehr wichtig, sich bei allen Dosen-, Gefrier- und sonstwie zubereiteten Waren genau die Etiketten anzusehen. Davon hängt für Ihren Ernährungsplan sehr viel ab.

Immer wenn ich zu diesem Thema komme, muß ich an die Geschichte einer jungen Frau denken, die eine ernste und lebenslange Allergie gegen einen bestimmten Stoff in Lebensmitteln hatte. Ihre Allergie wurde schon in ihrer Kindheit erkannt, so daß ihre Eltern und ihr Arzt sie instruiert hatten, bestimmte Lebensmittel stets abzulehnen und nicht zu verzehren. Das klappte auch sehr gut, bis sie schließlich aufs College kam.

Dort ging sie ab und zu mit ihrem Freund aus und einmal auch in ein Lokal, das berühmt war für sein Chili. Das Restaurant warb damit, daß Chili aufgrund einer geheimen Zutat besonders lecker sei. Wer hatte aber ahnen können, daß

Was ist eine Portion?	
Speisen	eine Portion
Brot:	
– normales Brot (90 Kalorien/Scheibe)	eine Scheibe
– Diätbrot (45 Kalorien/Scheibe)	zwei Scheiben
Nudeln	1/2 Tasse (gekocht)
Reis	1/3 Tasse (gekocht)
Gemüse, roh oder gedämpft	1 Tasse, gehackt; gekocht 1/2 Tasse
Früchte:	
– Apfel oder Orange	1 Stück (Größe eines Tennisballs)
– Banane	1 kleine
– in der Dose, ungesüßt	1/2 Tasse
Milchprodukte:	
– Magermilch	1 Tasse
– Magermilchjoghurt	1 Tasse
– fettarmer Käse	30 g (Das ist etwa soviel wie das letzte Glied Ihres Daumens.)

die geheime Zutat Erdnußbutter war, genau die Substanz, auf die die junge Frau allergisch reagierte. Das tragische Ende der Geschichte war, daß sie nach einem Eßlöffel Chili in einen anaphylaktischen Schock kam und fast starb.

Die Moral von der Geschichte: Sie werden sich wundern, was alles in den vorgepackten Fertigprodukten bzw. in den Speisen der Restaurants enthalten ist. Einige Zuckerformen, Saccharose, Getreidesüße etc. sind fast überall drin. Eine andere, stets vorkommende Zutat ist das Fett. Einige Hersteller sind mittlerweile zwar etwas vorsichtiger geworden, was die Auswahl der Fettformen angeht, und sie verwenden kein Schweineschmalz oder andere gesättigte Fette mehr, aber Fett bleibt trotzdem Fett.

Natriumglutamat (Monosodiumglutamat) wird bei Fertigprodukten oft als Geschmacksverstärker verwendet.

Viele Leute – ich übrigens auch – reagieren auf Natriumglutamat mit Übelkeit, Erbrechen, Durchfall und anderen Beschwerden. Meist wissen sie gar nicht, daß sie Natriumglutamat verzehren, jedenfalls solange nicht, wie sie keine Aufdrucke genauer studieren.

Also: Damit Sie vernünftig und sinnvoll einkaufen können, ist es absolut notwendig, die Aufdrucke zu lesen und sie auch bewerten zu können. Natürlich kostet das Zeit und ist auch nervig, wenn man damit anfängt, aber Sie werden schon bald sehr genau wissen, was auf Ihre Einkaufsliste gehört und was nicht. Dann wird alles leichter. Es braucht eben nur ein bißchen Zeit.

Die wichtigsten Angaben auf dem Etikett, die wir benötigen, sind die, die Auskunft über Fette und Ballaststoffe sowie über bestimmte Vitamine und Mineralien geben (besonders β-Carotine und Kalzium). Also: Achten Sie insbesondere darauf, wenn Sie vor den Regalen stehen.

Verbraucheraufklärung ist eine wichtige Aufgabe. Der Staat hat dazu verschiedene Gesetze verabschiedet, damit Transparenz garantiert werden kann. Diese hat aber ihre Grenze, wie Sie sehr rasch merken werden. Meist sind die Mengen der verschiedenen Inhaltsstoffe pro 100 Gramm ausgewiesen. Erfolgen keine Mengenangaben, so ist die Reihenfolge zu beachten. Der Inhaltsstoff, der zuerst genannt wird, kommt am meisten vor. Haben Sie Zweifel und wollen Genaueres wissen, weil sie das entsprechende Produkt häufig konsumieren, so fragen Sie beim Hersteller nach.

Die Angaben auf den Etiketten müssen so gestaltet sein, daß es dem Verbraucher möglich ist, verschiedene Marken miteinander zu vergleichen, und zwar

auf ihren Gehalt hin. Dazu braucht man genaue Mengenangaben der Inhaltsstoffe.

Die Schlüsselangabe ist die über den Fettgehalt. Diese hat für Sie große
Bedeutung. Sie sollten darum stets die Grammangaben für Fett im Auge
behalten. Für die Anti-Krebs-Diät habe ich einen bestimmten Fettprozentsatz
festgelegt, der nicht überschritten werden sollte. Der Fettanteil eines Pro-
duktes wird immer darüber entscheiden, ob Sie es kaufen sollten oder lieber
nicht. Eine weitere Hilfe: Merken Sie sich, daß jedes Gramm Fett 9 Kalorien
enthält.

Natürlich sollten Sie solchen Überschriften wie »light« oder »weniger Fett«,
»fettreduziert« stets mit Mißtrauen begegnen. Sehen Sie sich lieber das Kleingedruckte an. Nur dort ist eine exakte Angabe ausgewiesen.

Sich die Aufdrucke anzuschauen kostet viel Zeit, aber es ist unabdingbar, und
mit der Zeit genügt auch ein kurzer Blick, und Sie wissen, was Sie erfahren
wollten. Sie werden rasch soviel Erfahrung im Umgang damit haben, daß Sie
in Sekundenschnelle entscheiden können und sich immer im klaren darüber
sind, worauf es ankommt.

Neulich führte mir eine Patientin nochmals vor Augen, wie wichtig das ständige Studium der Aufschriften ist. Sie brachte eine Tüte Popcorn einer bestimmten Marke mit. Auf dem Label stand, daß dieses 18 Prozent Fett enthalte. Alles
war also okay, akzeptabel. Einige Monate später kaufte sie dieselbe Marke
wieder, und nun wies der Aufdruck 45 Prozent Fett aus. Die Lektion, die daraus zu lernen ist, ist also klar: Verlassen Sie sich nicht auf die Marke, lesen Sie
das Kleingedruckte, und zwar immer.

Die ersten drei Monate

Die Grundzüge unserer Anti-Krebs-Diät haben Sie nun verstanden, einiges
auch über die Portionsgrößen gelernt und erfahren, wie man ein Produkteti-
kett richtig liest.

Nun, dann können wir uns jetzt den Feinheiten unseres Ernährungsplans
zuwenden.

Nur wenn Sie Schritt für Schritt darangehen, Ihr Leben zu verändern, wird es
Ihnen auch auf Dauer gelingen. Eine vernünftige Zeitspanne, dieses Ziel zu erreichen, sind drei Monate. Und so sieht Ihr Plan deshalb in Grundzügen aus:

Erster Monat: *Fette weg vom Frühstück* (so weit es geht). Machen Sie sich
                 mit den Angaben auf den Produkten vertraut, und finden Sie
                 Ersatzprodukte.
Zweiter Monat: *Weg mit den Fetten bei den Zwischenmahlzeiten.*
Dritter Monat: *Weg mit dem Fett beim Mittagessen.* Egal, ob Sie zu Hause
                 essen oder ein Restaurant aufsuchen, Sie müssen lernen, wie
                 Sie eine fettreduzierte Mahlzeit planen, das Richtige dafür
                 auswählen und sie auch noch gesund zubereiten.

Am besten verschaffen wir uns aber erst einmal einen Überblick darüber, wie
wir dies alles bewerkstelligen. Anschließend gehen wir die Ziele eines jeden
Monats ausführlich durch.

Zuerst muß das Frühstück dran glauben

Ist Ihnen schon einmal aufgefallen, wie das Frühstück in Werbespots geschil-
dert wird? Oder kennen Sie den Spruch:»Morgens wie ein Kaiser, mittags wie
ein König und abends wie ein Bettelmann?« Mittlerweile hat auch auf deutschen Frühstückstischen schon die amerikanische Frühstücksphilosophie
Einzug gehalten: Die Sonne scheint, der Hahn kräht und die glückliche Familie hat sich um den Tisch versammelt. Man ißt alles, was sich darauf so bietet:
Eier, Speck, Croissants, dick mit Butter und Marmelade bestrichen. Warum
sollte es also falsch sein, sich gerade morgens Zeit zu lassen und sich so richtig
satt zu essen?
Natürlich wissen die Werbestrategen, daß die Wirklichkeit anders aussieht.
Oft wird gehetzt und schnell im Vorübergehen etwas hineingestopft, meist das
Erstbeste. Längst haben wir auch schon die Gewohnheit aufgegeben, mittags
ein warmes, vollständiges Mittagessen einzunehmen, im Vorbeigehen kaufen
sich viele Berufstätige irgend etwas. Die Croissantshops und Bäckereien mit
ihren Frühstücksservices schießen wie Pilze aus dem Boden.
Doch gesund kann das nicht sein. Meiner Meinung nach sollte ein Frühstück
etwas anders aussehen.
Da wir während der Rekonvaleszenz von einer so schweren Krankheit wie
Krebs besonders von einem gesunden Frühstück profitieren, sollten wir auch
hier damit anfangen, neue Wege zu beschreiten.
Fest steht allerdings auch weiterhin: Morgens ist der Appetit der meisten
Menschen am größten, und Sie sollten diese Tatsache auch nutzen, möglichst

viele gesunde Dinge zu sich zu nehmen. Ziehen Sie aus dieser Tatsache Ihren Vorteil. Für Sie sollte also das Frühstück weiterhin die üppigste Mahlzeit bleiben. Sie sollten sie allerdings sinnvoll gestalten, und das ist auch ohne Probleme zu schaffen.

Als nächstes kommen die Zwischenmahlzeiten dran

Einige Menschen decken ein Viertel ihrer gesamten Kalorienaufnahme durch Zwischenmahlzeiten ab. Und wenn Sie nicht sehr bewußt essen, so haben Sie damit sehr viel Fettiges zu sich genommen. Darum achten Sie darauf, Ihre Zwischenmahlzeiten sollten grundsätzlich aus Orangen, Äpfeln, Möhren oder anderen Obst- bzw. Gemüsesorten bestehen. Und eines Ihrer Ziele sollte es sein, sechs bis elf Portionen davon täglich aufzunehmen. Die Zwischenmahlzeiten bieten eine hervorragende Möglichkeit, diese Menge problemlos in den alltäglichen Speiseplan einzubauen.

Im dritten Monat sollten Sie sich Mittagspause und Abendbrot vornehmen

Die Rezepte am Ende dieses Buches werden sicherlich beim Erreichen dieses Zieles hilfreich sein. Daneben möchte ich Ihnen noch weitere Möglichkeiten aufzeigen, wie Sie Ihre Lieblingsgericht etwas fettärmer und leichter zubereiten können. Zudem werde ich Ihnen noch Tips zur Auswahl der richtigen tiefgefrorenen Produkte und Fertiggerichte geben, zu denen Sie sicherlich ab und auch mal greifen werden, wenn Sie keine Lust haben, selbst frisch zu kochen.

Machen Sie alles langsam

Auch wenn Sie von Natur aus eher ein ungeduldiger Mensch sind und stets zu drastischen Veränderungen in Ihrem Leben bereit sein sollten, so möchte ich Ihnen dennoch raten, sich an meinen Drei-Monats-Plan zu halten. Ein langsames Vorgehen ist meist ein bewußteres Vorgehen und wirkt damit auch nachhaltiger. Wenn Sie die Anti-Krebs-Diät wie einen Crashkurs angehen, so werden Sie sicherlich bald Ihre alten Gewohnheiten mit den fettreichen Mahlzeiten vermissen und rasch in überholte Verhaltensmuster zurückfallen. Bedenken Sie bitte, daß im Moment eine ganze Menge auf Sie zukommt, besonders wenn Sie sich gerade in Therapie befinden. Egal, ob Sie Chemo- oder Strahlentherapie bekommen bzw. sich momentan von einer Operation erholen müssen, Sie werden sehr viel Zeit brauchen, um mit alldem fertig zu werden und mit der neuen Situation umzugehen bzw. sich an neue Erfordernisse anzupassen.

Schritt für Schritt vorgehen und nicht alles auf einmal wollen. Dieses Prinzip kann darüber entscheiden, ob man sich gut fühlt oder unter der Belastung zusammenbricht.

Auch nach dem dritten Monat ist noch Zeit genug, Fett- und Ballaststoffmengen zu zählen. Auf diese Weise können Sie die Nahrungsaufnahme exakt kontrollieren – vorausgesetzt, Ihnen liegt so etwas. Genaue Buchführung ist aber auch nicht unbedingt nötig, wenn Sie einmal die Prinzipien verinnerlicht haben und vielleicht eine Woche lang die Grammwerte gezählt haben, so werden Sie schnell Erfahrungen sammeln und ein Gefühl dafür entwickeln, was Sie essen dürfen. Dann brauchen Sie nur noch von Zeit zu Zeit einen kurzen Check-up vorzunehmen, um sicherzugehen, daß Sie nicht in alte Gewohnheiten zurückgefallen sind. Unser Ziel ist es, Ihnen aufzuzeigen, wie Sie eine fettarme und ballaststoffreiche Kost zum Prinzip eines neuen, gesunden Lebens werden lassen können. Haben Sie einmal begriffen, worum es geht und Ihr Ziel zudem fest vor den Augen, wird gesundes Essen alltäglich, und Sie brauchen sich keine Sorgen über genaue Mengenangaben zu machen.

Erster Monat:
Das Frühstück vom übermäßigen Fett befreit

Ihr Frühstück sollten Sie in Wochenschritten neu gestalten. Natürlich können Sie nicht alles Fett bei dieser wichtigen Mahlzeit eliminieren, aber einen Großteil davon. Egal, was Sie nun zu sich nehmen, wählen Sie stets die Lightversion der verschiedenen Produkte: Magerquark, Magermilch, fettreduzierte Butter, Magerjoghurt etc. Keine fette Wurst, möglichst die mageren Sorten wie Sülzen sowie fettreduzierten Käse oder eben weniger von einem etwas fettreicheren Käse. Damit ist schon viel erreicht! Wir haben vier Wochen eingeplant, um Ihnen zu zeigen, welche Ersatzprodukte Sie anstelle der gewohnten Lebensmittel auswählen sollten. Am einfachsten ist es natürlich bei den Dingen, die es auch als fettreduzierte Lightversion auf dem Markt gibt.

Erste Woche: Ersatzprodukte
Anstelle von: Rühreiern (ein Ei enthält 5 g Fett, und wer ißt schon nur eins?). Wählen Sie: An einigen Tagen Ihr Lieblingsmüsli oder ballaststoffreiche Cornflakes mit Magermilch aus. Andere Alternative: An drei Tagen mit einem Ei-

Ersatzprodukt (vgl. *Kalorien mundgerecht*, Umschau Verlag) Rühreier zubereiten (1/4 Tasse enthält 0 g Fett) oder zwei Eiweiß statt einem Ei (0 g Fett) verwenden. Bereiten Sie Ihre Rühreier wie immer zu. (Achten Sie aber darauf, daß manche Zerealien oder auch Müslis ziemlich viel Fett enthalten. Getreideprodukte, die zubereitet wurden, gehören dazu und auch die Müslisorten mit viel Nüssen.)
Anstelle von: Magerspeck (ein Streifen 3,5 g Fett).
Wählen Sie: Mageren, gekochten Schinken (1 Scheibe 0,5 g Fett), aber essen Sie so etwas an höchstens drei Tagen pro Woche. Denken Sie daran, daß der Tag noch lang ist und Sie nicht schon jetzt zuviel von der gestatteten Fett- bzw. Fleischration aufbrauchen sollten. Außerdem enthält ein solch warmes Frühstück ziemlich viel Salz.
Anstelle von: Weißbrot, Brötchen oder Toast.
Wählen Sie: Vollkornbrot bzw. ein dunkles Brot mit wenig Butter und Marmelade. Fettreduzierter Frischkäse und Margarine sind ebenfalls erlaubt. Auf Croissants und solche Backwaren sollten Sie weitgehend verzichten. An dem einen oder anderen Feiertag dürfen Sie sich natürlich ein Croissant gönnen.
Anstelle von: Vollmilch zu den Zerealien (1 Tasse = 8,9 g Fett).
Wählen Sie: Milch mit 2 Prozent Fett (1 Tasse = 4,7 g Fett).
Anstelle von: 30 g Vollmilch zum Kaffee bzw. Kaffeesahne (2,4 g Fett mehr).
Wählen Sie: 3 g Magermilch (0,6 g Fett). Merke: Denken Sie stets daran, zwischendurch Obst zu essen. Wählen Sie vorrangig solche Sorten, die viel Vitamin C enthalten: Erdbeeren, Orangen oder Grapefruits gehören dazu. Natürlich können Sie auch Säfte trinken, aber diese enthalten in der Regel kaum mehr Ballaststoffe. Also, wann immer es geht, sollten Sie ganze Früchte wählen.
Merke zudem: In der ersten Woche werden Sie noch nicht so viel mehr Ballaststoffe zu sich nehmen, aber in der zweiten Woche wird die Menge entscheidend gesteigert werden.
Entscheiden Sie sich für ein amerikanisches Frühstück mit Eiern, Schinken und Toast mit Butter bestrichen sowie Kaffee mit Vollmilch, so essen Sie mit dieser Mahlzeit 15,9 g Fett. Nehmen Sie statt dessen zwei Eier und eine ganze Tasse Vollmilch, so klettert der Fettgehalt auf 29,8 g. Verwenden Sie dagegen die Ersatzprodukte, so kommen Sie gerade einmal auf 7 g Fett.

Zweite Woche

Behalten Sie alle Veränderungen aus der ersten Woche bei, aber verwenden sie nun Milch mit 1,0 g Fett. Dadurch sparen Sie weitere 2 g Fett (1 Tasse Milch von 1 Fettgehalt = 2,4 g Fett). Geben Sie 30 g davon in Ihren Kaffee, so macht das insgesamt 0,3 g Fett. Damit die Ballaststoffaufnahme gesteigert wird, essen Sie jetzt speziell mit Ballaststoffen angereicherte Zerealien bzw. Müsli aus dem Bioladen oder solche ohne Zuckerzusatz. Doch achten Sie in jedem Fall auf die Menge. Fangen Sie mit einer kleinen Portion an (etwa 4 g Ballaststoffe tun es für den Anfang).

Geben Sie Ihren normalen Cornflakes beispielsweise 2 Eßlöffel mit Ballaststoffen angereicherten Zerealien (Getreideprodukte) bei, die 100 g Ballaststoffe oder mehr pro Portion enthalten. Eine hervorragende und wohlschmekkende andere Möglichkeit besteht darin, dieselbe Menge ballaststoffreicher Zerealien in einen Magermilchjoghurt einzurühren.

Mit diesen Beigaben oder Ersatzprodukten und unter der Voraussetzung, daß Sie die Veränderungen aus der ersten Woche beibehalten, wird Ihr Frühstück nunmehr etwa 5,5 g Fett enthalten. Die Aufnahme von Ballaststoffen ist schon merklich gesteigert worden.

Dritte Woche

Behalten Sie die Veränderungen aus den ersten beiden Wochen bei, und wählen Sie Ihre Milch aus der niedrigsten Fettstufe (1 Tasse = 0,4 g Fett, das heißt, das ist der annähernde Wert für 30 g Milch). Sie können auch weiterhin eine kleine Menge Ihrer Lieblings-Cornflakessorte wählen, sofern sie 2 g Fett oder weniger enthält. Geben Sie diesem etwas Zucker bzw. etwas Zimt bei, aber denken Sie stets an die frischen Früchte. Eine gute Frühstücksalternative: 1 1/2 Apfel-Rosinen-Kleiemuffins (vgl. Rezeptteil Seite 357). Damit nehmen Sie mehr als 10 g Ballaststoffe auf. Wenn Sie dieses Gebäck anstelle von Zerealien auswählen, so trinken Sie immer ein Glas Magermilch dazu, oder essen Sie ein Schüsselchen Magermilchjoghurt vor- oder hinterher. Es kann ja sein, daß Sie keine Milch mögen.

Die beste Brotsorte ist in jedem Fall ein Grau- bzw. ein Vollkornbrot mit möglichst fettarmem Käse oder fettarmer Wurst bzw. Quark und Marmelade.

Wie wäre es mit einem dicken Applaus? Sie haben es geschafft. Ihr Frühstück hat nun etwa 3 g Fett und über 10 g Ballaststoffe.

Machen Sie sich immer wieder klar, daß Sie bereits beim Frühstück eine Menge Ballaststoffe zu sich nehmen können – und zwar ohne Mühe. Beispielsweise: Wenn Sie 6 Portionen Früchte oder Gemüse täglich essen müssen (12 g Ballaststoffe), bringt Ihnen ein ballaststoffangereichertes Zereal schon 10 g. Summa summarum haben Sie dann bereits 34 g aufgenommen.

Noch ein warnender Hinweis: Wenn Sie meine Maximalmengen-Empfehlungen befolgen wollen – zum Beispiel elf Portionen Getreide, elf Portionen Früchte und Gemüse, eine Portion ballaststoffangereichertes Zereal –, werden Sie insgesamt 50 g Ballaststoffe pro Tag zu sich nehmen. Natürlich verursacht eine solche Kost Gasbildung im Darm, und theoretisch kann es auch zu einem Mineralverlust kommen. Vielleicht sollten Sie sich von daher auf 25 bis 35 g pro Tag einpendeln.

Vierte Woche

Grundsätzlich gilt: Die vierte Woche ist die beste Zeit, all das zu wiederholen, was Sie bereits gelernt haben. Halten Sie sich aber weiterhin an die Grundsätze der dritten Woche. Lautet die Diagnose Ihrer Ärzte Dickdarmkrebs, so sollten Sie an jedem Tag ein ballaststoffangereichertes Zereal einplanen. Dazu sechs Portionen Früchte und Gemüse plus sechs Portionen Getreide. In diesem Fall ist es sicherlich anzuraten, die tägliche Zufuhr auf 30 bis 35 g zu steigern. Natürlich dürfen es auch weniger ballaststoffreiche Frühstückscornflakes sein (beispielsweise mit 4 g), aber dann müssen Sie, um den täglichen Bedarf abzudecken, mehr Obst und Gemüse sowie Getreideprodukte einplanen (durchschnittlich 2 g pro Portion). Insgesamt sind das dann 13 bis 15 Portionen Früchte, Gemüse und Getreidekörner. (*Merke:* Möglicherweise liegt der optimale Ballaststoffwert bei 30 bis 35 g, aber das hängt auch von der Empfehlung Ihres Arztes ab. Er wird Ihnen sagen, was er für Sie persönlich für richtig hält, und natürlich ist entscheidend, wie gut Sie die Ballaststoffe vertragen.) *Aber: Gehen Sie nicht von Ihrem 35-Gramm-Ziel ab, ohne daß Ihnen der Arzt dazu geraten hat.*

Sie sind nun soweit, daß Sie einerseits Ihre Fettaufnahme von 16 (soviel hat ein umfangreiches amerikanisches Frühstück) auf 3 g heruntergebracht haben. Andererseits haben Sie die Ballaststoffe von 0 auf 10 g gesteigert. Das ist schon ein sehr großer Fortschritt. Herzlichen Glückwunsch!

Um zu erfahren, welche Produkte wenig, mittelviele oder viele Ballaststoffe enthalten, müssen Sie die Aufdrucke auf den Etiketten studieren. Eine Auswahl an gängigen Produkten finden Sie in Ihrem Supermarkt. Wählen Sie eine

Sorte, die Ihrem Geschmack entspricht, aber wenig Fett und viele Ballaststoffe enthält.

Bei normaler Ernährung nehmen Sie täglich 10 bis 14 g Ballaststoffe auf. Also: Sie müssen etwa 20 g drauflegen, um 30 bis 35 g zu erreichen. Im Laufe dieses dreimonatigen Diätplans werden Sie sich auf eine Portion ballaststoffangereicherte Zerealien (mit 8 bis 11 g) hocharbeiten plus sechs Portionen Obst und Gemüse (etwa 12 g Ballaststoffe), was einem Minimum von 20 g pro Tag entspricht. Mit sechs Portionen Kohlenhydrate (etwa 12 g Ballaststoffe) werden Sie 32 g erreichen. Trotz eines mit weniger Ballaststoffen angereicherten Zereals (2 bis 4 g), werden Sie noch auf 25 g pro Tag kommen.

Bei einer schrittweisen Steigerung kann es zu unliebsamer Gasbildung kommen, aber Ihr Darm wird sich innerhalb weniger Wochen an die Umstellung anpassen. Obwohl die vermehrte Ballaststoffaufnahme Verstopfung einerseits fördern kann, verursacht sie sie andererseits. Aus diesem Grund ist es wichtig, wesentlich mehr Wasser zu trinken, um die Dinge in Bewegung zu halten. Die Ballaststoffe saugen nämlich viel Wasser auf. So vermeiden Sie auch, daß es zu Krämpfen kommt. Sollten Sie feststellen, daß Sie manches nicht vertragen, so essen Sie weniger davon, oder versuchen Sie es mit etwas anderem.

Sehen Sie auf dem Etikett nach, wieviel dort als eine Portion ausgewiesen ist. Sie werden feststellen, daß die Mengen variieren. Meist liegen sie aber bei einer Drittel Tasse. Eine ganze Tasse wird Ihnen sicher Probleme bereiten, wenn Sie nicht daran gewöhnt sind (25 bis 33 Gramm Ballaststoffe sind dafür durchschnittlich anzusetzen).

Mögen Sie zum Frühstück keine Zerealien (Getreideprodukte), so machen Sie daraus eine Zwischenmahlzeit – wann immer Sie eine brauchen. Ich darf Sie nochmals daran erinnern, daß unsere Apfel-Rosinen-Kleiemuffins köstlich sind und viele Ballaststoffe enthalten. Wenn Sie sich aber entschließen sollten, ein ballaststoffreiches Zereal als Lieblingsgericht auszuwählen, dann gehen Sie drei Wochen lang so vor wie beschrieben.

Es ist sicherlich nicht gesund, wenn Sie *plötzlich* Ihr Frühstück völlig umkrempeln. Sie brauchen Nährstoffe und Ballaststoffe, aber beide sollten in einem ausgewogenen Verhältnis stehen. Vergessen sollten Sie natürlich nicht, daß Obst unbedingt zum Frühstück gehört.

Eine Bemerkung zum Schluß: Der Grundgedanke liegt darin, die Gesamtaufnahme an Fett zu reduzieren. Sie sollten nicht das Gefühl bekommen, etwas entbehren zu müssen oder zu allem Überfluß noch bestraft zu werden. Einige meiner Patienten haben es kategorisch abgelehnt, morgens auf Eier und Speck, Butter und Stuten, weiße Brötchen, Wurst und Marmelade zu verzichten. Zählen Sie sich auch dazu, und meinen Sie, daß Sie ohne diese Dinge nicht leben können, so machen Sie eine andere Mahlzeit, mittags oder abends, zum Fettsparessen. Aber geben Sie meinen Ratschlägen eine Chance, versuchen Sie es einmal, vielleicht finden Sie ja an der neuen Frühstücksform Gefallen.

Zweiter Monat:
Jetzt kommen die Zwischenmahlzeiten dran

Als nächstes greifen wir uns eine weitere wichtige Fettquelle heraus: die Zwischenmahlzeiten mit ihren Snacks und Knabbereien. In den Industriestaaten kursiert die Knabber- und Naschsucht. Die Leute essen ununterbrochen und meist nebenbei im Stehen. Von drei Hauptmahlzeiten kann schon gar keine Rede mehr sein. Wie ich weiter vorne bereits deutlich gemacht habe, kommt es vor, daß ein Viertel der Gesamtkalorien aus den sogenannten Zwischenmahlzeiten kommt. Wenn es Ihnen also gelingt, die Naschereien zwischendurch fettarm zu gestalten, so können Sie einen beachtlichen Teil der Fettaufnahme einsparen.

Stets irgend etwas zu kauen ist allerdings keine Erfindung der Neuzeit. Auch in früheren Epochen war so etwas bekannt. Wahrscheinlich liegt es in der Natur des Menschen, daß es für ihn sehr reizvoll ist, hier und da etwas zu naschen. Möglicherweise hat dies auch eine psychologische Komponente: In manchen Situationen wird man sich mit einem kleinen Snack auch etwas beruhigen und ablenken können.

Früchte als Snacks für zwischendurch
Früchte sind nahezu fettfrei, jedenfalls gilt es für die meisten Sorten. Sie dürfen Obst bei dieser Diät grundsätzlich als fettfreie Nahrungsmittel eingruppieren. Meistens enthält Obst sehr viel Ballaststoffe (durchschnittlich etwa 2 g Ballaststoffe pro Portion).

Also keine Sorge: Snacking ist keine Krankheit der zivilisierten Welt. Es ist sicherlich ein natürliches Bedürfnis, das wiedererwacht ist, ohne Zweifel eine Reaktion auf das hektische Leben, mit dem wir zurechtkommen müssen. Es

Früchte*	Fett in Gramm	Ballaststoffe in Gramm
Apfel (1 mittelgroßer)	0,5	2,8
Apfelsoße (1/2 Tasse)	0,2	1,4
Aprikosen (3 mittelgroße)	0,4	1,4
Banane (1)	0,6	1,6
Brombeeren (1/2 Tasse)	0,3	3,3
Heidelbeeren (1 Tasse)	0,6	4,4
Melone Cantaloupe (1 Tasse)	0,4	0,5
Kirschen, frisch (1/2 Tasse)	0,7	1,1
Datteln (10)	0,4	4,2
Trauben (1/2 Tasse)	0,3	0
Orangen (1)	0	1,9
Birnen (1)	0,7	4,0
Ananas (1 Tasse)	0,7	2,4
Pflaumen (10)	0,4	4,0
Erdbeeren (1 Tasse)	0,6	2,8

* Merke: Um die Berechnungen zu vereinfachen, sollten Sie von nun an davon ausgehen, daß für alle Früchte gilt: 0 g Fett und 2 g Ballaststoffe .
** Cantaloupe: Die Cantaloupe-Melone enthält sehr viele Vitamine und sehr wenig Ballaststoffe.

gibt auch ernährungswissenschaftliche Studien, die besagen, daß es gesünder sei, öfters eine kleine Mahlzeit zu sich zu nehmen. Und Sie werden feststellen, daß gerade während der Krebstherapie kleinere Mahlzeiten weniger Übelkeit verursachen. Das ist ein Grund mehr, die Zwischenmahlzeiten gesund zu gestalten.

Grundsätzlich gilt: Ein fettarmer Snack ist ein solcher, dem kein Öl oder Fett beigefügt wird. Natürlich enthalten auch einige Obst- bzw. Gemüsesorten reichlich Fett, aber das sollte hier außer acht gelassen werden. Avocados beispielsweise sind sehr fettreich (27 g pro Stück). Aber wenn Sie die richtigen Schwerpunkte bei Ihrer Auswahl setzen, wird es Ihnen ohne Mühe gelingen, gesunde Snacks auszuwählen, nämlich solche, mit denen Sie unser Ernährungsziel leicht erreichen (wechseln Sie Ihre Obst-, Gemüse- und Körnersorten darum so häufig wie es geht). Halten Sie bei der Wahl Ihrer Snacks stets die Werte der Gesamtdiät im Hinterkopf.

Es kommt uns sehr entgegen, daß es das ganze Jahr über auf unseren Märkten genügend Obst und Gemüse gibt. Heutzutage wird so viel angeboten, daß die Auswahl grundsätzlich sehr reichlich ausfällt. Orangen, Möhren und Äpfel sind immer eine gute Wahl. Sie enthalten wichtige Vitamine und Ballaststoffe und fast kein Fett. Eine Möhre beispielsweise ist geradezu gespickt mit β-Carotinen, enthält 1 g Ballaststoff und nur 0,1 g Fett. Gutes Obst und Gemüse sind voller Aroma und enthalten wichtige Gewebestrukturen, sie erfüllen also in jeder Beziehung sämtliche Wünsche, die man an ein gesundes Lebensmittel stellt.

Knabbereien und Snacks sind also grundsätzlich nicht schlecht, allerdings nur dann erlaubt, wenn sie kein Fett enthalten (fettfrei bzw. fettarm heißt, daß die Produkte weniger als 0,5 g Fett pro Portion haben und daß man ihnen kein Fett oder Öl beigibt).

Beispielsweise enthält reine Schokolade kein Cholesterin und keinen Zucker. Das Problem ist, daß wir die Schokolade mit Zucker und Fett anreichern. Also, wenn Sie auf Schokolade stehen, so genießen Sie sie auch. Mäßigung lautet aber auch hier das Zauberwort, und lesen Sie alle Inhaltsstoffe. Für die Zwischenmahlzeiten gilt: Sie dürfen nicht so üppig sein, daß Sie keinen Appetit mehr für die Mahlzeiten verspüren. Platz für Nährstoffreiches und Gesundes muß immer noch bleiben.

Dank sei allen Gesundheitsbewußten. Sie haben auf die Hersteller mittlerweile so viel Druck ausgeübt, daß die Produktpalette sich verändert hat. Light ist in, so müssen Sie nicht darben, doch achten Sie auf die Aufschriften und Etiketten, und zwar besonders dann, wenn Sie noch weitere Krankheiten zur Einhaltung einer strengen Diät zwingen.

Machen Sie sich immer wieder klar, daß diese Dinge meistens wenig Ballaststoffe aufweisen (manchmal auch ernährungsphysiologisch nutzlos sind und ebenso fettreich). Vielleicht orientieren Sie sich an den Angeboten der Reformhäuser und Bioläden. Dort gibt es sehr gesunde und auch wohlschmeckende Produkte.

Viele Knabbereien sind sehr salzig. Glücklicherweise gibt es auch Hersteller, die gute Produkte auf dem Markt anbieten. Bei Vollkorn- oder Vollwertprodukten liegen Sie immer richtig. Achten Sie im Supermarkt bzw. in Reformhäusern oder in Bioläden darauf. Fettreduzierte Produkte im Supermarkt kommen in vielen Fällen auch in Frage. Manchmal werden Sie auch die Lightversion Ihrer Lieblingsmarke finden. Nicht alle Lightprodukte sind schlecht, aber achten Sie auf die Etiketten.

Wie sieht es mit Backwaren aus? Egal, ob süß oder salzig, auch hier ist auf das Prädikat fettarm bzw. salzarm zu achten. Stellen Sie diese Dinge zu der Kategorie Brot; davon dürfen Sie täglich sechs bis elf Portionen verzehren.

Genauso wie es mit vielen anderen neuen Dingen ist, so werden Sie auch hier eine Zeitlang brauchen, bis Sie sich auf die gesunde, fettarme Kost eingestellt haben und auch Ihre Zwischenmahlzeiten entsprechend auswählen. Sie müssen sich langsam mental darauf einstellen. Bei den Zwischenmahlzeiten ist es natürlich viel schwieriger, einen genauen Fahrplan einzuhalten, weil die Kleinigkeiten zwischendurch meist sehr spontan und im Vorbeigehen gegessen werden. Außerdem gibt es vielfältige Möglichkeiten, was man für einen Snack auswählen kann. Eine Auflistung wäre endlos.

Machen wir uns noch einmal klar, daß es hier um Snacks geht. Und unser Ziel ist, auch hier Fett zu reduzieren. Um Ihnen etwas mehr Freiheit bei der Zusammenstellung Ihres Mittag- und Abendessens zu geben, dürfen Sie sich gelegentlich auch ein Dessert gönnen. Etliche Dinge, die Sie vielleicht von vornherein nicht unter Snack einordnen würden, können für ein Dessert herhalten. Wenn Sie sich einmal eine fettreiche Zwischenmahlzeit geleistet haben, so können Sie das mit einem gesunden Dessert wieder ausbügeln, bzw. Sie verzichten ganz darauf. Achten Sie aber stets auf die Menge: Sie sollten von den Schlemmereien nicht zuviel zu sich nehmen – auch hier zählt wie so oft das Mittelmaß.

Dritter Monat:
Mittag- und Abendessen

Am Ende des zweiten Monats haben Sie bereits Ihr Frühstück und Ihre Zwischenmahlzeiten neu zusammengestellt. Da im allgemeinen 30 Prozent der Kalorien aus dem Frühstück und 20 Prozent aus den Zwischenmahlzeiten kommen, ist die Hälfte Ihrer Ernährung bereits fettreduziert. Sie achten schon darauf, daß Sie bei allen Milchprodukten die fettärmeren wählen, den Zucker weglassen, wo es geht, Eier durch Ei-Ersatzprodukte ersetzen, Früchte statt fettüberladene Junkfood usw. Sie sind schon auf dem besten Weg, alles optimal auszuwählen: fettarm und ballaststoffreich. Da Sie auf sanfte Weise umgestellt haben, entstand auch nicht das Gefühl, etwas zu entbehren.

Sie lesen heute stets vor dem Kauf automatisch die Etiketten der Produkte, die Sie erwerben möchten (vgl. Sie die entsprechenden Abschnitte dieses Kapitels, wenn es nötig sein sollte). Und vielleicht haben Sie schon die erfreuliche Erfahrung gemacht, daß sich Ihre Freunde mittlerweile in Gesundheitsfragen um Ratschläge und Tips an Sie wenden.

Mittag- und Abendessen stehen zur Revision noch aus. Die Prinzipien für diese beiden Mahlzeiten sind dieselben wie für die übrigen: wenig Fett, viele Ballaststoffe. Sinnvolles Einkaufen und sich stets nach leichteren Ersatzprodukten umzusehen gehören dazu. Allerdings muß ich jetzt noch eine weitere Forderung nennen: Es ist an der Zeit, dem Fleisch den rechten Stellenwert einzuräumen. In den meisten Fällen bedeutet das, schlichtweg weniger Fleisch zu essen – bei Ihren Lieblingsrezepten sollten Sie automatisch den Fleischgehalt reduzieren.

Dem Fleisch den richtigen Stellenwert zuweisen

Im ersten Schritt ist gefordert, den Fleischkonsum zu überdenken. Anstatt zu überlegen, welche Beilage kann ich zu meinem Hauptgericht wählen, sollten Sie sich die Frage merken: »Was mag ich als Beilage zu Nudeln, Reis, Gemüse oder Salat?« Es ist wichtig, sich klarzumachen, daß Fleisch eine Würzzutat ist und nicht der Schwerpunkt einer Mahlzeit. Denken Sie daran: Fleisch muß nicht unbedingt dabei sein, es darf keinesfalls jeden Tag auf Ihrem Speiseplan stehen. Aber nichtsdestotrotz, ganz dem Fleisch abschwören müssen Sie nicht.

> Im Verlauf eines Tages sollten Sie nicht mehr als 180 g mageres Fleisch zu sich nehmen. Eine akzeptable Größe für eine Fleischportion sind 90 bis 100 g, ebensoviel Masse, wie ein Stapel Spielkarten hat. Merke: Sie sollten weder stets die Maximalmenge verzehren, noch darf Fleisch jeden Tag auf Ihrem Speiseplan stehen.

Auch wie Sie die Speisen zubereiten, hat großen Einfluß auf den Fettgehalt. Schneiden Sie alles sichtbare Fett weg. Beim Geflügel machen Sie grundsätzlich vor dem Kochen und Zubereiten die Haut ab. Versuchen Sie es mit Grillen und Kochen in der Mikrowelle statt Braten bzw. Fritieren.

Probieren Sie verschiedene Kasserollen und Pfannen aus, und benutzen Sie solche, in denen Sie mit wenig Fett auskommen. Denken Sie stets daran, daß Fleisch nur eine Beigabe, nur eine Würzzutat ist. Machen Sie einen großen

Bogen um Rezepte, die viel Butter und reiche, cremige Soßen vorschreiben. Wenn Sie wollen, rösten Sie sich etwas Gemüse mit einem kleinen Anteil Fleisch in einer Pfanne (drei Teile Gemüse zu einem Teil Fleisch). Hier kann man sehr gut ein Antihaftspray einsetzen oder Hühnerbrühe, Wein, Obstsaft bzw. Wasser zum Garen benutzen. Das ist allemal besser als Öl. Auf jeden Fall ist anzuraten, zweimal die Woche ein fleischloses Mahl einzuplanen.

Sollten Sie und Ihre Familie daran gewöhnt sein, stets große Fleischmengen zu verzehren, so wird die Forderung, dem Fleisch den richtigen Stellenwert einzuräumen, für Sie eine dramatische Umstellung bedeuten. Aber es wird nicht so schwer werden, wie Sie vielleicht jetzt im ersten Moment meinen. Wenn Sie alle Ratschläge befolgen, werden Sie nichts entbehren und sich immer satt fühlen. Vielleicht werden Sie auch schnell feststellen, daß Ihnen die neue Küche auch sehr gut mundet.

Essen Sie mehr Obst, Gemüse und Salate

Zum Mittag- und Abendessen verzehren die meisten Leute relativ viel Gemüse und Salate. Wenn im dritten Monat die Forderung lautet, essen Sie mehr Obst und Gemüse sowie Salate, dann bedeutet das ganz einfach, daß Sie solche Dinge viel stärker bei Ihrer Ernährung berücksichtigen sollten. Sie müssen einfach mehr ernährungsphysiologisch wertvolle Speisen verzehren.

Im allgemeinen gehören frische Früchte, Gemüse und Salate zu den wertvollsten Dingen, die die Natur bereitstellt. Nicht nur weil sie die beste vollwertige Kost anbieten, sondern auch weil sie einfach am besten schmecken, gleichgültig ob man sie roh oder zubereitet ißt. Natürlich ist nichts dagegen zu sagen, wenn man Gemüse aus Dosen nimmt oder gefrorenes Gemüse bzw. gefrorene Früchte – besonders dann nicht, wenn Sie wenig Zeit haben zur Essensvorbereitung und nicht anders zurechtkommen. Aber achten Sie darauf, daß die Dosenware nicht zuviel Salz enthält.

Ich möchte Ihnen nochmals dringend raten, verzehren Sie viel mehr Früchte, Gemüse und Salate, als Sie es bislang gewohnt sind, und zwar mindestens sechs Portionen am Tag. Und wenn Sie dazu in der Lage sind, sollten Sie lieber elf Portionen essen, besonders wenn Sie an einem Plattenepithelkarzinom leiden. Sie sollten diesen Ratschlag unbedingt befolgen, weil diese Art Lebensmittel sehr viele Vorteile für Ihren Körper bringt (diese habe ich im zweiten Kapitel, Seite 148 ff. ausgeführt).

Übrigens: Der Gehalt von Ballaststoffen gehört zu den wichtigsten Vorteilen. Auch die β-Carotine darf man nicht vergessen. Aber es gibt noch ein Dutzend anderer Inhaltsstoffe, die lebenswichtig sind. Natürlich gibt es Früchte und Gemüse, die mehr Ballaststoffe enthalten und andere, die weniger bieten. Wir wollen uns aber hier auf einen Durchschnittswert einigen, damit es für Sie leichter ist, den Ballaststoffgehalt zu berechnen. Schreiben Sie allen Obst- und Gemüsesorten 2 g Ballaststoffe zu und 0 g Fett. Achten Sie darauf, die Sorten ständig zu wechseln. Haben Sie eine Lieblingssorte gefunden, so prüfen Sie dann speziell den Fett- bzw. Ballaststoffgehalt.

Die neuen Rezepte

Am Ende dieses Buches finden Sie über hundert köstliche Rezepte: für das Frühstück, für das Mittagessen, fürs Abendessen, für Desserts und Snacks. Sie wurden von Küchenchef Mark Erickson entwickelt, und in jedem dieser Rezepte ist das Prinzip vereinigt, mit wenig Fett, aber ballaststoffreich zu essen. Alles schmeckt zudem sehr gut und ist leicht zuzubereiten. Ericksons Rezepte sind sehr einfallsreich, und ich habe die meisten von ihnen zu Hause selbst ausprobiert. In den meisten Fällen, so konnte ich feststellen, dauerte es nicht mehr als 20 Minuten, sie in die Tat umzusetzen.

Jedes Rezept wurde auf seine Hauptinhaltsstoffe hin analysiert. Sie sind unter den folgenden Gesichtspunkten systematisiert:

- Suppen, Nudeln und Pizza;
- Getreideprodukte und Bohnen;
- Geflügel, Fisch, Meeresfrüchte und Fleisch;
- Gemüse und Salate;
- Desserts;
- Brot;
- Frühstück und Mittagessen.

Außerdem werden eine Reihe von schmackhaften Soßen, Beigaben und andere Basisrezepte vermittelt. Schauen Sie ruhig schon einmal in den Abschnitt Desserts hinein, und lassen Sie sich die Rezepte auf der Zunge zergehen. Sie sehen: Kein Grund zur Sorge, Sie werden nicht darben müssen.

Es sind traditionelle Gerichte, aber auch neuartige Gerichte, mit denen Sie sich vielleicht noch anfreunden müssen, aber die sicherlich sehr gut in Ihr Repertoire passen. Beispielsweise gibt es sehr leckere Bohnengerichte, vieles mit Reis und Nudeln bzw. anderen Getreideprodukten, fruchtige Desserts und fleischlose Hauptmahlzeiten.

Gefrorene Fertiggerichte

Gehen Sie in den Supermarkt, so werden Sie feststellen, daß die Kühltruhen voll sind mit solchen Angeboten. Ich möchte Sie hier aber nicht bestärken, sich hauptsächlich von solchen Fertiggerichten zu ernähren. Nicht zuletzt deshalb, weil das sehr teuer wird. Aber nichtsdestotrotz, sie sind schon mal ganz praktisch, wenn Sie keine Lust haben zu kochen und sich trotzdem einigermaßen gesund ernähren wollen. Es gibt einige Produkte, die sind ganz akzeptabel, und wenn Sie diesen Gerichten noch etwas Rohkost bzw. selbstgekochtes Gemüse beigeben und Obst sowie Brot, Magermilch oder Magerjoghurt dazu essen, so kommen Sie zu einer einigermaßen ausgewogenen Mahlzeit. Sehen Sie sich aber auf jeden Fall nach Produkten um, die 5 oder weniger Gramm Fett enthalten. Achten Sie auf den Salzgehalt, besonders dann, wenn Sie weniger Natrium zu sich nehmen sollten. Auch der Ballaststoffgehalt sollte nicht unberücksichtigt bleiben. Deshalb: Wenn Sie ein Fertiggericht wählen, achten Sie auf die frischen Rohkostbeigaben.

Neue Kochtechniken erlernen

Im nächsten Kapital werden Sie erfahren, wie Sie mit weniger Fett auskommen können und trotzdem leckere Gerichte zubereiten. Auch traditionelle Rezepte lassen sich meist sehr gut etwas leichter gestalten. Dieser dritte Monat ist bestimmt eine sehr gute Zeit, um sich daran zu machen, seine Kochgewohnheiten zu überdenken.

Auswärts essen gehen

Nun haben Sie die ersten drei Monate hinter sich gebracht und Ihre Eßgewohnheiten ziemlich verändert. Ihr Frühstück, Ihre Snacks, Ihr Mittag- und
Abendessen sind reformiert worden. Aber da gibt es noch einen Punkt, den wir
ansprechen sollten, und das kann möglicherweise ein sehr heikler Punkt sein –
nämlich das Essen in Restaurants. Berücksichtigt man, daß es Leute gibt, die
drei- bis fünfmal in der Woche im Restaurant speisen, und daß dort in der
Regel fettreich und relativ ballaststoffarme Kost die Speisekarten dominiert,
so geraten die notwendigen Veränderungen schnell zu einer wirklichen Herausforderung. Aber Restaurants bieten auch fettarme Gerichte an, und auch
wenn die Inhaltsstoffe nicht extra ausgewiesen sind, so ist es dennoch möglich, das Richtige auszuwählen und die Portionsgröße unter Kontrolle zu
behalten.

Hier einige Tips zum auswärts essen gehen:

Fragen Sie danach, was Sie essen

Natürlich weisen die Speisekarten der Restaurants keine Analysen auf, aber
es gibt noch einen anderen Weg, sich etwas mehr Klarheit über die Zusammensetzung der Speisen zu verschaffen. Fragen Sie ganz einfach. Fragen Sie den
Kellner, was dieses oder jenes enthält. Sollte er dann auch Sahne, saure Sahne
oder Butter erwähnen, so bitten Sie einfach darum, daß man diese wegläßt
oder auf ein Minimum begrenzt. Falls die Soße sehr viel Fett enthält, lassen
Sie sie einfach von vornherein weg, oder schieben Sie sie beiseite. Sie können
den Kellner oder die Kellnerin auch nach leichten Gerichten fragen. Fragen
Sie solche Dinge freundlich, aber bestimmt und so klar, daß er oder sie versteht, was Sie meinen. Wenn Sie in ein Restaurant gehen, so möchte man Sie
dort zufriedenstellen, und im allgemeinen ist man gern bereit, sich den Wün-
schen der Kunden anzupassen. Sollte das nicht der Fall sein, gehen Sie das
nächste Mal woanders hin.

Darben Sie auf keinen Fall

Wenn Sie aus dem Haus gehen, essen Sie rasch noch etwas Obst oder ein bißchen Müsli. Dieser Tip ist genausoviel wert wie der Ratschlag, niemals hungrig in einen Lebensmittelladen zum Einkaufen zu gehen, weil Sie dann natürlich viel zuviel ausgeben. Läßt es sich nicht umgehen, daß Sie hungrig das

Haus verlassen, fragen Sie schon einmal nach etwas Brot (wenn möglich natürlich Vollkornbrot und ohne Butter – selbstverständlich). Danach können Sie in Ruhe die Speisekarte studieren.

Gemüse, Salate, Früchte und komplexe Kohlenhydrate – das sind die Schwerpunkte

Erinnern Sie sich nochmals daran, daß wir unseren Fleischkonsum zurücknehmen und mehr Gemüse, Salate und komplexe Kohlenhydrate essen wollen. Gibt es eine Salatbar, so machen Sie stets regen Gebrauch davon – sogar einige Fast-food-Restaurants bieten so etwas mittlerweile an. Nehmen Sie sich viel frisches Gemüse und Obst, aber machen Sie einen Bogen um die schon angemachten Salate (wie Weißkohlsalat, Kartoffelsalat etc.) und natürlich auch die verschiedenen Dressings, die dazu angeboten werden. Jedenfalls sind die meisten ziemlich fettig. Suchen Sie die aus, die Ihnen am ungefährlichsten erscheinen, und nehmen Sie natürlich möglichst wenig davon. Finden Sie kein Dressing, das Sie für einigermaßen akzeptabel erachten, so fragen Sie danach. Aus frischen Gemüsen, Beilagen und einem Salat kann man ein köstliches Mahl zusammenstellen.

Achten Sie auf große Fleischportionen

In den meisten Restaurants sind die Fleischportionen größer als 100 g. Sollten Sie auf Ihrem Teller eine riesige Menge Fleisch finden, so schneiden Sie gleich das Stück ab, das Sie essen wollen, und legen Sie das andere beiseite. Auf diese Art und Weise werden Sie nicht so schnell in Versuchung gebracht, einfach weiterzuessen. Vielleicht mag auch einer Ihrer Freunde ein Stückchen. Wenn nicht, lassen Sie es unberührt auf Ihrem Teller liegen. Stellen Sie fest, daß Sie nicht widerstehen können, so schütten Sie einfach Salz oder Pfeffer darüber, dann werden Sie bestimmt nicht mehr danach greifen. Sie müssen Ihren Teller keinesfalls so gut leer essen, daß man meint, er wäre gerade frisch gespült. Der Koch ist bestimmt nicht böse, wenn Sie mit Genuß von allem etwas kosten, aber eben nicht alles aufessen.

Essen Sie das, was für Sie das Richtige ist

Es wird Ihnen sicherlich Spaß machen, aus essen zu gehen, besonders wenn Sie schwer krank waren. Genießen Sie die Atmosphäre und Ihre Begleitung genauso wie das Essen. Und erinnern Sie sich stets daran, daß Sie nicht abspülen müssen und verwöhnt werden. Lassen Sie es nicht darauf ankommen, daß Sie sich hinterher schuldig fühlen, nur weil Sie kopflos irgend etwas ausgewählt haben. Auch wenn Ihre Freunde Berge fettiger Sachen bestellen, so ignorieren Sie das, und genießen Sie es einfach, mit ihnen zusammenzusein, während Sie das essen, was für Sie gesund ist. Finden Sie ein besonders verlockendes Gericht auf der Speisekarte, beispielsweise ein Dessert, wenden Sie die 10-Punkte-Regel an, und bestellen Sie es. Sollte der erste Bissen 10 Punkte wert sein, so nehmen Sie einen weiteren. Ist dieser auch wiederum 10 Punkte wert, so genehmigen Sie sich noch einen, und zwar solange, bis Ihre Bewertung immer noch bei 10 liegt. Geht die Geschmacksbewertung auf 8 Punkte herunter, so hören Sie auf zu essen. Nur 10 Genußpunkte rechtfertigen einen weiteren Löffel.

Die fremdländische Küche bietet ausgezeichnete Gerichte, und sie schmeckt sehr gut. Neben den italienischen und spanischen Restaurants werden die chinesischen und mexikanischen immer beliebter. Dort findet man ein besonders gutes Preis-Leistungsverhältnis. In chinesischen Restaurants kann man alles mögliche bestellen, und sicherlich werden auch Ihre Sonderwünsche berücksichtigt. Mageres Fleisch und viel Gemüse sind dort sowieso die Regel.

Meiden sollten Sie natürlich die panierten süß-sauren Gerichte, die fritierten Röllchen und Wontons. Im allgemeinen sind sie tiefgefroren. Streichen sollten Sie auch alle Gerichte, die mit Nüssen, fettem Entenfleisch, gebratenem Reis und gebratenen Nudeln daherkommen. Konzentrieren Sie sich statt dessen auf gekochtes Schweine- oder Rindfleisch bzw. auf Reis. Reis als Beilage gibt es immer – damit bekommen Sie die komplexen Kohlenhydrate, die Sie dringend brauchen –, und gut schmeckt er zudem.

In mexikanischen Restaurants bekommen Sie meist vorweg fritierte Chips mit Salsa. Damit werden Sie es natürlich etwas schwer haben. Sie dürfen soviel Salsa essen, wie Sie mögen, aber die fetttriefenden Chips passen natürlich ganz und gar nicht zu unserem Speiseplan. Leisten Sie sich nicht mehr als zehn, und stellen Sie die Schälchen dann ganz weit weg von sich. Als Hauptgericht geeignet sind Hühner- oder Rindfleisch, Enchiladas, Burritos, mexikanischer Salat und schwarze Bohnensuppe. Natürlich können Sie den Kellner auch zur Beratung bitten, aber das ist nicht immer möglich. Wie gesagt, in den chinesischen Restaurants werden die meisten Gerichte frisch zubereitet, somit hat man dort am meisten Einfluß auf die Zusammensetzung.

Wie sieht es mit Fast-food-Restaurants aus?

Mittlerweile bieten auch viele Fastfood-Ketten etwas Gesundes auf ihrer Speisekarte an. Ist das der Fall, so sollten Sie sich natürlich daran halten. Meiden Sie stets fritierte Sachen. Sogar der magerste Fisch wird fett, wenn man ihn fritiert. Besonders dann, wenn man noch Soßen auf Mayonnaisenbasis dazugibt. Ein kleiner Hamburger, aus ordentlichem Fleisch gemacht, mit Senf oder Ketchup und eine Tomate – gar kein so schlechtes Gericht. In den meisten Restaurants gibt es auch Info-Blätter darüber, was die einzelnen Gerichte enthalten. Manchmal werden auch Lightprodukte angeboten (zum Beispiel Milkshakes).

In vielen Fast-food-Restaurants kann man mittlerweile auch frühstücken. Die Backwaren, die dort angeboten werden, schmecken meist auch sehr gut, aber sie sind nicht nur fettüberladen, sondern sie triefen sogar vor Butter. So lassen Sie also die Hände weg von den Backwaren. Einen Pfannkuchen mit etwas Sirup kann man durchgehen lassen. Fettreduzierte Muffins oder Bagles bzw. ein Zereal mit Magermilch – das sind Dinge, die Sie sich ab und zu mal erlauben dürfen. Die Pizza hat mittlerweile die Welt erobert, und Millionen von Menschen essen sie regelmäßig, sei es im Restaurant oder im Vorübergehen an der Straßenecke. Natürlich gilt für die Pizza, was für die meisten Fastfood-Produkte gilt: Sie ist in der Regel zu fett zubereitet. Wenn Sie wollen, können Sie auch Pizza zu Hause machen, und dann haben Sie natürlich die Möglichkeit, fettarme Zutaten auszuwählen. Ansonsten: Hände weg, es sei denn, Sie überkommt der Heißhunger, aber das darf auf keinen Fall sehr oft vorkommen.

Reisen

Die meisten Airlines bieten mittlerweile auch Diätgerichte an. Sie müssen Ihre Sonderwünsche aber schon bei der Reservierung angeben. Mindestens 24 Stunden vor Abflug. Ansonsten wählen Sie nur das von Ihrem Tablett, was Ihnen in unseren Speiseplan zu passen scheint. Alles andere sollten Sie nicht essen und auch die Knabbernüsse verschmähen. Sollten Sie es vergessen haben, Ihre Sonderwünsche anzubringen oder die Airline, mit der Sie fliegen, keine solchen berücksichtigen, so essen Sie Ihren Salat einfach ohne Dressing, machen Sie vom Hühnerfleisch die Haut ab, bzw. entfernen Sie alles sichtbare Fett von Ihrem Fleischstück, und verzichten Sie auf das Dessert, je nachdem, was gerade angeboten wird.

Was ist, wenn Sie dennoch schwach werden?

Sein Verhalten zu ändern ist immer sehr schwierig, und es wird der Tag kommen, an dem alle Ihre guten Vorsätze über Bord geworfen werden – vielleicht wird diese Phase auch eine Woche oder gar zwei andauern. Sie werden feststellen, daß Sie in Ihre alten Gewohnheiten zurückgefallen sind. Die beste Methode, damit umzugehen, ist deshalb, mit einem solchen Rückfall zu rechnen. Und zwar schon dann, wenn Sie anfangen, sich mit gesunder Ernährung auseinanderzusetzen.

Wenn Sie in Ihre alten Eßgewohnheiten zurückfallen, gehen Sie gnädig mit sich selbst um, und dann fangen Sie wieder dort an, wo Sie vom rechten Weg abgekommen waren. Geben Sie nicht auf, es immer wieder zu versuchen. Noch bevor Sie selbst es richtig wissen, haben die neuen Eßprinzipien in Ihre Ernährung Einzug gehalten. Sie sind Teil der täglichen Routine geworden. Mit der Zeit werden Sie feststellen, daß Speisen, die sehr viel Fett enthalten, zu schwierig bzw. zu schwer sind. Ihr mittlerweile geschulter Gaumen wird daran keine Freude mehr haben. Auf diese Weise wird es geradezu natürlich, daß Sie nach fettarmen Dingen Ausschau halten.

Sollte Ihr Rückfall so schwer sein, daß er mehr als zwei Wochen andauert, fangen Sie einfach wieder ganz von vorne an. Machen Sie sich erneut mit der Forderung nach mehr Ballaststoffen und weniger Fett vertraut, und zwar ganz von vorne, Schritt für Schritt, drei bis vier Wochen lang. Das wird Ihrem Körper nicht nur die Möglichkeit geben, sich wieder an die neue Situation anzupassen, es wird Ihnen auch alle Prinzipien, die in diesem Zusammenhang wichtig sind, wieder ins Gedächtnis rufen. Sie müssen das Programm in seinen ganzen Details noch einmal neu erlernen.

Prüfen Sie Ihre Fortschritte in bezug auf das Fett- und Ballaststoffzählen

Ich bin der festen Überzeugung, daß Sie es leicht lernen können, Fett zu reduzieren und die Ballaststoffe stärker in Ihre Ernährung einzubauen, ohne daß Sie ein genaues Tagebuch führen über das, was Sie zu sich nehmen. Aber in der ersten Zeit, und um Anfangsprobleme zu überwinden, wird es sich sicherlich als nützlich erweisen, die Mengenangaben von Fett und Ballaststoffen zu zählen.

Wenn Sie einmal begriffen haben, was Sie essen und wie Sie es essen müssen, sollten Sie immer noch ein bißchen länger weiterzählen oder von Zeit zu Zeit Stichproben machen.

Und denken Sie immer daran: Bereits Hunderte von Frauen, die an Brustkrebs litten, haben es im Zuge unserer Studien schon geschafft, sich über fünf Jahre hinweg daran zu halten.

Sie haben es mittelfristig alle gelernt, ihre Ernährung umzustellen.

An dieser Stelle darf ich Ihnen kurz noch einmal vor Augen führen, warum die Grammwerte von Fett und Ballaststoffen so wichtig sind. Fett ist ein dichter Stoff, was die Kalorien betrifft, und zwar im Vergleich mit den anderen Hauptnährstoffen (1 g Fett enthält 9 Kalorien, 1 g Kohlenhydrate oder Eiweiß 4 Kalorien). Also, wenn Sie weniger Fett essen, werden Sie automatisch weniger Kalorien zu sich nehmen. Auch wenn Sie jedes Gramm Fett durch beispielsweise ein Gramm Kohlenhydrate ersetzen. Es ist aber sehr schwierig, Fett durch tierisches Eiweiß zu ersetzen, weil alles Fleisch eben auch Fett enthält, sogar wenn man alles sichtbare wegschneidet. Wie im zweiten Kapitel erläutert (vgl. Seite 30 ff.), können Fett und Kalorien ganz allgemein das Tumorwachstum anregen. Es gibt einige wissenschaftlichen Hinweise dafür, daß Proteine dazu auch in der Lage sind.

Ich kann Ihnen in diesem Buch aber keinesfalls eine genaue und allgemein gültige Angabe für Ihren Gesamtfett- und -Ballaststoffbedarf geben. Jeder Mensch hat eine unterschiedliche Größe, einen unterschiedlichen Gesundheitsstatus und auch individuelle Ernährungsgewohnheiten. Nicht zuletzt liegt der Grund auch darin, daß die Studien, die in diesem Zusammenhang gemacht wurden, bislang noch keine Ergebnisse zulassen, die eine genaue Berechnung möglich machen. Aber wie dem auch sei, man kann im allgemeinen sehr gut mit den Angaben zurechtkommen, die man als wahr voraussetzen darf. Die richtige Entscheidung ist nicht immer ganz einfach zu treffen, und darum möchte ich Ihnen empfehlen, sich an Ihren Arzt zu wenden, um mit ihm einen persönlichen Diätplan auszuarbeiten. Wenn Sie das Kapitel für den behandelnden Arzt aufschlagen, das Sie am Ende des Buches finden, so haben Sie allgemeine Richtlinien für Ihren Arzt vor sich liegen. In Amerika gibt es eine Reihe von Organisationen, die sich mit diesem Thema beschäftigen und zur Prävention des Krebsrisikos eine Diät empfehlen, bei der man etwa 30 Prozent des Tageskalorienbedarfes aus Fett entnehmen darf. Meine Empfehlung lautet hier aber: Versuchen Sie die Fettaufnahme noch weiter zu reduzieren, besonders dann, wenn

Sie an Brustkrebs, Darm- oder Prostatakrebs leiden. Und zwar auf 20 Prozent. Bei allen anderen sollte man sich auf 25 Prozent einpendeln. Also, summa summarum kann man sagen: 20 Prozent ist sehr gut, 25 Prozent ausreichend. Das Idealziel bedeutet, nicht mehr als 20 Prozent der Kalorienaufnahme dürfen von Fett stammen, und Ihr Tagesziel sollte somit bei 24 g pro Tag festgelegt sein. Nach meinem Ernährungsplan werden Sie dieses Ziel nach drei Monaten, wie oben beschrieben, erreichen. Also nicht sofort. Sie werden Ihre Vorgabe erst nach drei Monaten nahezu automatisch erfüllen, besonders, wenn Sie die Rezepte unseres Küchenchefs Mark Erickson benutzen.

Sollten Sie nach drei Monaten nicht dort sein, wo Sie hin wollten (vielleicht weil Sie zuviel gegessen haben), wird Ihnen vielleicht das Fett- und Ballaststoffmaß von Seite 241 helfen. Vielleicht schauen Sie auch noch einmal in den entsprechenden Kapiteln nach, dort können Sie Produkte finden, die Sie statt Ihrer gewohnten Leckereien als Zwischenmahlzeit auswählen können. Vergessen Sie nie, sich die Aufdrucke genau anzusehen.

Die Ballaststoffmenge ist leichter zu erfassen als die Fettmenge. Die Gesamtzahl an Ballaststoffen variiert, je nachdem wie groß bzw. wie schwer Sie sind, die Kalorienaufnahme spielt also eine Rolle. Sie ist geringer, wenn Sie kleiner, und höher, wenn Sie größer sind. In bezug auf die Ballaststoffe möchte ich 30

Übersicht:
Wo stecken die zusätzlichen Fette?

- Durch 1 Teelöffel Butter schmieren Sie 4 g Fett auf Ihre Brotscheibe.
- 2 Teelöffel Butter, um etwas zu braten, macht 8 g Fett mehr.
- 1 Eßlöffel Salatdressing macht 7 g mehr Fett auf eine Tasse Salat.
- 1 Eßlöffel Mayonnaise auf ein Sandwich macht 11 g Fett mehr.
- Braten Sie Fisch oder Geflügel in der Pfanne und nehmen dazu Fett, so macht das 6 g mehr auf 100 g Fleisch. Fritieren bringt 15 g Fett auf 100 g Fleisch, Geflügel oder Fisch.
- 3 Eßlöffel tierisches Fett bringt 2 g Fett auf 100 g Fleisch, Geflügel oder Fisch.
- 2 Eßlöffel saure Sahne oder Crème fraîche bringen 10 g Fett mehr für eine halbe Tasse Gemüse oder Kartoffeln. Rösten Sie Gemüse in der Pfanne, so bringt dies 4 g Fett pro halbe Tasse.
- Fritieren von Gemüse oder Kartoffeln bedeuten 8 g Fett pro halbe Tasse mehr.

bis 35 g pro Tag empfehlen. Und zwar speziell bei Darmkrebs. Ansonsten dürften 25 bis 30 g ausreichen. Etwa bei Brustkrebs oder anderen Krebsarten. Ich möchte aber nicht dazu raten, die Ballaststoffaufnahme pro Tag auf mehr als 35 g pro Tag zu steigern.

Fett- und Ballaststoffmaß

Merke: Hier handelt es sich um Durchschnittswerte, damit Sie leicht die Fett- und Ballaststoffaufnahme ablesen können. Bei aufbereiteten Lebensmitteln halten Sie sich bitte an die Produktaufdrucke.

Wenn Sie in der Lage sind, die Aufschriften exakt zu lesen, wird Ihnen das sehr viel helfen. Zudem unterstützen Sie die Rezepte unseres Küchenchefs. Sollte Ihr Ballaststoffziel bei 30 bis 35 g liegen, so empfehle ich Ihnen dringend, diese aus Früchten, Gemüsen, Salaten und Vollkorn aufzunehmen. Halten Sie sich

Speisen	Fett in Gramm	Ballaststoffe in Gramm
Früchte (klein)	0	2
Gemüse (1 Tasse roh, 1/2 Tasse gekocht)	0	2
– mit einer leichten Soße oder Butter	2	2
– mit einer schweren Soße	10	2
– in der Pfanne geröstet	4	2
Gemüse (1/2 Tasse)	1	5
(Bohnen, Erbsen, Linsen)		
– mit einer leichten Soße oder Butter	3	5
– mit einer schweren Soße oder Frischkäse	10	5
Getreide (1/2 Tasse oder eine Scheibe Brot)	2	2
– leicht gebuttert	4	2
– dick mit Butter	10	2
Nüsse (30 g oder 10-20 Nüsse)	15	2
fettarme Milchprodukte (1 Tasse)	1	0
Fleisch, Fisch, Geflügel* (100 g)		
fritiert	23	0

* Vgl. Seite 240, was Fleisch, Fisch und Hühnchen betrifft.

auf keinen Fall an Nahrungsmittelzusätze sowie Tabletten und Pülverchen. Wenn Sie fünf Portionen komplexer Kohlehydrate aufnehmen sowie fünf Obst- und Gemüseportionen täglich, so erhalten Sie damit beispielsweise 20 g Ballaststoffe. Essen Sie zudem noch ein ballaststoffangereichertes Zereal oder ein Müsli, so bekommen Sie noch 12 g mehr, was 32 g entspricht. Auf diese Weise haben Sie rasch Ihr tägliches Ziel erreicht.

Zusammenfassung des Ernährungsplans für die ersten drei Monate

Erster Monat

Erster Tag und zweiter Tag:
- Lesen Sie das neunte Kapitel.
- Lesen Sie dieses Kapitel nochmals, und achten Sie in diesem Kapitel besonders auf die Punkte, die Sie speziell interessieren bzw. Ihnen noch Probleme bereiten.

Dritter Tag oder sobald wie möglich:
- Besprechen Sie das, was Sie nun gelernt haben und auch schon in Ihrer Ernährung umsetzen konnten, mit Ihrem Arzt. Er sollte seine Zustimmung dazu geben, und Sie müssen ihm klarmachen, daß Sie diese Maßnahmen zusätzlich zur medizinischen Behandlung als Ergänzung vornehmen. Sie sind keinesfalls ein Ersatz für die vorgesehene Therapie.

Vierter Tag:
- Treiben Sie die Fettreduktion voran, und fangen Sie beim Frühstück an. Machen Sie sich eine Einkaufsliste, und gehen Sie danach einkaufen. Diese sollte das folgende enthalten:
  - ein ballaststoffangereichertes Zereal (vgl. die Liste auf Seite 241; aber vielleicht finden Sie auch eine andere Marke, die Ihnen besser schmeckt. Achten Sie in jedem Fall darauf, daß das Produkt wenig Fett enthält – etwa 2 g oder weniger pro Portion –, auf jeden Fall sollte es fettarm sein. Studieren Sie die Aufdrucke). Ziehen Sie in jedem Fall ballaststoffreiche Zerealien vor (2 g Fett oder weniger pro Portion);

- 2prozentige Magermilch;
- Ei-Ersatzprodukte;
- Wenn Sie nicht jeden Tag ein Müsli oder Zerealien essen wollen, wählen Sie Marmelade, fettarme Margarine oder Frischkäse-light;
- Vollkornbrot;
- Orangensaft oder besser noch ganze Früchte, die viel Vitamin C enthalten, wie Orangen, Grapefruits, Erdbeeren, Mangos etc. (Sollten Sie einen Saft mögen, so können Sie gerne ein Glas trinken, aber Sie dürfen dieses nicht als Obst klassifizieren, da der Saft sehr wenig Ballaststoffe enthält).

Fünfter bis siebter Tag:
- Bereiten Sie Ihr Frühstück vor: eine Portion Ihres Lieblingsmüslis mit Magermilch (2 Prozent). Geben Sie einen Eßlöffel eines ballaststoffreichen Zereals hinzu. Verwenden Sie etwas Zucker, wenn Sie möchten, bzw. Zimt oder braunen Zucker. Sollten Sie Diabetiker sein, so greifen Sie zu Zuckerersatzprodukten. Brot oder Toast, soviel Sie möchten. Marmelade, fettarmer Frischkäse oder fettarme Margarine. Nehmen Sie ein Stück Obst, und trinken Sie wie gewöhnlich Ihren Kaffee, diesmal aber mit Magermilch (vielleicht können Sie auch nur halb soviel Milch wie sonst hineingießen). Fruchtsaft ist erlaubt. Wenn Sie möchten, können Sie mit Ei-Ersatzprodukten auch Ihr gewohntes Rührei zubereiten. Greifen Sie aber nicht mehr als dreimal pro Woche zu solchen Ersatzprodukten.
- Beginnen Sie mit Ihrem Laufprogramm. Sollten Sie sich gerade von einer Operation erholen müssen oder sich in einer Strahlen- bzw. Chemotherapie befinden, so fangen Sie ganz langsam damit an – spazieren Sie einfach am Abend bis zur nächsten Ecke und wieder zurück beispielsweise. Natürlich das Okay Ihres Arztes vorausgesetzt. Sollten Sie dazu in der Lage sein, so gehen Sie fünf oder zehn Minuten täglich dreimal pro Woche spazieren.

Zweite Woche:
- Machen Sie sich eine Einkaufsliste:
  - Müsli und ein ballaststoffangereichertes Zereal. Sie können jedesmal eine andere Sorte wählen, aber Sie müssen darauf achten, daß es nicht mehr als 2 g Fett hat.
  - Magermilch mit nur 1 Prozent Fett;

- Zutaten für die Apfel-Rosinen-Kleiemuffins (vgl. Seite 357);
- fettarme Produkte als Belag fürs Brot (Marmelade, Gelee, fettarmer Frischkäse, fettarme Margarine etc.). Wählen Sie immer öfter ein Vollkornbrot. Essen Sie mehr Obst – ein Fruchtsaft darf es auch sein, wenn Sie möchten.

- Diesmal sollten Sie zwei Eßlöffel eines ballaststoffreichen Zereals Ihrem Müsli oder Ihren Cornflakes beigeben. Fettfreie Ei-Ersatzprodukte sollten Sie nun an drei Tagen pro Woche verzehren. Wenn Sie möchten, dürfen Sie das gerne tun, aber lassen Sie auf keinen Fall die ballaststoffreichen Dinge weg. Trinken Sie wie gewöhnlich Ihren Kaffee und auch Ihren Saft. Verwenden Sie 1prozentige Magermilch für Ihren Kaffee. Sollte die erhöhte Aufnahme von Ballaststoffen in Ihrem Magen und in Ihrem Darm zu Gasbildung und Krämpfen führen, so trinken Sie noch mehr Wasser oder Saft, und zwar sechs bis acht Gläser am Tag.
- Nach wie vor sollten Sie mindestens ein Stück oder mehr Obst zum Frühstück essen.
- Verlängern Sie Ihre Spaziergänge so weit es geht, vielleicht auf 10 Minuten, vier- bis fünfmal pro Woche. Andere Version: 15 Minuten dreimal die Woche.

Dritte Woche:
- Fertigen Sie eine weitere Einkaufsliste an:
  - ein ballaststoffreiches Zereal;
  - Ihr Lieblingsmüsli;
  - alle Zutaten für die Apfel-Rosinen-Kleiemuffins;
  - Vollkornbrot;
  - Brotbelag;
  - Früchte.
- In dieser Woche sollten Sie wenigstens ein ballaststoffreiches Zereal zu sich nehmen bzw. ein Müsli, aber am besten wäre es natürlich, wenn Sie fünf- bis sechsmal am Morgen ein solches einplanen könnten. Essen Sie weiterhin Obst, trinken Sie Ihren Kaffee und auch Ihren Saft, wenn Sie möchten. Sie dürfen gerne mit Ei-Ersatzprodukten arbeiten, aber niemals deswegen ballaststoffreiche Dinge weglassen. Nehmen Sie Ihr Müsli, oder ergänzen Sie Ihre Lieblingscornflakes mit zwei Eßlöffeln ballaststoffreichen Zerealien. Statt dessen dürfen Sie auch 1 1/2 Apfel-Rosinen-Kleiemuffins essen (10 g

Ballaststoffe). Diese Kleiemuffins dürfen Sie an jedem Tag verzehren und damit die ballaststoffreichen Cornflakes ersetzen.

- Versuchen Sie noch etwas länger spazieren zu gehen, und zwar 20 Minuten täglich oder 45 Minuten dreimal die Woche. Schlechtes Wetter ist kein Grund, den Spaziergang ausfallen zu lassen, wählen Sie eben die entsprechende Kleidung.

Vierte Woche:
- Machen Sie so weiter, wie in der dritten Woche. Experimentieren Sie vielleicht mit anderen Produkten herum, damit Ihr Frühstück nicht langweilig wird. Und vielleicht entdecken Sie in Ihrem Supermarkt fettarme Wurst- oder Käsesorten.

Zweiter Monat
Sie haben mittlerweile das Fett in Ihrem Frühstück sehr stark reduziert. In diesem Monat werden Sie Ihren Schwerpunkt auf die Zwischenmahlzeit legen müssen (machen Sie sich keine Sorgen wegen des Mittag- und Abendessens, dazu kommen wir noch im dritten Monat).

Erste Woche:
- Fertigen Sie eine Einkaufsliste an.
- Füllen Sie all die Dinge erneut auf, die Sie zum Frühstück brauchen, und gestalten Sie Ihr Frühstück genauso, wie im ersten Monat eingeübt.
- Kaufen Sie sich Möhren und reichlich Früchte der Saison. Nehmen Sie sich die Liste auf Seite 227 vor, und wählen Sie fettarme Zwischenmahlzeiten und Knabbereien aus. Kaufen Sie sich die Produkte, die Sie am liebsten mögen.
- Haben Sie zwischendurch Hunger, so greifen Sie zu Obst und Rohkost. Vielleicht essen Sie eine Möhre und ein Stück Obst. Einschließlich der Portion Obst, die Sie zum Frühstück essen sollten, müssen Sie auf drei Portionen Obst und Gemüse am Tag kommen. Greifen Sie nur von Zeit zu Zeit zu den Knabbereien. Letztlich ist Ihr Ziel, auf sechs bis elf Portionen Obst und Gemüse pro Tag zu kommen.
- Planen Sie weiterhin Ihren täglichen Spaziergang ein – 20 Minuten pro Tag oder 45 Minuten dreimal die Woche.

Zweite Woche:
- Essen Sie weiterhin Möhren zwischendurch, aber denken Sie daran, auch zwei Obst-Zwischenmahlzeiten einzuplanen. Auf diese Weise kommen Sie zu vier Portionen Obst und einer Gemüseportion pro Tag. Knabbereien sind immer noch erlaubt, aber in Maßen. Merke: Ist das jeweilige Obst sehr groß, so denken Sie daran, daß es möglicherweise als zwei Portionen zählt. Ein Apfel, für den man eine Portion ansetzen würde, bzw. eine gleich große Orange ist nicht größer als ein Tennisball.

Dritte Woche:
- Gönnen Sie sich weiterhin regelmäßig Ihre Möhrenzwischenmahlzeit, und steigern Sie jetzt auf drei Obst-Snacks bzw. auf drei andere fettarme Zwischenmahlzeiten. Dann kommen Sie auf sechs Obst- und Gemüseportionen pro Tag, eine wird dem Frühstück zugeschlagen. Sie dürfen auch fettfreie Dips sowie Salsa oder fettfreien Frischkäse für Ihr Gemüse auswählen.

Vierte Woche:
- Möhren sollten Sie immer griffbereit haben und in dieser Woche Ihre Obst- bzw. Ihre Gemüse-Zwischenmahlzeiten auf vier Portionen steigern. Wahrscheinlich wird Ihnen bei dieser Menge kein Appetit auf andere Zwischenmahlzeiten mehr bleiben. Zusammen mit dem Stück Obst, das Sie zum Frühstück genießen, kommen Sie nun auf sechs Obst- und Gemüseportionen am Tag. Zusammen mit dem Gemüse, das Sie zum Mittagessen bzw. am Abend verzehren, werden Sie mit Leichtigkeit das Ziel erreichen, sechs bis elf Portionen am Tag aufzunehmen.

Dritter Monat
- Nun sind Sie soweit, sich Mittag- und Abendessen vorzunehmen. Machen Sie sich eine neue Einkaufsliste:
  - fettarme Produkte zum Frühstück, genauso wie Sie es schon eingeübt haben;
  - Früchte der Saison;
  - frische, gefrorene oder Gemüse aus Dosen, wobei frisches bzw. gefrorenes Gemüse vorzuziehen ist;
  - Nudeln, Reis und andere Produkte, die komplexe Kohlenhydrate enthalten;

- fettarme Milchprodukte (Joghurt, Magermilch, fettarme Eiscreme etc.);
- mageres Fleisch;
- alle Produkte, die Sie für bestimmte Rezepte unseres Küchenchefs benötigen.

• Das Monatsziel lautet diesmal: sechs bis elf Portionen komplexe Kohlenhydrate (denken Sie daran, und wählen Sie die entsprechenden Lebensmittel aus. Dabei wird Ihnen die umfangreiche Tabelle »Kalorien mundgerecht« äußerst nützlich sein. Besorgen Sie sich unbedingt eine, vgl. Literaturverzeichnis), sechs bis elf Portionen Obst und Gemüse, drei Portionen fettfreie oder fettarme Milchprodukte und nicht mehr als 180 g mageres Fleisch pro Tag. (Wenn Sie an einem Tag zuviel Fleisch verzehrt haben, so sollten Sie am nächsten dafür sorgen, daß Sie ein vegetarisches Mittag- oder Abendessen zu sich nehmen.) Machen Sie sich immer wieder klar: Wo immer es geht, sollten Sie Fettarmes und Ballaststoffreiches zu sich nehmen.

• Am Ende des dritten Monats essen Sie sechs bis elf Portionen Obst und Gemüse (ungefähr 10 bis 20 g Ballaststoffe), sechs bis elf Portionen komplexe Kohlenhydrate pro Tag (12 bis 22 g Ballaststoffe) und eine Portion eines ballaststoffreichen Zereals bzw. 1 ½ Apfel-Rosinen-Kleiemuffins, und zwar an vier oder mehr Tagen der Woche (10 bis 13 g Ballaststoffe). Sollten Sie sich immer an die Maximalangabe der Portionen halten, so kann es sein, daß Sie möglicherweise zu viele Ballaststoffe zu sich nehmen (20 g und mehr). Daher sollten Sie die Menge der ballaststoffhaltigen Nahrungsmittel immer variieren. Die Gesamtmenge Ihres Tagesquantums sollten Sie allerdings nicht aus den Augen verlieren.

Beispielsweise: Ist es Ihr Ziel, 30 bis 35 g pro Tag aufzunehmen, dann wählen Sie fünf Portionen Obst und Gemüse und sechs Portionen komplexe Kohlenhydrate (gesamt 22 g Ballaststoffe) plus ein ballaststoffreiches Zereal, was 32 bis 35 g Ballaststoffe insgesamt ausmacht. Wählen Sie ein Ei-Ersatzprodukt zum Frühstück, dann sind elf Portionen Obst und Gemüse sicherlich richtig (22 g Ballaststoffe), und sechs Portionen komplexe Kohlenhydrate (12 g) scheinen mir bei dieser Version ausreichend – oder umgekehrt elf Portionen komplexe Kohlenhydrate und fünf Portionen Obst und Gemüse.

• Sollte Ihr Ziel 25 g oder mehr lauten, so dürfen Sie auch mit den Speisen experimentieren, aber Sie dürfen natürlich nicht den Gesamttageswert über- oder unterschreiten. 35 g sollten dann die absolute Obergrenze bilden. 25 g Ballaststoffe können Sie aufnehmen, indem Sie sechs Portionen Obst und Gemüse (12 g) wählen und sieben Portionen Kohlenhydrate (14 g). Eine Schale ballaststoffreiche Cornflakes enthalten 10 g, vier Portionen Obst und Gemüse 8 g und vier Portionen Kohlenhydrate ebenso 8 g. Dies ist nur ein Beispiel, wie Sie vorgehen können.

Herzlichen Glückwunsch. Bis hierher haben Sie es schon geschafft!

10. Kapitel
Bewußt einkaufen und gesund kochen –
Techniken für den richtigen Start

1. Wenn Sie dem Fett ans Leder wollen, ist es natürlich anzuraten, erst einmal zu forschen, wo und wann Sie das meiste Fett bei Ihrer jetzigen Ernährung aufnehmen.

- Machen Sie sich klar, was Sie normalerweise an einem Tag essen. Legen Sie dieser Ernährung das Fettgramm-Maß (vgl. Seite 241) an, um genau festzustellen, welche Fette Sie normalerweise konsumieren. Am besten begeben Sie sich in Ihre Vorratskammer oder auch vor Ihren Kühlschrank und verschaffen sich einen Überblick.

- Machen Sie sich ein realistisches Bild davon, wieviel Fett Sie momentan verzehren. Fertigen Sie eine Liste an, und setzen Sie alle fettträchtigen Produkte darauf, die Sie momentan in Ihrem Kühlschrank oder in Ihrer Vorratskammer gelagert haben (1/2 Pfund Käse, 1/2 Pfund Butter etc.). In gewissen Zeitabständen sollten Sie nun prüfen, wieviel Sie davon verzehren. Auf diese Weise können Sie sich ein gutes Bild von den wichtigsten Fettquellen machen, bzw. Sie wissen genau, wieviel Sie davon wirklich aufnehmen.

- Machen Sie sich klar, wie Sie geartet sind und wo Ihre Bedürfnisse liegen. Fertigen Sie eine Liste mit den Produkten an, von denen Sie glauben, daß Sie einfach nicht darauf verzichten können. Auf einer weiteren Liste sollten Sie alle Produkte zusammenstellen, die Sie sehr gerne mögen, aber bei denen es Ihnen nichts ausmachen würde, wenn Sie weniger davon essen dürften oder wenn Sie sie zeitweise ganz von Ihrem Speiseplan streichen müßten. Danach sollten Sie sich die Aufstellung der von mir vorgeschlagenen Ersatzprodukte näher anschauen und dann überlegen, wie Sie Ihre persönlichen Schwachpunkte am besten in den Griff bekommen, wie Sie es schaffen, weniger fetten Käse, Sahne-Salatdressings oder Eiscreme zu essen.

- Sollten Sie normalerweise mehr als 30 Gramm Käse pro Tag essen, so reduzieren Sie diese Menge Schritt für Schritt (und damit natürlich auch die entsprechenden Fettmengen). Sie sollten den Käse nicht ganz weglassen, aber Ihre Lieblingssorte durch eine weniger fette Sorte ersetzen.

2. Rücken Sie mehr Gesundes in Ihr Blickfeld.
- Früchte;
- Gemüse;
- Salate und Bohnen;
- Getreide sowie Nudeln und Reis;
- fettarme Ersatzprodukte;
- fettarme Zwischenmahlzeiten

3. Verbessern Sie Ihre Einkaufstechniken.
- Machen Sie sich mit den Aufschriften auf den Produkten vertraut.
- Essen Sie sich stets satt, bevor Sie einkaufen gehen, damit es zu keinen sogenannten Hungerkäufen kommt.
- Nehmen Sie von allen Produkten stets die Sorte mit dem wenigsten Fettgehalt.
- Kaufen Sie fettarme Ersatzprodukte, sofern Sie auf dem Markt erhältlich sind. Dazu gehören fettarmer Käse, weniger fettreiche Eiscreme, Milch, Joghurt, Frischkäse, Saure Sahne, Mayonnaise, Salatdressings usw. Natürlich gibt es auch innerhalb der Lightprodukte Unterschiede, und so müssen Sie einfach ausprobieren, welche Marke Ihnen am besten schmeckt. In den meisten Fällen sind diese Produkte genauso teuer wie die, die mehr Fett enthalten. Ihrer Familie wird diese Umstellung bestimmt auch guttun und nicht nur Ihnen selbst.
- Achten Sie auf Vorratshaltung. Diese wird Ihnen ganz besonders an den Tagen helfen, an denen Sie sich nicht gut fühlen. Gerade wenn Sie das Gefühl haben, wieder in alte Verhaltensmuster zu rutschen und vom Diätplan abzukommen, werden Sie feststellen, daß es besser ist, wenn Sie bestimmte Sachen nicht im Haus haben. Haben Sie nur Gesundes gelagert, so werden Sie auch in einer solchen Situation zu den richtigen Produkten greifen. Wenn Sie kochen, können Sie durchaus doppelte oder dreifache Portionen vorsehen, damit Sie hinterher einen Teil einfrieren können. Das erleichtert auch in vielen Fällen, die Diät einzuhalten.

- Auch im nächsten Abschnitt werden Sie noch etliche Tips bekommen, die Ihnen sagen, wo Sie am besten gesunde Produkte einkaufen sollten.

4. Vergessen Sie nicht, Ihren Speiseplan auszuarbeiten

- Kaufen Sie mit Verstand ein. Wie Ihre Einkaufsliste grundsätzlich aussehen sollte, sagen wir Ihnen im nächsten Abschnitt. Natürlich bietet Ihnen diese Einkaufsliste nur grobe Anhaltspunkte, doch mit der Zeit werden Sie wohl Ihre eigenen Vorlieben einarbeiten und sie auf Ihre persönlichen Bedürfnisse zuschneiden. Aber wie dem auch sei, machen Sie sich immer eine Einkaufsliste, das dürfen Sie nicht vergessen. Eine Einkaufsliste ist etwas, woran Sie sich halten können und müssen. Viele Verbrauchertests haben schon bewiesen, daß Frauen, die stets mit einer Einkaufsliste einkaufen, Geld sparen.
- Achten Sie immer darauf, daß die Einkaufsliste durch die Produkte ergänzt wird, die Sie nicht mehr im Haus haben. Bitten Sie auch die Familie dabei mitzuhelfen. Jeder, der etwas braucht, sollte seinen Wunsch auf die Liste bringen.
- Wenn Sie mit Freunden einkaufen oder essen gehen, so achten Sie besonders darauf, daß Sie nicht zu sehr von Ihrer Diät abweichen. Wählen Sie vorrangig Salate, Gemüse, Früchte und all die Dinge, die weniger Fett enthalten.
- Wenn es irgendwie geht, sollten Sie, noch bevor Sie das Haus verlassen, ein Müsli essen – damit ist der erste Heißhunger gestillt, und die Gefahr ist nicht so groß, daß Sie der Versuchung erliegen. Sehen Sie sich aus diesem Grund noch einmal den Abschnitt an, der sich mit dem Thema »Auswärts essen gehen« beschäftigt (vgl. Seite 234). Dort finden Sie etliche Tips für das Essen im Restaurant.

5. Versuchen Sie Ihre Küchenarbeit möglichst gut durchzuplanen.
Einige Haushaltsgeräte, wie z. B. eine Mikrowelle, helfen Ihnen dabei.

- Machen Sie es sich immer einfach! Haben Sie beispielsweise noch etliche Zutaten von der Basiseinkaufsliste zur Hand, so können Sie auch selbst ein schnelles Mittagessen zusammenstellen. Nehmen Sie etwa Spinat und tauen ihn auf. Mit Nudeln und Frischkäse läßt sich daraus ein wunderbarer Nudelauflauf zaubern. Die Rezepte, die Sie im letzten Abschnitt finden, sind immer leicht in die Tat umzusetzen, und die Gerichte schmecken köstlich.

- Stellen Sie alle Zutaten und sämtliche Geräte, die Sie brauchen, vor dem Kochen auf einen Tisch – so sparen Sie viel Lauferei.
- Setzen Sie, wo immer es geht, zum Kochen den Mikrowellenherd ein. Auf diese Weise läßt sich Gemüse und Fleisch schnell zubereiten. Natürlich muß man mit einem Mikrowellenherd umgehen können, aber in der Regel können Sie mit dieser Zubereitungsart in einem Viertel der gewöhnlichen Kochzeit Ihre Gerichte zubereiten. Also, wenn Sie normalerweise 30 Minuten brauchen, so werden Sie mit der Mikrowelle in 7 bis 9 Minuten fertig sein. Bei Fertiggerichten sieht es etwas anders aus. Dort müssen Sie sich an die Instruktionen auf der Packung halten. Mitunter ist es auch notwendig, daß man etwas herumexperimentiert, bis man die Dinge so zubereiten kann, wie man sie am liebsten mag.

6. Von Zeit zu Zeit sollten Sie unbedingt Ihre Fortschritte überprüfen. Beispielsweise können Sie sich am Ende des zweiten Monats Ihre Ernährungsziele vornehmen und diese mit dem Plan in Kapitel 9 vergleichen. Schauen Sie sich Ihren Kühlschrank und Ihre Vorratskammer näher an. Lagern dort genügend Produkte, die in die Diät passen?

- Sollten Sie dazwischen überall noch fettreiche Produkte finden, so verschenken Sie sie. Eine andere Möglichkeit ist auch, kleine Portionen daraus zu machen und sie einzufrieren. Beispielsweise können Sie Butter in teelöffelgroßen Stücken in den Gefrierschrank stecken. Wenn Sie einmal Lust auf Butter haben, können Sie sich welche entnehmen, aber Sie werden dann nicht verführt sein, zuviel auf Ihr Brot zu streichen. In manchen Rezepten unseres Küchenchefs wird sogar Speck verwendet, aber eben nur in geringen Mengen. Diesen können Sie auch scheibenweise einfrieren.
- Notieren Sie sich alle Obst- und Gemüsesorten, die Sie nun statt der Produkte mit den versteckten Fetten verzehren.
- Nehmen Sie sich aber auch Zeit, um sich selbst auf die Schulter zu klopfen. Die ersten Schritte sind geschafft, und Sie haben schon ganz schön Fett einsparen können.

Der Nutzen, den diese Maßnahmen für Ihre Gesundheit haben, ist ohne Zweifel weitaus größer, als diese schlichten Ratschläge erahnen lassen. Beispielsweise konnte durch wissenschaftliche Untersuchungen gezeigt werden, daß jedes Gramm Fett mehr im Monat das Risiko, Brustkrebs zu bekommen, um das 1,4fache erhöht.

7. Stehen Sie zu Ihrem Entschluß, aber gehen Sie gnädig mit sich selbst um.
Haben Sie Heißhunger auf eine spezielle Sache, so denken Sie immer daran,
daß Sie in keinen Ernährungsplan hineingezwungen sind wie in ein enges
Korsett – Ihr Ernährungsplan läßt genügend Freiräume und gewährt stets
mehrere Möglichkeiten: Wenden Sie die 10-Punkte-Regel an (vgl. Kapitel 9).

- Essen Sie stets in Maßen.
- Machen Sie Ihre kleinen Sünden damit wett, daß Sie für einen Ausgleich am nächsten Tag sorgen – dann sollten Sie aber ohne Umschweife wieder zum Gewohnten zurückkehren.

Dreizehn Einkaufstips

Gesundes und bewußtes Essen fängt schon beim Einkauf an. Darum lassen Sie uns auch hier einsteigen. Gesund einkaufen ist nicht immer einfach – all das, was Sie in Ihre Einkaufstasche stecken, müssen Sie zu Hause ja essen.

- Kaufen Sie Vollkornbrot, das weniger als 2 g Fett pro Portion enthält.
- Kaufen Sie nur Müsli ohne Zuckerzusätze.
- Halten Sie nach Zerealien Ausschau, die weniger als 2 g Fett enthalten, bzw. durch Ballaststoffe angereichert sind. Aber Sie sollten auf jeden Fall nicht der Werbeaufschrift vertrauen, sondern den Ballaststoffgehalt prüfen. Nehmen Sie auch Zerealien mit, die 8 g oder noch mehr Ballaststoffe pro Portion enthalten.
- Fleisch sollte niemals an erster Stelle auf Ihrer Einkaufsliste stehen, immer erst an zweiter. Lernen Sie Fleisch als Würzzutat anzusehen, und vergessen Sie die Regel, daß Fleisch im Mittelpunkt steht und Gemüse nur die Beigabe ist. Kaufen Sie Hackfleisch nur, wenn Ihr Metzger es frisch zubereitet, und zwar nachdem alles sichtbare Fett abgeschnitten wurde. Dabei ist es egal, ob es sich um Rind- oder Kalbfleisch handelt. (Um Geld zu sparen, können Sie auch Sonderangebote nutzen und dann den Rest in 90 – 100 g großen Portionen einfrieren.)
- Greifen Sie zu Thunfisch, Sardinen und Lachs nur, wenn er im eigenen Saft eingelegt ist und nicht in Öl.
- Bei gefrorenem Fisch sollten Sie nur Fischfilets natur nehmen, niemals schon vorpanierte oder zubereitete Fischfilets.

- Bei den Wurst- oder Käsesorten sollten Sie nur zu den fettarmen greifen. Auch müssen Sie darauf achten, wie es mit dem Salzgehalt aussieht.
- Freunden Sie sich mit Bohnen an. Bohnen sind ein ausgezeichnetes und nicht teures Nahrungsmittel. Es gibt sie in vielen Sorten, und man kann sie einfach zubereiten, ohne daß man viel Fett benutzen muß. Man kann sehr gut Suppen, Eintöpfe, Nudelaufläufe, Salate, Reissalate und vieles andere mehr damit machen. Es ist darum sehr gut, wenn man stets Bohnen in Dosen im Haus hat, aber auch hier müssen Sie darauf achten, daß sie nicht mit Fett versetzt wurden, besonders gesättigte Fette sind schlecht. Sollten Sie eine Bohnensuppe kochen und dazu auch Fleisch benutzen, können Sie natürlich das Fett auch abschöpfen. Lassen Sie die Suppe einmal erkalten, damit das leichter möglich ist. Sie werden feststellen, an Geschmack büßt die Suppe nichts ein, aber Sie nehmen weniger Fett zu sich. Haben Sie Bohnen aus der Dose, so ist es oft auch sinnvoll, sie gut abzuwaschen, dadurch kann man das Salz wegspülen, und sie sind auch leichter verdaulich.
- Im Supermarkt kann man eine Reihe von Suppen kaufen, die sehr wenig Fett enthalten. Diejenigen Suppen, die auf Brühebasis gemacht sind, haben in der Regel am wenigsten Fett. Sie können sie sogar im Kühlschrank aufheben und, wenn Sie möchten, noch etwas Fett abschöpfen, bevor Sie die Suppe verzehren.
- Kaufen Sie sich Magermilch und sonstige Magermilchprodukte: fettreduzierte saure Sahne und Magerjoghurt, fettreduzierten Käse und nicht so fettes Eis; Hüttenkäse und Quark sowie Frischkäse gibt es auch in Lightversionen. Bei der Wahl Ihrer Margarine sollten Sie auch darauf achten, daß diese fettreduziert ist. Es gibt sehr gute Sorten, die auch wohlschmeckend sind. Eine andere Möglichkeit ist, beim Brotaufstrich einfach weniger zu verwenden.
- Bei der Auswahl von Nudeln haben Sie freie Hand, aber greifen Sie nicht zu gefüllten Nudeln wie Ravioli oder Tortellini.

Marktfrisches Gemüse

Wenn Sie einkaufen gehen, sollten Sie die meiste Zeit in der Obst- und Gemüseabteilung verbringen. Kaufen Sie sich immer ein oder zwei Gemüsesorten, die Sie nicht so gut kennen und die Sie bislang nicht gekauft haben.

Der Erfolg Ihres neuen Ernährungsplanes wird entscheidend davon abhängen, ob Sie es schaffen zu akzeptieren, daß die Basis Ihrer Ernährung frisches Obst und Gemüse der Saison sind. Natürlich schmecken sie immer dann am besten, wenn sie gerade geerntet wurden. Je länger es dauert, um sie zum Kunden zu transportieren, desto mehr verlieren sie an Farbe, Aroma, fester Struktur und Nährstoffen.

Am besten aber kaufen Sie auf dem Markt ein, dort finden Sie viele Bauern, die ihre eigenen Produkte anbieten. Diese sind auf den Feldern in der Umgebung gewachsen und meist frischer als alle anderen, die Hunderte von Kilometern mit dem Lastwagen über Land gefahren wurden. Falls es in Ihrer Nähe keinen solchen Markt gibt, suchen Sie sich ein gutes Obst- und Gemüsegeschäft, von dem Sie wissen, daß dort nur frische Ware angeboten wird. Um ein solches Geschäft zu finden, sollten Sie erst einmal alle Anbieter Ihrer Stadt in Augenschein nehmen. Wie ist Ihr Eindruck? Sind manche Obstsorten schon schrumpelig, die Bohnen oder Karotten wie Gummi? Sind die Beeren angefault und die Bananen überreif? Wie sieht es mit dem Kopfsalat aus? Wirkt er sehr farblos, und hat er schon bessere Tage gesehen? Sie werden also schnell merken, welches Geschäft das beste Obst und Gemüse anbietet. Auch wenn dieses Geschäft etwas teurer als die anderen sein sollte, so denken Sie stets daran, Sie werden wahrscheinlich in Zukunft mehr Geld für Obst und Gemüse ausgeben, als für Fleisch. Gibt es in regelmäßigen Abständen einen Markt in Ihrer Stadt, so werden Sie wahrscheinlich aus einem größeren und weit frischeren Angebot auswählen können, zudem mögen diese Dinge auch preiswerter sein. Das lohnt sich dann besonders, wenn Sie, wie viele Köche, die mit Verstand arbeiten, größere Mengen auf einmal kochen und dann portionsweise einfrieren. Wenn Sie ab und zu auch mal Freunde zum Essen bitten, so hilft das sicherlich auch, die von Zeit zu Zeit beim Kochen aufkommende Unlust zu überwinden.

Basis-Einkaufsliste

Gemüse, Bohnen und Co.
Möhren – für die ganze Familie, geraspelt und ganz, Strauch- oder Kirschtomaten (so aromatisch wie möglich), Kartoffeln, Süßkartoffeln, Kopfsalat, Weißkohl, Zwiebeln, Knoblauchknolle, verschiedene Salatsorten (die Salat-

soße sollten Sie mit etwas Brühe und Essig zubereiten), grüne, rote und gelbe Paprika, frische Bohnen (auch getrocknet oder in Dosen, alle Sorten), Brokkoli, Blumenkohl, Kürbis, Mais, Linsen.

Früchte
Mangos, Erdbeeren, Grapefruits, Orangen, Äpfel, Trauben, Kiwis, Himbeeren, eben alle Früchte der Saison, ungesüßter Apfeldicksaft (zum Kochen und Backen verwenden).

Brot, Getreideprodukte, Knabbereien (stets Vollwertprodukte währen)
Vollkornprodukte, Knäckebrot, Tortillas (Niedrigstfettstufe), Reis (ungeschält), Nudeln, Zerealien (möglichst mit Ballaststoffen angereichert, am besten 8 g pro Portion), Plätzchen, die mit wenig Fett gemacht sind sowie Cracker mit wenig Salz und Fett.

Milchprodukte
Magermilch, fettarmer Hüttenkäse, fettarmer Ricotta-Käse, fettarmer Frischkäse, fettarmer Quark, fettarme saure Sahne (zum Andicken von Soßen läßt sich auch sehr gut eine Kartoffel verwenden), fettarmer Käse, Parmesan, fettarmer Joghurt, Ei-Ersatzprodukt (sehen Sie sich das Etikett an, und kaufen Sie kein Produkt, bei dem Fett beifügt wurde), Dosen- oder Trockensuppen (möglichst fettreduziert und natriumarm), fettreduzierte Margarine.

Fleisch (gefroren oder frisch)
Welche Fleischstücke vom Rind sich am besten eignen, weiß Ihr Metzger. Fragen Sie nach magerem Rindfleisch. Ansonsten können Sie auch in Kapitel 9 etwas über dieses Thema nachlesen. Fisch, der wenig Fett enthält (natürlich niemals Räucherfisch), entbeintes und enthäutetes Hühnerfleisch, Putenbrust, in Scheiben geschnitten, Rinderhack von möglichst fettarmem Rindfleisch, mageres Schweinefleisch (z. B. Schweinefilet), Hackfleisch aus Putenfleisch oder Kalbfleisch (vorher alles sichtbare Fett entfernen).

Haben Sie bereits eine detaillierte Liste zu Hause angefertigt, so sparen Sie im Supermarkt Zeit und Energie.

Die richtige Küchenausrüstung

Unser Küchenchef Erickson hat für Sie eine Liste zusammengestellt, mit deren Hilfe Sie feststellen können, ob Sie alle Gerätschaften haben, die Sie zum rationellen Arbeiten und richtigen Umsetzen der Rezepte brauchen. Sie benötigen nur die folgenden Teile:

Handwerkszeug

Sparschäler, Schälmesser, Fleischmesser, Brotmesser, Gummispachtel, eine Tasse als Maß und Eßlöffel (in diese Tasse sollten 228 g Mehl passen. Wenn Sie es einmal ausprobieren, so haben Sie stets das richtige Maß zur Hand), Pfannkuchenwender aus Nylon, Schneebesen, Pinsel, Nudelholz, Kartoffelstampfer, Reibe, Fettkännchen.

Töpfe, Pfannen und Gefäße

Schmortöpfe (15 und 25 cm $\varnothing$), Stahltöpfe, klein, mittel und groß, grobes Sieb, feines Sieb, Durchschlag, Bratpfanne, Suppentopf, Kuchenblech, Kuchengitter, Antihaft-Muffinförmchen, Antihaft-Pfanne, Grillpfanne, Kuchenform (Springform 22,5 cm, Auflaufform 22,5 bis 30 cm $\varnothing$), verschiedene Rührschüsseln, Brot- oder Hackbratenform (etwa 1 Liter), kleine Kuchenförmchen, Kasserolle (4 Liter), Souffléförmchen, große Souffléform (etwa 1 1/2 Liter).

Verschiedenes

Papierkaffeefilter, Meßbecher, Pizzastein (oder eine nicht glasierte, unbehandelte Tonkachel, die Sie in Baumärkten kaufen können), Metall- oder Holzspieße, Zwirn oder Baumwollfaden, Handtücher aus Baumwolle.

Geräte

Mixer, Fleischthermometer, Küchenmaschine (brauchen Sie nicht unbedingt, ist aber sehr praktisch), Pürierer, Nudelmaschine (eventuell), Eismaschine (eventuell), Mikrowellenherd (eventuell).

Lebensmittel mit Umsicht lagern

Daß man auf die Haltbarkeit von Lebensmitteln achtet, gilt natürlich ganz grundsätzlich. Aber wenn Sie an Krebs erkrankt sind und sich in der Therapie befinden, gewinnt dieser Grundsatz an Bedeutung. Was die Auswahl an Speisen betrifft, sollten Sie jetzt sehr wählerisch werden, wenn Sie ein Lebensmittel länger aufgehoben haben und es seine Farbe, seine ursprüngliche Struktur bzw. sein Aroma nicht mehr hat – bzw. andere Düfte entwickelt –, so werden Sie nicht nur in dem Moment, wo Sie es essen wollen, den Appetit verlieren, sondern die Speisen werden Sie den ganzen Tag noch verfolgen. Also kurz und gut: Sie sollten es sich einfach nicht antun, Dinge zu sich zu nehmen, von denen Sie nicht wissen, ob sie noch ganz frisch sind.

Die beste Methode, um das zu verhindern, ist, nur kleine Mengen kochen. Oder Sie bereiten stets größere Mengen zu und frieren all das, was Sie nicht essen wollen, sofort ein. Die Lebensmittel müssen gut in entsprechenden Behältern verschlossen werden, sie sollten etikettiert und mit dem Datum versehen werden.

Nicht vergessen: Sie müssen die Frischhalteboxen sofort nach dem Abkühlen gefrieren. Dinge, die schon ein paar Tage im Kühlschrank lagern, eignen sich überhaupt nicht zum Einfrieren und Wiedererwärmen.

Sorgen Sie dafür, daß Ihr Kühlschrank die richtige Temperatur aufweist, besonders Ihr Gefrierkühlgerät muß kalt genug sein, damit Sie auch Ihre Lebensmittel richtig lagern können. Teilen Sie Ihren Kühlschrank und Ihr Gefrierfach in verschiedene Abteilungen ein. Packen Sie stets alles sehr gut, und ordnen Sie die Dinge übersichtlich. In die erste Abteilung sollten die Dinge kommen, die übriggeblieben sind, in die zweite Abteilung die Frischwaren, in die dritte die Milchprodukte, in die vierte das Fleisch, in die fünfte Getränke und in die sechste Soßen und Würzzutaten. Denken Sie daran, daß sich alle Speisen und Flüssigkeiten ausdehnen, wenn man sie einfriert. Lassen Sie also immer entsprechend viel Platz in der Box. In den Gefrierbehältern sollte möglichst wenig Luft zurückbleiben. Wenn Sie die Möglichkeit haben sollten zu verschweißen, so garantiert dies besondere Frische. Sehen Sie sich nun die Tabelle Seite 259 an: »Wie lange hält was?«.

Knoblauch, Kartoffeln und Zwiebeln sollte man möglichst nicht im Kühlschrank aufbewahren. Sie sollten stets sofort verwendet werden.

Die folgenden Lebensmittel eignen sich nicht zum Einfrieren: Eiweiß, Mayonnaise, Baiser und bestimmte Nachtischsorten.

Wie lange hält was?		
Speisen	durchschnittliche Lagerzeit im Kühlschrank	durchschnittliche Lagerzeit im Gefrierschrank
• Rindfleisch, Lamm, Kalbfleisch, Wild		
– gekocht	3 Tage	2 Monate
• Hackfleisch (gekocht)	2 Tage	3 Monate
• Hackfleisch (roh)	2 Tage	3 Monate
• Steaks, Schmorbraten	3 Tage	9 Monate
• Brote		
– vorgebacken	1 Woche	2 Monate
– Hefe- und Sauerteigbrote	1 Woche	4 – 8 Monate
– Hefe und Sauerteig	1 – 2 Tage	2 Wochen
• Käse		
– Hüttenkäse (Verfallsdatum beachten)	1 Monat	
– Hartkäse, Weichkäse	verschieden	6 – 12 Monate
• Fisch, Schellfisch, Meeresfrüchte	1 – 2 Tage	3 – 4 Monate
– Fisch (gekocht)	1 – 2 Tage	2 – 3 Monate
– Fisch (roh)	1 – 2 Tage	3 – 4 Monate
– Shrimps (gekocht)	1 – 2 Tage	2 – 3 Monate
– Shrimps (roh)	1 – 2 Tage	6 Monate
• Früchte		
– Zitrusfrüchte	1 Woche	3 – 4 Monate
– Früchtekompott	1 Woche	12 Monate
– rohe Früchte	1 Woche	12 Monate
• Eiscreme		1 Monat
• Lammfleisch		
– Lammkoteletts oder Schmorbraten (gekocht)	3 – 4 Tage	3 Monate
– Koteletts, Schmorbraten (roh)	3 – 4 Tage	3 Monate
– Hackfleisch (gekocht)	1 – 2 Tage	2 Monate
– Hackfleisch (roh)	3 – 5 Tage	3 Monate
• Milch (Verfallsdatum beachten)	1 Monat	
• Zwiebeln (roh, gehackt)	2 Tage	3 – 6 Monate

Speisen	durchschnittliche Lagerzeit im Kühlschrank	durchschnittliche Lagerzeit im Gefrierschrank
• Pizza	2 – 3 Tage	1 Monat
• Schweinefleisch		
– Hackfleisch (gekocht)	1 – 2 Tage	2 Monate
– Hackfleisch (roh)	3 – 5 Tage	3 Monate
– Kotelett, Schnitzel, Schmorbraten (gekocht)	3 – 4 Tage	2 Monate
– Kotelett, Schnitzel, Schmorbraten (roh)	3 – 4 Tage	6 Monate
• Geflügel, Geflügelteile	1 – 2 Tage	8 Monate
– als Ganzes (roh)	1 – 2 Tage	12 Monate
• Sorbet		1 – 3 Monate
• Suppen, Eintöpfe	1 Woche	6 Monate
– frisch	1 Woche	
– gekocht	1 Woche	1 Monat
• Früchte*	1 Woche	12 Monate

* Bei den hier genannten Daten ist vorausgesetzt, daß die Lebensmittel in absolut frischem Zustand eingefroren bzw. im Kühlschrank gelagert werden. In Ihrer Buchhandlung finden Sie zahlreiche Bücher zu dem Thema »Richtig konservieren und aufbewahren«. Wenn Sie an dem Thema interessiert sind, so können Sie sich mit Hilfe von weiterführender Literatur das notwendige Wissen verschaffen.

Bereiten Sie Altbekanntes einmal anders zu

Indem Sie traditionelle Rezepte verändern und mit weniger fettreichen Zutaten zubereiten, können Sie viel für Ihr neues Ernährungsziel tun und reichlich Fett einsparen.

Beispielsweise können Sie statt mit Fett mit Apfeldicksaft arbeiten. Das ist eine sehr gute Möglichkeit, Fett zu sparen, wenn Sie Pfannkuchen, Muffins und Kuchen zubereiten wollen. Hier gilt: Sie müssen stets genausoviel Apfeldicksaft verwenden, wie Fett angegeben ist – also wenn es in Ihrem Rezept heißt ½ Tasse Fett, so nehmen Sie statt dessen ½ Tasse Apfeldicksaft. Sie werden es nicht glauben, aber auf diese Weise können Sie viel Fett sparen. Auch die wunderbar saftige und daher fettige Lasagne, die schon Ihre Mutter zubereitet hat, läßt sich auf ein erträgliches Maß an Fett bringen, wenn Sie einfach weniger Fett gebrauchen. Sehen Sie sich folgende Tabelle an:

Großmutters köstliche, aber fettreiche Lasagne
(10 Portionen)

Zutaten	Fett in Gramm	Ballaststoffe in Gramm
1/2 Pfund mageres Rinderhack	11	0
1/2 Pfund Schweinehack	56	0
1/2 Tasse gehackte Zwiebeln	0	0,6
1 Knoblauchzehe	0	0
1000 g Spaghettisoße	44	0
240 g Lasagnenudeln	4,2	1,7
2 Tassen fettreduzierter Ricottakäse	40	0
1/2 Tasse geriebener Parmesan	12	0
3 Tassen fettreduzierter Mozzarellakäse	108	0
Pro Portion	~ 28	~ 0,2

Lasagne Light
(10 Portionen)

Zutaten	Fett in Gramm	Ballaststoffe in Gramm
1/2 Tasse gehackte Zwiebeln	0	0,6
300 g gefrorener Spinat	0	6
2 Tassen fettarmer Hüttenkäse	0	0
1 Eßlöffel geriebener Parmesan	3	0
3 Tassen fettarmer Mozzarellakäse	0	0
340 g Lasagnenudeln	4,2	1,7
3 Tassen Tomatensoße	0	2,0
2 Knoblauchzehen, gehackt	0	0
insgesamt pro Portion	0,7	1

Mit Speisen dieser Art sind viele von uns groß geworden. Sage und schreibe 28 g Fett in einer Portion Lasagne. Diese ist schon aus magerem Rindfleisch und fettreduziertem Käse hergestellt. Sie können sich also vorstellen, wieviel zusammenkommt, wenn Sie noch mehr Fett benutzen bzw. Sahne hinzugeben. Deshalb möchten wir Ihnen, auch auf Seite 261, eine leichtere Form der Lasagne vorstellen. Sie schmeckt auch sehr gut, aber Sie werden auf den ersten Blick feststellen, daß sie weit weniger Fett und mehr Ballaststoffe enthält.

Mit der leichteren Lasagneversion sparen Sie also 27,3 g Fett, und Sie werden es nicht vermissen! (Natürlich hat Ihre Mutter das Hackfleisch schön in der Pfanne gebräunt, bevor sie es in die Auflaufform gegeben hat. Dazu brauchte sie wieder Fett. Durch diese Kochmethode wird der Fettgehalt noch einmal gesteigert.)

Wie Sie sehen, enthält dieses Gericht relativ wenig Ballaststoffe. Sie sollten auf jeden Fall, wenn Sie eine Lasagne zubereiten, Ballaststoffreiches dazu essen. Beispielsweise Karottenrohkost, ein Vollkornbrot oder einen Apfel zum Nachtisch wählen.

Tricks, durch die Sie Fett sparen können

- Beim Backen immer ein ganzes Ei durch zwei Eiweiß ersetzen.
- Joghurt statt saurer Sahne, Crème fraîche, Öl oder Mayonnaise benutzen. Auf diese Weise bekommen Ihre Dressings und Soßen eine cremige Konsistenz. Finden Sie in einem Rezept für ein warmes Gericht die Angabe »Saure Sahne«, so ersetzen Sie die saure Sahne durch einen fettarmen Joghurt plus 1 1/2 Teelöffel Mehl.
- Bereiten Sie sich unseren fettfreien Joghurtfrischkäse zu (vgl. Seite 404), und versuchen Sie einmal Ihren Käsekuchen damit zu backen.
- Geben Sie stets fettarme Milch in Ihren Kaffee oder Tee, auch gebundene Cremesuppen können Sie damit zubereiten. Genauso Eintöpfe und Salatdressings.
- In Backrezepten sollten Sie die Vollmilch ebenso durch Magermilch oder die fettarme Buttermilch ersetzen.
- Wollen Sie Pfannkuchen oder Kuchen zubereiten, so können Sie wie gesagt statt Öl und Fett auch Apfeldicksaft (erhältlich in Bioläden und Reformhäusern) verwenden. Eine andere Möglichkeit besteht darin, Joghurt einzusetzen. Aber mit Hilfe von Apfeldicksaft bekommen Sie das beste Ergebnis.

- Verwenden Sie stets ungesüßten, reinen Kakao, keine Kakaoprodukte.
- Finden Sie in einem Rezept die Angabe »1/2 Tasse Nüsse«, so nehmen Sie statt dessen 1 Eßlöffel Nüsse.
- Nehmen Sie öfter mal statt Rinderhack Puten- oder Hühnerhackfleisch (ihr Metzger wird Ihnen das gerne zubereiten und auch die Haut vom Fleisch entfernen). Sie sollten aber pro Tag und pro Person nicht mehr als 100 g Fleisch verzehren, höchstens 180 g.

Techniken für gesundes Kochen

Es bringt Ihnen natürlich überhaupt nichts, wenn Sie einerseits mageres Hühnerfleisch von der Brust auswählen und es anschließend in Ihrer Friteuse brutzeln. Es ist also nicht nur wichtig, gesunde Lebensmittel auszuwählen, sondern Sie müssen die Gerichte auch vorsichtig und sorgfältig zubereiten, um den Fettgehalt gering zu halten. Im Sinne einer Anti-Krebs-Diät ist jede Kochtechnik zu empfehlen, bei der möglichst wenig Fett zum Einsatz kommt. Aber auch wenn Sie Fleisch kochen, so sollten Sie niemals mit hohen Temperaturen arbeiten. Sanft ist hier das Zauberwort. Je sanfter die Zubereitung, desto mehr Nährstoffe bleiben erhalten. In vielen Fällen ist es angebracht, Gemüse zu dämpfen bzw. zu dünsten. Auch die Mikrowelle kann hier nützlich sein. Zudem haben wissenschaftliche Forschungen gezeigt, daß hohe Zubereitungstemperaturen Stoffe freisetzen, die krebserregend sein können. Mit diesem Thema beschäftigt sich die Wissenschaft momentan sehr intensiv. Natürlich müssen Sie Ihre Lebensmittel gut durchkochen, um die Bakterien abzutöten, aber lieber länger kochen und dafür auf niedrigerer Temperatur.

Hier möchte ich Ihnen ein paar fettsparende Kochtechniken vorstellen:

Eine Pfanne auspinseln
- Kaufen Sie sich ein Antihaft-Pflanzenölspray, das es mittlerweile in vielen Lebensmittel-Supermärkten gibt. Verwenden Sie dieses Spray anstatt Butter, Öl oder Margarine. Damit können Sie Ihre Töpfe und Pfannen auskleiden. Eine andere Möglichkeit und manchmal auch die bessere besteht darin, sich spezielle Töpfe und Pfannen anzuschaffen, die eine Antihaftschicht besitzen.

• Wollen Sie Fett aufbringen, so benutzen Sie grundsätzlich einen Pinsel. Wenn vorhanden, sollten Sie natürlich ein Antihaftspray vorziehen.

Backen

Die Zubereitung im Ofen eignet sich am besten. Auf diese Weise können Sie am meisten Fett sparen. Es ist noch nicht einmal nötig, die Auflaufform mit Fett auszukleiden. Wenn Sie darauf achten, daß der Boden Ihrer Auflaufform mit genug Flüssigkeit bedeckt ist, so wird nichts anbacken. Ihrer Phantasie sind dabei keine Grenzen gesetzt.

Sie können alle möglichen Gemüsesorten verwenden und sie mit Joghurt oder Käse anreichern, Reis, Tomaten, Kartoffeln hinzufügen, auch ein Stückchen Fleisch, wenn Sie wollen. Mit Kräutern gewürzt läßt sich auf diese Weise eine Vielfalt an Gerichten zubereiten.

Mit Hilfe von Pergamentpapier oder Folien ist es gut möglich, Fisch, Fleisch, Früchte und auch Gemüse ohne zusätzliches Fett zu garen. Setzen Sie einen marinierten Fisch oder ein Stück Fleisch auf ein Pergamentpapierquadrat (ungefähr 20 Zentimeter). Geben Sie auf jedes Stück Fleisch bzw. Fisch etwas Gemüse. Verschließen Sie das Paket, und setzen Sie die Päckchen auf ein Backblech, das mit etwas Antihaft-Pflanzenölspray besprüht wurde. Backen Sie das Ganze bei 250 Grad im Ofen ab, und zwar solange, bis der Dampf aus dem Pergamentpapier herausdringt (das dauert etwa 15 Minuten). Auf dieselbe Weise können Sie auch Hühnerfleisch mit feinen Karottenstiften und Zwiebeln garen bzw. können auch, wenn Sie wollen, eine Kräutersoße verwenden (vgl. Seite 391). Natürlich dürfen Sie statt Pergamentpapier auch Aluminiumfolie verwenden.

Dämpfen

Dämpfen ist eine ausgezeichnete Methode, um fettarm Gemüse, Fisch, Fleisch und Geflügel zu garen. Bei dieser Methode werden die Speisen durch die Hitze, die durch Dampf entsteht, gegart und nicht durch die Hitze, die von Öl kommt. Das ist eine sehr sanfte Kochmethode, und dadurch bleiben die Farbe, die Struktur und auch der Nährwert der Speise bestens erhalten. Auch mit dieser Kochmethode können Sie experimentieren und Ihrer Kreativität freien Lauf lassen.

Als Basisregel möchte ich Ihnen raten, stets drei Tassen Gemüse auf eine Tasse Fleisch, Fisch oder Geflügel zu geben. Das Fleisch sollte vorher abgekocht werden, in der Pfanne oder auch im Wok, wenn es geht, nicht mit mehr als einem Teelöffel Öl. Wenn Sie mögen, können Sie Ingwer oder auch einige Schalotten ins Öl hineingehen, dadurch entsteht ein besonders angenehmes Aroma. Nehmen Sie das Fleisch aus der Pfanne, wenn es durchgebraten ist, geben Sie dann das Gemüse hinzu, und dämpfen Sie beides in einem entsprechenden Topf (wenn Sie das zu lange machen, fällt das Gemüse zusammen). Denken Sie daran, Ihr Gemüse immer sehr fein zu schneiden. Auf diese Weise verkürzt sich die Zubereitungszeit. Wenden Sie das Fleisch während des Kochvorgangs nochmals. Geben Sie Gewürze nach Wahl hinzu; wenn Sie möchten, können Sie etwas Wein, Wasser oder Brühe beifügen und mit Maisstärke leicht andicken.

Um Zeit zu sparen, sollten Sie den Kochtopf nach Entfernen des Fleisches sofort wieder mit Wasser füllen und auf die Kochstelle zurückstellen. Pfannen und Töpfe sind auf diese Weise in der Hälfte der Zeit gespült.

Pochieren

Auf diese sanfte Weise können Sie wunderbar Fisch zubereiten (auch Schellfisch), Fleisch und ebenso Geflügel. Die Flüssigkeit, die nur sehr leicht simmern sollte (auf keinen Fall kochen), erhält aus den Speisen ihr Aroma und gibt andererseits wieder Aroma und Feuchtigkeit an die Speisen ab. Fisch oder Schellfisch sollte man kalt aufsetzen, damit er gleichmäßig garen kann. Zum Pochieren können Sie den Fisch in ein Leinentuch einwickeln, das alles gut zusammenhält und beim Fisch auch verhindert, daß die Haut platzt. Fleisch schmeckt am besten, wenn man es nicht zu lange pochiert. Bleibt es zu lange im Topf, so wird das Fleisch leicht trocken und die Brühe trübe. Versuchen Sie es einmal mit pochiertem Geflügel. Das ist sehr delikat.

Eintöpfe zubereiten

Wann immer es möglich ist, sollten Sie Suppen und Eintöpfe einige Stunden oder auch einen ganzen Tag vorher zubereiten. Dann in den Kühlschrank stellen und das Fett, das sich an der Oberfläche abgesetzt hat, entfernen. Sollten Sie es einmal eilig haben, können Sie auch Eiswürfel in die Brühe werfen oder mit einem Fettkännchen arbeiten. Das kann bei einer Suppe oder einem Eintopf viel Arbeit bedeuten, da Sie die gesamte Flüssigkeit zurückgießen müssen. Ein Fettkännchen eignet sich daher besser für Soßen. Gewöhnen Sie sich also daran, möglichst Ihre Suppe oder Ihren Eintopf einen Tag früher zu planen.

Zubereitung in der Mikrowelle

Eines der praktischsten Geräte, die in den letzten Jahren auf den Markt gekommen sind, ist die Mikrowelle. Durch sie läßt sich sehr viel Zeit sparen. Vergessen Sie auch nicht die Vorteile dieses Geräts beim Auftauen. Das Wiedererwärmen und auch das Kochen wird leichter. Wollen Sie Gefrierwaren wieder erwärmen, so fangen Sie mit großer Hitze an, und reduzieren Sie sie dann bis auf 50 Prozent. Wollen Sie Reis, Nudeln, Braten oder Gemüse wiedererwärmen, sollten Sie einen Eßlöffel Wasser pro Portion beifügen. Fisch, der in der Mikrowelle gedämpft wurde, schmeckt genausogut, als wenn man ihn pochiert hätte. Hühnchenfleisch in der Brühe pochiert, eignet sich sehr gut für Suppen oder Salate. Wenn Ihre Mikrowelle ausreichend groß ist, können Sie sogar eine Putenbrust darin garen, bis sie halb durch ist, und dann sollten Sie sie für die restliche Zeit in einen normalen Ofen stecken. Auf diese Weise wird sie schön braun, knusprig und saftig. (Eine große Pute wird aber in den meisten Fällen für die Zubereitung in der Mikrowelle zu groß sein) Wenn Sie eine Mikrowelle besitzen oder sich eine anschaffen wollen, so kann ich Ihnen nur raten, das vom Hersteller beigefügte Info-Material gründlich zu studieren. Mittlerweile gibt es auch schon eine Reihe von Literatur zu dem Thema »Kochen in der Mikrowelle«. Es lohnt sich.

- Wollen Sie Suppen oder Soße ohne Sahne zubereiten, so versuchen Sie es doch einfach einmal mit magerer Trockenmilch. Auf diese Weise wird alles cremig, ohne daß sehr viel Fett dazukommt.
- Und so bereiten Sie eine fettarme Fleischsoße: Nach dem Braten nehmen Sie das Bratgut heraus und stellen es warm. Gießen Sie den Sud aus der Pfanne in ein Fettkännchen, und trennen Sie das Fett vom übrigen Fleischsud. Gießen Sie diesen dann wieder in die Pfanne, und lassen Sie die Flüssigkeit bis zur Hälfte reduzieren. Geben Sie eine kleine Menge aufgelöster Maisstärke hinzu (Sie können zum Auflösen Wasser und auch Wein verwenden), und gießen Sie diese in die leicht kochende Flüssigkeit. Kurz aufkochen lassen, denn wenn Sie die Soße nun zu lange weiterkochen, wird sie ihre Konsistenz nicht behalten und wieder dünn werden.
- Dicke Suppen und Soßen lassen sich sehr gut aus den Rückständen der Pfanne zusammen mit Gemüsepürees herstellen. Anstatt einer fetten Mehlschwitze nehmen Sie ein Püree aus Karotten, Kartoffeln, Süßkartoffeln, Tomaten oder auch Lauch, das Sie in einem Mixer zu einer gleichmäßigen Masse zerklei-

nern. Lassen Sie das Püree leicht simmern, bis sich der Geschmack noch mehr konzentrieren konnte und es die richtige Konsistenz hat.

Bohnen kochen

Bohnen kann man auch nahezu fettfrei zubereiten. Man sollte sie sorgfältig waschen, putzen und über Nacht in kaltem Wasser einweichen. Haben Sie es eilig, so können Sie auch mit einer Stunde auskommen. Sie müssen das Wasser dann allerdings zum Kochen bringen und die Bohnen danach einlegen. (Linsen und Püree-Erbsen brauchen Sie nicht vorher einzuweichen.) Das Einweichen und anschließende Weggießen des Wassers hat sich als sehr hilfreich erwiesen, weil damit unliebsame Gasbildung nach dem Genuß von Bohnen stark vermindert werden kann. Aber nicht alle Leute haben damit Probleme.

Kochzeiten variieren von Bohnensorte zu Bohnensorte, aber meistens brauchen sie so etwa eine Stunde zum Garen. Geben Sie Gemüse der Saison dazu (Zwiebeln, Knoblauch, Paprika), so sollten Sie diese vorher in einem Schmortopf garen. Kleiden Sie den Schmortopf mit einem Spritzer Pflanzenöl aus, oder benutzen Sie ein Antihaft-Pflanzenölspray, und legen Sie das Gemüse hinein. Eine Möglichkeit besteht darin, das Gemüse gleichzeitig mit den Bohnen zu kochen. Ein Pfund großer Trockenbohnen (z. B. Kidneybohnen) entspricht 5 1/2 Tassen gekochter Bohnen. Ein Pfund kleiner Trockenbohnen entspricht 2 bis 3 Tassen gekochter Bohnen. Eine Tasse ungekochter Linsen entspricht etwa 2 1/2 Tassen gekochter Linsen. Eine Tasse ungekochter Püree-Erbsen entspricht 2 1/2 bis 3 Tassen gekochter Erbsen. Bohnen kann man auch sehr gut aufwärmen. Meist schmecken sie dann noch besser.

Dämpfen

Dämpfen ist die beste Art – diese Methode kommt kurz nach roh Essen –, um alle Nährstoffe zu erhalten und Fett zu vermeiden. Die Flüssigkeit sollte kochen, aber niemals darf die Speise mit der Flüssigkeit in Berührung kommen. In einem Dampfkochtopf kann man wunderbar Gemüse zubereiten. Wollen Sie allerdings Ihr Gemüse lieber dünsten, so heben Sie auf jeden Fall die Brühe auf. Diese eignet sich hervorragend zum Nudel- oder Reisabkochen.

Mit Hilfe der Mikrowelle kann man ebenso die Technik des Dämpfens anwenden (vgl. Tabelle Seite 269). Das Gemüse verliert in der Mikrowelle noch weniger wasserlösliche Nährstoffe als beim althergebrachten Dämpfen. Schneiden Sie das Gemüse in gleich große Stücke. Sollten Sie Gemüse oder Früchte als

Gemüse dämpfen

Gemüsesorte	Dämpfzeit in Minuten
Artischocken	30 – 60
Spargel	3
Mangold	30
Brokkoli	3 – 5
Rosenkohl	15
Weißkohl	7
Möhren	3 – 5
Blumenkohl	3 – 5
Mais, Maiskolben	3
Mais, lose	3
Blattgemüse	20
grüne Bohnen	3
Pastinake	5 – 15
Erbsen	2
Paprika	3
Kürbis	3
Winterkürbis	45

ganze garen wollen, so denken Sie daran, jedes einzelne mit dem Messer einzu-
stechen, damit der heiße Dampf entweichen kann. (Sollten Sie diesen Rat
nicht befolgen, so kann es passieren, daß es zu einer Explosion kommt. Dann
ist Ihr Mikrowellenherd natürlich total verschmutzt, nicht zu reden von der
Verletzungsgefahr.) Die meisten Gemüsesorten lassen sich am besten auf
einem mikrowellenfesten tiefen Teller zusammen mit zwei Eßlöffeln Wasser
garen. Wichtig ist das Abdecken mit Folie. Wählen Sie die höchste Garstufe.
Gewürze, Kräuter oder eine Soße sollten Sie erst nach dem Kochen beifügen.
Dann das Ganze eventuell nochmals in den Ofen stellen.

Aromen bewahren

Bis sich Ihr Gaumen ohne weiteres an die gesunden Sachen gewöhnt hat, die
nun den Schwerpunkt Ihrer Ernährung bilden, werden Sie davon ausgehen,

daß weniger Fett auch weniger Geschmack bedeutet. Das stimmt aber nicht. Beweisen Sie sich das Gegenteil, und gehen Sie kreativ mit den Dingen um: Experimentieren Sie mit Wein, Fruchtsäften, Kräutern, Gewürzen, Balsamessig oder anderen Würzessigen bzw. mit Beigaben in Form von fettarmen Soßen (vgl. den Rezeptteil), um die jeweiligen natürlichen Aromen zu unterstützen und herauszuarbeiten. (Entsprechende Tips finden Sie Seite 271 bis Seite 273)

Frisches Gemüse in der Mikrowelle zubereiten

Merke:
Bei gefrorenem Gemüse halten Sie sich bitte an die Angaben
auf der Verpackung.

Kochzeit (in Minuten)	ruhen (in Minuten)	Fett in Gramm	Ballaststoffe in Gramm
Artischocke – 2; in Pergamentpapier gegart			
8 – 10	5	0,2	2
Spargel – 1 Pfund (5 Portionen); 2 Eßlöffel Wasser hinzufügen			
4 – 7	1	0,3	1,6
grüne Bohnen – 1 Pfund; 2 Eßlöffel Wasser hinzufügen			
5 – 7	2	0,2	2,1
Brokkoli – 1 Pfund; die Stiele einschneiden; 2 Eßlöffel Wasser beifügen			
6 – 8	2	0,2	0,6
Rosenkohl – 300 g; 2 Eßlöffel Wasser beifügen			
5 – 7	2	0,2	4,1
Möhren – 1 Pfund; in Scheiben geschnitten; 2 Eßlöffel Wasser hinzufügen			
6 – 8	1	0,1	2,5
Blumenkohl, zerteilt – 1 Pfund; 2 Eßlöffel Wasser beifügen			
6 – 8	2	0,1	2,3
Blumenkohl, ganz – 1 1/2 Pfund; 2 Eßlöffel Wasser beifügen			
11 – 13	3	0,5	2
Maiskolben – 2 Stück, die Blätter entfernen, mit Wasser besprenkeln			
2 – 4	3	4	2
Artischocke, in Würfel geschnitten – 1 Pfund; 2 Eßlöffel Wasser beifügen			
6 – 8	1	0	2

Kochzeit (in Minuten)	ruhen (in Minuten)	Fett in Gramm	Ballaststoffe in Gramm
Artischocke, ganz – 1 ½ Pfund; mit der Gabel einstechen			
4 – 7	3	0,5	2
Zwiebeln – 1 Pfund; 2 Eßlöffel Wasser beifügen			
4 – 8	2	0,2	2,2
Pastinaken – 1 Pfund, in Scheiben geschnitten; 2 Eßlöffel Wasser beifügen			
6 – 8	2	0,2	2,1
Erbsen – 1 ½ Pfund; 3 Eßlöffel Wasser hinzufügen			
5 – 7	1	0,2	2
Kartoffeln, neue – 2 Portionen, jeweils 180 – 240 g; mit der Gabel einstechen			
6 – 8	5	0,2	2
Kartoffeln, aus Süßkartoffel – 2; mit der Gabel einstechen			
4 – 6	5	0	4
Zuckerschoten – 1 Pfund; 2 Eßlöffel Wasser hinzufügen			
4 – 6	1	0,2	2
Sommerkürbis – 1 Pfund; 2 Eßlöffel Wasser beifügen; mit der Gabel einstechen			
4 – 6	1	0,2	2
Winterkürbis – 1 Pfund; mit der Gabel einstechen			
6 – 8	5	0,2	2

- Anstelle von Butter und saurer Sahne sollten Sie es jetzt stets mit Kräutern, Gewürzen, Essig oder frischem Zitronensaft versuchen. Wenn Sie Milchprodukte brauchen, so greifen Sie zu ein wenig Butter, fettarmer Margarine, oder nehmen Sie eine fettarme Soße.
- Unterstützen Sie den reinen, vollen Gemüsegeschmack durch Balsamessig, Tomatensoße, Zitronensaft, fettarme Margarine bzw. ein cremiges Salatdressing (vgl. Seite 391) anstelle von Butter.
- Auch aus Salatdressings lassen sich wundervolle Marinaden machen. Auf diese Weise wird beispielsweise Fleisch sehr schön zart, und sein Geschmack wird raffiniert unterstützt.
- Aus den meisten Soßen unseres Küchenchefs Erickson lassen sich die besten Marinaden bereiten. Verwenden Sie sie beim Garen auch als Glasur, damit das Fleisch schön zart bleibt.

Kräuter und Gewürze

Frische Kräuter sind das Tüpfelchen auf dem i in der guten Küche – sei sie nun traditionell orientiert oder die sogenannte Nouvelle Cuisine. Für die Gerichte, die Sie schon vorgekocht haben, sollten Sie immer noch zusätzlich frische Kräuter bereithalten, die Sie kurz vor dem Servieren beifügen. Um den Kräutern das ganze Aroma zu entlocken, hacken Sie sie ganz fein und immer erst kurz bevor Sie sie benutzen wollen.

Bei einem guten Gemüsehändler können Sie ganzjährig alle Kräutersorten bekommen, aber man kann sie natürlich auch selbst züchten. Entweder im Garten oder sogar auf dem Fensterbrett.

Das bringt sehr viel Freude, und im Grunde genommen macht es wenig Mühe, besonders wenn Sie sich ein wenig aufs Gärtnern verstehen. Aber auch ohne den berühmten »grünen Daumen« sind die Erfolge überraschend. Regelmäßiges Gießen genügt meist.

Die meisten Kräuter gedeihen gut auf dem Küchenfenstersims. Im Garten begnügen sie sich meist mit wenig Platz – eine kleine Ecke reicht in der Regel. Kräuter wie Thymian und Oregano sind mehrjährig und winterhart. Frisches Basilikum macht in Sekundenschnelle aus Ihrer improvisierten Spaghettisoße ein kulinarisches Ereignis – im Sommer bringt diese kräftige Pflanze mehr Blätter hervor, als eine ganze Familie verbrauchen kann.

Minze – ein Gewürz, das im Orient und in den arabischen Ländern sehr beliebt ist, erkennt man an der wunderbar kräftig grünen Pflanze mit dem unverwechselbaren Duft. Die Blätter sind sehr wohlschmeckend und gesund. Sie bringen ein sehr interessantes Aroma hervor. Probieren Sie die Minze auch im Salat, zum Gemüse und natürlich im Joghurtdip. *Übrigens:* Am besten schmeckt der Pfefferminztee, wenn man ihn aus frischen Zweigen zubereitet. Einfach reichlich heißes Wasser über die Blätter gießen. Kalt als Eistee im Sommer genossen, schmeckt dieses Getränk köstlich. Zur Dekoration sieht ein Minzezweiglein in einer Glaskanne besonders hübsch aus. Minze läßt sich zu allen Obstsorten benutzen. Natürlich kann man Kräuter auch einfrieren. Sie halten relativ gut ihr Aroma. Doch am besten ist es, wenn Sie Ihr eigenes Kräutergärtlein anlegen – egal, ob im Garten oder auf dem Fensterbrett. Vorgetriebene Jungpflanzen bekommen Sie in jedem Gartencenter oder auch bei Ihrem Gemüsehändler.

In der folgenden Tabelle (vgl. Seite 272) sind die wichtigsten und gängigsten

Kräuter aufgelistet, aber lassen Sie sich dadurch nicht einschränken. Probieren Sie alle möglichen Sorten aus, und experimentieren Sie mit unterschiedlichen Anwendungsmöglichkeiten. Bei den Rezepten im hinteren Teil werden grundsätzlich frische Kräuter benutzt, es sei denn, es ist etwas anderes angegeben. Denken Sie daran, daß frische Kräuter viel milder schmecken als getrocknete. Als Faustregel gilt: Verdoppeln Sie die Menge, wenn Sie die frische Ware verwenden. Also, wenn im Rezept ein Löffel getrockneter Majoran angegeben wird, dann nehmen Sie logischerweise zwei Löffel frischen.

Mit Kräutern kochen

Speisen	Kräuter
Früchte und Gemüse	Basilikum, Kümmel, Schnittlauch, Zimt, Nelken, Dill, Ingwer, Majoran, Minze, Muskatnuß, Oregano, Paprika, Rosmarin, Salbei, Estragon, Thymian
Fleisch	
Rindfleisch	Schnittlauch, Knoblauch, Oregano
Lammfleisch	Basilikum, Knoblauch, Minze, Oregano, Rosmarin
Schweinefleisch	Koriander, Ingwer, Salbei, Thymian
Geflügel	Knoblauch, Oregano, Rosmarin, Salbei
Meeresfrüchte	Dill, Estragon, Fenchel, Thymian
Nudeln	Basilikum, Schnittlauch, Knoblauch, Petersilie, Thymian
Kartoffeln	Schnittlauch, Knoblauch, Paprika, Pfeffer, Rosmarin
Salat	Basilikum, Kerbel, Schnittlauch, Dill, Majoran, Minze, Petersilie

---

Gesund kochen – frisch und schnell

Jeder Profikoch hat verschiedene Blitzrezepte auf Lager – für die Tage, an denen es schnell gehen muß oder an denen man sich besser auf etwas anderes konzentrieren sollte. Auch zu Hause sollte man es sich einmal einfach machen dürfen. Dagegen ist auch nichts zu sagen, solange bei solchen Gelegenheiten nicht auf Cheeseburger, Fritten mit Mayonnaise und Milkshake ausgewichen wird. Wie schon gesagt: Alle Rezepte in diesem Buch lassen sich etwa in

20 Minuten in die Tat umsetzen. Diese 20 Minuten sind wenig Zeit, wenn Sie bedenken, was Sie für Ihr weiteres Leben damit erreichen können.

Aber für den Fall, daß es noch schneller gehen muß und Sie nichts eingekauft oder vorgeplant haben: Gehen Sie einfach in Ihre Küche, und sehen Sie nach, was der Kühlschrank zu bieten hat. Da Sie mittlerweile gelernt haben, mit Verstand einzukaufen, werden Sie dort auch nichts Gefährliches finden. Je mehr Sie die Prinzipien der neuen, gesunden Küche schon verinnerlicht haben, desto leichter wird es Ihnen fallen, mit Zutaten kreativ umzugehen, ohne daß Sie aber Ihre Gesundheit außer acht lassen. Das zu erreichen, ist unser Ziel. Die im vierten Teil folgenden Rezepte sind so aufgebaut, daß Sie schnell lernen, Gesundes ohne Umstände zuzubereiten.

Viel Spaß!

11. Kapitel
Den Heilungsprozeß durch körperliche Betätigung unterstützen

Da sich Ihre Ärzte auf andere Aspekte Ihrer medizinischen Versorgung konzentrieren, kann es sein, daß das Thema der körperlichen Betätigung weder im Krankenhaus noch in der Arztpraxis jemals zur Sprache gekommen ist. Aller Wahrscheinlichkeit nach war Ihnen das am Anfang auch ganz recht, denn es wird nicht gerade an oberster Stelle auf Ihrer Liste der Prioritäten gestanden haben. Im weiteren Verlauf der Behandlung kann es jedoch gut sein, daß sich für Sie ein paar Fragen über die körperliche Betätigung selbst und deren mögliche Tauglichkeit zur Ergänzung Ihres Ernährungsprogramms ergeben.

Die amerikanische Gesundheitsbehörde (Federal Centers for Disease Control and Prevention) schätzt, daß fast 60 Prozent der Amerikaner über achtzehn Jahren körperlich inaktiv sind, wodurch sich ihr Risiko für eine schwerwiegende gesundheitliche Störung erhöht. Mit geringen Abweichungen gilt dieser Wert sicherlich auch für andere Industriestaaten. Wenn Sie also bisher körperlich auch nicht besonders aktiv waren, so stehen Sie damit nicht allein da.

Eine neue Definition der körperlichen Betätigung

Was verbinden Sie mit dem Begriff *körperliche Betätigung*? Denken Sie dabei an junge, muskulöse Menschen, die eine Skipiste hinabsausen? Oder an jemanden in mittlerem Alter, der sich schnaufend und pustend im Fitneßstudio abarbeitet? Fällt Ihnen dazu vielleicht auch der Spruch ein: »Ohne Fleiß kein Preis«?

Lassen Sie uns diese Vorstellungen über Bord werfen und mit einer neuen, vernünftigen Definition beginnen: Körperliche Betätigung heißt, daß Sie Ihren Körper oder Teile Ihres Körpers bewegen, in jedem Tempo, das für Sie angenehm ist, und das kann im Bett, auf dem Fußboden, im Rollstuhl oder überall sonst, wo Sie sich gerade aufhalten, stattfinden. Körperliche Betätigung hat verschiedene Bedeutungen, je nach Lebensalter und -phase (man sollte sich also nicht auf das fixieren, was einmal in der Jugend galt), und wenn es weh tut, dann haben Sie es übertrieben. Stellen Sie sich unter körperlicher Betätigung vor, Ihre Arme zu strecken, die Knie zu beugen, oder im Bett sanft die Gelenke kreisen zu lassen, vielleicht zu einer langsamen und schönen Musik.

Versuchen Sie, heute eine winzige Entfernung zu gehen, zum Beispiel von Ihrem Bett zum Badezimmer. Nehmen Sie sich vor, morgen von Ihrem Bett zum Badezimmer und dann zum Wohnzimmer zu gehen, am nächsten Tag den ganzen Weg bis zur Terrasse und am Tag darauf bis in den Garten.

Ihren Körper durch den Raum zu bewegen ist aus vielerlei Gründen eine wichtige Übung: Es regt den Kreislauf und die Atmung an, und die daraus resultierende gesteigerte Sauerstoffzufuhr gibt Ihnen mentalen, emotionalen und physischen Auftrieb. Darüber hinaus trägt die körperliche Betätigung dazu bei, einen gesunden Blutdruck aufrechtzuhalten, und sie ist absolut essentiell für die Muskelkraft, einschließlich des wichtigsten Muskels, nämlich des Herzens. Körperliche Betätigung verbessert die Beweglichkeit der Gelenke und stärkt die Knochen. Das Risiko für das Entstehen von Osteoporose wird durch Inaktivität infolge einer längeranhaltenden Bettlägerigkeit gesteigert, und dem kann man durch regelmäßige Fitneßübungen entgegenwirken.

Körperliche Betätigung ist auch eine ausgezeichnete Möglichkeit, sich von den unsichtbaren Giften zu befreien, die sich durch den Streß aufgebaut haben: Sorgen, Ängste, Traurigkeit, Wut. Sie kann den Appetit anregen, die Mattigkeit beseitigen und Ihrem Körper dabei helfen, tiefen und erholsamen Schlaf zu finden.

Für die meisten Menschen ist das Spazierengehen eine hervorragende Übung, denn es beansprucht die Arm- und Beinmuskulatur, wodurch der Kreislauf und das Herz gestärkt werden. Es fördert auch eine Zunahme an fettarmer Körpermasse und stärkt die Knochen. Wenn sich Ihre Kraft und Ausdauer steigern, wirkt sich das positiv auf Ihr Selbstwertgefühl und -vertrauen aus. Sie stellen vielleicht fest, daß Sie ein Spaziergang so hungrig und entspannt macht, daß Sie Ihre Mahlzeiten mehr genießen. Andere Vorteile der körperlichen Bewegung für den Kampf gegen Krebs werden im weiteren Verlauf dieses Kapitels erläutert.

Wenn Sie eine Tumorerkrankung haben, wird Ihnen die körperliche Bewegung helfen, aus dem Bett oder vom Sofa zu kommen, besonders, wenn Sie einen Partner haben, der Sie dazu ermuntert. Sie verschaffen sich dadurch einen Umgebungswechsel – innerhalb Ihres Zuhauses oder im näheren Umfeld – und eine vollkommen neue Perspektive auf Ihre Situation. Und es wird die *Langeweile* vertreiben, bei der es sich nicht so sehr um einen geistigen Zustand als um das schmerzliche Gefühl handelt, das wir empfinden, wenn sich unser Alltag auf die ewigen Stunden der Krebsbehandlungen reduziert.

Schließlich wird durch die Bewegung das gespeicherte Körperfett verbrannt, weshalb ihr ein wichtiger Platz in jedem umfassenden Ernährungsprogramm zukommt. Dies trifft besonders bei Übergewicht zu. Viele reagieren überrascht, wenn sie hören, daß Krebspatienten häufig an Gewicht *zunehmen*, was – wie nachfolgend eingehend erläutert – zum Beispiel durch eine Hormon- oder Chemotherapie gegen Brustkrebs verursacht werden kann. Die Gewichtszunahme kann für die Betroffenen sehr belastend sein und ein zusätzliches Hindernis für die Genesung bedeuten. Durch regelmäßige körperliche Bewegung kann dieses Problem überwunden werden.

Die speziellen Funktionen der körperlichen Bewegung bei Krebs

Abgesehen von den allgemeinen Vorteilen der körperlichen Bewegung gibt es noch solche, die speziell bei einer Krebserkrankung wirksam werden.

Erstens können überflüssige Kalorien selbst – wie im zweiten Kapitel erklärt – schädlich sein, und demnach ist das Verbrennung von Kalorien durch körperliche Betätigung eine vorbeugende Maßnahme. Untersuchungen haben ergeben, daß es für Frauen mit Brustkrebs sehr wichtig sein kann, das Gesamtkörperfett zu reduzieren, und die körperliche Bewegung ist eine Möglichkeit, dies zu erreichen.

In weiteren Forschungsstudien wurde untersucht, inwieweit ein Fitneßprogramm dazu beitragen kann, die Krebskachexie zu überwinden, ein Zustand, der in einigen Fällen einer fortgeschrittenen Tumorerkrankung auftritt, wenn die Patienten trotz ausreichender Nahrungsaufnahme einen starken Verlust an Gewicht und Körperkraft erleiden. Dabei wurde festgestellt, daß die körperliche Betätigung auf zwei Arten helfen kann: Einmal, indem sie die körpereigene Umwandlung von Glukose in nützliche Energie anregt, und zum anderen, indem sie die Reaktionsfähigkeit des Organismus gegenüber Insulin verbessert. Letzteres ist ein wichtiger Aspekt, wenn sich in Verbindung mit der Krebskachexie eine Insulinresistenz entwickelt, die dazu führt, daß der Zucker nicht richtig verarbeitet werden kann (siehe zweites Kapitel).

Einige faszinierende Ergebnisse haben Studien an den Zuni-Indianern in New Mexico erbracht, die eine außerordentlich hohe Rate von Diabetes aufweisen. Die Zunis sind der älteste amerikanische Volksstamm. Sie haben länger als alle anderen in diesem Land gelebt, und in der Vergangenheit waren sie immer Läufer gewesen. Stafetten und andere Rennarten bildeten während ihrer tausendjährigen Geschichte einen integralen Bestandteil ihrer Kultur, doch seit Beginn dieses Jahrhunderts wurde diese Tradition aufgegeben. Bald darauf stieg die Inzidenz von Diabetes sprunghaft an, was den Stamm sogar fast dezimiert hat.

Genetische Untersuchungen haben die Ursache für das gehäufte Auftreten der Zuckerkrankheit aufgedeckt, nämlich ein Gen, das es den Zunis ermöglichte, eine genügend große Menge an Energie aus dem Nahrungsspeicher des Körpers zu gewinnen, um über weite Strecken laufen zu können. *Nachdem sie mit dem Rennen aufgehört hatten, wurde dieses Gen seiner gesunden Funktion beraubt, und es entwickelte sich Diabetes.* Auch wenn die meisten älteren Zunis nicht mehr von dieser Entdeckung profitieren können, hat der Stamm damit begonnen, die Tradition des Laufens – besonders unter den Schulkindern – wiederzubeleben, in der Hoffnung, dadurch der Zuckerkrankheit vorbeugen zu können.

Diese Forschungsergebnisse sind äußerst aufschlußreich im Hinblick auf die Beziehung zwischen Gesundheit und körperlicher Betätigung. Ebenso wie die Zunis gelernt haben, den Diabetes durch eine gesunde Ernährung, Gewichtskontrolle und Bewegung in den Griff zu bekommen, lernen auch Krebspatienten, wie sie mit den gleichen Maßnahmen dazu beitragen können, das Entstehen eines Tumors oder seine Wiederkehr zu verhüten.

Wenn Wissenschaftler versuchen, den Zusammenhang zwischen körperlicher Betätigung und Krebskachexie zu untersuchen, wird ihre Arbeit durch die Tatsache erschwert, daß die Teilnehmer ihrer Forschungsprogramme eine weit fortgeschrittene Krankheit haben. Trotzdem glaube ich, daß man mit der Zeit feststellen wird, daß beide Faktoren miteinander in Beziehung stehen, und man kann bereits jetzt sagen, daß die körperliche Bewegung, wenn in Maßen und mit dem Einverständnis des Arztes angewendet, kaum schaden kann.

Die Vermutung liegt nahe, daß sich die körperliche Bewegung, indem sie das Körperfett reduziert und die fettarme Körpermasse vermehrt, im Anfangsstadium von Brustkrebs und möglicherweise auch bei anderen hormonell beeinflußbaren Tumorarten günstig auf den Hormonhaushalt auswirkt. Natürlich hilft die Stärkung der Lungen und des Herzmuskels auch bei anderen chronischen Erkrankungen.

Eine Reihe von Tierversuchen hat gezeigt, daß die körperliche Aktivität tatsächlich gegen bestimmte Tumorarten schützen kann, denn die zu einer *maßvollen* Bewegung angehaltenen Versuchstiere hatten weniger chemisch induzierte Mammakarzinome als die inaktiven oder die in sehr hohem Maß trainierten. Im Vergleich zwischen körperlich aktiven und inaktiven Ratten hat sich auch gezeigt, daß die Bewegung eine karzinogeninduzierte Tumormasse im Dickdarm reduziert. Nach Abschluß einer Langzeitstudie, die aus den über drei Jahrzehnten währenden Beobachtungen an mehr als 17000 College-Absolventen bestand, zeigte sich, daß die körperliche Aktivität (gemessen in Gehen, Treppensteigen und sportlicher Betätigung) mit einem verminderten Risiko für das Entstehen von Dickdarmkrebs verknüpft ist, wenn bei diesen Tätigkeiten pro Woche mehr als 2500 Kalorien verbraucht wurden. Die körperliche Bewegung kann eine präventive Funktion hinsichtlich des Kolonkarzinoms haben, denn sie verhindert eine chronische Stuhlverstopfung und trägt auf mehrere Arten zu einer Anregung des Verdauungsprozesses bei.

- Laborversuche haben erbracht, daß durch das Gehen die Passage der Ausscheidungsstoffe durch den Dickdarm beschleunigt wird. Wie bereits erklärt, wird dadurch verhindert, daß eventuell kanzerogen wirkende Abbauprodukte länger mit der Darmschleimhaut in Kontakt sind. Auf der anderen Seite kann eine übermäßige körperliche Betätigung die Sache allzusehr beschleunigen, denn Langstreckenläufer haben zum Beispiel manchmal ein Problem mit Durchfall.
- Der Vagusnerv, der das Zusammenziehen und Entspannen der Darmmuskulatur reguliert, wird durch gymnastische Übungen angeregt.
- Es wurde festgestellt, daß körperliche Betätigung den Blutgehalt der Prostaglandine (hormonähnliche Substanzen) vergrößert, die unter anderem die Durchgangsgeschwindigkeit des Nahrungsbreies durch den Darm beschleunigen.
- Körperliche Bewegung erhöht den gastroenteropankreatischen Hormon-

spiegel (Hormone des Magen-Darm-Trakts), der ebenfalls die Transitzeit des Speisebreies durch den Darm beeinflußt.

Außerdem kann körperliche Betätigung noch auf andere Art und Weise helfen, ein Kolonkarzinom zu verhüten:

- Körperliche Bewegung kann die Freisetzung von Interleukinen erhöhen, einer Gruppe von Substanzen, die für die Immunregulation zuständig ist. Eine verminderte Produktion von Interleukinen wurde bei Versuchstieren mit dem Wachstum und der Ausbreitung von Tumoren in Zusammenhang gebracht.
- Bei Versuchstieren, die zur körperlichen Bewegung angehalten wurden, zeigte sich ein erhöhter Anteil an mehreren antioxidativen Bestandteilen, denen möglicherweise eine präventive Funktion hinsichtlich des Dickdarmkarzinoms zukommt.
- Körperliche Bewegung kann den Cholesterinspiegel senken, was die Produktion von Gallensäure vermindern und damit einem Dickdarmkrebs vorbeugen kann.

Das ist eine lange Liste ziemlich komplizierter Mechanismen, durch die die körperliche Bewegung zur Prävention eines Kolonkarzinoms beitragen kann. Fest steht, daß die Beziehung zwischen körperlicher Bewegung und Krebs eine komplexe ist und daß es wichtig ist, mehr darüber zu lernen. Die bislang verfügbaren Forschungsdaten erlauben kein abschießendes Urteil darüber, ob die körperliche Betätigung einen Krankheitsrückfall nach vorausgegangener Behandlung verhindert. In einem Projekt zur Rückfallprophylaxe bei Brustkrebs untersuchen wir derzeit die Wirksamkeit des Gehens als zusätzliche Maßnahme zu einem Ernährungsprogramm, aber es wird noch eine Zeitlang dauern, bis wir die Resultate dieser Studie vorlegen können.
Obwohl all diese Erkenntnisse noch eher Fragmente als die fertigen Teile des Krebs-Puzzles sind, halte ich es für sehr sinnvoll, ein regelmäßiges Fitneßprogramm zu absolvieren, um nach der Krebsbehandlung dazu beizutragen, einem Wiederauftreten des Tumors vorzubeugen. Und selbst wenn ein solches Fitneßprogramm nicht die eigentliche Prophylaxe bewirkt, ist es eindeutig gesundheitsfördernd für den gesamten Organismus, einschließlich des Herzens, der Lunge, Muskeln und Knochen.

Ihr Fitneßprogramm

Falls Sie die Absicht haben, mit einem Fitneßprogramm zu beginnen, sollten Sie dies zunächst mit Ihrem Arzt besprechen. Aber selbst wenn Ihre körperlichen Kapazitäten sehr eingeschränkt sind, läßt sich durch Bewegung die Lebensqualität verbessern.

Sobald Sie sich dazu imstande fühlen, ist das Gehen eine ausgezeichnete Übung, denn es erfordert keine besondere Ausrüstung (ein Paar Turn- oder bequeme Laufschuhe sind ausreichend), bietet individuell vollkommen frei wählbare Geschwindigkeitsstufen (gehen Sie so schnell oder langsam, wie Sie es für richtig halten), kann überall (in Ihrem Vorgarten oder im Gebirge) und in totaler Einsamkeit oder mit tausend anderen durchgeführt werden.

Ich denke, Ihre Chancen für einen langfristigen Erfolg sind wesentlich besser, wenn Sie einen Partner haben. Beim Spazierengehen in der Stadt oder im Park bringt eine zweite Person nette Gesellschaft, eine zusätzliche Sicherheit und rasche Hilfe für den Fall, daß Sie müde werden.

Wenn Sie am Meer oder an einem See leben bzw. in der Nähe einen Swimmingpool haben, bietet das einen doppelten Gewinn: Sie können ins Wasser gehen und schwimmen. Ihr Körper wird getragen und erfrischt und verbraucht ohne zusätzliche Anstrengung mehr Energie.

Sie sollten jedoch vorsichtig mit dem Spazierengehen sein, wenn Sie eine Knochenerkrankung und besonders Knochenmetastasen haben. In diesem Fall müssen Sie unbedingt den Rat Ihres Arztes einholen, und es könnte auch hilfreich sein, zusammen mit einem Physiotherapeuten ein für Sie sicheres und nutzbringendes Fitneßprogramm zu erarbeiten. In der untenstehenden Tabelle sind einige der gebräuchlichen Aktivitäten mit einer ungefähren Angabe ihres Kalorienverbrauchs aufgelistet (die exakte Menge der verbrannten Kalorien hängt von Ihrer Körpergröße, Ihrem Stoffwechselzustand und der Intensität der körperlichen Bewegung ab).

Wie Sie sehen, ist der Energieumsatz bei einer Stunde Gehen beträchtlich und unterscheidet sich kaum vom Fahrradfahren oder Tennis. Nicht jeder kann Tennis spielen, aber fast jeder kann gehen, selbst wenn man sich einer Chemotherapie oder Strahlenbehandlung unterzieht. Deshalb empfehle ich das Spazierengehen als die beste Leibesübung.

Falls Sie beschließen, daß das Gehen für Sie angenehm und geeignet ist, und Ihr Arzt zustimmt, fangen Sie langsam an. *Das Einverständnis ihres Arztes ist immer wichtig, aber es wird besonders dann erforderlich, wenn Sie Probleme mit dem Herz oder Knochengerüst haben.* Beginnen Sie immer damit, zum Aufwärmen ungefähr fünf Minuten langsam zu gehen und dann leicht Ihre Beinmuskeln zu dehnen. Gehen Sie am Anfang dreimal die Woche zwanzig Minuten und steigern Sie dies auf fünfundvierzig Minuten oder eine entsprechende tägliche Zeit (zum Beispiel fünf bis zehn Minuten jeden Tag). Gehen Sie am Ende des Spaziergangs wieder fünf Minuten langsamer zum Abkühlen. Nehmen Sie sich einen Partner mit, wenn Sie können. Auch das Schwimmen ist eine ausgezeichnete Übung, ebenso wie das Tanzen, wobei letzteres noch eine zusätzliche Gelegenheit bietet, Ihrem Partner nahe zu sein.

Aktivität	Ungefährer Kalorienverbrauch pro 30 Minuten
Gehen	150
Golf	150
Fahrradfahren	150
Einzeltennis	175
Tischtennis	100

Intimität und Sexualität

Es gibt noch eine andere Seite der Körperlichkeit, die durch Ihre Krebserkrankung beeinflußt wird und die ebenso wie das Gehen oder andere Formen der körperlichen Betätigung Ihre Genesung unterstützen kann – und zwar in psychologischer Hinsicht.

In der Konfrontation mit dem Krebs werden Sie gleichzeitig mit einer der größten Herausforderungen für Ihre zwischenmenschlichen Beziehungen konfrontiert, speziell für die zu Ihrem Partner. Viele Probleme werden auftauchen, mit denen es sich zu befassen gilt, vom Schock, wenn man die Diagnose erfährt und der Angst vor dem Sterben, bis zu der Tatsache, daß man lange seinem Arbeitsplatz fernbleiben muß, um die Behandlungen durchführen zu lassen und der undankbaren Aufgabe, alle anderen – einschließlich der Versicherung – dazu zu bringen, ihren Teil zu erfüllen, so daß das Alltagsleben weiterhin funktionieren kann.

Selbst wenn Ihr Tumor örtlich begrenzt ist, und Sie die sichere Aussicht auf eine Heilung haben, werden sowohl Sie als auch Ihr Partner mit ernsthaften Fragen über Leben und Tod – dem eigenen und dem des anderen – zu ringen haben. Wie bereits in früheren Kapiteln ausgeführt, kann eine Krebsbehandlung durch Operation, Bestrahlung und Chemotherapie viele Nebenwirkungen haben, eine allgemeine Mattigkeit und körperliche Beschwerden eingeschlossen. Wenn Sie sich einer Behandlung gegen Prostatakrebs unterziehen, Ihnen eine Brust entfernt wurde, oder wenn Ihnen während der Chemotherapie die Haare ausfallen, sind sie gezwungen, sich gründlich mit Ihrem Selbstbild beziehungsweise Ihrer männlichen oder weiblichen Identität und der Frage auseinanderzusetzen, welchen Stellenwert diese Faktoren in Ihrer Intimbeziehung haben. In einer Fernsehserie über Krebs würden wahrscheinlich alle Rollen mit gutaussehenden, hilfsbereiten, verständnisvollen, geduldigen und liebevollen Menschen besetzt, und die zwischen den Partnern auftretenden Probleme würden als dramatische Szenen mit heftigen Worten, Streit und Krisen dargestellt, die sich am Ende jeder Episode wunderbarerweise wieder in Wohlgefallen auflösen.

Sie wissen sicher, daß dies vollkommen unrealistisch ist. Die Wahrheit ist vielmehr, daß der Krebs und seine Behandlung Ihr Alltagsleben einschließlich der Sexualität und intimen Beziehung zu Ihrem Partner bestimmen wird. Das kann sogar dazu führen, daß sich die sexuelle Aktivität für eine Weile einstellen wird, was zum einen daran liegen kann, daß Ihr Partner möglicherweise Angst hat, sie könne bei Ihnen Schmerzen oder Unwohlsein hervorrufen, und zum anderen daran, daß Sie selbst so wütend über Ihre Krankheit sind und solche Schuldgefühle haben, daß Sie sich am liebsten in einem Schrank verkriechen würden.

Aber lassen Sie sich davon nicht entmutigen, denn obwohl es in Ihrer Beziehung vielleicht ein paar stürmische Situationen geben wird (oder, was sogar noch bedrohlicher ist, lange Perioden des Schweigens), *haben Sie gute Chancen, daß Sie es gemeinsam durchstehen werden.* Studien haben belegt, daß Paare, die eine grundsätzlich gute Beziehung zueinander hatten, bevor an einem der Partner Krebs diagnostiziert wurde, aus dieser Erfahrung mindestens ebenso verbunden hervorgehen wie sie es vorher waren und die Beziehung häufig sogar noch enger und stabiler wird. Und bei einigen Paaren, die vorher in einer Krise steckten, hat die Gegebenheit einer Krebserkrankung alles andere relativiert. Es ist gut möglich, daß beide Partner, während sie lernen, sich den Herausforderungen dieser Krankheit zu stellen, eine größere Anerkennung für den anderen empfinden, besonders wenn sie sich um eine offene und ehrliche Kommunikation, Geduld und gegenseitige Anteilnahme bemühen.

Wenn Sie nach der Behandlung Ihr Ernährungs- und Fitneßprogramm durchführen, werden Sie feststellen, daß es sehr hilft, wenn man es gemeinsam macht. Wir haben bereits erwähnt, wie sehr ein Partner für das Fitneßprogramm dazu beiträgt, daß Sie es durchhalten, und auch eine Ernährungsumstellung läßt sich leichter anwenden, wenn die gesamte Familie oder der Partner mitmacht, besonders wenn das Programm in der Hauptsache aus einer verminderten Fettzufuhr und einem erhöhten Ballaststoffgehalt besteht. Falls Ihre Kost einem speziellen Bedürfnis von Ihnen entsprechen muß, das nicht von Ihrem Partner geteilt wird, kann sie dementsprechend variiert werden, aber im allgemeinen gilt, daß eine gesunde Ernährung und körperliche Bewegung dazu beitragen wird, das Risiko Ihres Partners für das Entstehen eines Tumors zu vermindern, während es gleichzeitig Ihrer Genesung dient.

Indem Sie und Ihr Partner gemeinsam für die richtige Ernährung und körperliche Bewegung sorgen und eine Menge anderer Probleme lösen, haben Sie bereits damit begonnen, etwas für eine stärkere Partnerschaft zu tun, was sich positiv auf alle Aspekte des Zusammenlebens und schließlich auch auf Ihre Intimbeziehung auswirken wird. Das heißt, Sie werden dabei nicht nur lernen, die Probleme zu lösen, die durch den Krebs verursacht wurden, sondern auch alteingeschliffene Verhaltens- und Beziehungsmuster zu erneuern.

Interessanterweise haben viele Krebspatienten, die geheilt wurden, über ihre Krankheit gesagt, daß sie nicht nur eine schwere Prüfung, sondern auch eine Chance sei. Ich nehme an, daß auch Sie und Ihr Partner in dieser Zeit wahrscheinlich gute und schlechte Erfahrungen machen und daß sich dabei neue Beziehungen – vielleicht sogar Freundschaften – zu den Mitgliedern Ihres Ärzteteams und anderen Betroffenen entwickelt haben. Zusammen haben Sie und diese Menschen auf eine Art und Weise, wie es niemand sonst kann, das zu schätzen gelernt, was wirklich wichtig ist im Leben.

In meiner Tätigkeit als Onkologe habe ich viele Paare erlebt, die das durchgemacht haben, und ich bin besonders beeindruckt davon, wie sich die Partner der Krebspatienten mit den gleichen Herausforderungen und Gefühlen auseinandersetzen müssen – und dies in der Regel auch tun –, wie die Kranken selbst. Das kann die Menschen sehr viel näher zueinanderbringen und auch in einem besseren Sexualleben resultieren. Da Sie während Ihrer Krebstherapie in erster Linie mit den schwerwiegenden Problemen fertig werden mußten, ist die Zeit nach der Behandlung genau die richtige für eine Rückbesinnung auf den Beginn Ihrer gemeinsamen Beziehung. Was Ihren Partner damals glücklich gemacht hat, funktioniert heute wahrscheinlich immer noch – und niemand kennt die intimen und emotionalen Bedürfnisse Ihres Partners besser als Sie. Sie müssen sich also nicht gleich auf eine grundsätzliche Erörterung der nach wie vor anstehenden Probleme konzentrieren, denn dies wird sich ganz von selbst ergeben.

Während der Krebstherapie haben Sie und Ihr Partner sicher die meiste Zeit zu Hause verbracht, besonders wenn Sie ans Bett gefesselt waren, und das kann leicht zu einem Dauerzustand werden, wenn Sie es zulassen. Sehen Sie zu, daß Sie beide aus dem Haus kommen. Gehen Sie ins Kino, oder packen Sie Ihr Frühstück zusammen und machen daraus ein Picknick im Park. Fahren Sie übers Wochenende in die Berge oder ans Meer, und übernachten Sie in einem Hotel. Wenn Sie sich am Anfang noch nicht bereit für Sex fühlen, können Sie trotzdem Ihre Gefühle und Gedanken mit Ihrem Partner teilen, die emotionale Verbindung wiederherstellen und zärtlich zueinander sein. Falls Sie oder Ihr Partner Angst vor der Möglichkeit haben, daß durch die sexuelle Aktivität Schmerzen oder Verletzungen an Körperstellen verursacht werden, die operativ behandelt wurden, lassen Sie sich gemeinsam von Ihrem Arzt beraten. Sowohl Ihre eigenen Bedürfnisse als auch die Ihres Partners können sich während des Genesungsprozesses verändern. Machen Sie sich diese Veränderungen von Mal zu Mal bewußt. Vielleicht reicht es am Anfang, daß man sich zärtlich berührt, und möglicherweise stellen Sie fest, daß ein abwechselndes Geben und Nehmen der sexuellen Befriedigung weniger bedrohlich ist, bis Sie sich körperlich wieder vertrauter und sicherer fühlen.

Seien Sie ehrlich zueinander, während sich Ihre Intimbeziehung erneuert, denn Sie haben nun die Möglichkeit, etwas von dem »alten Kram« loszuwerden, der sich irgendwie in Ihr Zusammenleben eingeschlichen hat und zur Routine wurde. Gehen Sie nicht unbedingt davon aus, daß das, was Sie früher immer gemacht haben, auch heute noch die beste Methode ist. Teilen Sie sich gegenseitig mit, was Sie mögen und was nicht. Wenn Ihnen bestimmte Berührungen unangenehm sind – zum Beispiel an vernarbten Stellen –, führen Sie Ihren Partner sanft an eine andere Stelle. Etwas Musik, Wein und Kerzenlicht können besonders hilfreich sein, um die Spannung zu lösen. Ein Vorspiel wird eine größere emotionale Nähe schaffen und Ihnen erlauben, Ihre Zärtlichkeit füreinander auszudrücken. Nehmen Sie sich alle Zeit, die Sie brauchen, und genießen Sie es. Sie haben Ihr kleines Glück verdient.

4. Teil
Rezepte und Menüvorschläge
Die neue fettarme Küche

Rezepte

Wenn sich die Menschen vornehmen, gesünder zu leben, denken sie viel zu oft nur an das, was sie alles aufgeben müssen. Ich möchte allerdings nicht, daß Sie mit Wehmut an die kulinarischen Freuden denken, die hinter Ihnen liegen. In dieser Absicht suchte ich einen der talentiertesten amerikanischen jungen Küchenchefs auf und bat ihn, eine Reihe von ansprechenden Rezepten zusammenzustellen, die es möglich machen, sich auf eine ganz neue, aber gesunde Art zu ernähren.

Mit Hilfe dieser Rezepte wird es Ihnen leichtgemacht, die Fettaufnahme zu reduzieren, mehr Ballaststoffe zu sich zu nehmen und Ihren Schwerpunkt beim Essen auf die Vielfalt von Früchten und Gemüsen zu legen – mit den ganzen gesunden Vorteilen, die sie bieten. (Merke: Ein geringer Fettgehalt liegt dann vor, wenn nur 20 Prozent der aufgenommenen Kalorien aus Fett resultieren.) Zudem sind einige Rezepte auf ganz bestimmte Erfordernisse speziell zugeschnitten (vgl. achtes Kapitel).

Am Schluß der Rezeptsammlung finden Sie einige Soßen, Würzzutaten und andere vielfach einsetzbare und wunderbare Basisrezepte. Diese sind Teilbestand einiger Gerichte, die in diesem Buch vorgestellt werden, aber man kann sie auch auf ganz andere und verschiedene Weise nutzen. Sie sollten sie als fettarme Bausteine Ihrer neuen Küche ansehen.

Manche Rezepte sind ziemlich ausgefeilt, aber Sie werden rasch feststellen, daß sie nicht schwierig zuzubereiten sind und man auch weniger Zeit dafür braucht, als man auf den ersten Blick meint. Es gibt auch einige Rezepte in unserer Sammlung, für deren Zubereitung man ein bißchen mehr Zeit aufwenden muß – vielleicht versuchen Sie sie in Ihrem Urlaub oder bei festlichen Abendeinladungen. Oder ganz einfach immer dann, wenn Sie sich selbst was besonders Gutes antun wollen. Sie sind auch für diejenigen gedacht, die Sie gern haben und die Sie schon einmal verwöhnen möchten.

Bei der Zubereitung von Mahlzeiten braucht man natürlich immer das gewisse Etwas, das in keinem Rezept stehen kann, und das ist der kleine Zauber, der immer dann entsteht, wenn ein talentierter Koch ans Werk geht. Vielleicht hat das mit den kleinen Küchengeistern zu tun, die irgendwo in der Luft herumschwirren oder auch nur mit dem speziellen Winkel, in dem das Sonnenlicht durch das Küchenfenster scheint. Niemand weiß das so genau. Wir hoffen sehr, daß Ihnen die Rezepte gefallen, und wir sind uns ganz sicher, daß Sie keine Probleme haben werden, auch andere dafür zu begeistern. Jeder Freund oder jedes Familienmitglied, das Sie um Hilfe fragen werden, wird sicherlich gerne zustimmen und sich freuen, eine bedeutungsvolle Rolle bei der Wiederherstellung Ihrer Gesundheit zu spielen.

Sollten Sie eine salzarme Diät einhalten, denken Sie bitte daran, daß einige Rezepte in diesem Buch bezüglich ihres Salzgehaltes modifiziert werden müssen. Nehmen Sie stets weniger als vorgeschrieben.

Brühen und Suppen

Paprika-Hühnersuppe
(10 Portionen)

Die herzhafte Brühe wird mit einem Klecks Joghurt garniert.

Zutaten:

1 Teelöffel Öl
1 Tasse Zwiebeln
2 Knoblauchzehen, gehackt
1 Pfund enthäutete und ent-
beinte Hühnerbrust, in etwa
1,5-cm-dicke Streifen schneiden
4 Eßlöffel Paprikapulver
2 Eßlöffel abgeriebene
Zitronenschale
1 1/2 Teelöffel zerstoßene Kümmel-
samen

8 Tassen Hühnerbrühe
1 Tasse sehr kräftige Instant-
Hühnerbrühe
1 Teelöffel Backpulver
1 Ei
1/2 Tasse Magermilch
1/2 Teelöffel Salz
1/8 Teelöffel weißer Pfeffer
1/4 Tasse gehackte Petersilie
150 g Magermilchjoghurt

Zubereitung:
1. Das Öl im Schmortopf stark erhitzen und Zwiebeln sowie Knoblauch hinzufügen. Zwiebeln glasig braten, in etwa zwei Minuten. Hühnerfleisch hinzugeben und 5 Minuten weiterschmoren lassen, bis ein gut wahrnehmbarer
   Gemüseduft aus der Pfanne hochsteigt. Fügen Sie die Hühnerbrühe hinzu,
   und bringen Sie das Ganze zum Simmern.
2. In einer kleinen Schüssel Mehl, Backpulver, das Ei, die Magermilch sowie
   Salz und Pfeffer verrühren. Verwenden Sie dazu eine Gabel, und schlagen
   Sie das Ganze bis eine zähflüssige, glatte Masse entstanden ist.

Nehmen Sie 2 kleine Löffel, um etwa haselnußgroße Klößchen zu formen, und diese sollen direkt in die Brühe gegeben werden, damit sie garen können.

Wenn die gesamte Masse aufgebraucht ist, dann lassen Sie die Suppe noch 5 Minuten simmern. Danach von der Kochplatte nehmen.

3. Einen Teil der Petersilie und die anderen Gewürze einstreuen.
4. Heiß in Suppentassen servieren. In jede einen Eßlöffel Joghurt geben.

Man kann die Suppe sehr gut einfrieren und bei Bedarf wieder erhitzen.

Pro Portion (eine Suppentasse): Fett 3 g, Ballaststoffe 1 g, Eiweiß 18 g, Kohlenhydrate 14 g, Natrium 336 mg. Kalorien 157[1]

Traditionelle
Hühner-Gemüse-Suppe mit Reis

Für viele Leute ist die Hühnersuppe die praktische warme Mahlzeit schlechthin. Man kann sie eine Woche lang im Kühlschrank halten, so daß man sie nach Bedarf und zu jeder Zeit servieren bzw. noch einen weiteren Tag aufheben kann, sollte einem nicht danach sein. Natürlich kann man sie auch hervorragend tiefgefrieren.

Zutaten:

1 ganzes Huhn	*1 Möhre,*
3 l kaltes Wasser	*geschält und gewürfelt*
2 Lorbeerblätter	*2 Scheiben Sellerie, gewürfelt*
10 Pfefferkörner	*1 Stange Lauch,*
1 Sträußchen Thymianzweige	*in feine Ringe geschnitten*
2 Eßlöffel Petersilienwurzel	*1 Tasse ungeschälter Reis*
1 Teelöffel Salz	*¹/₄ Tasse gehackte Petersilie*

Zubereitung:

1. Die Haut und das sichtbare Fett vom Huhn entfernen. Zusammen mit dem Wasser in einen ausreichend großen Suppentopf geben. Das Huhn soll ganz

---

1 Die Angaben verstehen sich selbstverständlich als Kilokalorien.

mit Flüssigkeit bedeckt sein. Das Ganze auf mittlere Hitze bringen und dann kochen lassen, aber nur ganz kurz. Sofort die Hitze zurücknehmen, damit die Flüssigkeit nur leise köchelt. Mit einem Eßlöffel, einem Fettkännchen oder einem Schöpflöffel das Fett immer wieder von der Oberfläche abnehmen.

2. Die Lorbeerblätter, Pfefferkörner, Thymianzweige und die Petersilienwurzeln in ein kleines weißes Stück Baumwollstoff einwickeln. Die Ecken mit etwas Bindfaden zusammenbinden. Die Kräuter müssen locker in das Bündel eingepackt sein. Geben Sie dieses und das Salz dann in die köchelnde Brühe. Der Topf sollte zum Teil abgedeckt werden.

3. Nach 1 ½ Stunden das Huhn aus der Brühe nehmen. Wenn es nicht weich ist, noch einmal einige Zeit hineingeben. Das Huhn auf einer bereitgestellten Platte abkühlen lassen. Wenn Sie möchten, dürfen Sie die Brühe jetzt auch durch ein Sieb gießen. Oder Sie nehmen einfach das Kräuterbündel heraus.

4. Die Brühe nochmals erhitzen. Die verschiedenen Gemüse und den Reis hinzugeben und 20 Minuten lang simmern lassen.

5. Sobald das Huhn soweit abgekühlt ist, daß man es anfassen kann, das Fleisch von den Knochen befreien und erst einmal in großen Stücken belassen. Sie sollten darauf achten, daß sämtliche Knorpelstücke entfernt werden. Das Fleisch dann in mundgerechte Stücke schneiden und der Brühe beigeben.

6. Diese über Nacht abkühlen lassen und am nächsten Tag all das Fett, das sich an der Oberfläche gesammelt hat, abschöpfen. Vor dem Servieren gut erhitzen und jeden Teller mit gehackter Petersilie garnieren.

Pro Portion (eine Suppentasse): Fett 3 g, Ballaststoffe 0,6 g, Eiweiß 14 g, Kohlenhydrate 15 g, Natrium 622 mg. Kalorien 149.

Sommer-Gazpacho
(6 Portionen)

Gerade an einem heißen Sommertag oder -abend ist ein Gazpacho besonders erfrischend. Obwohl das folgende Rezept genaue Angaben enthält, steht es Ihnen frei, mit anderen Gemüsesorten zu experimentieren: Sie können hinzufügen, weglassen oder das eine durch das andere ersetzen. Das einzige, was wirklich wichtig ist, ist, darauf zu achten, daß die Tomaten schön reif sind. Haben Sie keine passenden zur Hand, so sollten Sie lieber Tomaten aus Dosen verwenden. Wenn Sie Lust haben, können Sie auch gekochte Shrimps oder Krebsfleisch (ebenso Panzerkrebs) dazu reichen.

Zutaten:

1 ¹/₂ Pfund sehr reife Tomaten, geschält oder die entsprechende Menge abgetropfter, gewürfelter Dosentomaten
3 gehackte Schalotten
¹/₂ grüne Paprikaschote, geputzt und gehackt
1 rote Paprikaschote, geputzt und gehackt
¹/₄ rote Zwiebel, gehackt
¹/₂ Gurke, geschält, entkernt und gewürfelt

4 Knoblauchzehen, geschält und zerquetscht
¹/₄ Tasse gehackte Petersilie
¹/₄ Tasse gehacktes Basilikum
1 ¹/₂ Teelöffel Olivenöl
2 Eßlöffel Rotweinessig
1 Tasse Tomatensud oder Saft
1 Teelöffel Salz
¹/₄ Teelöffel schwarzer Pfeffer
2 Scheiben Weißbrot, in Würfel geschnitten und im Ofen gebacken, bis es braun und knusprig ist

Zubereitung:
1. Die Tomaten, Schalotten, Paprikaschoten, die Gurke, Zwiebeln, den Knoblauch, die Petersilie und das Basilikum in einen Mixer geben und so lange bearbeiten, bis eine glatte Masse entstanden ist, die aber trotzdem noch kleine Stückchen enthält. Natürlich können Sie das auch mit dem Pürierstab erreichen.
2. Die Gemüse in eine Schüssel geben, und alles andere, bis auf die Croûtons, beifügen. Gut vermischen und einige Stunden lang in den Kühlschrank stellen. Beim Servieren dann mit den Brotcroûtons garnieren.

Pro Portion (eine Tasse): Fett 2 g, Ballaststoffe 3 g, Eiweiß 3 g, Kohlenhydrate 17 g, Natrium 221 mg. Kalorien 87.

Herzhafte Linsensuppe
(10 Portionen)

Eine Linsensuppe stellt eine ganze Mahlzeit dar. Frieren Sie kleine Portionen zum Mittagessen ein. Sollten Sie einen Mikrowellenherd besitzen, geben Sie die Suppe nach der Zubereitung in spezielle Behälter, die für die Mikrowelle geeignet sind. Diese können Sie dann auch mitnehmen und überall, wo ein Mikrowellenherd zu finden ist, erwärmen.

Zutaten:

1 Teelöffel Öl	*2 Eßlöffel Apfelessig*
1/2 Tasse gewürfelter,	*1 Tasse ungekochte Linsen*
magerer Speck	*6 Tassen Hühnerbrühe*
1/2 Tasse gewürfelte Zwiebeln	*1 Lorbeerblatt*
1/2 Tasse gewürfelte Karotten	*1 Zweiglein Thymian*
1/2 Tasse gewürfelter Sellerie	*1/4 Teelöffel schwarzer Pfeffer*
1 Knoblauchzehe, zerquetscht	*1 Teelöffel Senfpulver oder*
1 Eßlöffel Tomatenmark	*andernfalls Senf verwenden*

Zubereitung:
1. Das Öl in einem mittelgroßen Topf erhitzen, und zwar nur auf niedriger Stufe. Den Speck und die Gemüse hinzugeben, schmoren lassen, bis die Zwiebeln glasig sind, das dauert etwa 2 Minuten.
2. Das Tomatenmark und den Essig hinzufügen und weitere 3 Minuten köcheln lassen.
3. Die Linsen, die Brühe, das Lorbeerblatt und den Thymian beigeben. Stärker erhitzen und zum Kochen bringen. Die Hitze wieder zurücknehmen und 20 Minuten lang simmern lassen. (Die Linsen möglichst eine Nacht vorher in kaltem Wasser einweichen.)
4. Von der Hitze nehmen, das Lorbeerblatt entfernen und mit Pfeffer und Senf würzen.

Pro Portion (eine 3/4 Tasse): Fett 2 g, Ballaststoffe 3 g, Eiweiß 11 g, Kohlenhydrate 14 g, Natrium 299 mg. Kalorien 111.

Süßkartoffelsuppe
(10 Portionen)

Süßkartoffeln machen eine Suppe wunderbar reichhaltig. Garnieren Sie die Suppe mit Croûtons oder einigen gehackten Rosinen oder gerösteten Mandelscheibchen. Sie können anstelle der Süßkartoffeln auch Kürbis verwenden.

Zutaten:

3 Pfund Süßkartoffeln	*1 ¹/₂ l Hühnerbrühe*
1 Tasse gehackter Pumpernickel	*1 Lorbeerblatt*
oder Roggenbrot	*1 Thymianzweiglein*
(ungefähr 2 Scheiben)	*1 Eßlöffel frische Ingwerwurzel,*
1 Teelöffel Färberdistelöl	*geschält und gehackt*
2 Knoblauchzehen, zerquetscht	*1 Tasse magere H-Milch*
1 Tasse grob gehackte Zwiebeln	*oder besser Magermilchpulver*
¹/₂ Tasse grob gehackter Sellerie	*1 halber Teelöffel Salz*

Zubereitung:

1. Den Backofen auf 210° vorheizen. Die ganzen Süßkartoffeln backen, bis sie gar sind. Herausnehmen und abkühlen lassen. Schälen und zerdrücken, beiseite stellen.

2. Während die Kartoffeln backen, können Sie auf einem Pergamentpapier auch schon die Brotwürfel toasten, bis sie knusprig sind. Ebenso beiseite stellen.

3. Öl in einer großen Stielpfanne erhitzen, aber nur geringe Hitze verwenden. Den Knoblauch, die Zwiebeln und den Sellerie hinzufügen. Langsam kochen, bis die Gemüse weich sind. Das dauert etwa 10 Minuten.

4. Die Brühe hinzugeben, ebenso das Lorbeerblatt, den Thymian und den Süßkartoffelbrei. Zum Simmern bringen und 20 Minuten lang leise köcheln lassen.

5. Ingwer, Magermilch oder Magermilchpulver, Salz beigeben und wieder zum Simmern bringen. Von der Kochstelle nehmen, Lorbeerblatt entfernen, mit einer Küchenmaschine oder einem Pürierstab gut durchmixen. Anschließend durch ein Sieb drücken.

6. Mit den Pumpernickel- oder Roggenbrotcroûtons garniert servieren.

Pro Portion (³/₄ Tasse): Fett 2 g, Ballaststoffe 2 g, Eiweiß 7 g, Kohlenhydrate 23 g, Natrium 333 mg. Kalorien 134.

Mais- und Krebsfleisch-Chowder
(10 Portionen)

Das ist die fettreduzierte Version einer sehr beliebten Suppe, die in allen amerikanischen Staaten entlang des Atlantiks zubereitet wird. Dort gibt es im Sommer reichlich Mais und Krebse.

Zutaten:

1 Teelöffel ungesalzene Butter
1 Zwiebel, grob gehackt
2 dünne Scheiben Sellerie,
grob gehackt
6 Tassen Hühnerbrühe
¹/₄ Teelöffel Thymian
1 Lorbeerblatt
8 Maiskolben oder
Mais aus der Dose

2 Tassen Kartoffeln,
geschält und gewürfelt
1 Tasse magere H-Milch
oder Magermilchpulver
¹/₂ Teelöffel Salz
¹/₄ Teelöffel weißer Pfeffer
¹/₄ Pfund frisches Krebsfleisch
¹/₄ Tasse gehackter Schnittlauch oder
das Grün von Frühlingszwiebeln

Zubereitung:

1. In einem ausreichend großen Topf die Butter zum Schmelzen bringen. Die Zwiebeln und den Sellerie hinzufügen und für einige Minuten schmoren lassen, bis die Zwiebeln glasig werden.
2. Die Hühnerbrühe, Thymian und Lorbeerblatt hinzufügen. Alles zum Kochen bringen und zur Reduzierung anschließend simmern lassen.
3. Die Maiskörner von den Kolben ablösen. Die Hälfte der Körner in die simmernde Suppe geben und dort 20 Minuten köcheln lassen. Das Lorbeerblatt herausnehmen. Die Suppe pürieren und durch ein grobes Sieb passieren. Danach die Suppe wieder in den Topf geben und zum Simmern bringen. Den restlichen Mais hinzufügen und die gewürfelten Kartoffeln. Nochmal 15 Minuten lang simmern lassen.
4. Die magere H-Milch bzw. das Milchpulver hinzufügen, das Salz, den Pfeffer und die Suppe nochmals zum Kochen bringen. Sobald der Siede-

punkt erreicht ist, den Topf von der Platte nehmen und das Krebsfleisch
hineingeben.

5. Den feingehackten Schnittlauch oder das feingehackte Grün der Frühlings-
   zwiebel darüberstreuen und servieren.

Pro Portion (³/₄ Tasse): Fett 3 g, Ballaststoffe 5 g, Eiweiß 11 g, Kohlenhydrate
30 g, Natrium 319 mg. Kalorien 176.

New England Clam Chowder
(10 Portionen)

Wenn Sie sich in New England aufhalten und einen kleinen Streit vom Zaun bre-
chen wollen, so brauchen Sie nur eine Gruppe von Leuten anzusprechen und zu
fragen, wie dick eine Chowder sein sollte – und dann sollten Sie sich möglichst
schnell aus dem Staub machen. Also: Sie können selbst entscheiden, wie dick Sie
die Suppe haben wollen, das heißt, wieviel Mehl Sie zur Bindung beifügen.
Die richtige Konsistenz bekommt die Suppe von der mageren H-Milch, durch
die wir hier die Sahne, wie sie das Originalrezept vorschreibt, ersetzen. Diese
Suppe kann man nicht besonders gut einfrieren, aber sie läßt sich einige Tage
im Kühlschrank frisch halten.

Zutaten:

3 150-Gramm-Dosen mit	*1 Lorbeerblatt*
Muschelfleisch samt Saft	*¹/₄ Tasse Mehl*
Fischfond oder Hühnerbrühe,	*1 Tasse magere H-Milch*
soviel wie Sie brauchen	*oder Magermilchpulver*
1 kleines Stückchen magerer Speck,	*1 große Kartoffel,*
gewürfelt	*geschält und gewürfelt*
1 Zwiebel, gewürfelt	*¹/₄ Teelöffel schwarzer Pfeffer*
¹/₄ Teelöffel Thymian	*Salz zum Abschmecken*

Zubereitung:

1. Muscheln abgießen und den Saft auffangen und zur Seite stellen. Soviel
   Hühnerbrühe oder Fischfond hinzugeben, daß Sie ausreichend Flüssigkeit
   für 4 Suppentassen erhalten. Alles beiseite stellen.

2. Einen großen Topf zur Hand nehmen und mit den Speckstückchen stark erhitzen. Diese so lange braten, bis das Fett ausläuft, die Würfel aber noch nicht gebräunt sind. Die Zwiebel hinzufügen und einige Minuten ebenso schmoren lassen, bis sie glasig werden. Thymian beifügen, das Lorbeerblatt und auch den Muschelsaft. Zum Kochen bringen und anschließend leicht köchelnd reduzieren.

3. Das Mehl und die Milch bzw. das Milchpulver vorsichtig miteinander verrühren, so daß keine Klümpchen entstehen. Gießen Sie diese Mischung in die köchelnde Suppe, und rühren Sie alles glatt.
Erneut zum Simmern bringen. Die gewürfelten Kartoffeln beigeben und nun nochmals 20 Minuten köcheln lassen.

4. Das Lorbeerblatt entfernen und die übrigen Muscheln hinzufügen. Zum Würzen können Sie soviel Salz und Pfeffer nehmen, wie Sie es für richtig erachten.

Pro Portion (3/4 Tasse): Fett 3 g, Ballaststoffe 1 g, Eiweiß 13 g, Kohlenhydrate 15 g, Natrium 263 mg. Kalorien 139.

Nudeln, Nudelsalat und Pizza

Nudelteig
(6 Portionen, 3/4 Pfund)

Obwohl es mittlerweile hervorragende vorgekochte und auch beste Nudeln aus dem Paket gibt, möchten Sie vielleicht doch von Zeit zu Zeit Ihre Teigwaren einmal ganz selbst machen. Hausgemacht schmeckt es eben doch noch am besten. Gut ist es, wenn Sie eine Nudelmaschine besitzen, um den Teig auszurollen und zu formen. Denn wenn Sie alles von Hand machen, haben Sie am Ende doch mehr Arbeit damit, als Sie eigentlich aufwenden wollten.

Sie können mit diesem Grundrezept ruhig experimentieren, beispielsweise die Hälfte des Eiweißes durch eine viertel Tasse Tomatenmark, gekochten und pürierten Spinat, in Wasser aufgelösten Safran oder sogar rote Paprikasoße ersetzen (vgl. Seite 393). Genauso können Sie den Nudelteig mit geriebener Zitronenschale oder frischen Kräutern aromatisieren.

Zutaten:
4 Eiweiß
2/3 Tasse Grießmehl
1 Tasse Vollkornweizenmehl

Zubereitung:
1. Alle Zutaten in der Küchenmaschine mit einem Knethaken gut vermischen. So lange durchschlagen, bis der Teig eine breiige, geschmeidige Konsistenz aufweist. Aus dem Topf der Küchenmaschine herausnehmen und zu einer Kugel formen, abdecken und eine halbe Stunde ruhen lassen. Achten Sie darauf, daß der Teig keine Zugluft bekommt und an einem warmen Ort steht.
2. Den Teig in drei gleich große Stücke zerteilen. Ausrollen und den Nudelteig

stets mit der dickeren Seite zuerst in die Maschine einführen. Halbieren und wieder mit dem dickeren Stück durch die Maschine schicken. Mit den beiden anderen Portionen müssen Sie das gleiche tun.

3. Den Einführschlitz verkleinern und nochmals die Nudelplatten durchstekken. Den Abstand immer weiter verkleinern und so lange wiederholen, bis die Platten die Dicke erreicht haben, die von Ihnen gewünscht wird.

4. Den Pastateig schneiden oder falten, wie Sie möchten, und in 6 Portionen aufteilen.

Pro Portion (etwa 60 g): Fett 3,62 g, Ballaststoffe 1 g, Eiweiß 7 g, Kohlenhydrate 28 g, Natrium 27 mg. Kalorien 148.

Vollwertspätzle
(10 Portionen)

Das ist eine beliebte Mehlspeise, die man im Schwabenland Spätzle nennt. Natürlich gibt es rund ein Dutzend verschiedene Methoden, wie man sie am besten zubereitet. Aber die, die wir hier verwenden, ist die leichteste Art, die kleinen Nudeln herzustellen. Diese Nudeln passen besonders gut zu Soßen und auch zu Gulasch. Man kann sie in der Mikrowelle erhitzen, wenn man die Schüssel mit einer Plastikfolie abdeckt.

Zutaten:
3 Eiweiß   *¹/₄ Teelöffel Muskatnuß*
1 ¹/₂ Tassen Mehl   *¹/₂ Teelöffel Salz*
1 Tasse Vollkornweizenmehl,   *¹/₄ Teelöffel weißer Pfeffer*
fein gemahlen   *1 ¹/₂ Tassen Magermilch*

Zubereitung:
1. Einen großen Topf mit Wasser zum Kochen bringen.
2. Eiweiß, Mehl, Muskatnuß, Salz, Pfeffer und eine Tasse Magermilch in einer Schüssel gut verrühren. So lange vermengen, bis man einen glatten, geschmeidigen Teig erhält. Die restliche Magermilch noch hinzufügen und nochmals gut durchschlagen. Bearbeiten Sie den Teig, bis er ganz elastisch ist.

3. Geben Sie den Eierteig in ein grobes Sieb oder in einen Durchschlag. Benutzen Sie einen Gummispachtel, um die Mischung durch das Sieb zu arbeiten, so daß der Teig in langen Strängen in das kochende Wasser tropft.
4. Wenn das Wasser erneut aufkocht, nehmen Sie den Topf von der Kochstelle, und schütten Sie die Spätzle in einem zweiten Durchschlag ab.
5. Entweder die Spätzle sind ganz heiß oder Sie geben sie in eine Backform, um sie dann abkühlen zu lassen, einzufrieren und später wieder aufzuwärmen. Teilen Sie die Spätzle in jeweils 2/3 Tassen auf.

Pro Portion (2/3 Tasse): Fett 0,5 g, Ballaststoffe 2 g, Eiweiß 6 g, Kohlenhydrate 24 g, Natrium 143 mg. Kalorien 122.

Makkaroni mit Käse
(4 Portionen)

Eine leichtere Version des beliebten Auflaufgerichtes.

Zutaten:

1 Tasse Makkaroni aus dem Paket	*2 Eßlöffel Maisstärke*
1 Tasse Magermilch	*1/4 Teelöffel Salz*
120 g fettreduzierter Cheddar	*1 Prise Cayennepfeffer*
oder Gouda, gerieben	

Zubereitung:
1. Die Makkaroni in ausreichend kochendem Wasser so lange weichkochen, bis sie noch bißfest sind. Abgießen, aber nicht abschrecken.
2. Die Makkaroni wieder zurück in den Topf geben und die Milch hinzufügen. Das Ganze bei mäßiger Hitze zum Simmern bringen.
3. In einer kleinen Schüssel den geriebenen Käse und die Maisstärke miteinander vermengen. Vorher muß die Maisstärke natürlich mit etwas Wasser aufgelöst werden. Die Käsemischung langsam in die simmernde Milch gießen. Wenn die Milch nun erneut zu köcheln beginnt und der Käse geschmolzen ist, den Topf von der Kochstelle nehmen, Salz und Cayennepfeffer hinzufügen.

4. So servieren, wie die Makkaroni sind oder in eine Kasserolle geben und abkühlen lassen. Ohne die Kasserolle abzudecken bei 200° im Ofen überbräunen, ungefähr eine halbe Stunde. In vier Portionen aufteilen.

Pro Portion: Fett 0,5 g, Ballaststoffe 1 g, Eiweiß 9 g, Kohlenhydrate 26 g, Natrium 444 mg. Kalorien 149.

Nudeln mit Brokkolipesto
(2 Portionen)

Gemeinhin sind Pestosoßen mit Öl überladen. Das ist eine leichtere Version und konserviert genausogut die wundervollen Aromen des Sommers. Es ist eine sehr schöne Gemüsebeilage.

Zutaten:

1 Teelöffel Olivenöl
8 Knoblauchzehen,
dünn geschnitten
2 Tassen gehackter frischer
Brokkoli (entweder sehr fein hacken
oder vorher etwas abbrühen)
1/4 Tasse Hühnerbrühe

1/2 Teelöffel Salz
1/8 Teelöffel schwarzer Pfeffer
1/4 Tasse (fest hineingedrückt)
frische Basilikumblätter
1 Tasse Pasta (Fussilli, Penne,
Linguine etc.)
1/4 Tasse geriebener Parmesan

Zubereitung:
1. Olivenöl in einem mittelgroßen Schmortopf stark erhitzen und den geschnittenen Knoblauch hinzufügen. Den Knoblauch braten, bis er leicht gebräunt ist – nur ein paar Sekunden lang. Den Brokkoli und die Hühnerbrühe sofort hinzugeben und ablöschen. Bei großer Hitze kochen, bis der Brokkoli weich ist, ungefähr 3 Minuten lang.
2. Den Inhalt des Schmortopfes in eine Küchenmaschine geben, Salz, Pfeffer und Basilikum hinzufügen und mit großer Geschwindigkeit zu einem geschmeidigen Teig verarbeiten.
3. Die Nudeln in ausreichend kochendem Wasser weichkochen. Sieben, aber nicht abschrecken, und dann gleich in eine Schüssel geben.
4. Die Brokkolisoße über die Nudeln geben, Parmesan darüberstreuen und

gut vermischen. Oben auf jede Portion nochmals etwas Parmesan geben und servieren. Vielleicht noch ein Basilikumblättchen hinzufügen.

Pro Portion: Fett 12 g, Ballaststoffe 8 g, Eiweiß 22 g, Kohlenhydrate 88 g, Natrium 322 mg. Kalorien 544.

Fettuccine Primavera
(4 Portionen als Hauptspeise)

Obwohl das Wort »Primavera« Frühling bedeutet, ist dieses leckere Pastage-richt das ganze Jahr über eine beliebte Nudelversion. Variieren Sie die Soße also mit Ihren Lieblingsgemüsen, gerade so, wie der Markt sie anbietet. Normalerweise gehört zu der Soße »Primavera« Crème Double, die man dann zu einer Soße reduziert. Natürlich wird das Gericht dadurch sehr kalorien-reich und fällt somit automatisch aus der fettarmen Küche heraus. Bei unse-rem Rezept benutzt man eine leichte weiße Soße und Frischkäse, man erhält also eine Cremigkeit auch ganz ohne Fett.

Zutaten:

1/2 Teelöffel ungesalzene Butter
1/4 Tasse gehackte Zwiebeln
2 Knoblauchzehen, zerquetscht
1/2 Tasse in dünne Scheiben
geschnittene Karotten
1/4 Tasse Paprika, gewürfelt
1 Tasse in Scheiben geschnittene Pilze
1/2 Tasse frische oder gefrorene
Erbsen oder auch Zuckererbsen
(Kaiserschoten)
1 Tasse Spargel,
in 1 cm lange Stücke geschnitten

1/2 Tasse leichte weiße Soße
(vgl. Rezept Seite 391)
1/4 Tasse Philadelphia-Frischkäse
(Niedrigfettstufe)
1 Teelöffel gehackter frischer
Estragon oder frische Petersilie
1/4 Teelöffel weißer Pfeffer
1 Pfund Fettuccine aus dem Paket
4 Eßlöffel geriebener frischer
Parmesan

Zubereitung:
1. Die Butter in einer Pfanne oder einem Schmortopf erhitzen, und zwar bei mittlerer Hitze. Die Zwiebeln und den Knoblauch hinzufügen. Einige

Minuten braten, bis die Zwiebeln und der Knoblauch glasig werden. Die Karotten hinzufügen und leicht schmoren lassen. Die Pfefferschoten, die Pilze hinzugeben und auf mittlerer Hitze halten. Die Erbsen oder Kaiserschoten, den Spargel und die leichte weiße Soße beigeben und zum Simmern bringen. Von der Kochstelle entfernen, den Frischkäse einstreuen sowie Estragon oder Petersilie bzw. Pfeffer.

2. Die Fettuccine abkochen, und zwar in einer ausreichenden Menge kochenden Wassers, bis sie weich, aber noch bißfest sind. Über einem Sieb abschütten, aber nicht abschrecken. Die Nudeln in eine Schüssel geben.

3. Die Gemüsesoße über die Pasta gießen und gut durchmischen. In vier Portionen aufteilen und mit etwas Parmesan bestreut servieren.

Pro Portion: Fett 8 g, Ballaststoffe 5 g, Eiweiß 17 g, Kohlenhydrate 61 g, Natrium 695 mg. Kalorien 383.

Bauernnudeln
(2 Portionen)

Das ist ein praktisches, schnelles Nudelgericht, wenn Sie Hunger auf eine herzhafte Mahlzeit haben, aber nicht sehr viel Zeit, sie zuzubereiten.

Zutaten:

1 Tasse Nudeln (Fussilli, Penne, Rigatoni oder ähnliches)
1 Teelöffel Olivenöl
1/4 Tasse gehackter Schinkenspeck
1/2 Tasse gehackte Zwiebeln
2 Knoblauchzehen, zerquetscht
2 Tassen grob gehackter Spinat
1 Tasse weiße Bohnen, gekocht und
vom Wasser befreit (kann man auch durch Tomaten ersetzen)
1 Tomate, ausgehöhlt und gehackt
1 Tasse Hühnerbrühe
1/4 Teelöffel schwarzer Pfeffer
1 Eßlöffel gehacktes, frisches Basilikum
1/4 Tasse geriebener Parmesan

Zubereitung:

1. Die Nudeln in viel kochendem Wasser weich kochen, bis sie die richtige Bißfestigkeit haben. Wasser abschütten, abschrecken und warm stellen.

2. Das Olivenöl erhitzen, und zwar bei mäßiger Wärme. Den Schinken hinzu-

fügen und 1 Minute lang braten. Zwiebeln und Knoblauch beigeben. Das Ganze soll jetzt brutzeln, bis die Zwiebeln glasig sind. Das dauert etwa vier Minuten. Den Spinat hinzufügen und kochen, bis er weich ist, etwa 2 Minuten lang.

3. Die Bohnen, Tomaten, die abgekochten Nudeln und die Hühnerbrühe zum Simmern bringen. 5 Minuten lang kochen, bis der Geschmack sich gut entfaltet hat.

4. Von der Kochstelle nehmen und Pfeffer mitsamt Basilikum hinzufügen.

5. In zwei Portionen aufteilen und oben etwas geriebenen Parmesan draufgeben.

Pro Portion: Fett 11 g, Ballaststoffe 12 g, Eiweiß 29 g, Kohlenhydrate 73 g, Natrium 714 mg. Kalorien 504.

Fussilli mit in der Pfanne gegrilltem Hühnchen und roter Paprikasoße
(4 Portionen)

Seit bekanntgeworden ist, daß Lebensmittel, die direkt über einer brennenden Feuerstelle gebraten werden, so wie es beim Lagerfeuer geschieht, karzinogene Stoffe freigeben, empfehle ich stets dringend, von den traditionell gegrillten Gerichten Abstand zu nehmen. Unglücklicherweise müssen wir uns damit auch von einer eigentlich sehr guten, weil fettarmen Kochtechnik verabschieden. Ich habe festgestellt, daß man mit Hilfe einer sogenannten Grillpfanne erreichen kann, daß die Speisen, die darin zubereitet werden, genauso schmecken und auch aussehen wie herkömmlich gegrilltes Fleisch. Eine Grillpfanne besteht in der Regel aus Gußeisen, und sie hat eine geriffelte Oberfläche. Sobald das Fleisch auf einer ausreichend hohen Hitze brät, tritt das Fett aus und setzt sich in den Rillen ab. Auf der Oberfläche des Fleisches entsteht ein schönes Streifenmuster. Damit das Fleisch nicht ansetzen kann, sprühen Sie die Pfanne mit einem nichthaftenden Pflanzenölspray ein (das ist auch in Deutschland im Handel erhältlich), und reinigen Sie die Pfanne niemals mit etwas anderem als mit einem weichen, mit Spülmittel versehenen Tuch. Keinesfalls kratzende Schwämme oder gar Stahlschwämme verwenden. Auch nach dem Benutzen sollten Sie die Pfanne wieder mit etwas Pflanzenöl einsprühen. So verhindert man auch, daß Roststellen entstehen.

Zutaten:

1/2 Teelöffel Salz	*1 Tasse rote Paprikasoße*
1/8 Teelöffel weißer Pfeffer	*(vgl. Seite 393)*
1 Eßlöffel Zitronensaft	*2 Eßlöffel gehackte, frische Petersilie*
2 Knoblauchzehen, gehackt	*3 Eßlöffel reife Oliven (die aus*
360 g Hühnerfleisch	*Calamata sind zu bevorzugen),*
von der Brust, entbeint und	*entsteint und grob gehackt*
enthäutet	*1/4 Tasse geriebener Parmesan (oder*
3 Tassen Fussilli-Nudeln	*zerkrümelter milder Ziegenkäse)*

Zubereitung:
1. Salz, Pfeffer, Zitronensaft und Knoblauch in eine flache Schale geben. Die Hühnchenbrüste hinzulegen und mit der Marinade bedecken. Eine Stunde marinieren lassen. Den Backofen oder Grill vorheizen.
2. Die Nudeln in reichlich kochendem Wasser abkochen, bis sie so weich sind, daß man sie gerne ißt. Abgießen, aber nicht abschrecken und warm stellen.
3. Die rote Paprikasoße erwärmen, und zwar in einem größeren Schmortopf. Basilikum und Oliven beigeben. Die Soße und die gekochten Nudeln vermischen, sehr gut unterheben, bis alle Nudeln mit Soße bedeckt sind.
4. Die Hühnerbrüstchen aus der Marinade nehmen und trockentupfen. 4 – 5 Minuten lang in der Pfanne braten, und zwar auf jeder Seite, bis sie außen goldbraun geworden sind. In der Mitte dürfen sie kaum mehr rosa sein.
5. Die Nudeln auf vier Teller verteilen und den Käse darüberstreuen. Die Hühnerbrüstchen in fingerdicke Scheiben schneiden und auf den Nudeln arrangieren. Jetzt kann das Gericht serviert werden.

Pro Portion: Fett 6 g, Ballaststoffe 3 g, Eiweiß 35 g, Kohlenhydrate 47 g, Natrium 426 mg. Kalorien 392.

Penne à la Wodka
(4 Portionen)

Das ist ein herzhaftes, aber einfaches Notgericht. Natürlich schreit das Rezept nach dicker Sahne, aber bei unserer Version kommen nur 19 Prozent der Kalorien aus Fett. Sollten Sie die Fettmenge noch mehr reduzieren wollen, können Sie auch die Sahne durch Magermilch ersetzen.

Zutaten:

1 Teelöffel Olivenöl

4 Knoblauchzehen, gehackt

1 Tasse gehackte Zwiebeln

2 Tassen Dosentomaten, gehackt

(Achtung: Dem Produkt sollte kein

Salz beigefügt sein)

2 Eßlöffel gehackte, frische Peter-

silie oder Basilikum

1 Teelöffel rote Chiliflocken oder

eine Prise Chilipulver

1/2 Teelöffel Salz

1/8 Teelöffel weißer Pfeffer

1/4 Tasse Sahne

6 Tassen Penne

(oder Makkaroni, Fussilli etc.)

1 Schuß Wodka, gepfeffert –

falls Sie so etwas im Haus haben

(je nach Geschmack)

Zubereitung:

1. Olivenöl in einem mittelgroßen Schmortopf bei mittlerer Hitze erwärmen und Knoblauch und Zwiebeln hinzugeben. Einige Minuten dünsten lassen, bis die Zwiebeln glasig werden. Dose mit den Tomaten öffnen und den Saft von den Tomatenfleischstücken trennen. Anschließend den Saft aus der Dose zu den Zwiebeln hinzugießen. Jetzt die Wärme auf die höchste Stufe stellen und köcheln lassen, bis alles gut reduziert ist (l/4 der ursprünglichen Menge ungefähr). Ist die Soße ausreichend reduziert, so hacken Sie die Tomaten und das Basilikum, die Chiliflocken, das Salz, Pfeffer und die Sahne kommen hinzu. Wieder zum Köcheln bringen.
2. Die Nudeln abkochen. Eine ausreichend große Menge kochendes Wasser nehmen. Kochen, bis sie al dente sind; abgießen, aber nicht abschrecken.
3. Gekochte Nudeln zur Sauce geben und nochmals erhitzen. Die Gewürze hinzufügen, den Wodka ebenso und in vier Portionen aufteilen.

Pro Portion: Fett 8 g, Ballaststoffe 5 g, Eiweiß 12 g, Kohlenhydrate 68 g, Natrium 292 mg. Kalorien 410.

Orzo-Eintopf
(8 Portionen, 3 Tassen)

Orzo ist eine griechische Pasta, die dem Reis sehr ähnlich sieht. Dem fertigen Gericht gibt man gewöhnlich einige gehackte und gekochte Shrimps oder Muscheln hinzu. Bei einer anderen Variation sind es geschmorte Pilze.

Zutaten:

2 Teelöffel Olivenöl	1 1/2 Tassen Hühnerbrühe
1/2 Tasse gehackte Zwiebeln	1/4 Tasse Magermilchpulver
1 Knoblauchzehe, zerquetscht	1/2 Teelöffel Salz
1 Tasse Orzo oder Risotto-Reis	1/4 Tasse geriebener Parmesan
1/2 Tasse Weißwein	

Zubereitung:
1. Olivenöl in einem kleinen Schmortopf bei hoher Hitze stark erwärmen. Die Zwiebeln und den Knoblauch beigeben und einige Minuten schmoren lassen, bis die Zwiebeln glasig werden.
2. Orzo oder Risotto-Reis beigeben und immer mit einem Löffel durchrühren, von Zeit zu Zeit die Körner mit etwas Oliven- oder Pflanzenöl beträufeln. Den Wein hineingießen und eine halbe Tasse Hühnerbrühe. Köcheln lassen und ständig umrühren.
   Wenn die Flüssigkeit aufgenommen worden ist, eine weitere halbe Tasse der Brühe hinzugießen. Wieder köcheln lassen und unaufhörlich umrühren. Dasselbe mit der restlichen Brühe noch einmal wiederholen.
3. Wenn der gesamte Flüssigkeitsanteil absorbiert ist, also aufgenommen wurde, dann muß der Topfinhalt die Konsistenz eines Eintopfes aufweisen. Das Magermilchpulver hinzufügen und jetzt auch salzen. Wieder zum Köcheln bringen und rasch von der Hitze wegnehmen.
4. Den Parmesankäse einstreuen, unterrühren und servieren.

Pro Portion (3/8 Tasse): Fett 2 g, Ballaststoffe 1 g, Eiweiß 5 g, Kohlenhydrate 16 g, Natrium 229 mg. Kalorien 122.

Marinierte Pilze und Orzo à la Grecque
(10 Portionen)

Hierbei handelt es sich um einen sehr einfachen Salat. Man kann ihn gut als Zwischengericht oder auch als leichte Mahlzeit verwenden.

Zutaten:

2 l Wasser	*4 Knoblauchzehen, zerquetscht*
230 g Orzo oder Risotto-Reis	*10 Koriandersamen, zerkleinert*
1 Pfund Pilze,	*¹/₄ Tasse gehackte Petersilie*
in Scheiben geschnitten	*¹/₄ Tasse Hühnerbrühe*
1 rote Zwiebel, in Ringe geschnitten	*1 Eßlöffel Olivenöl*
¹/₄ Tasse Zitronensaft	*1 Eßlöffel Rotweinessig*
¹/₂ Tasse griechische Oliven,	*¹/₂ Teelöffel Salz*
entsteint und gehackt	*¹/₄ Teelöffel schwarzer Pfeffer*

Zubereitung:

Die 2 Liter Wasser in einem großen Topf zum Kochen bringen. Orzo oder Risotto-Reis hinzufügen und 10 Minuten lang kochen. Abgießen und unter kaltem Wasser abschrecken. In eine Salatschüssel geben und die verbleibenden Zutaten beifügen. Vermischen, bis sich alles gut verteilt hat, und etwa eine halbe Stunde gut ziehen lassen.

Pro Portion (¹/₂ Tasse): Fett 3 g, Ballaststoffe 2 g, Eiweiß 4 g, Kohlenhydrate 22 g, Natrium 190 mg. Kalorien 129.

> TIP:
>
> ## *Kraft, fettfreie Mayonnaise*
>
> Schon seit Jahren suchte ich einen Ersatz für die sehr fettreiche, mitunter 98 Prozent fetthaltige Mayonnaise, die man im Handel kaufen kann. Meine Versuche, etwas Neues auszuprobieren, waren meist nicht sehr befriedigend – egal, ob es sich um eine selbstgemachte Mayonnaise handelte oder ob ich die Produkte, die es auf dem Markt gibt, ausprobierte. Zum guten Schluß fand ich aber doch etwas Vernünftiges, und zwar die Kraft, fettfreie Mayonnaise. Diese kann ich sehr empfehlen. Sie können alle Rezepte, für die Sie ansonsten herkömmliche Mayonnaise verwendet haben, mit dieser Mayonnaise herstellen, und Sie werden sehen, die Gerichte schmecken sehr gut damit: Sandwiches, Salate, Geflügel und auch Fisch, wenn Sie mögen.

Orientalische Nudeln und Gemüsesalat
(12 Portionen)

Ramen- oder Soba-Nudeln kann man in einigen Supermärkten kaufen oder in Geschäften, die auf orientalische Eßwaren spezialisiert sind. In diesem Falle werden sie mit orientalischen Gemüsen und Gewürzen kombiniert, und so entsteht ein wunderbar frischer Geschmack. Dieser Salat schmeckt am besten, wenn man ihn alsbald nach der Zubereitung auch verzehrt.

Zutaten:

230 g Ramen- oder Soba-Nudeln
2 Tassen frische Bohnensprossen
2 Tassen Kaiserschoten
2 Tassen frische Shiitake-Pilze,
in Scheiben geschnitten
1 rote Paprikaschote,
in Scheiben geschnitten
1 Tasse Staudensellerie,
in feine Streifen geschnitten
1 Tasse fein gehackte Schalotten

¹/₄ Tasse Sojasoße light
1 Eßlöffel frische Ingwerwurzel,
geschält und gehackt
4 Knoblauchzehe, zerquetscht
1 Eßlöffel Sesamsamen
¹/₂ Tasse Hühnerbrühe
1 Eßlöffel Sesamöl
2 Eßlöffel Essig
(vorzugsweise Reiswein-Essig)

Zubereitung:
1. Nudeln in kochendheißem Wasser abkochen, genau wie das Paket es vor-
   gibt. (Verwenden Sie nicht das möglicherweise beiliegende Gewürzpaket).
   Die Nudeln abgießen, aber nicht abschrecken, und in eine große Steingut-
   schüssel geben. Alle übrig bleibenden Zutaten untermischen und sehr gut
   alles verteilen und ziehen lassen.

Pro Portion (1/2 Tasse): Fett 3 g, Ballaststoffe 2 g, Eiweiß 5 g, Kohlenhydrate
19 g, Natrium 368 mg. Kalorien 117.

Nudel-Shrimps-Salat
(8 Portionen)

Sommerliche Mahlzeiten aus kalten Nudelsalaten sind nicht nur gesund, sondern auch sehr wohlschmeckend. Servieren Sie den Salat auf einigen Kopf-
salatblättern.

Zutaten:

2 Tassen Kaiserschoten oder
Zuckererbsen
4 Tassen Penne oder Muschel-
nudeln, gekocht
1 Tasse gefrorene, schon vorgekochte
Shrimps oder auch frische, wenn Sie
sie bekommen können

1 rote Paprikaschote, in Streifen
geschnitten
1/2 Tasse Sahnekräuter-Salat-
dressing (vgl. Seite 391)
1/4 Tasse gehackte, frische Petersilie
1 Teelöffel Salz
1/4 Teelöffel weißer Pfeffer

Zubereitung:
1. Die Kaiserschoten in einen mikrowellenfesten Behälter geben und mit
   einem Teelöffel Wasser beträufeln. Abdecken und bei hoher Hitze 1 Minute
   lang kochen. Abgießen und abkühlen lassen. Sie haben auch die Möglichkeit, das Gemüse in einem Dampfkochtopf oder in einem einfachen Kochtopf zuzubereiten. Man läßt es dann noch einmal 1 Minute lang kochen.
2. Alle Zutaten in einer geeigneten Schüssel miteinander vermengen und gut
   durchziehen lassen.
3. Bevor man den Salat serviert, muß er gut abgekühlt sein.

Pro Portion (1 Tasse): Fett 1 g, Ballaststoffe 2 g, Eiweiß 1 1 g, Kohlenhydrate 25 g, Natrium 340 mg. Kalorien 158.

Pizza-Teig
(Menge: eine 30-Zentimeter-Pizza oder vier 18-Zentimeter-Pizzas)

Pizza ist das Gericht, um das es die allermeisten Mißverständnisse gibt. Obwohl es natürlich ein sehr fettreiches Gericht sein kann, so haben Sie doch die Möglichkeit, wenn Sie die Dinge, die Sie obendrauf legen, sorgfältig auswählen, daraus ein Gesellenstück der fettarmen Küche zu kreieren. Stellen Sie Ihre Lieblingspizza zusammen. Basis ist immer ein dickes Gemüse- oder Tomatenpüree. Dazu kommen mageres Fleisch, vorgekocht, weitere Gemüse (roh und in feine Streifen geschnitten) sowie fettarmer Käse (dieser sollte stets sparsam verwendet werden).
Die Pizzas, die man auf einer vorgeheizten Tonplatte oder auf einem Pizzastein bäckt, werden wesentlich knuspriger als alle anderen. Weil die Tonplatte bzw. der Stein porös sind, kann der Dampf, der vom Teig beim Kochen produziert wird, entweichen und wird dann sofort von dem Stein bzw. der Platte absorbiert. Bestreut man die Pizzatonplatte oder den Stein mit ein wenig Maismehl, bevor man die Pizza selbst darauf gibt, so ist das ein weiterer hilfreicher Trick. Sollten Sie keinen Pizzastein zur Hand haben, so nehmen Sie einfach ein Backblech, oder kaufen Sie sich bei einem Fliesenhändler eine schöne, saubere Terrakottaplatte. Sie können natürlich genausogut gefrorenen Pizzateig kaufen, aber lesen Sie stets sehr sorgfältig die Angaben über die Inhaltsstoffe, damit Sie über den jeweiligen Fettgehalt informiert sind.

Zutaten:

½ Teelöffel Honig
1 Tasse lauwarmes Wasser
(nicht heiß!)
1 Paket Trockenhefe,

man kann auch frische Hefe
verwenden
¼ Teelöffel Salz
2 Tassen Weizenmehl

Zubereitung:
1. Honig, Wasser und Hefe in eine ausreichend große Schüssel geben. Sobald sich etwas Schaum auf der Oberfläche gebildet hat, das Salz hinzugeben

und gut ³/₄ des Mehls. Sehr gut geeignet ist auch Vollkorn-Weizenmehl bzw. spezielle Pizzamischungen aus Vollkorn, die in den Bioläden erhältlich sind. Das Ganze verkneten, bis ein weicher, schwerer Teig entstanden ist. Das restliche Mehl einarbeiten und einen Ball formen. Den Teig in eine Schüssel legen, mit einem Handtuch abdecken und an einem warmen Ort gehen lassen, bis die Gesamtmenge sich verdoppelt hat. Den Teig nochmals durchkneten, bis er ganz geschmeidig ist. Den Teig teilen und die zur Verfügung stehenden Formen dünn damit auslegen. Belegen und backen Sie Ihre Pizza unter Berücksichtigung der weiteren Rezepte, die nun folgen.

Pro Portion (18-Zentimeter-Pizza): Fett 0,6 g, Ballaststoffe 2 g, Eiweiß 7 g, Kohlenhydrate 49, Natrium 137 mg. Kalorien 235.

Tomaten-Mozzarella- und Basilikum-Pizza
(4 Portionen)

Sie können aus der angegebenen Menge auch eine Riesenpizza machen.

Zutaten:

4 Pizzateigplatten oder eine große
¹/₄ Tasse Tomatensoße (vgl. S. 395)
120 g Mozzarella (wenn möglich
Mozzarella light), kleingewürfelt
¹/₄ Tasse geriebener Parmesan

¹/₄ Tasse gehacktes,
frisches Basilikum
2 Tassen ofengetrocknete
Tomaten (vgl. S. 398)
oder 4 reife Tomaten

Zubereitung:
1. Den Pizzastein in den Ofen legen und auf 200° vorheizen. Legen Sie alle Pizzaplatten auf eine Servierplatte, die leicht mit Maismehl bestäubt ist.
2. Geben Sie die Tomatensoße auf jede Pizza, und arrangieren Sie die getrockneten Tomaten auf dem Tomatenpüree. Hacken Sie das Basilikum, den Mozzarella, und streuen Sie den geriebenen Parmesan über das Ganze.
3. Die Pizzas vorsichtig auf den heißen Stein legen und 12 – 15 Minuten backen, jedenfalls so lange, bis der Käse leicht gebräunt ist und der Teig knusprig aussieht. Heben Sie den Teig mit einem Metallspachtel hoch, und

geben Sie ihn auf eine schnittfeste Unterlage. In Kuchenstücke aufteilen und servieren.

Pro Portion (1 Pizza): Fett 8 g, Ballaststoffe 9 g, Eiweiß 21 g, Kohlenhydrate 70 g, Natrium 756 mg.* Kalorien 431.

TIP:

Man muß Pizza nicht immer mit roter Soße und Käse zubereiten. Solange Sie sich an die fettarmen Dinge für den Belag halten, können Sie ihrer Phantasie freien Lauf lassen und alles ausprobieren, was Ihnen in den Sinn kommt. Natürlich dürfen Sie auch eine Riesenpizza anstelle von vier kleinen machen.

---

* Dieses Gericht enthält mehr Natrium, als man in der Regel zu sich nehmen sollte. Wählen Sie dieses Gericht bitte nicht aus, wenn Sie Probleme mit Harnverhaltung oder mit Bluthochdruck haben.

Getreide, Reis und Bohnen

Graupenrisotto

Das Originalrisotto ist ein italienisches Reisgericht, welches aus einem besonders stärkehaltigen Reis hergestellt wird, den man Arborio-Reis nennt. Zusammen mit Brühe, Butter und Parmesan erhält man eine köstliche, einfache Mahlzeit. Im Laufe der Jahre habe ich mit vielen Getreidearten herumexperimentiert und festgestellt, daß sich Graupen am besten für dieses Gericht eignen – sofern man das Original nicht griffbereit hat.
Ein Risotto ist eine ausreichende und volle Mahlzeit, aber man kann es genausogut als Beilage zu allen möglichen Hauptgerichten reichen: Fisch wie Fleisch. Man kann ein Risotto auch sehr gut wiedererwärmen, indem man nur etwas Wasser oder Brühe beigibt.

Zutaten:

1 Eßlöffel Olivenöl	*¹/₄ Tasse Magermilchpulver*
¹/₄ Tasse gehackte Zwiebeln	*¹/₂ Teelöffel Salz*
¹/₄ Tasse gehackte Möhren	*1 Prise weißer Pfeffer*
¹/₄ Tasse gehackter Sellerie	*1 Teelöffel gehackter frischer*
¹/₂ Tasse Perlgraupen	*Rosmarin oder Petersilie*
2 Tassen Hühnerbrühe	*2 Eßlöffel geriebener Parmesan*
1 Lorbeerblatt	

Zubereitung:
1. Das Öl in einem kleinen Topf erhitzen. Zwiebeln, Möhren und Sellerie bei mittlerer Hitze erwärmen. Einige Minuten sautieren lassen, bis die Zwiebeln glasig werden.
2. Die Graupen beifügen und gut umrühren.

3. Ein Viertel der Brühe beigeben und auch das Lorbeerblatt. Zum Simmern bringen. Immer gut rühren, damit die Graupen nicht festbacken und schön locker werden. Sobald die gesamte Flüssigkeit aufgenommen ist, ein weiteres Viertel der Brühe hinzugießen: Die Hitze halten. So lange wiederholen, bis die gesamte Flüssigkeit aufgebraucht ist und kochen, bis die Graupen weich sind (das dauert etwa 15 Minuten).
4. Das Magermilchpulver hineingeben, auch Salz und Pfeffer. Wenn der Inhalt des Topfes schön breiig ist, von der Kochstelle nehmen. Das Lorbeerblatt entfernen, Rosmarin oder Petersilie und Parmesan beifügen. Heiß servieren.

Pro Portion (1/2 Tasse): Fett 2 g, Ballaststoffe 3 g, Eiweiß 5 g, Kohlenhydrate 16 g, Natrium 289 mg. Kalorien 96.

Graupen-Pilz-Salat

Entdecken Sie, wie köstlich Graupen schmecken. In diesem Rezept sind sie besonders leicht, flockig und angenehm. Und diesen Salat kann man einige Tage im Kühlschrank aufheben.

Zutaten:
1 Teelöffel Färberdistelöl
1/2 Tasse gehackte Zwiebeln
2 Knoblauchzehen, gehackt
1 Tasse Perlgraupen
3 3/4 Tassen Hühnerbrühe
350 g frische Pilze, in Scheiben
1 mittelgroßer Lauch,
in der Mitte aufgeschlitzt,
gewaschen und in feine Streifen
geschnitten
1 Tasse geriebene Möhren
1/4 Tasse gehackte Petersilie
1 Teelöffel Salz
1/2 Teelöffel weißer Pfeffer
2 Teelöffel Olivenöl
2 Teelöffel Rotweinessig

Zubereitung:
1. Ofen auf 180° vorheizen.
2. Das Färberdistelöl in einem Schmortopf auf mittlere Hitze bringen und Zwiebeln und Knoblauch glasig dünsten. Die Graupen hineinrieseln lassen und die Hühnerbrühe gleichzeitig hineinschütten. Zum Simmern bringen.

3. Gut abdecken, und 1 Stunde backen lassen. Die Graupen mit der Gabel zwischendurch auflockern.
4. Die Graupen in eine Schüssel geben und Pilze, Lauch und Möhren beifügen. Leicht umrühren und abkühlen lassen.
5. Die restliche Hühnerbrühe sowie alle anderen Zutaten hineingeben. Gut unterheben und bei Zimmertemperatur servieren; niemals aus dem Kühlschrank.

Pro Portion (1/2 Tasse): Fett 3 g, Ballaststoffe 4 g, Eiweiß 4 g, Kohlenhydrate 21 g, Natrium 248 mg. Kalorien 119.

Pilaf aus braunem Reis

Ungeschälter brauner Reis enthält viel mehr Ballaststoffe als weißer, aber Sie dürfen natürlich auch weißen Naturreis verwenden. Dabei gelten dieselben Mengenangaben. Machen Sie gleich eine Extraportion mehr, damit Sie an einem anderen Tag schnell etwas zum Aufwärmen haben.

Zutaten:

1 Teelöffel ungesalzene Butter	*2 Tassen Hühnerbrühe*
1/2 Tasse gehackte Zwiebeln	*1 Lorbeerblatt*
1 Tasse brauner Reis	*1/2 Teelöffel Salz*

Zubereitung:
1. Den Ofen auf 180° vorheizen.
2. Die Butter in einem Schmortopf erwärmen. Die Zwiebeln darin einige Minuten dünsten. Reis dazugeben und bräunen lassen, etwa 5 Minuten.
3. Brühe, Lorbeerblatt und Salz beigeben. Zum Kochen bringen. Gut abdecken und zwanzig Minuten backen lassen.
4. Den feuerfesten Topf aus dem Ofen nehmen und Deckel entfernen. Das Lorbeerblatt herausnehmen und alles mit einer Gabel durcharbeiten. In vier Portionen aufteilen und sofort heiß servieren.

Pro Portion: Fett 3 g, Ballaststoffe 2 g, Eiweiß 6 g, Kohlenhydrate 38 g, Natrium 378 mg. Kalorien 202.

Vollkorn-Burger

Hamburger schmecken deshalb so gut, weil sie so schön fettig sind. Reduziert man das Fett auf eine akzeptable Menge, so haben die meisten Leute das Gefühl, daß sie zu dröge schmecken. Probieren Sie es doch mal mit dieser wunderbar saftigen und aromatischen Rezeptierung. Sie können die Burger auch einfrieren; aber nur auftauen, bevor Sie sie erwärmen.

Zutaten:

½ Tasse kochendes Wasser	*2 Eßlöffel Allzweckmehl*
½ Tasse Vollkornweizengrütze	*¼ Tasse Brotkrumen*
1 Teelöffel reines Erdnußmus,	*5 Softbrötchen*
aus dem Bioladen (oder gehackte	*1 Tomate, geschnitten*
Erdnüsse)	*1 Löffel Zwiebelpulver*
90 g Tofu, zerkleinert	*5 Salatblätter*
¼ Teelöffel Knoblauchpulver	*5 Eßlöffel Mayonnaise*
¼ Teelöffel Sojasoße	*(vgl. S. 309)*

Zubereitung:
1. Kochendes Wasser über die Weizengrütze gießen und abkühlen lassen.
2. Erdnußbutter, Tofu, Sojasoße, Knoblauchpulver, Zwiebelpulver und Brotkrumen beifügen. Gut mischen, bis eine solche Konsistenz erreicht ist, daß man den Teig gut in Frikadellen formen kann.
3. Eine Pfanne oder Kasserolle auf hohe Hitze bringen und dünn mit einem Antihaftspray auskleiden. Aus dem Teig fünf Frikadellen formen und auf beiden Seiten knusprig braun braten. (Die Burger müssen nicht unbedingt ganz durch sein – aber braun.)
4. Legen Sie die Softbrötchenhälften auf den Toaster, und garnieren Sie das Ganze mit Tomaten, Salat und ein bißchen Mayonnaise. (Bitte Tip von Seite 309 beachten.)
   Übrigens: Sie können Ihrem Burgerteig auch geraspelte Karotten beigeben.

Pro Portion (1 Burger):Fett 5 g, Ballaststoffe 6 g, Eiweiß 10 g, Kohlenhydrate 46 g, Natrium 662 mg. Kalorien 261.
Sollten Sie zu Ödemen neigen, so verzichten Sie ganz auf dieses Gericht oder meiden ansonsten an diesem Tag Salzhaltiges.

Bulgur-Weizen-Salat

Das ist eine wohlschmeckende Version des bekannten Gerichtes genannt »Tabbouleh«, das aus dem Nahen Osten kommt. Bulgurweizen ist einfach geschroteter Weizen, und er entwickelt einen angenehmen nussigen Geschmack, wenn man ihn auf die folgende Weise zubereitet.

Zutaten:

2 Tassen Weizengrütze	*$^1/_2$ Teelöffel schwarzer Pfeffer*
3 Tassen gekochtes Wasser	*4 Tassen Kichererbsen aus der Dose*
4 Tomaten, grob gehackt	*1 Gurke*
$^1/_4$ Tasse Zitronensaft	*2 grüne Paprika,*
2 Eßlöffel Olivenöl	*von den Samen befreit und*
$^1/_4$ Tasse gehackte, frische Minze	*in Scheiben geschnitten*
1 Teelöffel Salz	*1 Tasse gehackte Schalotten*

Zubereitung:
1. Die Grütze in eine große Schüssel geben, das Wasser hineingießen und umrühren: ruhen und abkühlen lassen.
2. Die übrigen Zutaten beifügen und unterheben.
3. Kühlstellen und servieren.

Pro Portion (1 Tasse): Fett 4 g, Ballaststoffe 10 g, Eiweiß 9 g, Kohlenhydrate 38 g, Natrium 193 mg. Kalorien 175.

Gebackene Polenta

Polenta wird aus Maisgrütze zubereitet. In diesem Rezept wird sie zuerst gekocht und anschließend knusprig braun gebraten.
Polenta ist eine Neuentdeckung, die sich lohnt. Sie hat wenig Kalorien und viele Ballaststoffe. Und sie verträgt sich ausgezeichnet mit vielen anderen Gerichten. Probieren Sie sie aus.

Zutaten:

1 1/2 Tassen Hühnerbrühe
1 1/2 Tassen Magermilch
1 Tasse Maisgrütze
1 Teelöffel Salz

1/2 Teelöffel weißer Pfeffer
1/4 Tasse fettreduzierter
Mozzarella-Käse

Zubereitung:
1. Hühnerbrühe und Magermilch in einen kleinen Topf geben und unter geringer Hitze zum Simmern bringen.
2. Langsam die Polenta beifügen, stets rühren, um Klümpchen zu vermeiden. Weiter simmern lassen, salzen und pfeffern. Auf niedriger Temperatur 20 Minuten weitersimmern lassen, immer umrühren.
3. Von der Kochstelle nehmen und in eine mit einer Plastikfolie ausgekleidete feuerfeste Form geben. Nicht abgedeckt 1 Stunde stehen lassen, bis alles fest ist.
4. Ofen auf 200° vorheizen.
5. In zehn Kuchenstücke schneiden, Mozzarella obendrauf geben und 15 Minuten backen lassen.
6. Noch heiß, sofort servieren.

Pro Portion (1 Stück): Fett 2 g, Ballaststoffe 1 g, Eiweiß 5 g, Kohlenhydrate 12 g, Natrium 296 mg. Kalorien 78.

Salat aus schwarzen Bohnen

Dieser Salat schmeckt herrlich zu Polenta und Grillgerichten aus Fisch und Fleisch.

Zutaten:

3 Tassen schwarze Bohnen
aus der Dose
2 Tassen gekochter weißer Reis
1 1/2 Eßlöffel Olivenöl
30 Gramm Essig
60 Gramm Hühnerbrühe
1/2 Tasse gehackte Schalotten

1/2 Tasse gewürfelter roter Paprika
1/2 Tasse gewürfelter grüner Paprika
1/2 Tasse gehackte, rote Zwiebeln
1 Teelöffel gehackter Knoblauch
1/4 Tasse gehackter Koriander
1 Teelöffel Salz
1/4 Teelöffel weißer Pfeffer

Zubereitung:
1. Alle Zutaten vermischen.
2. Eine Stunde vor dem Servieren gut durchziehen lassen.

Pro Portion (¹/₂ Tasse): Fett 2 g, Ballaststoffe 4 g, Eiweiß 5 g, Kohlenhydrate 24 g, Natrium 279 mg. Kalorien 140.

Schwarze Bohnen und Maismehlbrot
(6 Hauptgerichte oder 12 Appetithäppchen als Zwischengerichte)

Dieses Maisgrießbrot ist sehr gut als Zwischengericht bzw. als vegetarisches Hauptgericht zu verwenden. Auch als fleischlose Vorspeise sehr zu empfehlen (Sie können natürlich statt Hühnerbrühe auch stets Gemüsebrühe bzw. Wasser verwenden). Sie sollten dieses Gericht regelmäßig essen, besonders nachdem Sie an einem Tag sehr viel Fett zu sich genommen haben.

Zutaten:

2 Tassen Wasser oder Hühnerbrühe   *3 Knoblauchzehen, zerquetscht*
¹/₂ Teelöffel Salz   *2 Eßlöffel gehackter Koriander*
³/₄ Tasse Maisgrieß   *1 Tasse gekochte schwarze Bohnen*
1 Tasse kochendes Wasser   *oder welche aus der Dose,*
¹/₄ Tasse getrocknete Tomaten   *gut abtropfen lassen*
1 Teelöffel Olivenöl   *Weizengrieß, soviel wie man braucht*
¹/₂ Tasse gehackte rote Paprikaschote *6 Eßlöffel Joghurt-Frischkäse*
¹/₂ Tasse gehackte grüne Paprika-   *(vgl. Rezept Seite 404)*
schote   *170 g frische Salsa*
¹/₂ Tasse gehackte rote Zwiebeln   *(vgl. Seite 399)*

Zubereitung:
1. Unter großer Hitze das Wasser bzw. die Hühnerbrühe mit dem Salz zum Kochen bringen. Hier ist ein mittelgroßer Schmortopf geeignet. Dann die Hitze zurücknehmen. Den Maisgrieß mit Hilfe eines Schneebesens langsam und stetig in die Flüssigkeit hineinrühren. 20 Minuten lang köcheln lassen, von der Kochstelle wegnehmen und beiseite stellen.
2. Die sonnengetrockneten Tomaten in eine kleine Schüssel geben und mit

einer Tasse kochendem Wasser überbrühen. So lange weichen lassen, bis
das Ganze abgekühlt ist. Abtropfen lassen und das Wasser entfernen. Die
Tomaten hacken.

3. Das Olivenöl im Schmortopf bei hoher Hitze erwärmen. Roten und grünen
Paprika und rote Zwiebeln und den Knoblauch hinzugeben und einige
Minuten köcheln lassen, bis die Zwiebeln glasig werden. Die sonnengetrockneten Tomaten hinzufügen. Den Koriander sowie die schwarzen Bohnen. Alles nochmals gut erhitzen. Von der Kochstelle wegnehmen. Die
gekochten Gemüse hinzufügen und alles gut verrühren.

4. Eine ausreichend große Königskuchenform mit einer Plastikfolie ausklei-
den. Die Mixtur in die Form hineingeben und mit dieser mehrmals auf den
Tisch klopfen, damit alle Luftbläschen verschwinden. Über Nacht in den
Kühlschrank stellen, damit das Ganze gut durchkühlen kann.

5. Mit einem scharfen Messer das Brot in Scheiben schneiden, und zwar 12
Stück. 2 Scheiben können Sie sich als Hauptgericht genehmigen. Die Oberfläche der Scheiben leicht mit Weizengrieß einstäuben.

6. Einen nicht haftenden Bräter leicht mit Antihaft-Pflanzenölspray besprü-
hen und stark erhitzen. Die Scheiben auf beiden Seiten schön braun braten.

7. Heiß servieren, oben auf die Scheiben entweder Joghurt-Frischkäse oder
frische Salsa arrangieren.

Pro Portion (2 Scheiben): Fett 1 g, Ballaststoffe 5 g, Eiweiß 8 g, Kohlenhydrate
30 g, Natrium 328 mg. Kalorien 161.

Linsenragout
(5 Portionen)

Linsen sind das Gemüse für Gewinnertypen. Sie schmecken nicht nur großartig,
sondern liefern eine Reihe von sehr wichtigen Stoffen für Ihre Gesundheit und
Ihr Wohlbefinden. Sie sind eiweißreich, haben wenig Cholesterin und zudem viele Ballaststoffe. Ganz im Gegenteil zu anderen Gemüsesorten und besonders den
Bohnen, muß man die Linsen nicht vorher einweichen, so daß sie sehr bequem in
der Handhabung sind. Versuchen Sie diesen würzigen Eintopf als Hauptgericht
oder als Beigabe zu in der Pfanne gebratenem Lachs oder Lammfleisch.
Sie können für das unten beschriebene Rezept alle Arten von Linsen verwenden,

aber sollten Sie französische Gartenlinsen zur Verfügung haben – man nennt sie auch Lentilles du Puy –, dann müssen Sie sie auf jeden Fall für dieses Rezept verwenden. Sie kosten ein bißchen mehr, aber sie sind kleiner und auch nach dem Kochen fester als die anderen. Sie zerplatzen erst in dem Moment, wo Sie draufbeißen – und das ist natürlich eine Garantie für intensiveren Geschmack!

Zutaten:

1 Streifen magerer Speck,	*½ Teelöffel Salz*
in feine Würfel geschnitten	*⅛ Teelöffel weißer Pfeffer*
¼ Tasse gehackte Zwiebeln	*1 Lorbeerblatt*
¼ Tasse gehackte Karotten	*½ Teelöffel Thymian*
¼ Tasse gehackter Lauch	*½ Teelöffel Kümmel*
¼ Tasse Staudensellerie, gehackt	*½ Teelöffel abgeriebene*
2 Knoblauchzehen, zerquetscht	*Zitronenschale*
1 Eßlöffel Tomatenpüree	*¼ Tasse braune Grundbrühe*
1 Eßlöffel Weinessig	*(vgl. Seite 403)*
½ Tasse Linsen	*1 ½ Teelöffel Maisstärke*
1 ½ Tassen Hühnerbrühe	*2 Eßlöffel Wasser*

Zubereitung:

1. Einen kleinen Schmortopf stark erhitzen. Den Speck braten, bis er knusprig ist. Die Zwiebeln, Möhren, den Lauch, Sellerie und Knoblauch hinzufügen und fast 2 Minuten lang leicht dünsten. Das Tomatenpüree beigeben und 3 Minuten kochen lassen bzw. so lange auf der Kochstelle lassen, bis das Gemüse leicht braun wird.
2. Den Weinessig beigeben, ebenso die Linsen, die Brühe und die Gewürze. Die Hitze auf einen niedrigen Stand zurücknehmen und so lange leicht köcheln lassen, bis die Linsen weich sind. Das dauert etwa 25 Minuten.
3. Das Lorbeerblatt entfernen und die braune Basisbrühe hinzugeben. Wieder zum Simmern bringen.
4. In einem Schüsselchen die Maisstärke und das Wasser vermischen. Diese dann in den Topf gießen und kräftig umrühren. Sobald die Flüssigkeit wieder kocht, von der Kochstelle nehmen und heiß servieren.

Pro Portion (½ Tasse): Fett 2 g, Ballaststoffe 3 g, Eiweiß 8 g, Kohlenhydrate 17 g, Natrium 354 mg. Kalorien 112.

Geflügel, Meeresfrüchte, Fisch und Fleisch

Hühnerbrüstchen mit Tortillasoße
(4 Portionen)

In vielen Gegenden der Vereinigten Staaten sind mexikanische Restaurants mittlerweile populärer als italienische. In Deutschland ist das zwar nicht der Fall, man findet in den größeren Städten jedoch meist auch ein mexikanisches Restaurant. Aber vielleicht möchten Sie ja die mexikanische Küche einmal kennenlernen und das folgende Rezept zubereiten. Man kann es gut vorbereiten und auch ohne Probleme wieder erhitzen.

Zutaten:

450 g entbeinte und enthäutete Hühnchenbrust
4 Teelöffel Chilipulver
1/2 Teelöffel Salz
2 Knoblauchzehen, gehackt
1/2 Tasse gehackte Zwiebeln
1 Tomate, gehackt
1 mittelgroße Maistortilla, in kleine Stückchen zerteilt
1 Eßlöffel Tomatenpüree

1/8 Teelöffel zerkleinerter Kümmel
1 Tasse Hühnerbrühe
1 Eßlöffel gehackter, frischer Koriander
1/4 Avocado, zerdrückt
4 Eßlöffel Joghurt-Frischkäse (vgl. Seite 404)
2 Eßlöffel gehackte Tomaten
2 Tassen gekochter, weißer Reis

Zubereitung:

1. Die Hühnerbrüstchen würzen und zwar mit 2 Teelöffeln Chilipulver und einem halben Teelöffel Salz. Einen nicht haftenden Bräter oder eine entsprechende Bratpfanne auf mittlere Hitze bringen und die Hühnerbrüstchen hineingehen. Von beiden Seiten anbraten, bis sie eine schöne braune

Farbe annehmen. Das dauert etwa 10 Minuten. Die Hühnerbrüstchen aus der Pfanne nehmen und beiseite stellen.

2. Den Bräter nochmals heiß machen und den Knoblauch, die Zwiebeln und die Tomaten beigeben. 4 Minuten lang leicht dünsten lassen. Die Tortilla-stücke, das Tomatenpüree, den gehackten Kümmel und die verbleibenden 2 Teelöffel Chilipulver hinzugeben.

3. Die Hühnerbrühe beigeben, und das Ganze zum Simmern bringen. 15 Minuten lang köcheln lassen. Von der Hitze nehmen und das Ganze in einen Mixer geben. Den Koriander beigeben sowie das Salz und die Masse pürie-ren, bis sie ganz geschmeidig ist.

4. Die Hühnerbrüstchen wieder in den Bräter zurücklegen und die Soße über das Fleisch gießen. Bei geringer Hitze erwärmen und die Soße zum Kochen bringen. Die Hitze wieder zurücknehmen und 4 Minuten köcheln, bis die Hühnerbrüstchen heiß genug und durchgebraten sind.

5. Die Hühnerbrüste auf vier Teller verteilen und garnieren: mit der Avocado, dem Joghurt-Frischkäse und den Tomaten. Sie können dieses Gericht zu warmem Reis reichen.

Pro Portion: Fett 7 g, Ballaststoffe 4 g, Eiweiß 33 g, Kohlenhydrate 40 g, Natrium 686 mg. Kalorien 357.

Mexikanische Tortilla-Lasagne
(8 Portionen)

Dieses Gericht ist mit der italienischen Lasagne sehr eng verwandt. An der Stelle der Nudeln nimmt man hier Tortillas und statt Tomaten eine Salsa. Sie wird genauso wie die italienische Version in einer feuerfesten Auflaufform geschichtet. Sollten Sie sie noch weiterhin im Kühlschrank aufbewahren oder gar einfrieren wollen, so tun Sie das, ohne sie vorher abzubacken.

Zutaten:

450 g entbeinte und enthäutete Hühnerbrüstchen, in 2-cm-Würfel geschnitten
2 Tassen Pilze, in Scheiben geschnitten

1 Zwiebel, gehackt
2 grüne Paprika, von den Samen gesäubert und in Würfel geschnitten
2 Eßlöffel Jalapeño-Pfeffer,

die Samen entfernt und   *3 große Mehltortillas*
zerkleinert   *50 g Greyerzer-Käse*
2 Tassen Bohnen (Pintobohnen,   *1 Tasse Salsa*
falls vorhanden), abgetropft
(es gibt sehr gute Dosenware)

Zubereitung:
1. Einen ofenfesten Bräter sehr stark erhitzen und mit nichthaftendem Pflanzenölspray aussprühen. Das Hühnchenfleisch hineinlegen und dünsten, bis es von allen Seiten schön braun ist. Aus der Pfanne herausnehmen und beiseite stellen.
2. Die Pilze, die Zwiebeln, den Paprika und den Jalapeño-Pfeffer in die Pfanne geben und einige Minuten lang dünsten lassen, bis die Zwiebeln glasig werden.
3. Die Bohnen in die Pfanne geben und gut erhitzen. Mit Hilfe eines Spachtels oder einer Gabel die Bohnen während des Erhitzens immer wieder zerquetschen, bis sie in dem Bräter so etwas wie einen Kuchenteig bilden. Geben Sie die Hälfte des gekochten Gemüses zu den Bohnen, und vermischen Sie es gut. Von der Kochstelle nehmen und beiseite stellen.
4. Den Ofen auf 180° erhitzen, den Bräter säubern bzw. eine feuerfeste Auflaufform verwenden und leicht mit nichthaftendem Pflanzenölspray auskleiden. Den Boden der Form mit einer der vier Tortillas bedecken. Die Bohnen hinzufügen und die Gemüsemixtur ebenfalls darüberschichten. Mit der Hälfte des geriebenen Käses überdecken.
5. Eine weitere Tortilla in die Form geben, das Hühnerfleisch und die verbleibenden Gemüse darauflegen. Etwa mit der Hälfte der Salsa das Fleisch bedecken.
6. Nun die letzte Tortilla nehmen und darauflegen. Obendrauf eine Lage der restlichen Salsa geben und zum Schluß mit der zweiten Hälfte des geriebenen Käses bestreuen.
7. Die Form in den Ofen stellen und 35 Minuten backen lassen. Aus dem Ofen herausnehmen, in acht Kuchenstücke schneiden und heiß servieren.

Pro Portion (1 Kuchenstück): Fett 5 g, Ballaststoffe 7 g, Eiweiß 21 g, Kohlenhydrate 28 g, Natrium 223 mg. Kalorien 236.

Zitronenbarsch
(4 Portionen)

Man kann für dieses Rezept entweder den Snapper bzw. Schnappbarsch verwenden, aber auch alle anderen Barschsorten. Es bietet Ihnen die Möglichkeit, ganz rasch einen wunderbar leckeren Fisch zuzubereiten. Sollten Sie keinen Barsch bekommen können, so können Sie auch Heilbutt oder andere Fische nehmen, die ein schönes, festes, weißes Fleisch haben.

Zutaten:

4 gesäuberte Barschfilets
ohne Haut à 120 g
1 Orange
1 Grapefruit
1/4 Tasse Semmelbrösel
1 1/2 Teelöffel Olivenöl

1 Teelöffel Zitronensaft
2 Eßlöffel gehacktes, frisches
Basilikum oder frische Petersilie
1/2 Teelöffel Salz
1/4 Tasse Weißwein
1/4 Tasse Magermilchpulver

Zubereitung:
1. Den Ofen auf etwa 180° vorheizen.
2. Fischfilet in der Backform verteilen. Die Orange und die Grapefruit schälen und in Stücke schneiden. Dann abwechselnd um den Fisch herum arrangieren.
3. Semmelbrösel, das Olivenöl, den Zitronensaft, das Basilikum oder die Petersilie, das Salz vermischen und diese Masse über die Fischfilets und die Zitrusfrüchtestückchen verteilen.
4. Mit dem Weißwein den Boden der Backform begießen. Nahezu 15 Minuten backen, bis der Fisch gut durch und außen schön braun geworden ist.
5. Geben Sie den Fisch und die Früchte auf die Teller. Und gießen Sie die Flüssigkeit aus der Form in einen kleinen Topf, und bringen Sie sie zum Köcheln. Lassen Sie das Ganze 3–5 Minuten simmern, nehmen Sie den Topf von der Kochstelle, und geben Sie das Milchpulver dazu. Gießen Sie die Soße über den Fisch, und servieren Sie das Gericht.

Pro Portion: Fett 4 g, Ballaststoffe 2 g, Eiweiß 26 g, Kohlenhydrate 13 g, Natrium 405 mg. Kalorien 193.

Gegrillte Shrimps auf marinierten Gurken
(4 Portionen)

Bei diesem Rezept handelt es sich um ein wunderbares Sommergericht, das besonders leicht zu machen ist. Man kann es sehr gut mit Salat und Reis servieren.

Zutaten:

1 große Gurke, geschält und	*1 Eßlöffel gehackter Dill*
in dünne Scheiben geschnitten	*450 g große Shrimps, ohne Schale*
1/2 Teelöffel Salz	*60 g Grillsoße nach Westernart*
1/2 Eßlöffel Weißweinessig	*4 1/2 Portionen Maispudding*
2 Teelöffel Zucker	*(vgl. Seite 345)*

Zubereitung:
1. Gurkenscheiben und Salz vermischen. In einer Schüssel abdecken und in den Kühlschrank stellen, um das Ganze 1 Stunde marinieren zu lassen. Den Gurkensaft abgießen und den Weißweinessig, den Zucker und den Dill beigeben.
2. Den Backofen oder Grill vorheizen. Die Shrimps mit 4 Bambussprossen aufspießen, mit einer kleinen Menge Grillsoße bedecken und 2 Minuten lang grillen, bis die Soße zu karamelisieren beginnt. Drehen Sie die Spieße um, und wiederholen Sie das Ganze 2 Minuten lang für die zweite Seite. Geben Sie nochmals Soße darauf, und wiederholen Sie den Bräunungsprozeß erneut, bis die Shrimps gut durch sind (insgesamt braucht man dazu etwa 6 Minuten).
3. Verteilen Sie das Gurkenbett auf vier Teller, und legen Sie die Spießchen obendrauf. Servieren Sie dieses Gericht mit Salat aus schwarzen Bohnen und Maispudding.

Pro Portion: Fett 7 g, Ballaststoffe 8 g, Eiweiß 35 g, Kohlenhydrate 50 g, Natrium 1,093 mg. Kalorien 398.

Cioppino
(4 Portionen)

Cioppino ist ein Fischeintopf, der von Natur aus sehr wenig Fett hat, aber mit viel Geschmack die Genießer erfreut. Dieses Gericht eignet sich auch sehr gut für Einladungen und Partys, weil Sie es einschließlich des zweites Schrittes vorbereiten können. Der Fischauflauf läßt sich im Kühlschrank aufheben, und man braucht ihn erst einige Minuten, bevor man ihn servieren will, herauszunehmen und zu erwärmen. Sobald die Gäste Platz genommen haben, bringen Sie das Ganze noch einmal zum Köcheln, und geben Sie die Meeresfrüchte zum Schluß dazu. Das ist schon alles. Dieses Gericht können Sie mit einem gemischten Salat und mit Brotcroûtons mit rotem Paprika servieren.

Zutaten:

1 1/2 Teelöffel Olivenöl
1 Knoblauchzehe, zerquetscht
1 Stange Lauch (nur die weißen
und hellgrünen Teile verwenden),
in der Mitte aufschlitzen, säubern
und in dünne Streifen schneiden
1/2 roter Paprika,
von den Samen befreit und gewürfelt
1/2 grüner Paprika,
von den Samen befreit und gewürfelt
1 Fenchelknolle,
in feine Streifen geschnitten
(Kraut aufheben)
1 Eßlöffel Tomatenpüree
1/2 Tasse Weißwein
1 Teelöffel Safran
2 Tassen Muschel- oder Fischfond
1 1/2 Teelöffel abgeriebene
Orangenschale

8 kleine, rote Kartoffeln,
gut abgebürstet und in Würfel
geschnitten, wahlweise kann man
auch normale Kartoffeln verwenden
1 Tomate, von der Haut befreit,
ebenso von den Samen und gehackt
1 Teelöffel Salz
1/4 Teelöffel weißer Pfeffer
1/4 Tasse frischer Estragon
1 Eßlöffel gehacktes Fenchelkraut
2 Eßlöffel gehacktes,
frisches Basilikum
12 Venusmuscheln, gewaschen
12 Miesmuscheln, gewaschen
12 Riesengarnelen, ohne Schale
und gewaschen
1/2 Pfund frischer Thunfisch
Barschfilet oder Rotbarsch,
in 2-cm-Stücke geschnitten

Zubereitung:
1. Olivenöl nicht zu stark erhitzen, und zwar in einem mittelgroßen Schmortopf, und Knoblauch sowie den Lauch beigeben. Sautieren lassen, bis der
   Lauch schön weich wird (4 Minuten etwa). Den Pfeffer, den Fenchel, das
   Tomatenpüree hinzufügen und 3 Minuten lang weiterköcheln lassen.
2. Den Wein, den Safran, Muschel- oder Fischfond, die Orangenschale und die
   Kartoffeln hinzufügen und köcheln lassen, bis die Kartoffeln weich sind,
   ungefähr 20 Minuten lang.
3. Die Tomaten, die Gewürze und Kräuter einstreuen und köcheln lassen,
   bis die Muscheln sich geöffnet haben (das dauert etwa 1 Minute). Das
   gewürfelte Fischfilet hinzugeben. In vier Portionen teilen und sofort servieren.

Pro Portion: Fett 6 g, Ballaststoffe 4 g, Eiweiß 26 g, Kohlenhydrate 32 g,
Natrium 1,032 mg. Kalorien 281.

Rindfleisch-Bier-Eintopf mit kleinen Klößchen
(6 Portionen)

Dieser herzhafte Eintopf, der sehr wenig Fett enthält, wird sicher diejenigen
unter Ihnen erfreuen, die gerne Fleisch essen. Da man dieses Gericht sehr gut
wieder erwärmen kann, sollten Sie stets eine große Menge davon zubereiten
und einen Teil in den Gefrierschrank stellen (sorgen Sie dafür, daß die Klößchen in der Brühe verschwunden sind).

Zutaten:

1/4 Tasse Vollkornweizenmehl
1 Teelöffel Salz
1/2 Teelöffel schwarzer Pfeffer
knapp 1 1/2 Pfund sehr mageres
Rindfleisch,
in mittelgroße Würfel geschnitten
1 Teelöffel Färberdistelöl
3 Zwiebeln, in Ringe geschnitten
4 Knoblauchzehen, zerquetscht

2 Flaschen Bier
1 Lorbeerblatt
1/2 Teelöffel frischer Thymian oder
1/4 Teelöffel getrockneter Thymian
1 Teelöffel frischer Rosmarin oder
ein 1/2 Teelöffel getrockneter
Rosmarin
1 Teelöffel brauner Zucker

für die Klößchen:
8 Scheiben Sauerteigbrot,
in Würfel geschnitten
¹/₂ Tasse Mehl
1 Teelöffel Backpulver

¹/₂ Tasse Magermilch
3 Eiweiß
¹/₂ Teelöffel Salz
¹/₂ Tasse gehackte Schalotten
2 Teelöffel gehackte Petersilie

Zubereitung:
1. Ofen auf fast 200° vorheizen.
2. Mehl, Salz, Pfeffer vermischen und die Rindfleischwürfel darin wenden.
3. Öl erhitzen und in einem nichthaftenden Bräter auf sehr hohe Hitze bringen. Das Rindfleisch hineingeben und von allen Seiten braun braten. Wenn das Fleisch braun ist, nehmen Sie es wieder aus dem Bräter heraus und braten den nächsten Schwung Rindfleisch an.
4. Wenn die letzte Portion Rindfleisch auch angebraten ist, nehmen Sie auch dieses aus der Pfanne und geben Knoblauch und Zwiebeln hinzu. Reduzieren Sie die Hitze auf niedrige Stufe. Dünsten Sie die Zwiebeln so lange, bis sie eine schöne, hellbraune Farbe angenommen haben und sie sehr weich sind. Das dauert etwa 10 Minuten.
5. Legen Sie das Rindfleisch zurück in den Bräter, und geben Sie das Bier hinzu. Das Lorbeerblatt, der Thymian, der Rosmarin und der braune Zucker folgen. Decken Sie das Ganze gut ab, und stellen Sie den Bräter in den Ofen. 1 – 1 ¹/₂ Stunden sollte nun das Fleisch im Ofen verbleiben, aber nicht so lange, daß es auseinanderfällt. Nehmen Sie alles aus dem Ofen heraus, entfernen Sie das Lorbeerblatt. Geben Sie die Gewürze hinzu, soviel Salz und Pfeffer, wie Sie gerne möchten.
6. Die Klößchen bereitet man folgendermaßen zu: Geben Sie das Brot in eine Schüssel, und vermischen Sie es gut mit dem Mehl und dem Backpulver. Fügen Sie die Milch hinzu, die Eiweiße, das Salz, die Schalotten und die Petersilie. Mischen Sie alle Zutaten gut durch, und lassen Sie das Ganze 5 Minuten stehen. Dann mischen Sie nochmals alles durch. Formen Sie aus dem Teig kleine Kugeln, die in etwa die Größe einer Walnuß haben, und legen Sie sie auf ein Tablett.
7. Fügen Sie die Klößchen hinzu, und lassen Sie den Eintopf noch etwas köcheln. So lange, bis die Klößchen gar sind und einen Teil der Flüssigkeit des Eintopfes aufgenommen haben. Etwa 10 Minuten lang. Servieren Sie das Gericht heiß.

Pro Portion: Fett 11 g, Ballaststoffe 3 g, Eiweiß 41 g, Kohlenhydrate 48 g, Natrium 944 mg. Kalorien 490.

Wildbraten mit Ingwersoße
(8 Portionen)

Wild schmeckt köstlich, und man weiß, daß Wild gesund ist, weil es sehr wenig Fett hat. Zur Saison bekommt man dieses Fleisch fast überall, und es schmeckt dann sehr, sehr gut.

Dieses Gericht ist auch bestens geeignet, wenn man noch nie ein Wildgericht probiert hat oder eigentlich Wild nicht so gerne mag, weil der Wein und der Essig aus der Marinade den Wildgeschmack etwas abmildern.

Reichen Sie 300 g Eiernudeln dazu oder Spätzle (vgl. Seite 299) sowie gedünsteten Rotkohl (vgl. Seite 342).

Zutaten:

knapp 2 Pfund Wild, Rücken
oder Keule
1 Zwiebel, gehackt
1 Möhre, gehackt
1 Stück Sellerie, gehackt
5 Knoblauchzehen, geschält
2 Tassen Rotwein
2 Eßlöffel Rotweinessig
1 Teelöffel Salz
1 Teelöffel schwarze Pfefferkörner

2 Lorbeerblätter
1/2 Teelöffel Thymian
1 Eßlöffel gewürfelte oder
gehackte Petersilienwurzel
1 Eßlöffel Färberdistelöl
2 Eßlöffel Tomatenpüree
1 Tasse Hühner- oder
Rinderbrühe
1/2 Tasse Ingwerplätzchen,
in der Kaffeemühle fein gemahlen

Zubereitung:

1. Säubern Sie das Wild von allem Fett, das sichtbar ist, und schneiden Sie alle Sehnen weg. Geben Sie das Fleisch in einen ausreichend großen Schmortopf oder Bräter mit fest verschließbarem Deckel. Die Zwiebeln, Möhren, Sellerie, Knoblauch, Wein, Essig, Salz, Pfefferkörner, Lorbeerblatt, Thymian und Petersilienwurzel beigeben. Gut zudecken und in den Kühlschrank stellen. 48 Stunden marinieren lassen, wobei Sie das Wild zweimal täglich wenden sollten.

2. Ofen auf 180° vorheizen.
3. Das Wild aus der Marinade nehmen und die festen Bestandteile von den flüssigen trennen. Beides aufheben.
4. In einem großen Bräter Öl erhitzen, und zwar sollte das Öl sehr heiß werden. Von allen Seiten den Braten gut anbräunen. Das Fleisch wieder herausnehmen und beiseite stellen. Die abgesiebten festen Teile von der Marinade hernehmen und mit den Gemüsen hellbraun dünsten. Das Tomatenpüree hinzufügen, auf die Hälfte reduzieren lassen und die Hitze auf ein Minimum zurücknehmen. Weiter sautieren lassen, bis das Tomatenpüree braun wird und sich mit den anderen Gemüsen verbindet.
5. Legen Sie das Fleisch in den Schmortopf oder Bräter, und geben Sie ebenso die Brühe hinzu und bringen sie zum Kochen. Nehmen Sie dann die Hitze wieder zurück, und lassen Sie das Ganze leicht simmern. Der Topf sollte stets geschlossen bleiben.
6. Geben Sie anschließend den Bräter in den Ofen, und dünsten Sie das Fleisch 1 – 1 ½ Stunden bzw. bis das Wild schön weich geworden ist. Nehmen Sie das Fleisch aus dem Topf, und passieren Sie die Soße durch. Entfernen Sie alle im Sieb verbleibenden Stückchen.
8. Lassen Sie die Flüssigkeit jetzt nochmals köcheln, und rühren Sie mit einem Schneebesen die Ingwerplätzchenkrümel darunter. Jetzt noch 10 Minuten köcheln und dann die Gewürze beigeben.
9. Schneiden Sie das Wild in dünne Scheiben, und arrangieren Sie es auf einer Servierplatte. Gießen Sie etwas Soße über das Fleisch, und servieren Sie es gleich.

Pro Portion: Fett 8 g, Ballaststoffe 2 g, Eiweiß 41 g, Kohlenhydrate 27 g, Natrium 387 mg. Kalorien 351.

Gedünstete und gefüllte Rinderroulade
(6 Portionen)

Obwohl dieses Rezept nach viel Arbeit aussieht, ist es dennoch ziemlich simpel umzusetzen. Sie sollten es allerdings einmal durchlesen, bevor Sie mit dem Kochen anfangen. Damit Ihnen die Bedenken vor der schwierigen Zubereitung gleich genommen werden, ist das auf jeden Fall anzuraten. Dieses

Gericht gehört zu denen, die noch besser schmecken, wenn man sie am zweiten Tag wieder erwärmt. Man kann es auch einfrieren, und zwar solange es noch nicht vorgeschnitten ist.

Zutaten:

1400 g Rinderrouladen, von allem
Fett und allen Sehnen befreit
1 Zwiebel, gehackt
1 Stück Sellerie, gehackt
2 Knoblauchzehen, gehackt
1 Lorbeerblatt
¹/₂ Teelöffel gehackter,
frischer Thymian
¹/₂ Teelöffel gehackter
frischer Rosmarin
10 Scheiben italienisches Brot
(Weißbrot)

2 Eiweiß
1 Teelöffel Salz
¹/₄ Teelöffel weißer Pfeffer
¹/₄ Tasse gehackte Petersilie
1 Eßlöffel Tomatenpüree
¹/₂ Tasse Rotwein
2 Tassen Rinderbrühe
2 Eßlöffel Maisstärke (in einer
kleinen Menge Wasser aufgelöst)
¹/₄ Tasse gehackte Kräuter
(Petersilie, Estragon, Schnittlauch,
Kerbel)

Zubereitung:
1. Säubern Sie die Rinderrouladen von allem Fett, das Sie sehen können. Heben Sie die abgeschnittenen Stücke auf.
2. Kleiden Sie einen Bräter mit einem nichthaftenden Pflanzenölspray aus und lassen ihn sehr heiß werden. Geben Sie die Zwiebeln, den Sellerie und den Knoblauch hinzu, und dünsten Sie das Ganze einige Minuten lang, bis die Zwiebeln glasig geworden sind. Geben Sie das Lorbeerblatt, den Thymian, den Rosmarin hinzu, und nehmen Sie den Topf von der Kochstelle. Gießen Sie die Gemüse auf eine Platte, und lassen Sie sie abkühlen. Nehmen Sie das Lorbeerblatt heraus.
3. Heizen Sie den Ofen auf etwa 200° vor. Schneiden Sie das Brot in Würfelchen, und verteilen Sie es auf einem Backblech. Backen Sie das Brot so lange, bis es goldbraun getoastet ist. Herausnehmen und beiseite stellen.
4. Geben Sie die abgeschnittenen Fettstückchen in einen Mixer, und zerhakken Sie sie dort zu einem groben Teig.
5. Das gekochte Gemüse, das getoastete Brot, das gehackte Fleisch, Eiweiß, Salz, Pfeffer und Petersilie in einer Schüssel vermischen. Die Mischung mit der Hand durcharbeiten, bis sich alles gut miteinander verbunden hat und

eine homogene Masse bildet. Die Brotwürfel müssen aber noch immer gut zu erkennen sein.

6. Die Füllung auf die schön dünn geklopften Rouladen geben und fest zusammenrollen, so daß sich die Füllung gleichmäßig auf die ganze Länge der Roulade verteilen kann. Nehmen Sie einen Bindfaden, um die Roulade fünf- bis sechsmal zu umwickeln. Auf diese Art und Weise hält sie schön fest zusammen.

7. Den Backofen auf 180° erhitzen.

8. Einen ofenfesten Bräter oder eine ofenfeste Form gut erhitzen. Dünn mit einem nichthaftenden Pflanzenölspray auskleiden. Die Rouladen von allen Seiten braun anbraten. Die Hitze etwas wegnehmen und das Tomatenpüree hinzugeben. Benutzen Sie einfach die Rouladen selbst, um das Tomatenpüree im Topf gleichmäßig zu verteilen, und lassen Sie es so lange braun brutzeln, bis es süßlich schmeckt. Den Wein hinzugeben und auch die Rinderbrühe und das Ganze nochmals zum Simmern bringen. Den Topf fest verschließen und 1 Stunde lang im Ofen lassen, wobei man die Rouladen von Zeit zu Zeit wenden sollte. Ist das Fleisch gar, nehmen Sie es aus dem Ofen und lassen es in seinem eigenen Saft etwa 15 Minuten lang ruhen. Nun die Rouladen vorsichtig auf ein Schneidebrett heben und den Schmortopf stark erhitzen und zum Kochen bringen. Mit dem Schneebesen aufschlagen und die Maisstärke unterrühren. Die Hitze reduzieren und das Ganze simmern lassen. Von der Kochstelle nehmen und die Kräuter hinzufügen. Anschließend würzen: mit Salz und Pfeffer, je nach Geschmack.

9. Die Rouladen auf die Teller verteilen und eine kleine Menge Soße darübergießen. Die restliche Soße in der Sauciere reichen.

Pro Portion: Fett 7 g, Ballaststoffe 2 g, Eiweiß 32 g, Kohlenhydrate 34 g, Natrium 610 mg. Kalorien 338.

Gebackener und gefüllter Kürbis
(4 Portionen)

Dieses Gericht bringt Ihnen die Aromen des mittleren Ostens in die Küche. Servieren Sie es mit einem einfachen grünen Salat oder mit Polenta bzw.

Gemüse. Wenn Sie möchten, können Sie auch statt Lamm mageres Rindfleisch, Schweinefleisch oder Kalbfleisch verwenden.

Zutaten:

4 mittelgroße gelbe Kürbisse oder Zucchini

¹/₄ Tasse gehackte Zwiebeln

2 Knoblauchzehen, zerquetscht

¹/₂ Tasse gehackte Rosinen

2 Tassen gekochter, ungeschälter brauner Reis

1 Eßlöffel Pinienkerne, geröstet und gehackt

¹/₂ Pfund mageres Lammhack (bitten Sie Ihren Metzger, Ihnen Hackfleisch von der Haxe zu machen)

2 Eßlöffel gehackter Koriander oder Petersilie

1 Teelöffel Currypulver

1 Teelöffel Salz

¹/₄ Teelöffel schwarzer Pfeffer

2 Eßlöffel geriebener Parmesan

Zubereitung:

1. Den Kürbis oder die Zucchini der Länge nach durchschneiden und die Samenkörner sorgfältig ausheben. Das kann man mit einem Teelöffel sehr gut machen, und somit erhalten die Kürbisse bzw. Zucchinihälften das Aussehen eines kleinen Bootes. Das Fruchtfleisch und die Samenkörner aufheben. Schneiden Sie sich die Unterteile der Hälften so zurecht, daß man sie gut auf eine Platte setzen kann, und arrangieren Sie sie darauf.

2. Das Fruchtfleisch grob hacken und auch die Samenkörner, entweder mit einem Messer oder indem man das Ganze in einen Mixer gibt. Erhitzen Sie einen mittelgroßen Schmortopf, und zwar bei niedriger Wärmezufuhr. Geben Sie die Zwiebeln, den Knoblauch und den gehackten Kürbis hinzu. So lange dünsten, bis das Ganze gar ist. Legen Sie die Masse auf eine Platte, und geben Sie sie in den Kühlschrank, ungefähr 30 Minuten.

3. Den Ofen auf 200° vorheizen.

4. Nehmen Sie eine Schüssel und geben Sie die Rosinen, den Reis, die Pinienkerne, das Lammfleisch, den Koriander oder die Petersilie hinzu, ebenso das Currypulver, Salz, Pfeffer sowie das gekochte und kühlgestellte Gemüse. Mischen Sie alles gut durch, so lange, bis Sie eine schöne, gleichmäßige Struktur in der Masse haben.

5. Teilen Sie die Füllung in die Mulden der 8 Kürbis- bzw. Zucchinihälften auf. Bestreuen Sie sie mit Parmesan, und backen Sie das ganze 25 Minuten lang bzw. bis die Kürbisschiffchen gar sind.

Pro Portion (2 Kürbishälften): Fett 8 g, Ballaststoffe 6 g, Eiweiß 22 g, Kohlenhydrate 48 g, Natrium 631 mg. Kalorien 338.

Schweinefilets mit Brombeerglasur
(4 Portionen)

Die etwas herbe Brombeersoße unterstützt in besonderer Weise das Aroma des Schweinefleisches. Geeignete Beilagen sind ein Kartoffelpüree aus süßen oder normalen Kartoffeln mit Ingwer und der mit Orangen glasierte Spargel (vgl. Seite 341).
Im Sommer können Sie sehr schön das in Scheiben geschnittene, glasierte Schweinefilet kalt servieren.
Für dieses Rezept brauchen Sie auch wieder eine Grillpfanne, wie sie schon im Rezept für die Fussilli mit dem gegrillten Hähnchen und der roten Paprikasoße vorgestellt wurde (vgl. Seite 393).

Zutaten:

450 g Schweinefilet,	*¹/₂ Tasse Brombeerketchup*
von allem sichtbaren Fett und	*(vgl. Seite 388)*
allen Sehnen gesäubert	*3 Tassen Süßkartoffelpüree*
¹/₄ Teelöffel Salz	*mit Ingwer*
1 Prise schwarzer Pfeffer	*24 Spargelstangen (4 Portionen),*
	mit Orange glasiert

Zubereitung:
1. Den Ofen auf 180° vorheizen.
2. Das Schweinefilet mit Pfeffer und Salz würzen. Die Grillpfanne sehr stark erhitzen und dünn mit nichthaftendem Pflanzenölspray auskleiden. Das Schweinefilet in die Pfanne legen und so lange braten, bis es schön braun wird, ungefähr 4 Minuten lang. Um 90 Grad drehen und weiterbraten. Wiederholen Sie diesen Vorgang, bis das Schweinefilet rundherum schön braun ist.
3. Setzen Sie das Schweinefilet auf ein Grillgitter, stellen Sie ein Gefäß darunter, damit der Bratensaft aufgefangen werden kann. Bepinseln Sie das Schweinefilet großzügig mit Brombeerketchup, behalten Sie aber noch etwas davon zurück, und grillen Sie das Fleisch weitere 20 Minuten. Von

Zeit zu Zeit sollten Sie noch etwas Ketchup nachpinseln, so lange, bis man das Gefühl hat, daß das Fleisch kaum nachgibt, wenn man draufdrückt. Andere Methode: Sie können ein Thermometer benutzen, und das Fleisch muß, wenn es gar ist, in der Mitte etwa 90° aufweisen. Nehmen Sie das Schweinefleisch aus dem Ofen, und lassen Sie es etwas abkühlen. In der Zwischenzeit erhitzen Sie bitte den restlichen Ketchup.

4. Schneiden Sie das Schweinefleisch in Scheiben, und arrangieren Sie es auf vier vorgewärmten Eßtellern. Entfernen Sie den gesamten Bratensaft und alles, was von dem Fleisch heruntergetropft ist, aus der Auffangpfanne, und geben Sie es zu dem Brombeerketchup hinzu. Rühren Sie gleichmäßig. Gießen Sie anschließend die warme Soße über das Schweinefilet, und servieren Sie das Fleisch mit Süßkartoffelpüree und Spargel.

Pro Portion: Fett 11 g, Ballaststoffe 6 g, Eiweiß 32 g, Kohlenhydrate 59 g, Natrium 724 mg. Kalorien 447.

Hackfleischbraten mit getrockneten Tomaten und Basilikumsoße
(6 Portionen)

Der gute, alte Hackfleischbraten einmal anders. Hier nehmen wir Kalbshackfleisch und wunderschön aromatische, getrocknete Tomaten.

Zutaten:

1/2 Tasse getrocknete Tomaten
1 Tasse kochendes Wasser
1/2 Tasse Magermilch
1/2 Tasse gehackte Zwiebeln
2 Knoblauchzehen, zerquetscht
2 Tassen Semmelbrösel aus Voll-
kornweizenbrot (4 Scheiben)
450 g Kalbshack (achten Sie darauf,
daß es sich bei dem Fleisch um
95 Prozent mageres Fleisch handelt,
oder kaufen Sie ein Stück Kalb-

fleisch und bitten Sie Ihren Metzger,
alles Fett abzuschneiden, bevor er es
zerkleinert)
1/2 Teelöffel Salz
1/4 Teelöffel schwarzer Pfeffer
2 Eiweiß
1/2 Tasse gehacktes Basilikum
1 Eßlöffel Stärke, in ein wenig
Hühnerbrühe oder Wasser aufgelöst
3 Tassen Pilaw mit braunem Reis
(vgl. Seite 316)

Zubereitung:
1. Geben Sie die getrockneten Tomaten in eine kleine Schüssel, und gießen Sie das kochende Wasser darüber. Lassen Sie das Ganze weichen, bis alles abgekühlt ist. Durch ein Sieb geben und das Wasser entfernen. Die Tomaten nun hacken.
2. Den Ofen auf 200° vorheizen.
3. Bringen Sie einen Schmortopf auf mittlere Hitze, geben Sie einen Eßlöffel Magermilch sowie die Zwiebeln und den Knoblauch dazu. Einige Minuten dünsten lassen, bis die Zwiebeln glasig sind. Restliche Milch hinzugeben und mittlere Hitze beibehalten. Die Brotkrümel beifügen und den Schmortopf von der Kochstelle nehmen. Jetzt gleichmäßig rühren, bis Sie eine dicke Paste erhalten. Geben Sie die Masse auf einen Eßteller, und lassen Sie sie abkühlen.
4. Nehmen Sie nun eine große Schüssel, geben Sie die gehackten Tomaten, die Brotpaste, das Kalbfleisch, Salz, Pfeffer, die Eiweiße und die Hälfte des Basilikums hinein. Mischen Sie das Ganze gut durch, bis Sie einen gleichmäßigen Teig erhalten.
5. Geben Sie die Masse in eine ausreichend große Bratpfanne, und formen Sie einen rechteckigen Brotlaib daraus.
6. Backen Sie diesen 30 – 35 Minuten lang, so lange eben, bis im Inneren des Fleisches 90° erreicht sind.
7. Heben Sie den Fleischlaib aus der Bratpfanne.
8. Geben Sie den Bratensaft und den Bratensatz aus der Pfanne in einen kleinen Schmortopf, und bringen Sie das Ganze zum Kochen. Rühren Sie mit dem Schneebesen kräftig durch, und dicken Sie mit der Stärke-Wasser-Mischung die Soße an. Geben Sie nur so viel dazu, daß die Soße eine gute Konsistenz aufweist. Von der Kochstelle nehmen und das restliche Basilikum darüberstreuen. Würzen Sie noch etwas nach, falls es nötig ist.
9. Schneiden Sie den Fleischlaib in sechs Scheiben, und servieren Sie ihn mit der Soße und dem Pilaw aus braunem Reis.

Pro Portion (1 Scheibe): Fett 7 g, Ballaststoffe 4 g, Eiweiß 23 g, Kohlenhydrate 40 g, Natrium 710 mg. Kalorien 309.

Kalbfleisch-Auberginen-Kasserolle
(6 Portionen)

Dieses Gericht lehnt sich an eine griechische Spezialität an, die man Moussaka nennt. Indem man die Auberginen grillt, statt in Öl brät, und indem man sehr vorsichtig in der Auswahl der Zutaten ist, kann man auch daraus ein relativ leichtes und wenig Fett enthaltendes Gericht herstellen.
Ich mag diese Version besonders gern, wenn man sie schon am Vortag vorbereitet. Man kann die Moussaka auch sehr viel leichter in Stücke schneiden, wenn sie abgekühlt ist. Dann läßt sie sich gut in der Mikrowelle erhitzen. Sehr nützlich kann es sein, den Teller noch einmal kurz in den Ofen bzw. in den Grill zu stellen, damit die Oberseite sehr schön knusprig wird. Das sollte man dann tun, wenn man es anschließend auch gleich essen möchte.

Zutaten:

1 große Aubergine,	*$1/8$ Teelöffel Allzweckgewürz*
ungefähr 900 g	*(Brühwürfel) bzw. Gemüsebrühe*
450 g gehacktes Kalbfleisch	*1 Lorbeerblatt*
1 Zwiebel, gehackt	*1 Teelöffel getrockneter Oregano*
4 Knoblauchzehen, zerquetscht	*$1/4$ Teelöffel Salz*
1 roter Paprika, gehackt	*$1/4$ Teelöffel schwarzer Pfeffer*
1 grüner Paprika, gehackt	*$1/4$ Tasse Mehl*
1 Tasse Tomatensoße	*$1 1/2$ Tassen Magermilch*
(vgl. Seite 395) oder	*$1/2$ Tasse geriebener Parmesan*
Tomaten aus der Dose	*$1/2$ Tasse gehacktes Basilikum*
$1/4$ Teelöffel Zimt	*3 Eiweiß*

Zubereitung:
1. Den Grill gut aufheizen. Die Aubergine der Länge nach in sehr dünne Scheiben schneiden. Die Auberginenscheiben auf dem Grillgitter von beiden Seiten bräunen lassen. Von der Hitze wegnehmen und beiseite stellen.
2. Einen Bräter oder eine Pfanne dünn mit nichthaftendem Pflanzenölspray auskleiden und das Kalbfleisch hineingeben. Sobald das Fleisch in die Pfanne gelangt, wird es ziemlich viel Flüssigkeit abgeben. Aber diese wird nach einiger Zeit verdampfen, und das Fleisch wird schön braun werden. Hakken Sie das Fleisch, während es braun wird, immer wieder zu kleinen

Klümpchen. Wenn das Kalbfleisch hellbraun ist, geben Sie die Zwiebeln, den Knoblauch und den Pfeffer hinzu. Dünsten Sie die Zwiebeln, bis sie glasig werden. Geben Sie dann die Tomatensoße, den Zimt, die Gemüsebrühe, das Lorbeerblatt, den Oregano, das Salz und den Pfeffer hinzu. Bringen Sie das Ganze zum Köcheln, und kochen Sie es 15 Minuten lang. Sie sollten aber ständig umrühren, damit nichts anbrennt. Nehmen Sie den Topf von der Kochstelle, entfernen Sie das Lorbeerblatt, und stellen Sie ihn beiseite.

3. Das Mehl und die Milch verrühren, in ein kleines Töpfchen geben und auf mittlere Hitze bringen. Ständig umrühren, bis der Inhalt des Topfes anfängt dicklich zu werden und zu kochen beginnt. 15 Minuten lang leicht köcheln lassen und von der Kochstelle nehmen. Den Parmesankäse hinzugeben und das Basilikum einstreuen. Das Ganze sehr gut durchrühren. Die Eiweiße in eine kleine Schüssel geben und aufschlagen. Geben Sie die heiße Flüssigkeit über die Eier, aber schlagen Sie mit dem Schneebesen bei dieser ganzen Prozedur weiter. Beiseite stellen.

4. Den Ofen auf 200° vorheizen.

5. Eine entsprechend große Form mit einem nichthaftendem Pflanzenölspray auskleiden. Nun zuerst ein Drittel der gebräunten Auberginen in der Form verteilen, genauso, als würden Sie eine Lasagne herstellen. Ordnen Sie die Scheiben so an, daß sie noch etwas über den Rand der Form hinausgehen. Anschließend sollten Sie etwa die Hälfte der Fleischsoße in die Form geben und dünn verteilen. Eine weitere Lage mit dem nächsten Drittel der Auberginen belegen, so daß die Fleischsoße gerade eben bedeckt ist. Die restliche Fleischsoße dann daraufgeben und nochmals Auberginen drauflegen. Die überstehenden Seitenstücke bitte jetzt auch einklappen, damit alles schön abgedeckt ist. Zum Schluß die Käsesoße obendrauf gießen.

6. 1 Stunde lang backen, und zwar so lange, bis die Käsesoße hellbraun geworden ist. Aus dem Ofen nehmen und etwas abkühlen lassen, bevor man das Gericht in sechs Portionen aufteilt.

Pro Portion: Fett 6 g, Ballaststoffe 8 g, Eiweiß 25 g, Kohlenhydrate 27 g, Natrium 618 mg. Kalorien 249.

Gemüse und Gemüsesalate

Glasierter Spargel
(4 Portionen)

Anstelle von Butter können Sie sehr gut Citrusfrüchte nehmen, um den Gemüsen einen intensiven und angenehmen Geschmack zu verleihen. Versuchen Sie die Methode des Glasierens auch mit Brokkoli oder Kaiserschoten.

Zutaten:

24 mittelgroße Spargelstangen, geschält	*1 Eßlöffel abgeriebene Orangenschale*
1 Eßlöffel Wasser	*1 Teelöffel Stärke*
¹/₄ Tasse Hühnerbrühe	*¹/₄ Teelöffel Salz*
2 Eßlöffel Orangensaft	*1 Prise weißer Pfeffer*

Zubereitung:
1. Legen Sie den Spargel auf einen mikrowellenfesten Teller, und besprengen Sie ihn mit einem Eßlöffel Wasser. Decken Sie den Teller sehr gut mit Plastikfolie ab, und stellen Sie ihn beiseite.
2. Vermischen Sie die Hühnerbrühe, den Orangensaft, die Orangenschale, die Stärke, das Salz und den Pfeffer in einem kleinen Stieltopf, und bringen Sie diesen auf mittlere Hitze. Zum Kochen bringen und dann wieder von der Kochstelle nehmen.
3. Den Spargel in die Mikrowelle geben und auf höchster Stufe 2 Minuten lang garen oder so lange, bis der Spargel schön weich ist, aber noch bißfest und nicht matschig (oder geben Sie den Spargel in einen speziellen Spargeltopf bzw. kochen Sie ihn in sprudelnd kochendem Wasser ab. Man kann auch einen Dampfkochtopf dazu verwenden). Haben Sie den Spargel in der

Mikrowelle gegart, so nehmen Sie die Plastikfolie weg, und gießen Sie die überflüssige Flüssigkeit ab.

4. Gießen Sie die Orangensoße über den Spargel, und servieren Sie das Gericht.

Pro Portion (6 Spargelstangen): Fett 0 g, Ballaststoffe 1 g, Eiweiß 3 g, Kohlenhydrate 5 g, Natrium 182 mg. Kalorien 28.

Gedünsteter Rotkohl
(8 Portionen)

Das ist ein herzhaftes Gemüse. Genau das richtige, was man an einem kalten Herbst- oder Wintertag braucht.
Wenn man diese Beilage vorher fertig kocht, bis das Gemüse weich ist, so kann man es unbesehen einfrieren. Es schmeckt aufgewärmt auch sehr gut.

Zutaten:

1 schmaler Streifen magerer Speck, in kleine Würfel geschnitten	*1 Eßlöffel Rotweinessig*
1/2 Zwiebel, gehackt	*3 Eßlöffel brauner Zucker*
1 Knoblauchzehe, zerquetscht	*3 ganze Nelken*
900 g Rotkohl, dünn gehobelt	*1 kleine Kartoffel, geschält und*
1 Apfel, geschält, entkernt und in Würfel geschnitten	*dann in einem Mixer püriert oder auf einer Reibe gerieben*
1/2 Tasse Rotwein	*1 Teelöffel Salz*
	1/4 Teelöffel weißer Pfeffer

Zubereitung:
1. Nehmen Sie einen Schmortopf zur Hand, und bringen Sie ihn auf eine hohe Wärmestufe. Lassen Sie den Speck braten, bis die Stückchen schön braun und knusprig werden. Geben Sie die Zwiebeln und den Knoblauch dazu, und lassen Sie das Ganze einige Minuten dünsten, bis die Zwiebeln glasig werden. Fügen Sie den Kohl, den Apfel, den Wein, den Weinessig und die Nelken hinzu. Bei großer Hitze ständig umrühren, bis der Kohl etwas zusammenfällt und die Flüssigkeit zu köcheln anfängt. Gut abdecken und bei niedriger Hitze 20 – 25 Minuten dünsten lassen. Immer wieder umrühren.

2. Den Deckel abheben und unter ständigem Rühren das rohe Tomatenpüree hinzugeben. Den Kohl wieder zum Köcheln bringen und andicken lassen. 5 Minuten lang weiterkochen. Mit Salz und Pfeffer würzen, die Nelken entfernen und servieren.

Pro Portion (1/2 Tasse): Fett 2 g, Ballaststoffe 3 g, Eiweiß 2 g, Kohlenhydrate 18 g, Natrium 175 mg. Kalorien 89.

Möhrencustard
(10 Portionen)

Jedesmal, wenn ich dieses Gericht serviert habe, waren meine Gäste völlig überrascht und meinten:»Das schmeckt einfach zu gut, das kann nicht nur aus Karotten gemacht sein.«
Wenn Sie noch mehr Eindruck schinden wollen, können Sie die Custards in kleinen Einzelförmchen zubereiten und dann vor dem Servieren auf die einzelnen Teller stürzen. (45 Minuten lang im Backofen bei 150° vorwärmen.)

Zutaten:

700 g Möhren, geschält	*1 Eßlöffel Zucker*
und grob gehackt	*1/2 Teelöffel Salz*
4 Eiweiß	*1/8 Teelöffel weißer Pfeffer*
120 g haltbare Magermilch	

Zubereitung:
1. Die Karotten in leicht gesalzenem Wasser abkochen, bis sie weich sind, ungefähr 15 Minuten lang. Dann leicht abkühlen lassen.
2. Den Ofen auf 200° vorheizen.
3. Die Karotten durch ein Sieb passieren oder in einen Mixer geben und die übrigen Zutaten beifügen. Pürieren, bis sie eine schöne, gleichmäßige Konsistenz aufweisen.
4. In eine leicht gefettete Form geben.
5. Die feuerfeste Form in eine weitere, etwas größere Form hineinstellen und den Zwischenraum mit kochendem Wasser bis zu einer Höhe von 2 1/2 cm aufgießen. Die Formen in den Ofen stellen und 30 Minuten lang backen,

bis man ein Messer hineinstecken kann, ohne daß von der Masse etwas daran kleben bleibt.

6. Mit dem Löffel auf die Teller portionieren.

Pro Portion (ungefähr 6 Eßlöffel): Fett 0 g, Ballaststoffe 2 g, Eiweiß 3 g, Kohlenhydrate 10 g, Natrium 112 mg. Kalorien 50.

Orientalischer Karotten-, Orangen- und Rosinensalat
(10 Portionen)

Für alle, die die arabische Küche gern mögen, ist bestimmt der Karotten-Rosinensalat nichts Neues, aber er wird meist unnötig schwer zubereitet, indem man ein fettreiches Mayonnaisen-Dressing verwendet. Dieses Rezept kommt mit viel weniger Fett aus und ist daher auch wesentlich erfrischender – und dieser Salat ist überreich an Vitamin C. Unsere Testkoster waren begeistert. Dieser Salat hält sich einige Tage im Kühlschrank.

Zutaten:

2 Orangen
1 Teelöffel geriebene Orangenschale
450 g Möhren, geschält und
sehr fein gerieben
1 Knoblauchzehe, zerquetscht
1/2 Teelöffel gehackter Kümmel

1 Eßlöffel gehackte frische Minze
1/2 Tasse Rosinen
1 Eßlöffel Olivenöl
1/4 Tasse fettreduzierter Joghurt
1/2 Teelöffel Salz
1/4 Teelöffel Cayennepfeffer

Zubereitung:

1. Die Orangen schneiden und filetieren.
2. Die Orangenschale, die Orangenstückchen und alle weiteren Zutaten vermischen und etwa 1 Stunde vor dem Servieren marinieren lassen.

Pro Portion (1/2 Tasse): Fett 2 g, Ballaststoffe 2 g, Kohlenhydrate 14 g, Natrium 128 mg. Kalorien 70.

Maispudding
(8 Portionen)

Dies ist ein gewöhnlich praktisches Gericht. Man kann es gut in der Mikrowelle wieder erwärmen. Servieren Sie den Maispudding mit allen möglichen Hauptgerichten. Natürlich schmeckt es am besten, wenn der Mais richtig reif ist.

Zutaten:

3 Tassen frischer Mais (von der Maiskolbe gelöst) oder Mais aus der Dose bzw. gefrorener Mais
1 Teelöffel Olivenöl
1/2 Tasse gehackte Schalotten
2 Knoblauchzehen, zerquetscht
1 Tasse haltbare Magermilch

1/4 Tasse Maisgrütze
2 Eier
1 Eßlöffel frisches Basilikum, gehackt
1/2 Teelöffel Salz
1/4 Teelöffel schwarzer Pfeffer
1/4 Tasse Semmelbrösel

Zubereitung:
1. Den Mais durch ein Sieb passieren oder in den Mixer geben bzw. so lange hacken, bis er teilweise zu Püree geworden ist. Beiseite stellen.
2. Das Öl in einem kleinen Schmortopf erhitzen, und zwar auf niedriger Stufe, und die Schalotten sowie den Knoblauch beifügen. 2 Minuten lang kochen lassen. Das Maispüree hinzugeben und auch die Milch. Zum Simmern bringen. Den Inhalt des Topfes mit dem Schneebesen gut durchschlagen und die Maisgrütze hineinrieseln lassen und kräftig durchschlagen. Leicht köcheln lassen und anschließend 10 Minuten durchkochen. Von der Hitze nehmen und abkühlen lassen, und zwar bis auf Raumtemperatur.
3. Ofen auf 180° vorheizen.
4. Zu der Maismischung die Eier, das Basilikum, das Salz und den Pfeffer geben.
5. Eine kleine Kasserolle dünn mit einem nichthaftendem Pflanzenölspray auskleiden und den Kornpudding hineingeben. Am Schluß die Semmelbrösel darüberstreuen.
6. Die Kasserolle in eine etwas größere andere feuerfeste Form hineinsetzen und kochendes Wasser hinzugeben, bis dieses eine Höhe von etwa 2 1/2 cm erreicht hat. Geben Sie beide Formen in den Ofen, und backen Sie das Gan-

ze 35 Minuten lang ab, bis man ein Messer hineinstecken kann, ohne daß noch etwas von dem Pudding daran kleben bleibt. Heiß servieren.

Pro Portion ($1/2$ Tasse): Fett 3 g, Ballaststoffe 3 g, Eiweiß 7 g, Kohlenhydrate 20 g, Natrium 200 mg. Kalorien 124.

Ofen-Pommes frites
(4 Portionen)

Hier möchte ich Ihnen eine gute Möglichkeit vorstellen, wie man Pommes frites mit wenig Fett zubereiten kann.
Sie können die Grillgewürze, die hier verwendet werden, auch weglassen, wenn Sie einen eher neutralen Geschmack bevorzugen.

Zutaten:

2 große Kartoffeln	*$1/4$ Teelöffel Zwiebelpulver*
1 Teelöffel Chilipulver	*2 Teelöffel Färberdistelöl*
1 Prise getrockneter Oregano	*$1/2$ Teelöffel Zitronensaft*
$1/4$ Teelöffel Knoblauchpulver	*$1/4$ Teelöffel Salz*

Zubereitung:
1. Den Ofen auf 250° vorheizen.
2. Die Kartoffeln gut abbürsten und trockenreiben. Der Länge nach in 1 cm dicke Scheiben schneiden. Danach die Kartoffelscheiben noch einmal auf ein Brett legen und nochmals in 1 cm dicke Stäbchen schneiden.
3. Eine mittelgroße Schüssel zur Hand nehmen, das Chilipulver, den Oregano, das Knoblauch- und Zwiebelpulver hineingeben. Geben Sie die Kartoffelstäbchen hinein, und vermengen Sie beides so gut miteinander, daß die Pommes frites gleichmäßig mit den Gewürzen bedeckt sind.
Geben Sie nun das Färberdistelöl hinzu und auch den Zitronensaft. Wieder gut untermengen, bis sich alles gleichmäßig verteilt hat.
4. Die Kartoffelstäbchen auf ein Backblech legen. 35 – 40 Minuten abbakken. Gelegentlich wenden. Sobald die Kartoffeln leicht gebräunt sind, aus dem Ofen nehmen und mit Salz würzen und dann in vier Portionen aufteilen.

Pro Portion: Fett 3 g, Ballaststoffe 4 g, Eiweiß 4 g, Kohlenhydrate 38 g, Natrium 152 mg. Kalorien 185.

Erfrischender Kartoffelsalat
(6 Portionen)

Nein, das ist nicht der traditionelle Kartoffelsalat nach Hausfrauenart. Aber er schmeckt sehr erfrischend und köstlich. Auf diese Weise können Sie die kleinen Freuden des Lebens genießen, und zwar ohne Reue.

Zutaten:

900 g Kartoffeln, gut abgebürstet oder geschält
1/4 Tasse Schalotten, geschält und halbiert
2 Knoblauchzehen, zerquetscht
2 Eßlöffel gehackter, frischer Schnittlauch
2 Eßlöffel gehackte, frische Petersilie
1 Eßlöffel gehackter, frischer Estragon oder Petersilie (sollten
Sie keinen frischen Estragon bekommen, so nehmen Sie lieber mehr Petersilie, als daß Sie zu getrocknetem Estragon greifen)
1 Eßlöffel Dijon-Senf
1 Eßlöffel Olivenöl
1 Eßlöffel Rotweinessig
1/2 Tassen Hühnerbrühe
1/2 Teelöffel Salz
1/4 Teelöffel weißer Pfeffer

Zubereitung:
1. In einen Topf so viel Wasser geben, daß die Kartoffeln gut damit bedeckt sind. Zum Kochen bringen und 15 – 20 Minuten weichkochen lassen. Von der Kochstelle nehmen und abgießen. Falls Sie Pellkartoffeln verwenden, die Schalen entfernen. Beiseite stellen und abkühlen lassen.
2. In der Zwischenzeit alle restlichen Zutaten vermischen.
3. Sind die Kartoffeln soweit abgekühlt, daß man sie ohne Probleme anfassen kann, so schneiden Sie sie in Scheiben, die etwa 1/2 cm dick sein sollen, und geben Sie sie in die Schüssel. Alles gut unterheben, und achten Sie darauf, daß nicht zu viele Kartoffelscheiben zerbrechen.
4. Servieren Sie den Salat noch lauwarm, oder geben Sie ihn in den Kühlschrank, bis Sie ihn auf den Tisch bringen wollen.

Pro Portion (³/₄ Tasse): Fett 2 g, Ballaststoffe 2 g, Eiweiß 4 g, Kohlenhydrate
32 g, Natrium 203 mg. Kalorien 162.

Süßkartoffelpüree mit Ingwer
(6 Portionen)

Dieses Gericht ist allen zu empfehlen, die eigentlich keine Süßkartoffeln
mögen. Sie sollten diese Art der Zubereitung einmal probieren. In Kombination mit Ingwer wird der Geschmack der Süßkartoffeln angenehm unterstri-
chen, ohne zu aufdringlich zu wirken. Aber, wenn Sie möchten, verwenden Sie
einfach auch mehr Ingwer.
Reichen Sie die Süßkartoffeln zu dem Schweinefilet mit Brombeersoße gla-
siert (vgl. Seite 336), oder Sie wählen es als Beigabe zu anderen süß-sauren
Gerichten aus.

Zutaten:

2 mittelgroße Süßkartoffeln	*¹/₄ Teelöffel Salz*
1 mittelgroße Kartoffel	*¹/₄ Teelöffel weißer Pfeffer*
¹/₂ Tasse haltbare Magermilch	
1 Eßlöffel gehackte, frische	
Ingwerwurzel	

Zubereitung:
1. Waschen Sie die Kartoffeln, und geben Sie sie in einen Topf mit einer ausreichenden Menge kalten Wassers. Das Ganze zum Kochen bringen und auf
   der erreichten Hitzestufe halten, bis die Kartoffeln weich sind. Das dauert
   etwa 20 Minuten. Abgießen.
2. Einen kleinen Schmortopf auf niedrige Hitze bringen und die Milch sowie
   den Ingwer hineingeben. 10 Minuten köcheln lassen, damit die Aromen sich
   entfalten können. Den Ingwer absieben und wegwerfen. Schälen Sie die
   Kartoffeln, solange sie noch relativ heiß sind, und arbeiten Sie die Kartoffeln mit einem Schneebesen oder einem Kartoffelstampfer kräftig durch.
   Sobald die Kartoffeln klümpchenfrei sind, geben Sie die Milch hinzu und
   auch die restlichen anderen Zutaten. Nochmals gut durchschlagen, bis die
   Masse sehr schön geschmeidig ist.

Pro Portion (¹/₂ Tasse): Fett 0 g, Ballaststoffe 2 g, Eiweiß 3 g, Kohlenhydrate 21 g, Natrium 120 mg. Kalorien 95.

Kartoffelpüree mit karamelisierten Zwiebeln
(8 Portionen)

Kartoffelpüree ist einfach ein sehr gesundes und praktisches Basisgericht. Wenn Sie daran gewöhnt sein sollten, Ihr Kartoffelpüree stets mit Sahne oder Butter zuzubereiten, so sollten Sie diese neue Variante einmal versuchen, die einen neuen Akzent setzt: den süßlichen Geschmack gebräunter Zwiebeln.

Zutaten:

1 Eßlöffel Olivenöl
1 Tasse gehackte Zwiebeln
700 g Kartoffeln, möglichst
mit wenig Stärke bzw. weich-
kochende Sorten auswählen

¹/₂ Tasse entrahmte Milch
bzw. Magermilchpulver
¹/₂ Teelöffel Salz
¹/₂ Teelöffel weißer Pfeffer

Zubereitung:
1. Den Ofen auf 180° vorheizen.
2. Olivenöl in einem ofenfesten Topf bei großer Hitze erwärmen und die Zwiebeln hinzugeben. Die Hitze auf die Hälfte reduzieren und die Zwiebeln dünsten. Stetig umrühren, bis die Zwiebeln anfangen braun zu werden. Stellen Sie den Topf anschließend in den Ofen, und lassen Sie die Zwiebeln backen, bis sie dunkelbraun geworden sind. Rühren Sie immer wieder um. Aus dem Ofen nehmen und beiseite stellen.
3. In der Zwischenzeit die ungeschälten Kartoffeln in einen Topf geben, ausreichend kaltes Wasser beifügen und abdecken. 20 – 25 Minuten kochen lassen, bis die Kartoffeln sehr weich sind. Abgießen und abkühlen lassen, bis sie eine Temperatur erlangt haben, bei der man Kartoffeln gut verarbeiten kann. Kartoffeln schälen und in den Topf zurücklegen. Die Kartoffeln mit einem Kartoffelstampfer zerkleinern oder mit einem Schneebesen gut durcharbeiten.
4. Die entrahmte H-Milch bzw. das Magermilchpulver in Wasser aufgelöst erhitzen und die Kartoffeln hinzufügen, alles gut durcharbeiten, bis

Sie eine schön gleichmäßige Masse erhalten. Die karamelisierten Zwiebeln, das Salz und den Pfeffer hinzugeben. Gut durchmischen und servieren.

Pro Portion (^{1}/$_2$ Tasse): Fett 2 g, Ballaststoffe 1 g, Eiweiß 3 g, Kohlenhydrate 15 g, Natrium 155 mg. Kalorien 85.

Kartoffelgratin
(8 Portionen)

Kein guter Koch läßt ein Kartoffelgratin aus, welche Variation er auch immer wählt. Aber kaum eine hält unseren strengen Linien stand, denn: »Möglichst wenig Fett« lautet die richtige Devise.

Zutaten:

1 Tasse Magermilch	*1 Eßlöffel Maisstärke,*
1 Tasse Magermilchpulver	*in wenig Wasser aufgelöst*
450 g Kartoffeln, geschält und	*1/3 Tasse geriebener Greyerzer-Käse*
in dünne Scheiben geschnitten	*^{1}/$_4$ Tasse Semmelbrösel*
1 Knoblauchzehe, zerquetscht	*^{1}/$_4$ Tasse geriebener Parmesan*
^{1}/$_4$ Teelöffel Salz	

Zubereitung:

1. Die Milch, die Kartoffeln, den Knoblauch, das Salz in einen mittelgroßen Topf geben und zum Kochen bringen. Simmern lassen, bis die Kartoffeln weich sind, das dauert etwa 15 Minuten (Sie müssen nur sehr gut aufpassen, denn die Kartoffeln können sehr leicht anbrennen und auf dem Topfboden eine braune Schicht bilden).
2. Den Ofen auf 200° vorheizen.
3. Wenn die Kartoffeln weich sind, die Stärke hinzugeben und rühren, bis die Masse angedickt ist. Von der Hitze wegnehmen, umrühren und den Greyerzer unterheben.
4. Die Kartoffeln in eine feuerfeste Backform geben. Semmelbrösel und den Parmesan vermischen und obendrauf streuen.
5. 25 Minuten backen, und zwar bis die Kartoffeln schön hellbraun sind.

Sofort servieren oder im Kühlschrank aufheben und in einzelnen Portionen in der Mikrowelle erwärmen, wenn man das Kartoffelgratin braucht.

Pro Portion (10 Quadratzentimeter): Fett 3 g, Ballaststoffe 1 g, Eiweiß 7 g, Kohlenhydrate 20 g, Natrium 273 mg. Kalorien 134.

Gemüseeintopf mit Couscous und Harissa
(4 Portionen)

Das ist ein Gericht, das aus Marokko kommt, und man kann es sowohl als Hauptgericht als auch als Beilage zu Hühnchen oder gegrilltem Fleisch reichen. Harissa ist eine Soße, die aus drei Bestandteilen hergestellt wird.

Zutaten:

1 Tasse Couscous
1 1/2 Tassen kochendes Wasser
1/2 Teelöffel Salz
1 Teelöffel Olivenöl
1/2 Zwiebel, gehackt
4 Knoblauchzehen, zerquetscht
1/2 rote Paprika,
in Juliennestreifen geschnitten
1/2 Möhre,
in Juliennestreifen geschnitten
1/2 Zucchini,
in Juliennestreifen geschnitten
1/2 gelber Kürbis,
in Juliennestreifen geschnitten
10 reife Oliven, solche aus
Kalamata, wenn Sie sie im Super-
markt finden, entsteint
6 Artischockenherzen, in kleine
Stücke geschnitten (Sie können auch
Artischocken aus der Dose nehmen,
wenn Sie das Wasser abgießen)

1/2 Tasse Kichererbsen aus der Dose,
auch hier die Flüssigkeit abgießen
1 Eßlöffel Pinienkerne, geröstet
2 Eßlöffel Rosinen
1 Tomate, gehackt
1/8 Teelöffel Kümmel
1/2 Teelöffel Currypulver
1/2 Tasse Hühnerbrühe
(oder Gemüsebrühe, wenn Sie
daraus ein rein vegetarisches
Gericht machen wollen)
2 Teelöffel Maisstärke
1 Teelöffel Zitronensaft
3 Eßlöffel gehackter Koriander
1/4 Tasse rote Paprikasoße
(vgl. Seite 393)
2 Teelöffel Tabascosoße

Zubereitung:

1. Nehmen Sie eine kleine Schüssel zur Hand, und geben Sie den Couscous, das kochende Wasser und das Salz hinein. Decken Sie sie gut mit einer Plastikfolie ab, und stellen Sie sie zur Seite.

2. In einem großen Schmortopf das Olivenöl stark erhitzen. Die Zwiebeln, den Knoblauch beigeben und einige Minuten lang dünsten lassen, so lange, bis die Zwiebeln glasig werden.

3. Den Paprika, die Möhren, die Zucchini und den gelben Kürbis hinzugeben und nochmals 3 – 4 Minuten dünsten lassen. Danach die Oliven, die Artischockenherzen, die Pinienkerne, Kichererbsen, die Rosinen, Tomaten, Kümmel und das Currypulver beigeben und nochmals 2 Minuten lang köcheln lassen.

4. Hühnerbrühe, Stärke, Zitronensaft in einer kleinen Schüssel vermischen und 2 Eßlöffel vom Koriander beigeben. Dann die Gemüse hineinlegen. Mit einem Löffel umrühren, bis der Inhalt des Topfes anfängt zu simmern. Danach den Topf von der Kochstelle nehmen.

5. Rote Paprikasoße, den Tabasco in einer kleinen Schüssel vermischen und den verbleibenden Eßlöffel Koriander hineingeben.

6. Den Couscous in vier Teile aufteilen und auf Teller bzw. Suppenteller geben. Die Soße über den Couscous verteilen, auch das Gemüse hinzugeben und servieren.

Pro Portion: Fett 5 g, Ballaststoffe 7 g, Eiweiß 9 g, Kohlenhydrate 43 g, Natrium 513 mg. Kalorien 244.

Brote

Kleiebrot, 2 Laibe
(40 Scheiben)

Ein gutes Brot tut dem gesamten Körper gut. Sie werden das ganz schnell feststellen, wenn Sie darauf achten, gesundes Brot zu essen. Es ist meist so köstlich, daß Sie noch nicht einmal Butter dazu benötigen, damit es nach irgend etwas schmeckt. Viele Leute behaupten, daß ein gutes Brot auch gut für die Seele sei.
Mit diesem Brot können Sie auf köstliche Art und Weise Ihren Speiseplan mit Kleie anreichern.

Zutaten:

1 Päckchen Trockenhefe   *3 Eßlöffel Olivenöl*
1/3 Tasse warmes Wasser   *5 1/2 Tassen Allzweck-Vollkornmehl*
2 2/3 Tassen Wasser mit   *2 Tassen Kleie*
Raumtemperatur   *2 1/4 Teelöffel Salz*

Zubereitung:
1. Die Hefe in das warme Wasser einrühren, dazu eine große Schüssel verwenden. Sobald sich Schaum auf der Oberfläche zeigt, das temperierte Wasser hinzugeben und auch das Olivenöl.
2. In einer weiteren Schüssel das Mehl, die Kleie und das Salz vermischen. Die Flüssigkeit dazugießen und so lange durcharbeiten, bis ein geschmeidiger, schwerer Teig entstanden ist. Alles Mehl hinzugeben und 8 – 10 Minuten lang nochmals durcharbeiten. Nun ist der Teig soweit. Formen Sie eine Kugel, und legen Sie diese in eine trockene Schüssel. Decken Sie die Schüssel – möglichst eine aus Steingut – mit einem Handtuch ab, und lassen Sie

den Teig an einem warmen Ort gehen, so lange etwa, bis die Menge sich verdoppelt hat. Das dauert in der Regel ungefähr 1 Stunde.

3. Jetzt den Teig nochmals durcharbeiten und in zwei Teile trennen. Aus dem Teig zwei runde oder längliche Brotlaibe formen und auf eine bemehlte Oberfläche setzen. 45 Minuten gehenlassen. Der Teig sollte jetzt schön luftig sein.

4. Den Ofen auf 240° vorheizen. Die Brotlaibe 20 Minuten lang abbacken. Dann die Hitze auf 200° reduzieren und weitere 20 Minuten backen lassen. Die Laibe auf einem Gitter abkühlen lassen.

Pro Portion (eine 1 Zentimeter dicke Scheibe):Fett 1 g, Ballaststoffe 1 g, Eiweiß 2 g, Kohlenhydrate 15 g, Natrium 121 mg. Kalorien 76.

Honig-Vollkornbrot, 2 Laibe
(40 Scheiben)

Aus diesem Brot kann man wunderbare Sandwiches machen. Versuchen Sie es auch getoastet.

Der Teig entwickelt eine viel bessere Kruste, wenn Sie ihn vorher mit Wasser besprayen oder beträufeln. Sie sollten diesen Vorgang während des Backens einige Male wiederholen. Sollten Sie einen Pflanzenbefeuchter zur Hand haben, in dem immer nur Wasser verwendet wird, so können Sie sich natürlich damit die Arbeit erleichtern. Der Vorgang ist dann in Sekundenschnelle beendet.

Zutaten:

1 1/2 Pakete Trockenhefe   *7 Tassen Vollkornmehl*
4 Eßlöffel Honig   *3 Teelöffel Salz*
3 Tassen warmes Wasser

Zubereitung:

1. Die Hefe mit dem Honig und 1/4 Tasse warmem Wasser in einer großen Schüssel verrühren. Sobald auf der Oberfläche Schaum sichtbar wird, sollten Sie das restliche Wasser hinzugeben.

2. In einer separaten Schüssel Mehl und Salz vermengen. 2 Tassen auf einmal in die Flüssigkeit einrühren, bis ein geschmeidiger, schwerer Teig sich

gebildet hat. Das restliche Mehl mit der Hand einkneten und 8 – 10 Minuten lang durcharbeiten, bis der Teig ganz elastisch ist. Aus dem Teig eine Kugel formen und in eine trockene, saubere Schüssel legen. Die Schüssel mit einem Handtuch abdecken und an einem warmen Ort gehenlassen, bis die Teigmenge sich verdoppelt hat. Das dauert etwa 2 Stunden.

3. Den Teig in zwei Stücke aufteilen und vorsichtig daraus zwei runde Laibe formen. Nun nicht mehr kneten. 45 Minuten lang nochmals gehenlassen, bis die Laibe locker aussehen und von ihrer Konsistenz her an einen Schwamm erinnern.

4. Den Ofen auf 220° vorheizen. Die Brotlaibe 10 Minuten lang abbacken, dann die Hitze auf 200° zurücknehmen und 25 Minuten lang weiterbacken. Die Brotlaibe auf einem Kuchengitter abkühlen lassen.

Pro Portion (eine 1 Zentimeter dicke Scheibe): Fett 0 g, Ballaststoffe 3 g, Eiweiß 3 g, Kohlenhydrate 17 g, Natrium 162 mg. Kalorien 78.

Maisbrot aus der Kasserolle
(12 Scheiben)

Viele Suppen und Salate kann man durch ein gutes Stück Brot ergänzen. Auf diese Weise macht man daraus eine vollwertige Mahlzeit.

Heben Sie dieses Brot stets gut eingepackt auf, oder stecken Sie es in den Kühlschrank, weil es sehr wenig Fett enthält und aus diesem Grund sehr schnell trocken werden wird.

Zutaten:

2 Tassen Maismehl (Maisgrütze)	*2 Eßlöffel Zucker*
2 Tassen Allzweckmehl	*1 Teelöffel Salz*
2 1/2 Eßlöffel Backpulver	*2 Tassen Buttermilch*
2 Teelöffel Backsoda	*5 Eier*

Zubereitung:

1. Den Ofen auf 200° vorheizen. Eine Kasserolle bzw. Königskuchenform aus Gußeisen oder schwerem Metall in den Ofen schieben. Die Form sollte etwa 25 cm lang sein.

2. Alle nicht flüssigen Zutaten in einer Schüssel vermischen. In einer separaten Schüssel Buttermilch und Eier verrühren.
3. In das Mehl eine Kuhle drücken und Buttermilch samt Eiern hineingießen. Die flüssigen Zutaten und die nicht flüssigen Zutaten ganz vorsichtig miteinander verbinden, bis ein glatter Rührteig entstanden ist (nicht zu stark rühren).
4. Die heiße gußeiserne Form dünn mit einem nichthaftenden Pflanzenölspray auskleiden. Den Maisrührteig hineingeben. 20 Minuten lang backen oder so lange backen, bis man einen Zahnstocher in den Teig hineinstecken kann, und zwar bis zum Zentrum, ohne daß noch Teigstückchen daran haften bleiben. Das Brot aus der Form stürzen und auf einem Kuchengitter abkühlen lassen. In zwölf Scheiben schneiden.

Pro Portion (1 Scheibe): Fett 3 g, Ballaststoffe 2 g, Eiweiß 8 g, Kohlenhydrate 39 g, Natrium 590 mg. Kalorien 219.

Paprika-Brotkrüstchen
(4 Portionen)

Diese Brotkrüstchen sind besonders gut als Beilage zu Suppen- und Nudelgerichten geeignet. Legen Sie sie in ein Brotkörbchen, stellen Sie sie auf den Tisch, und Sie werden sehen, wie schnell Sie wieder nachfüllen müssen.

Zutaten:
8 Scheiben Weißbrot
1/2 Tasse rote Paprikasoße (vgl. Seite 393)
2 Eßlöffel geriebener Parmesan

Zubereitung:
1. Den Backofen auf 200° vorheizen.
2. Jeweils eine Seite des Weißbrotes mit der roten Paprikasoße bestreichen und mit dieser Seite nach oben auf ein Backblech geben. Mit dem geriebenen Parmesan bestreuen.
3. Das Brot so lange backen, bis es knusprig ist und der Käse sowie die Soße leicht gebräunt sind.

Pro Portion (2 Scheiben): Fett 1 g, Ballaststoffe 1 g, Eiweiß 7 g, Kohlenhydrate 36 g, Natrium 582 mg. Kalorien 188.

Kleiemuffins mit Äpfeln und Rosinen
(12 Portionen)

Wenn Sie früh weg müssen und keine Zeit für ein ordentliches Frühstück haben, so können Sie schnell ein paar Muffins in die Tasche stecken und so jederzeit etwas Gesundes zu sich nehmen.
Bereiten Sie sie zu, und frieren Sie sie ein. Bevor Sie weggehen, stecken Sie sie einfach kurz in die Mikrowelle, und schon haben Sie ein ideales Pausenbrot.

Zutaten:

3 Tassen Weizenkleie
(z. B. von der Firma Demeter)
1/3 Tasse Mehl
1/4 Tasse brauner Zucker
2 Eßlöffel Backpulver
1 Teelöffel Zimt
2 Teelöffel abgeriebene
Zitronenschale

1 Apfel, geschält, entkernt und
in Würfel geschnitten
1/2 Tasse Rosinen
3/4 Tasse Magermilch
3 Eiweiß
2 Eßlöffel Apfelsoße bzw. Apfel- oder
Birnendicksaft aus dem Reform-
haus (auch in Bioläden erhältlich)

Zubereitung:
1. Den Ofen auf 200° vorheizen.
2. Die Weizenkleie, das Mehl, den braunen Zucker, das Backpulver, den Zimt und die Zitronenschale in einem Mixer so gut vermischen, bis der Teig eine breite Konsistenz erhält. Dann die Masse in eine große Schüssel geben.
3. Die Äpfel und Rosinen ebenso in den Mixer stecken und ganz fein zerkleinern. Zu den trockenen Zutaten geben und gut vermischen.
4. In das Mehl eine Kuhle formen und die Magermilch, die Eiweiße sowie den Apfel- bzw. Birnendicksaft hinzugeben. Gut vermischen, bis sich alles verbunden hat, aber nicht zu lange mixen.
5. Den Rührteig in zwölf einzelne Muffinförmchen geben, die zuvor dünn mit einem nichthaftenden Pflanzenölspray ausgekleidet worden sind.

6. Backen, bis sie schön aufgegangen und gebräunt sind. Das dauert etwa 25 Minuten.

Pro Portion (1 Muffin): Fett 0,5 g, Ballaststoffe 7 g, Eiweiß 5 g, Kohlenhydrate 32 g, Natrium 222 mg. Kalorien 121.

Orangenmuffins
(12 Muffins)

Meist werden die Muffins aus zuviel Butter bzw. Pflanzenöl hergestellt, damit sie schön feucht und weich werden. Mit Hilfe dieses Rezeptes können Sie auch einen wunderbar weichen Muffinteig herstellen, mit einem erfrischenden Aroma, aber ohne daß der Fettgehalt eine bestimmte Grenze überschreitet. Versuchen Sie es auch mit anderen Zitrusfrüchten. Limette und Grapefruit sind auch sehr gut geeignet.

Zutaten:

2 Tassen Allzweckmehl	*4 Eßlöffel abgeriebene Orangen-*
1/4 Tasse Zucker	*schale*
2 Teelöffel Backpulver	*1/2 Teelöffel Vanillearoma*
1/4 Teelöffel Salz	*3 Teelöffel Butter, nicht gesalzen*
1/2 Tasse Magermilch	*(die Butter sollte zuvor geschmolzen*
1/3 Tasse Buttermilch	*werden)*
1 Ei	*1 Tasse Puderzucker*
1/3 Tasse Orangensaft	*1 Eßlöffel Joghurt (Magerjoghurt)*

Zubereitung:
1. Den Ofen auf 200° vorheizen.
2. Das Mehl, den Zucker, das Backpulver und das Salz in einer großen Rührschüssel vermischen und gut durcharbeiten.
3. In einer weiteren Schüssel Magermilch, Buttermilch, Eier, Orangensaft, 3 Eßlöffel von der abgeriebenen Orangenschale, Vanillearoma und geschmolzene Butter miteinander verarbeiten.
4. In der Schüssel mit den trockenen Zutaten in der Mitte eine Kuhle formen und die flüssigen Zutaten hineingießen. Vorsichtig vermischen. Seien Sie

vorsichtig, daß Sie nicht zu stark mixen. So lange durcharbeiten, bis sich alles gut verbunden hat. Den Teig auf 12 Muffinformen bzw. -einsätze verteilen, die zuvor dünn mit einem nichthaftenden Pflanzenölspray ausgekleidet wurden. Fast 25 Minuten lang backen, bis die Muffins schön braun geworden sind und man ein Messer in die Mitte stecken kann, ohne daß noch etwas daran haften bleibt. Nehmen Sie die Muffins aus der Form.

5. In einer kleinen Schüssel sollten Sie nun den Puderzucker, den Joghurt und den restlichen Eßlöffel Orangenschale vermischen. Vorsichtig schlagen. Die Mischung über die warmen Muffins gießen und abkühlen lassen, bevor man die Muffins serviert.

Pro Portion (1 Muffin): Fett 4 g, Ballaststoffe 1 g, Eiweiß 3 g, Kohlenhydrate 31 g, Natrium 119 mg. Kalorien 169.

Frühstück und Zwischengerichte

Schweizer Müsli
(4 Portionen)

Eine Kombination aus Getreide und Früchten ist geradezu eine geballte Dosis an Ballaststoffen und Geschmack. Bereiten Sie Ihr Müsli schon am Abend zuvor, und dann wachen Sie gleich am nächsten Morgen mit einem geradezu geballten Stoß an Ballaststoffen und Vitaminen auf. Ein guter Start in den neuen Tag.

Zutaten:

1 ¹/₂ Tassen Hafergrütze
(so zubereitet, wie man es
traditionell macht, nämlich
mit etwas Milch und Wasser)
1 Tasse Magermilch
¹/₂ Tasse fettarmer Joghurt
¹/₄ Tasse Rosinen

1 reife Banane,
mit einer Gabel zerquetscht
2 Eßlöffel brauner Zucker
¹/₂ Teelöffel Zimt
1 Eßlöffel gehackte Walnüsse
1 Tasse frische Beeren
(Erdbeeren, Himbeeren, Brom-
beeren, Heidelbeeren etc.)

Zubereitung:
1. Vermischen Sie die Hafergrütze, die Magermilch, den Joghurt, die Rosinen, die Banane, den braunen Zucker, den Zimt und die Walnüsse in einer entsprechend großen Schüssel. Über Nacht im Kühlschrank stehen lassen.
2. Verteilen Sie das Müsli auf vier Müslitöpfe, und geben Sie obendrauf die Beeren. Das sollten Sie natürlich erst dann tun, wenn Sie das Müsli auch essen wollen.

Pro Portion (1 Tasse): Fett 2,5 g, Ballaststoffe 3,78 g, Eiweiß 7 g, Kohlenhydrate 39 g, Natrium 201 mg. Kalorien 196.

Frühstücksdrink
(2 Portionen)

Diesen Kraft-Frühstücksdrink könnte man als ›Frühstück im Glas‹ bezeichnen. Er ist nämlich so reichhaltig wie ein ganzes Frühstück. Versuchen Sie, wenn Sie möchten, mit den Früchten zu variieren: Papaya und Orange, Apfel und Himbeere, wonach Sie gerade Lust haben oder je nach Saison.

Zutaten:

1 Tasse Magermilch-Joghurt   *1/2 Tasse Erdbeeren*
1/2 Banane, geschält und   *1 Eßlöffel Honig*
in Scheiben geschnitten   *1/4 Tasse Kleie*

Zubereitung:
1. Geben Sie alle Zutaten in einen Mixer, und mixen Sie die Masse auf hoher Stufe 20 Sekunden lang durch.
2. Geben Sie den Inhalt in 2 Gläser, und servieren Sie das Getränk.

Pro Portion (1 Glas): Fett 2 g, Ballaststoffe 5 g, Eiweiß 8 g, Kohlenhydrate 34 g, Natrium 179 mg. Kalorien 168.

Würzige Ei-Pastete
(4 Portionen)

Haben Sie zu einem Sonntagmorgen-Brunch Gäste eingeladen oder auch Ferien und entsprechend Zeit für die Zubereitung des Frühstücks, so kann ich Ihnen folgendes Gericht vorschlagen.
Auf dem Markt gibt es mittlerweile eine ganze Reihe nicht fetter Ei-Ersatzprodukte (Beispielsweise »diät-dotterfrei« von becel).

Rezepte und Menüvorschläge

Zutaten:

2 große Platten Blätterteig	*2 Eßlöffel gehackter Schnittlauch*
1/4 Tasse Tomaten	*1/4 Teelöffel Salz*
1 1/2 Tassen Ei-Ersatz	*1 Prise schwarzer Pfeffer*
1/4 Tasse knusprige Pilze	*4 Teelöffel Joghurtfrischkäse*
(vgl. Seite 397)	*(vgl. Seite 404)*

Zubereitung:
1. Den Ofen auf 180° vorheizen. Inzwischen die Zutaten für den Belag vermischen.
2. Blätterteig ausrollen und in die Form geben, kurz vorbacken. Danach Belag daraufgießen und backen, bis die Oberfläche braun und die Masse fest ist.

Gemüse-Quiche
(8 Portionen)

Die Quiche liegt mittlerweile nicht mehr so sehr Trend wie eine Zeitlang, aber man kann daraus ein wunderbares Zwischengericht zubereiten oder auch ein leichtes Mittagessen damit zusammenstellen. Eine Quiche ist auch dann sehr praktisch, wenn die Familienmitglieder nicht alle zur gleichen Zeit zum Essen erscheinen. Haben Sie also Mut, und experimentieren Sie mit verschiedenen Gemüsen. Das ist alles kein Problem, solange Sie das Verhältnis von Eiern zu Milch beachten.

Zutaten:

230 g Ricotta-Küchlein	*1/2 Tasse gehackte Tomaten*
(das halbe Rezept; vgl. Seite 405)	*1/2 Tasse gekochter Schinken*
natürlich ohne Zucker und Vanille-	*1 Tasse Magermilch*
extrakt	*1/2 Tasse Ei-Ersatz*
1 Tasse Pilze,	*1/2 Teelöffel Salz*
in Scheiben geschnitten	*1/8 Teelöffel weißer Pfeffer*
1/2 roter Paprika, von den Samen	*1/4 Tasse fettreduzierter mittelalter*
befreit und in Würfel geschnitten	*Gouda oder Greyerzer*
1/2 grüner Paprika, von den Samen	
befreit und in Würfel geschnitten	

Zubereitung:

1. Den Ofen auf 180° vorheizen.
2. Den Teig ausrollen und in eine entsprechend große Tarteform geben. In den Ecken andrücken und mit der Gabel einige Löcher hineinstechen. 15 Minuten lang backen. Eventuell eine etwas kleinere Tarteform in die andere hineinstellen, damit der Teig schön flach bleibt. Abkühlen lassen.
3. Die Pilze, den Paprika, die Tomaten und den Schinken vermischen und auf die Teigplatte geben.
4. Magermilch und Ei-Ersatz verrühren, Salz und Pfeffer darüberstreuen und über das Gemüse gießen. Obendrauf den Käse streuen.
5. 35 Minuten lang backen, eben so lange, bis man ein Messer hineinstecken kann, ohne daß noch etwas von der Masse daran hängenbleibt.
6. Abkühlen lassen, etwa 5 Minuten, und dann in acht Stücke schneiden. Servieren.

Pro Portion: Fett 2 g, Ballaststoffe 1 g, Eiweiß 9 g, Kohlenhydrate 15 g, Natrium 553 mg. Kalorien 120.

Pfannkuchen mit Apfel-Rosinen- und Frischkäsefüllung
(4 Portionen)

Das ist ein sehr gesundes und außerdem köstliches Zwischengericht. Experimentieren Sie auch mit anderen Früchten und Gewürzen, z. B. Sauerkirschen oder Brombeeren anstelle von Rosinen. Man kann die Pfannküchlein auch vorbereiten und wenn nötig ebenso gefrieren.

Zutaten:

2 säuerliche Äpfel,
geschält und gewürfelt
1 Eßlöffel brauner Zucker
1/2 Tasse Rosinen
1/4 Teelöffel Zimt

1/4 Tasse fettreduzierter Frischkäse
1/4 Tasse fettreduzierter Ricotta
8 Vollwert-Weizencrêpes
(vgl. Seite 406)

Zubereitung:
1. Äpfel, braunen Zucker und Rosinen in einen kleinen Schmortopf geben und bei niedriger Hitze köcheln lassen, bis die Äpfel weich sind. Den Schmortopf von der Kochstelle nehmen und den Zimt beigeben. Abkühlen lassen.
2. Den Frischkäse 1 Minute lang in der Mikrowelle etwas geschmeidiger werden lassen (auf die Stufe »Auftauen« einstellen). Den Ricotta und die gedünsteten Äpfel mit den Rosinen zu dem Frischkäse geben und das Ganze verrühren.
3. Den Ofen auf 180° vorheizen.
4. Die Crêpes auf eine flache Unterlage geben, und die Mischung auf die acht Crêpes verteilen (jeweils einen Klecks in die Mitte der Crêpes geben). Die Crêpes zusammenrollen und nebeneinander in einer Backform anordnen. Im Ofen 15 Minuten lang backen und servieren. Man kann sie auch über Nacht im Kühlschrank aufheben und am nächsten Tag erwärmen.

Pro Portion (2 Pfannküchlein): Fett 5 g, Ballaststoffe 4 g, Eiweiß 7 g, Kohlenhydrate 44 g, Natrium 146 mg. Kalorien 240.

Crêpes mit Aprikosen-Quarkfüllung
(4 Portionen)

Diese Crêpes sind ein leckeres Zwischengericht und gut geeignet, wenn man keine große Sahnetorte essen möchte und trotzdem Hunger auf Süßes hat. Man kann sie auch sehr gut einfrieren und portionsweise in der Mikrowelle erwärmen.

Zutaten:
1/4 Tasse getrocknete Aprikosen
1 Tasse Wasser
1 Teelöffel abgeriebene
Zitronenschale
1/4 fettreduzierter Frischkäse
(Philadelphia)

4 Eßlöffel Honig,
jeweils getrennt beigegeben
3 Eßlöffel gehackte Walnüsse
8 Vollwert-Weizencrêpes
(vgl. Seite 406)

Zubereitung:

1. Die Aprikosen und das Wasser in einen kleinen Schmortopf geben und zum Köcheln bringen. Von der Kochstelle nehmen, gut abdecken und so lange durchziehen lassen, bis sich das Ganze abgekühlt hat.
2. Auf 180° erhitzen.
3. Die Aprikosen abgießen und in einen Mixer geben. Die Zitronenschale, den Frischkäse und 2 Eßlöffel Honig beifügen. Mixen, bis man eine sehr geschmeidige Masse erhält. Zwischendurch immer wieder mal anhalten, und mit einem Spachtel das Käsegemisch herunterdrücken.
4. Crêpes auf eine gerade Oberfläche legen und die Aprikosenmischung darauf verteilen. Auf jede Crêpe einen Klecks geben. Anschließend sollen die Crêpes zusammengerollt und in einer Kuchenform nacheinander angeordnet werden. Die Crêpes mit den übrigbleibenden 2 Eßlöffeln Honig beträufeln und die gehackten Walnüsse darüberstreuen.
5. Backen, bis die Crêpesröllchen gut erwärmt sind und die Walnüsse leicht braun werden. Das dauert etwa 15 Minuten. Warm servieren.

Pro Portion (2 Crêpes): Fett 3 g, Ballaststoffe 2 g, Eiweiß 5 g, Kohlenhydrate 37 g, Natrium 79 mg. Kalorien 186.

Maismehlpfannkuchen mit Joghurt und Beeren
(6 Portionen)

Sie werden überrascht sein, wie saftig und geschmeidig Maispfannkuchen sein können. Maismehl ist eine gute Quelle für Ballaststoffe und komplexe Kohlenhydrate.

Zutaten:

1 Tasse Mehl	*1 Tasse Magermilch*
1 Tasse Maismehl	*1/2 Tasse Buttermilch*
2 Teelöffel Backpulver	*1 Ei*
1 Teelöffel Backsoda	*1 Tasse Joghurtfrischkäse*
4 Eßlöffel Zucker (diese werden	*(vgl. Seite 404)*
getrennt beigegeben)	*1/2 l Maß mit frischen Beeren (Erd-*
1 Prise Salz	*beeren, Brombeeren, Himbeeren)*

Zubereitung:
1. In einer großen Rührschüssel das Mehl, das Maismehl, das Backpulver und das Backsoda vermischen. 2 Eßlöffel von dem Zucker und eine Prise Salz hinzugeben.
2. In einer weiteren Schüssel Magermilch, Buttermilch und das Ei verrühren.
3. In das Mehl eine Kuhle formen und die flüssigen Zutaten beigeben. Vorsichtig durchrühren und danach durchmixen, aber nicht zu lange mixen, sondern vorsichtig verbinden lassen.
4. Den Joghurtfrischkäse und die verbleibenden 2 Eßlöffel Zucker verrühren.
5. Eine Bratpfanne oder einen Schmortopf auf mittlere Hitze bringen. Leicht mit Antihaft-Pflanzenölspray auskleiden. Eine viertel Tasse Teig hineingeben. Wenden, sobald sich auf der noch rohen Oberfläche der Pfannkuchen Blasen bilden. Zweite Seite backen, bis sie ganz braun sind.
6. Die Pfannkuchen auf einen Teller anrichten und obendrüber die Beeren mitsamt dem Joghurt geben.

Pro Portion (3 Pfannkuchen): Fett 2 g, Ballaststoffe 5 g, Eiweiß 10 g, Kohlenhydrate 53 g, Natrium 371 mg. Kalorien 273.

Pfirsich-Ricotta-Pfannkuchen

Auch bei diesem Rezept können Sie wieder verschiedene Früchte ausprobieren: Pflaumen, Nektarinen und sogar Beeren eignen sich dafür. Da das Eiweiß zusammenfällt, wenn man es länger aufhebt, sollten Sie nicht mehr Teig anrühren, als Sie für eine Mahlzeit brauchen.

Zutaten:

1 Tasse Mehl
1 Teelöffel Backpulver
1/2 Teelöffel Backsoda
1/4 Teelöffel Salz
2 Eßlöffel Zucker
1/2 Tasse fettarmer Ricotta-Käse
1/4 Tasse Magermilch
1 Eßlöffel Butter,
nicht gesalzen und geschmolzen

1 Teelöffel abgeriebene
Zitronenschale
2 frische Pfirsiche, geschält,
entsteint und gehackt
4 Eiweiß
1 Tasse Beeren – oder Amaretto-
sirup (vgl. Seite 387) oder auch
Ahornsirup

Zubereitung:
1. In einer mittelgroßen Rührschüssel Mehl, Backpulver, Backsoda, Salz und Zucker verrühren.
2. In einer weiteren Schüssel den Ricotta-Käse, die Magermilch, die Butter und die Zitronenschale vermengen.
3. Die Pfirsiche in die flüssige Mixtur hineingeben.
4. Die 4 Eiweiß in einer trockenen und dafür geeigneten Schüssel so lange schlagen, bis sie steif sind. Das Eiweiß vorsichtig unterheben.
5. Eine Bratpfanne oder einen geeigneten Schmortopf auf mittlere Hitze bringen. Dünn mit einem Antihaft-Pflanzenölspray auskleiden. Jeweils eine viertel Tasse Eierteig für eine Crêpe benutzen. Wenn auf der noch nicht gebackenen Seite kleine Bläschen entstehen, sollten Sie den Pfannkuchen wenden. Die zweite Seite auch schön braun backen.
6. Die Pfannkuchen auf Teller anrichten und mit den Beeren begießen oder auch Ahornsirup verwenden.

Pro Portion (3 Pfannkuchen): Fett 4 g, Ballaststoffe 2 g, Eiweiß 6 g, Kohlenhydrate 44 g, Natrium 257 mg. Kalorien 234.

Kürbis-Kleie-Pfannkuchen mit Apfelbutter und Ahornsirup
(6 Portionen)

Mit Kürbissen kann man Pfannkuchen wunderbar aromatisieren. Diese ballaststoffreichen Pfannkuchen sind ein großartiges Zwischengericht, besonders an einem kalten Tag. Sie können einen ganzen Stapel davon vorab zubereiten und anschließend einfrieren.

Zutaten:

1 Tasse Haferkleie	*1 Tasse fettarmer Joghurt*
1 Tasse Mehl	*2 Eßlöffel Färberdistelöl*
1 Teelöffel Backsoda	*4 Eiweiß*
1 Teelöffel Backpulver	*1/2 Tasse Apfelbutter*
2 Eßlöffel brauner Zucker	*(Äpfel mit etwas Butter*
2 Eßlöffel Kürbispüree	*gedünstet)*
1 Teelöffel Vanilleextrakt	*1/2 Tasse Ahornsirup*

Zubereitung:
1. Haferkleie, Mehl, Backpulver, Backsoda und braunen Zucker in eine große Rührschüssel geben und alles gut miteinander vermischen.
2. Das Kürbispüree, den Vanilleextrakt, Joghurt und Öl miteinander verrühren. Die trockenen Zutaten hinzugeben und so lange verrühren, bis sich alles gut vermengt hat. Seien Sie aber vorsichtig, mixen Sie nicht zu stark.
3. Geben Sie das Eiweiß in eine trockene, saubere Schüssel, und schlagen Sie es, bis man die Schüssel umdrehen kann, ohne daß das Eiweiß herausfällt. Heben Sie das Eiweiß vorsichtig unter den Eierteig.
4. Eine Pfanne oder einen Schmortopf auf mittlere Hitze bringen. Dünn mit Antihaft-Pflanzenölspray auskleiden. Eine viertel Tasse Eierteig pro Kuchen in die Pfanne gießen. Wenn Sie auf der Oberfläche kleine Bläschen sehen, drehen Sie den Kuchen bitte um. Die zweite Seite auch schön braun abbacken.
5. Auf jeden Pfannkuchen etwas Apfelbutter geben und Ahornsirup darübergießen. Heiß servieren.

Pro Portion (2 Pfannkuchen): Fett 6 g, Ballaststoffe 4 g, Eiweiß 6 g, Kohlenhydrate 61 g, Natrium 217 mg. Kalorien 295.

French Toast
(4 Portionen)

Wenn man French Toast im Backofen zubereitet, wird er so leicht wie ein Soufflé, aber wenn Sie keine Lust haben, den Backofen extra dafür anzustellen, können Sie ihn auch oben auf dem Herd zubereiten.
Versichern Sie sich nur, daß das Brot lange genug durchgezogen ist – nichts ist schlimmer, als wenn French Toast in der Mitte trocken wird.
Original französisches Brot enthält nur Mehl, Wasser, Hefe und Salz. Achten Sie darauf beim Einkauf, und sollten Sie Brot finden, das auch Fett enthält, so nehmen Sie lieber eine andere Sorte.

Zutaten:
1 Tasse Magermilch   *¼ Tasse Zucker*
½ Tasse fettfreier Ei-Ersatz   *½ Teelöffel Zimt*

¹/₂ Teelöffel Vanilleextrakt
14 Scheiben französisches Weißbrot,
1-cm-dick geschnitten
(ersatzweise nehmen Sie dazu
amerikanisches Toastbrot oder
Kastenweißbrot)

1 ¹/₂ Teelöffel ungesalzene Butter
4 Eßlöffel Joghurtfrischkäse
(vgl. Seite 404)
¹/₂ Tasse Beeren-Amarettosirup
(vgl. Seite 387), Apfelsoße
(vgl. Seite 389) oder Ahornsirup

Zubereitung:

1. Den Backofen auf 180° vorheizen.
2. In einer mittelgroßen Schüssel Milch, Ei-Ersatz, Zucker, Zimt und Vanilleextrakt vermischen. Gut schlagen, bis sich alles gleichmäßig verbunden hat.
3. Legen Sie die Brotscheiben in eine feuerfeste Form, geben Sie die Milch-Eier-Mischung darüber. Jetzt fast 5 Minuten einweichen lassen und dann vorsichtig herumdrehen. Nochmals weitere 5 Minuten einweichen lassen.
4. In einem Schmortopf bei mittlerer Hitze Butter schmelzen. Eingeweichte Brotscheiben hineinlegen und goldbraun braten, zuerst auf der einen Seite, dann herumdrehen und auch auf der anderen Seite. Gleichmäßig braun werden lassen. 12 Minuten lang backen bzw. so lange, bis alles schön knusprig ist und die Brotscheiben auf Druck nicht mehr nachgeben.
5. Auf jede Scheibe etwas Joghurtfrischkäse geben und mit dem Sirup besprengen.

Pro Portion (4 Scheiben): Fett 3 g, Ballaststoffe 1 g, Eiweiß 9 g, Kohlenhydrate 46 g, Natrium 271 mg. Kalorien 245.

Desserts

Eis
(6 Portionen)

Sollte Eisessen zu Ihren Schwächen gehören, so können Sie mit dem unten genannten Rezept Ihren Hunger noch auf relativ fettarme Weise stillen. Eine andere Möglichkeit gibt es wohl kaum. Dazu brauchen Sie allerdings eine Eismaschine. Aber damit können Sie ganz rasch Ihr Lieblingsdessert zubereiten. Je nach Lust und Laune können Sie mit diesem Basisrezept herumexperimentieren. Sie sollten alle möglichen Geschmacksrichtungen ausprobieren. Zum Beispiel: 2 Teelöffel Instant-Kaffee, 1 Tasse Himbeersoße (vgl. Seite 392), 1 Eßlöffel Zimt, 1 1/2 Tassen Apfelsoße (mit schönen Apfelstückchen, vgl. Seite 389) mit Zimt und Rosinen.

Zutaten:
2 Tassen fettreduzierter Ricotta　　*1 1/2 Tassen Ahornsirup oder Zucker*
3 Tassen fettarmer Joghurt　　*1 Eßlöffel Vanilleextrakt*

Zubereitung:
1. Den Ricotta in einem Mixer oder in einer Küchenmaschine pürieren, bis eine sämige gleichmäßige Masse entstanden ist. Halten Sie während des Vorgangs das Gerät mehrmals an, und drücken Sie mit Hilfe eines Spachtels alles, was sich am Rand festgesetzt hat, wieder nach unten.
2. Die restlichen Zutaten beigeben und noch einmal gut durchmixen, bis sich alles gleichmäßig vermischt hat.
3. In den Kühlschrank stellen, bis Sie die Eisgrundlage brauchen oder gleich in einer Eismaschine zu Eis verarbeiten. Vergessen Sie nicht, die Geschmacksgeber noch hinzuzufügen.

Pro Portion (90 g oder 6 Eßlöffel): Fett 3 g, Ballaststoffe 0 g, Eiweiß 6 g, Kohlenhydrate 24 g, Natrium 71 mg. Kalorien 144.

Warmer Schokoladenkuchen
(6 Portionen)

Es wird Ihnen wohl niemand glauben, wenn Sie ihm erklären, daß der schöne, saftige Geschmack dieses Kuchens von den Pflaumen herrührt!

Zutaten:

30 g Diät-Schokolade
1/4 Tasse eingemachte Pflaumen
oder Pflaumenmus
2 Eßlöffel Magermilch
2 Eiweiß
1 Teelöffel Vanilleextrakt
1/2 Tasse Zucker

1/4 Teelöffel Salz
1/4 Tasse Allzweckmehl
2 Eßlöffel Kakaopulver
1 Eßlöffel gehackte Walnüsse
2 Tassen frische Beeren
300 g fettarmer Joghurt,
evtl. Vanillegeschmack

Zubereitung:
1. Den Ofen auf 180° vorheizen.
2. Die Schokolade in der Mikrowelle schmelzen, und zwar auf niedriger Stufe etwa 2 – 3 Minuten lang. Verfügen Sie über keinen Mikrowellenherd, so können Sie die Schokolade auch im Wasserbad schmelzen.
3. Pflaumenmus, Magermilch, Eiweiß, Vanille, Zucker und Salz vermischen. Gut durchrühren. Die Schokolade hinzufügen und nochmals gut durchrühren.
4. In einer weiteren Schüssel Mehl, Kakao und Walnüsse vermischen. Vorsichtig zu den Pflaumen und der Schokolade geben. Seien Sie vorsichtig, mixen Sie nicht zu stark.
5. Sechs kleine Souffléförmchen leicht mit Butter ausstreichen. Sie können auch ofenfeste Kaffeetassen mit einem nichthaftenden Pflanzenölspray auskleiden. Die Mixtur in die Tassen gießen.
6. 25 Minuten lang backen bzw. so lange, bis man draufdrücken kann, ohne daß der Teig gleich nachgibt. Abkühlen lassen und vor dem Servieren mit Beeren und Joghurt garnieren.

Pro Portion: Fett 5 g, Ballaststoffe 4 g, Eiweiß 6 g, Kohlenhydrate 41 g, Natrium 140 mg. Kalorien 229.

Rotweinpfirsich mit seinem Sorbet
(8 Portionen)

Das ist ein sehr anspruchsvolles Dessert, und die Flüssigkeit, die dazu verwendet wird, die Früchte zu pochieren, wird später für das Sorbet genutzt, das man dazu serviert. Man kann auch anstelle von Pfirsichen Birnen oder Kirschen verwenden.

Zutaten:

4 große frische,   *4 Nelken*
entsteinte Pfirsiche   *15 schwarze Pfefferkörner*
2 Tassen Rotwein   *1 Tasse Joghurtfrischkäse*
1/2 Tasse plus 2 Eßlöffel Zucker   *(vgl. Seite 404)*
1 Zimtstange   *8 Blätter frische Minze*

Zubereitung:
1. Einen großen Topf mit Wasser zum Kochen bringen. Gleichzeitig eine Schüssel mit Eiswasser aufstellen. Die Pfirsiche in das kochende Wasser hineingleiten lassen und 20 Sekunden kochen. Schnell wieder herausnehmen und ins Eiswasser geben. Mit einem Schälmesser die Schalen der Pfirsiche entfernen. Die Früchte in zwei Hälften schneiden und den Stein herausnehmen.
2. Wein, eine halbe Tasse Zucker, Zimtstange, Nelken und Pfefferkörner in einem mittelgroßen Topf vermischen. Die Pfirsichhälften hineingeben und auf mittlerer Hitze erwärmen. Nur sehr leicht köcheln lassen. 8 – 10 Minuten pochieren. Von der Kochstelle nehmen und abkühlen lassen, und zwar bis auf Raumtemperatur. Die Pfirsiche aus der Kochflüssigkeit herausnehmen und in den Kühlschrank stellen.
3. Die Kochflüssigkeit durch ein Sieb in eine Schüssel geben. Die Schüssel ins Gefrierfach stellen bzw. die Eismaschine zur Herstellung des Sorbets benutzen. Sollten Sie keine Eismaschine haben, können Sie auch mit Hilfe Ihres Gefriergeräts dieses Sorbet herstellen; Sie müssen allerdings regel-

mäßig umrühren, sobald die Flüssigkeit zu gefrieren beginnt. Etwa nach 15 Minuten ist es soweit. Wenn die Masse fest genug ist, hacken Sie mit dem Ende eines Löffels so lange darin herum, bis Sie eine gleichmäßige, geschmeidige Masse hergestellt haben.

4. Den Joghurtfrischkäse mit den restlichen 3 Eßlöffeln Zucker verrühren.
5. Nehmen Sie einen Portionierer zur Hand, und geben Sie das Sorbet in acht Champagnergläser oder Weinpokale. Legen Sie die Pfirsichhälften obendrauf, und garnieren Sie das Ganze mit einem Eßlöffel gesüßtem Joghurt sowie mit einem Zweiglein frischer Minze. Sofort servieren.

Pro Portion: Fett 0,5 g, Ballaststoffe 1 g, Eiweiß 2 g, Kohlenhydrate 23 g, Natrium 23 mg. Kalorien 139.

Pfirsich-Knuspereien
(9 Portionen)

Auch solche Knuspereien wie diese können sehr fettarm ausfallen, wenn Sie darauf achten, daß Sie wirklich auch nur sehr wenig Fett verwenden. Achten Sie besonders darauf, bei der Beigabe fettarme Lebensmittel auszuwählen: Reichen Sie dazu beispielsweise unseren Joghurt natur oder mit Himbeeren (vgl. Seite 392).
Dieses Rezept paßt sehr gut zu allen Sorten von Früchten, nicht nur zu Pfirsichen. Pflaumen, Nektarinen, Äpfel oder Birnen, um nur einige zu nennen, gehören dazu.

Zutaten:

1/2 + 1/3 Tasse brauner Zucker	*1/3 Tasse Haferflocken*
2 Eßlöffel Allzweckmehl	*1 Eßlöffel Vollwertweizenmehl*
1/2 Teelöffel abgeriebene	*1/2 Teelöffel Zimt*
Zitronenschale	*1 Eßlöffel Butter*
900 g Pfirsiche, entsteint	
und in Scheiben geschnitten	

Zubereitung:
1. Den Ofen auf 200° vorheizen.

2. Die halbe Tasse Zucker, das Mehl, die abgeriebene Zitronenschale und die Früchte in einer Schüssel vermischen. Alles gut verteilen. Die Mixtur in eine Backform geben (ungefähr 20 cm x 20 cm).
3. Dann ¹/₃ Tasse Zucker, die Haferflocken, das Vollwertweizenmehl und den Zimt miteinander vermischen. Die Butter schmelzen und zu den trockenen Zutaten dazugeben.
4. Die Streusel über die Früchte in der Backform verteilen.
5. 45 Minuten lang backen bzw. bis die Haferflocken obendrauf schön goldbraun geworden sind.
6. Etwas abkühlen lassen und in neun Portionen aufteilen. Servieren.

Pro Portion: Fett 2 g, Ballaststoffe 2 g, Eiweiß 1 g, Kohlenhydrate 34 g, Natrium 9 mg. Kalorien 148.

Sahne-Beeren-Suppe
(4 Portionen)

Im Frühjahr und Frühsommer, wenn die Beeren bester Qualität sind, sollten Sie unbedingt dieses Gericht in Ihren Speiseplan aufnehmen. Wenn Sie möchten, können Sie die Beerensuppe mit frischer Minze garnieren.

Zutaten:

2 Tassen frische Himbeeren,   *1 ¹/₂ Teelöffel Butter*
Erdbeeren und Blaubeeren   *1 Eßlöffel geröstete Mandeln*
1 Tasse Himbeersoße (vgl. Seite 392)   *340 g Vanillejoghurt (gefroren)*
1 Teelöffel Vanilleextrakt   *oder Zitronensorbet*

Zubereitung:
1. Alle Beeren waschen und von den Stielen befreien. Die Erdbeeren vierteln.
2. Die Himbeersoße in einen kleinen Schmortopf geben und zum Simmern erhitzen. Den Vanilleextrakt beigeben und auch die Beeren. Erneut zum Simmern bringen. Von der Kochstelle nehmen und die Butter hinzugeben. So lange umrühren, bis die Butter geschmolzen ist und sich gut unter den Beeren verteilt hat.

3. Die Beerensuppe auf vier Teller verteilen, am besten verwenden Sie Suppenteller. Die gerösteten Mandeln darübergeben.
4. Arrangieren Sie den gefrorenen Joghurt oder das Sorbet in der Mitte. Sofort servieren.

Pro Portion: Fett 5 g, Ballaststoffe 5 g, Eiweiß 2 g, Kohlenhydrate 46 g, Natrium 42 mg. Kalorien 229.

Apfelstrudel
(5 Portionen)

Mit Blätterteig kann man Äpfel oder andere Früchte wie zum Beispiel Pflaumen, Birnen oder Pfirsiche auf köstliche Weise backen. Man glaubt es kaum, aber dieser Teig ist sehr, sehr leicht.
Der Strudel nach dem unten aufgeführten Rezept läßt sich nicht besonders gut einfrieren, wenn man ihn einmal abgebacken hat, aber Sie müssen ihn ja nicht auf einmal abbacken, sondern Sie können nur soviel backen, wie Sie brauchen.
Man kann den Apfelstrudel anstelle von Vanilleeis mit gefrorenem Vanillejoghurt servieren oder auch mit unserer Himbeersoße (vgl. Seite 392).

Zutaten:
1 Pfund säuerliche Äpfel   *¹/₈ Teelöffel gehackte Nelken*
(Boskop eignet sich sehr gut),   *2 Eßlöffel brauner Zucker*
geschält, entkernt und   *2 Platten gefrorener Blätterteig, im*
in Scheiben geschnitten   *Kühlschrank über Nacht aufgetaut*
¹/₄ Tasse helle Rosinen   *1 Eßlöffel Butter, geschmolzen*
¹/₄ Teelöffel Zimt   *2 Eßlöffel Kuchenkrümel oder*
¹/₈ Teelöffel Muskatnuß   *Semmelbrösel*

Zubereitung:
1. Äpfel, Rosinen, Zimt, Muskatnuß, Nelken und Zucker in einem ausreichend großen Schmortopf so lange köcheln lassen, bis die Äpfel weich sind. Die Flüssigkeit, die bei diesem Kochprozeß austritt, sollte verdampft sein. Das dauert etwa 12 Minuten (kochen Sie bitte die Äpfel nicht zu lan-

ge). Verteilen Sie die Äpfel auf einer Platte, und geben Sie sie in den Kühlschrank.

2. Heizen Sie Ihren Backofen auf 200° vor.

3. Legen Sie ein sauberes Geschirrhandtuch auf eine glatte Oberfläche, und geben Sie die Blätterteigplatten darauf. Die Oberfläche sorgfältig mit einem Teelöffel Butter einpinseln. Mit den Krümeln bestäuben und die zweite Platte auf die erste legen. Diese auch mit einem Teelöffel Butter bepinseln.

4. Legen Sie nun die Apfelscheiben entlang der längeren Teigseite. Die Apfelstückchen können ruhig etwas übereinander liegen. Haben Sie eine Reihe beendet, so rollen Sie den Teig mit Hilfe des Handtuchs ein Stückchen weiter ein. Die zweite Apfelreihe folgt und so weiter, bis Sie am anderen Ende angekommen sind. Die Reihe, die nun vor Ihnen liegt, sollten Sie mit Hilfe des Handtuchs auf das Backblech heben. Plazieren Sie die Rolle so, daß sie nach unten liegt.

5. Bepinseln Sie den Teig mit der restlichen Butter.

6. Ritzen Sie den Strudel mit einem scharfen Messer ein, und markieren Sie fünf gleich große Stücke.

7. 20 – 25 Minuten backen lassen bzw. so lange, bis der Teig schön gebräunt ist.

8. An den markierten Stellen durchschneiden und in Portionen teilen. Heiß oder kalt servieren.

Pro Portion: Fett 3 g, Ballaststoffe 5 g, Eiweiß 1 g, Kohlenhydrate 29 g, Natrium 34 mg. Kalorien 138.

Bananen-Karamelcreme-Kuchen
(8 Portionen)

Die Creme für dieses Rezept ist natürlich für den Kuchen gedacht, aber Sie können die Creme genauso gut in einem Schüsselchen als Nachtisch servieren.

Zutaten:

1 ¹/₂ Tassen Weizenschrot bzw.	*3 Eßlöffel Stärke*
Grahamcracker-Krümel	*3 Eigelb*
³/₄ Tasse Zucker	*1 Teelöffel Vanille-/Banane-Aroma*
1 ¹/₂ Tassen Magermilch	*1 Pfund Bananen*

Zubereitung:
1. Ofen auf 180° vorheizen.
2. Grahamcracker-Krümel (aus dem Reformhaus), ¼ Tasse Zucker und das Eiweiß gut vermischen. In eine feuerfeste Form geben und 10 Minuten lang abbacken. Abkühlen lassen und beiseite stellen.
3. Gießen Sie den restlichen Zucker (½ Tasse) in einen kleinen Schmortopf, und bringen Sie ihn auf große Hitze. Lassen Sie den Zucker köcheln, bis er geschmolzen ist und eine schöne hellbraune Karamelfarbe entwickelt. Von der Kochstelle nehmen und *sehr vorsichtig* eine Tasse Magermilch hinzugießen. Sie müssen jetzt etwas Geduld haben, denn es dauert einige Minuten, bis der Karamel sich vom Topfboden lösen läßt. Wieder auf die Kochstelle geben und leicht köcheln lassen. Der Karamel sollte simmern, bis sich der Zucker in der Milch ganz aufgelöst hat.
4. 3 Eßlöffel Stärke mit der restlichen halben Tasse Milch verquirlen und die Eigelbe dazugeben. Alles gut durchrühren. Heiße Karamelmilch langsam über die Eigelbmischung gießen, ständig mit dem Schneebesen die Flüssigkeit durchschlagen. Nun alles wieder in den Topf zurückgeben und bei niedriger Hitzezufuhr erneut erwärmen. Mit dem Schneebesen konstant durchrühren, bis die Mischung zu köcheln anfängt und dicklich wird. Von der Kochstelle nehmen und die Aromen hinzufügen. Beiseite stellen.
5. Die Bananen schälen und vierteln. Die Bananenstücke auf einer feuerfesten Form anordnen und die Karamelcreme über die Bananen gießen. Im Kühlschrank abkühlen, am besten 3 Stunden bevor man die Creme servieren will.
6. In acht Stücke aufteilen und servieren.

Pro Portion: Fett 5 g, Ballaststoffe 2 g, Eiweiß 3 g, Kohlenhydrate 54 g, Natrium 172 mg. Kalorien 270.

Birnenkuchen verkehrt
(10 Portionen)

Dieses Rezept bietet Ihnen sozusagen ein Schnelldessert, wenn Sie den Teig schon vorher vorbereitet haben.
Dieser Kuchen ist sehr eng mit dem französischen Kuchen verwandt, den man

Tarte Tatin nennt. Aber bei diesem Rezept verwendet man anstatt Äpfel Birnen, und natürlich ist unsere Version etwas leichter, weil wir ja den Fettgehalt unserer Nahrung sehr niedrig halten wollen.

Dieser Kuchen schmeckt sehr gut, wenn Sie etwas Zimteis (vgl. Seite 370) dazu reichen. Etwa 50 g Eis zu jeder Portion sollten genügen.

Zutaten:

½ Tasse Zucker   *300 g Ricotta-Küchlein*
1 Eßlöffel nicht gesalzene Butter   *(vgl. Seite 405)*
6 schöne reife Birnen, geschält, ent-
kernt und in Scheiben geschnitten

Zubereitung:

1. Den Ofen auf 180° vorheizen.
2. Eine große, feuerfeste Form mit nichthaftender Beschichtung stark erhitzen. Den Zucker in die Pfanne einstreuen und köcheln lassen, bis hellbrauner Karamel entsteht. Die Butter und die in Scheiben geschnittenen Birnen beifügen und auch leicht köcheln lassen, bis die Birnen schön mit dem Karamel bedeckt und ausreichend weich geworden sind. (In diesem Moment sollte keine Flüssigkeit mehr in der Pfanne sein, sie muß ganz verdampfen.) Von der Kochstelle nehmen. Ordnen Sie die Birnen in der feuerfesten Form so an, daß sie den ganzen Boden bedecken.
3. Den Ricottateig ausrollen, und zwar in eine 30-cm-große, dünne Platte. Ordnen Sie den Teig auf den Birnen an, und drücken Sie den Teig am Rand fest. Machen Sie ein paar Löchlein in den Teig, damit der Dampf entweichen kann.
4. Erhitzen Sie den Topf sehr stark, und kochen Sie so lange, bis ein leichtes Karamelaroma daraus hochsteigt. Das dauert etwa 5 Minuten.
5. Backen Sie den Teig 20 Minuten lang ab, bis er schön braun ist. Nehmen Sie ihn aus dem Ofen heraus, und lösen Sie den Teig vom Rand. Stürzen Sie den Kuchen auf ein Kuchengitter oder eine Kuchenplatte, so daß die Seite mit den Birnen nach oben kommt.
6. In 10 Kuchenstücke aufteilen.

Pro Portion: Fett 5 g, Ballaststoffe 3 g, Eiweiß 5 g, Kohlenhydrate 48 g, Natrium 169 mg. Kalorien 249.

Überbackener Kirsch-Reis-Pudding
(6 Portionen)

Dieses Rezept stellt eine Mischung zwischen Reispudding und Crème Brûlée her.
Anstelle von Dörrkirschen können Sie auch andere Trockenfrüchte benutzen: Aprikosen, Rosinen oder was auch immer Sie bekommen.

Zutaten:

1/4 Tasse ungeschälter Reis
1 l Magermilch
3/4 Tasse Zucker
1/8 Teelöffel Muskatnuß
1/2 Tasse Dörrkirschen

1 Eßlöffel abgeriebene
Orangenschale
1 Teelöffel Vanille-Aroma
1/4 Tasse brauner Zucker

Zubereitung:
1. Den Ofen auf 150° vorheizen.
2. Reis, Milch, die halbe Tasse Zucker und die Muskatnuß in einer entsprechend großen Kasserolle vermischen. Stark erhitzen und zum Kochen bringen. Anschließend ohne einen Deckel 2 Stunden lang backen lassen. Alle 15 Minuten umrühren.
3. Die Kirschen, die Orangenschale und das Vanille-Aroma hinzugeben, umrühren und jetzt eine halbe Stunde weiterbacken lassen, ohne nochmals umzurühren.
4. Aus dem Ofen herausnehmen und abkühlen lassen, und zwar auf Raumtemperatur.
5. Den Ofengrill auf die höchste Stufe stellen. Den restlichen braunen und die übrigbleibende 1/4 Tasse weißen Zucker vermischen und über den Reispudding streuen.
6. Die Kasserolle in den Grill stellen und den Zucker schmelzen lassen. So lange bräunen, bis der Zucker karamelisiert ist und sich eine schöne braune Kruste auf der Oberfläche entwickelt hat. In den Kühlschrank stellen. Kalt servieren.

Pro Portion: Fett 0,5 g, Ballaststoffe 1 g, Eiweiß 7 g, Kohlenhydrate 59 g, Natrium 91 mg. Kalorien 260.

Früchteflan
(10 Portionen)

Die Früchte sind auf einem Bett aus einer Art süßer Polenta, die aus Hartweizengrieß zubereitet wird, angerichtet.

Zutaten:

2 Tassen Magermilch	*¹/₂ Tasse Rosinen*
¹/₈ Teelöffel Salz	*2 Eßlöffel Crème Double*
¹/₂ Tasse Zucker	*900 g frische Früchte*
2 Eßlöffel Butter	*(Äpfel, Pfirsiche, Aprikosen,*
2 Teelöffel abgeriebene	*Pflaumen, Birnen etc.)*
Zitronenschale	*¹/₄ Teelöffel Zimt*
3 Eßlöffel Hartweizengrieß	*2 Eßlöffel Puderzucker*
¹/₂ Tasse Maisgrütze	*¹/₄ Tasse Apfelgelee*

Zubereitung:
1. Den Backofen auf 160° vorheizen.
2. Magermilch, Salz, Zucker, Butter und Zitronenschale in einem kleinen Schmortopf vermischen und zum Kochen bringen. Dies und die Maisgrütze mit dem Schneebesen vermischen, hineinrühren und konstant rühren, damit keine Klümpchen entstehen. Die Hitze zurücknehmen und 20 Minuten lang köcheln lassen. Den Topf von der Kochstelle schieben und die Rosinen und die Crème Double beifügen.
3. Eine entsprechend große Backform mit Backpapier auslegen und dünn mit einem nichthaftenden Pflanzenölspray auskleiden. Die Mixtur hineingeben.
4. Früchte vorbereiten.
5. Die Äpfel oder Birnen sollten geschält, entkernt und sehr dünn geschnitten werden.
6. Pflaumen, Pfirsiche oder Aprikosen sollten entsteint und in kleine Scheiben geschnitten werden.
7. Die Marmelade in einem kleinen Topf oder in der Mikrowelle erwärmen, bis sie schmilzt. Die Oberfläche der Früchte damit bestreichen, bis sie schön glänzen. Den Flan im Kühlschrank aufheben, bevor man ihn in Portionen aufteilt und serviert.

Pro Portion: Fett 4 g, Ballaststoffe 2 g, Eiweiß 3 g, Kohlenhydrate 42 g, Natrium 56 mg. Kalorien 206.

Basilikum-Feigen-Pudding
(4 Portionen)

Diese klassische Mittelmeerspezialität erhält ihr ganz besonderes Aroma durch die Kombination aus Basilikum, Orangenschale und gekochten Feigen. Natürlich können Sie das Basispuddingrezept variieren und andere Früchte und Aromen hinzufügen, gerade so, wie Ihnen der Sinn steht.
Sollten Sie frische Feigen benutzen, so kochen Sie sie in einem Sirup aus einer Tasse Wasser und einer halben Tasse Zucker. Etwa 15 Minuten lang. Der Sirup sollte abgekühlt sein, bevor man ihn verwendet.

Zutaten:

1/3 Tasse Tapioka (Stärke)   *2 Teelöffel abgeriebene*
2 Tassen Magermilch   *Orangenschale*
1/8 Teelöffel Salz   *12 Feigen, in einem Sirup gekocht*
1/3 Tasse Zucker   *(frisch oder aus der Dose)*
2 Eigelb   *1 Eßlöffel sehr fein gehacktes*
1/2 Teelöffel Vanille-Aroma   *Basilikum*

Zubereitung:
1. Tapioka über Nacht in kaltem Wasser einweichen lassen.
2. Tapioka sieben und in einen Topf geben. Die Milch hineingießen und auch das Salz einstreuen. Zum Kochen bringen und anschließend leicht köcheln lassen. Bei geringer Hitzezufuhr 45 Minuten lang köcheln lassen (sollten Sie Tapioka benutzen, die besonders schnell gekocht werden kann, so sind es höchstens 8 – 10 Minuten).
3. Zucker und Eigelb in einer Schüssel vermischen und mit dem Schneebesen so lange bearbeiten, bis die Masse eine helle Farbe annimmt, so etwa die einer Zitrone. Geben Sie etwas von der Tapiokamischung über die Eigelbmischung, und rühren Sie konstant weiter. Dann wieder auf die Kochstelle geben und zum Kochen bringen. Immer und ohne Unterlaß rühren. 1 Minute lang kochen lassen und von der Kochstelle nehmen.

4. Das Vanille-Aroma und die Orangenschale beigeben. In vier Portionen aufteilen und abkühlen lassen. Vor dem Servieren den Pudding mit den gekochten Feigen und dem Basilikum garnieren.

Pro Portion: Fett 3 g, Ballaststoffe 3 g, Eiweiß 6 g, Kohlenhydrate 54 g, Natrium 135 mg. Kalorien 257.

Warmer Aprikosenpudding
(6 Portionen)

Genauso wie ein schön aufgegangenes Soufflé ist dieses Dessert garantiert
eine Augenweide.

Zutaten:

5 Eßlöffel Zucker	*1 Tasse Weißwein*
120 g Dörraprikosen	*100 g Philadelphia-Frischkäse,*
1 Stück Zitronenschale,	*fettreduziert*
1 cm breit und 5 cm lang	*3 Eiweiß*

Zubereitung:
1. Eine 1-Liter-Souffléform dünn mit einem Antihaft-Pflanzenölspray auskleiden. Dünn mit einem Eßlöffel Zucker bestreuen und durch gleichmäßi-
   ges Klopfen an die Form den Zucker gut verteilen.
2. Den Ofen auf 180° vorheizen.
3. Aprikosen, Zitronenschale und Weißwein in einem kleinen Töpfchen verrühren und zum Simmern bringen. So lange köcheln, bis die Flüssigkeit
   ganz reduziert ist und der Topfboden nahezu trocken ist. Von der Kochstelle
   nehmen und die Zitronenschale herausholen. Die gekochten Aprikosen in
   einen Mixer oder in eine Küchenmaschine geben und mit dem Frischkäse
   gut verarbeiten. Ein Eßlöffel Zucker beigeben. Zu einem geschmeidigen
   Püree vermixen. In eine mittelgroße Schüssel geben.
4. Die 4 Eiweiße in eine zweite Rührschüssel geben und zu Schnee verarbeiten. Sobald das Eiweiß steif wird, langsam die restlichen 3 Eßlöffel Zucker
   hineinrieseln lassen und unaufhörlich schlagen, bis man kleine Häubchen
   aus dem Eiweiß ziehen kann.

5. Die Hälfte der Eiweißmasse zu dem Aprikosenpüree geben und vorsichtig unterheben. Die zweite Hälfte des Eischaums ebenfalls hinzufügen und unterheben. So lange vorsichtig rühren, bis alles gut durchgemischt ist.
6. Die Masse in die gezuckerte Soufflé form geben und so lange backen, bis sich das Soufflé in seinem Volumen verdoppelt hat. Das dauert etwa 20 Minuten.
7. Wenn das Soufflé durch ist, aus dem Ofen nehmen und in sechs Stücke schneiden. Sofort servieren.

Pro Portion: Fett 3 g, Ballaststoffe 2 g, Eiweiß 4 g, Kohlenhydrate 23 g, Natrium 87 mg. Kalorien 157.

Joghurt-Beeren-Parfait à la Américaine
(4 Portionen)

Dies ist ein leichtes, angenehmes Dessert, bei dem Joghurt zu einer Mousse aufgeschlagen wird.

Zutaten:
1 Tasse frische Blaubeeren,
gewaschen
1 Tasse frische Erdbeeren,
vom Stiel befreit, gewaschen
und geviertelt
4 Eßlöffel Zucker

1/2 Tasse Weißwein
1/2 Eßlöffel Gelatine
1 1/2 Tassen fettreduzierter
Naturjoghurt
1 Teelöffel Vanille-Aroma
2 Eiweiß

Zubereitung:
1. Die Blaubeeren(Heidelbeeren) vorbereiten, ebenso die Erdbeeren. In zwei getrennte kleine Schüsseln geben. 1 Eßlöffel Zucker darüberstreuen und gut vermischen. Beiseite stellen.
2. Den Wein in einen Suppenteller geben und die Gelatine hineinstreuen. In die Mikrowelle stellen und den Wein auf höchster Stufe so lange erhitzen, bis Dampf entsteht. Das dauert etwa 30 – 45 Sekunden. Achtung: Nicht kochen lassen. Oder in einem kleinen Topf auf dem Herd erhitzen, und zwar gerade bis zum Siedepunkt. Kurz davor von der Kochstelle nehmen.

3. Den Joghurt und das Vanille-Aroma in eine Schüssel geben. Den Weißwein hinzufügen und die Gelatinemixtur langsam und gleichmäßig hineingießen. Ununterbrochen weiterrühren.

4. Die Eiweiße und die restlichen 3 Eßlöffel Zucker in eine 1 Liter große Edelstahlschüssel geben. Gut durchschlagen. In ein Wasserbad eintauchen und kontinuierlich weiterschlagen. Wenn möglich, können Sie dazu ein elektrisches Rührgerät benutzen. Sie müssen so lange mixen, bis der Eischaum locker aber schon dicklich ist. Das dauert etwa 7 – 10 Minuten. Die Schüssel aus dem simmernden Wasser herausnehmen und auf Raumtemperatur herunterkühlen.

5. Die Baisermasse in die Schüssel mit dem Joghurt geben. Seien Sie vorsichtig, rühren Sie nicht zu kräftig.

6. Nehmen Sie vier große, schön ausladende Gläser. Geben Sie einen Löffel voll von der Joghurtmixtur in die Mitte eines jeden Glases. Darüber dann eine Lage Erdbeeren, wieder etwas Joghurt und anschließend die Blaubeeren. Zum Schluß noch die restliche Joghurtmasse. In den Kühlschrank stellen, 2 Stunden dort lassen und angenehm kühl servieren.

Pro Portion: Fett 2 g, Ballaststoffe 2 g, Eiweiß 6 g, Kohlenhydrate 27 g, Natrium 64 mg. Kalorien 149.

Karamel-Apfel-Soufflé
(4 Portionen)

Auch wenn man mit diesem Rezept etwas mehr Arbeit hat als mit den durchschnittlichen Rezepten, so bin ich mir doch sicher, daß Sie nach dem Genießen dieses Desserts mit mir einer Meinung sind und sagen, daß sich der Aufwand lohnt.
Heben Sie sich das Rezept für eine Gelegenheit auf, bei der Sie besonders glänzen wollen.

Zutaten:

1 Eßlöffel nicht gesalzene Butter   *1/2 Teelöffel Zitronensaft*
(diese sollte schön weich sein)   *1/2 Tasse Boskopäpfel, geschält und*
11 Eßlöffel Zucker   *in dünne Scheiben geschnitten*

2 Eßlöffel Wasser
1 Tasse Magermilch
1 Streifen Orangenschale
(diese können Sie mit einem
Sparschäler abschälen,
ungefähr 1 cm x 5 cm)

3 Eßlöffel Maisgrieß
2 Eiweiß
250 g Zimteis (vgl. Seite 370)

Zubereitung:
1. Vier kleine Souffléformen vorbereiten und mit einem halben Eßlöffel Butter ausreiben. Geben Sie in die erste Form 2 Eßlöffel Zucker, und drehen Sie die Förmchen so, daß sich der Zucker gleichmäßig verteilt. Den überschüssigen Zucker schütten Sie dann in das nächste Förmchen und so weiter. Fahren Sie damit fort, bis alle vier Förmchen ausgekleidet sind. Sollte der Zucker nicht reichen, geben Sie noch etwas nach.
2. Geben Sie 3 Eßlöffel Zucker und den Zitronensaft in ein kleines Töpfchen, und erhitzen Sie dieses so stark, daß der Zucker zu karamelisieren beginnt. Reduzieren Sie die Hitze und sorgen Sie dafür, daß der ganze Zucker geschmolzen ist. Der Karamel sollte eine schön hellbraune Farbe haben. Äpfel sowie das Wasser hinzugeben und so lange kochen, bis der Karamel zerschmolzen ist und die Äpfel mit einer dicken Schicht umkleidet. Von der Hitze nehmen und den restlichen halben Eßlöffel Butter schnell einrühren. Verteilen Sie die Mischung zum Abkühlen auf vier Souffléformen.
3. Die Magermilch und die Orangenschale in einen kleinen Topf geben und zum Simmern bringen. 3 Eßlöffel Zucker und den Maisgrieß verrühren. In die köchelnde Milch hineinrieseln lassen, während man mit einem Schneebesen kontinuierlich rührt. Auf diese Weise entstehen keine Klümpchen. Nochmals zum Kochen bringen, dann die Hitze wieder zurücknehmen und leicht köcheln lassen. Dieser Kochvorgang dauert 20 Minuten. Von der Kochstelle nehmen und auf Raumtemperatur abkühlen lassen.
4. Eine halbe Stunde, bevor Sie das Soufflé servieren möchten, heizen Sie Ihren Backofen auf 200° auf.
5. Schlagen Sie das Eiweiß mit den restlichen 3 Eßlöffeln Zucker auf, und zwar sollte es so fest zu Schnee geschlagen werden, daß man kleine Häubchen formen kann.
6. Ein Drittel der Baisermasse zu dem Maisgrieß und der Milch geben. Danach die restlichen zwei Drittel vorsichtig unterheben.

7. Teilen Sie die Soufflémasse auf die vier vorbereiteten Souffléförmchen auf, und backen Sie das Ganze 20 Minuten ab. Die Soufflés sind fertig, wenn sie schön aufgegangen sind, aber in der Mitte noch cremig sind.

8. Vier Soufflés aus der Form lösen und auf Teller stürzen. Sofort mit dem Zimteis servieren. Wenn Sie möchten, können Sie das Eis auch oben auf die Soufflés geben.

Pro Portion: Fett 5 g, Ballaststoffe 1 g, Eiweiß 7 g, Kohlenhydrate 48 g, Natrium 92 mg. Kalorien 252.

Soßen und andere Beigaben

Beeren-Amaretto-Sirup
(2 Tassen)

Diesen Sirup können Sie in der Mikrowelle erwärmen und dann mit fettarmen Waffeln oder auch mit Kuchen servieren. Ganz anders als Ahornsirup enthält dieser Sirup Ballaststoffe, Vitamine und Mineralien.
Machen Sie immer eine große Menge davon, und heben Sie ihn im Kühlschrank auf.

Zutaten:

3 Tassen frische oder gefrorene, ungesüßte Beeren (Blaubeeren, Erdbeeren oder Himbeeren)
1 Eßlöffel Zitronensaft

1 Teelöffel abgeriebene Zitronenschale
1/4 Tasse Maissirup light
1/2 Tasse Zucker
2 Eßlöffel Amaretto-Likör (wahlweise)

Zubereitung:
1. Sollten Sie frische Beeren benutzen, so waschen Sie sie, und entfernen Sie die Stiele. Geben Sie die Hälfte der Beeren in einen Mixer, und pürieren sie. Streichen Sie anschließend das Püree durch ein Sieb, und geben Sie die Masse in einen Antihaft-Topf. Anschließend den Zitronensaft, die Zitronenschale, den Maissirup, den Zucker und die restlichen Beeren hinzufügen, stark erhitzen und zum Kochen bringen. Die Hitze wieder zurücknehmen, köcheln lassen und unter ständigem Rühren weiterkochen. Die Flüssigkeit sollte bis auf die Hälfte reduziert sein. Von der Kochstelle nehmen und abkühlen lassen.

2. Wenn es Ihnen beliebt, so können Sie ein Gläschen Amaretto hineingießen.
3. Abdecken und im Kühlschrank aufheben, bis man ihn braucht.

Pro Portion (¹/₄ Tasse): Fett 0,4 g, Ballaststoffe 1 g, Eiweiß 0,3 g, Kohlenhydrate 29 g, Natrium 5 mg. Kalorien 115.

Brombeer-Ketchup
(3 Tassen)

Diese Soße eignet sich besonders gut zu gegrilltem oder gebratenem Fleisch, sei es nun Geflügel oder Rindfleisch. Während der Zubereitung können Sie das Fleisch damit einpinseln, damit es schön saftig bleibt. Oder Sie können es auch im nachhinein über das Fleisch gießen. Die Soße schmeckt zudem gut zu Eiscreme.
Bereiten Sie sich ohne weiteres eine große Menge davon vor, denn die Soße hält sich gut verschlossen im Kühlschrank mehrere Monate lang.

Zutaten:

1 Pfund gefrorene Brombeeren
1 Tasse Rotweinessig
1 Tasse Wasser
1 ¹/₂ Tassen brauner Zucker
¹/₂ Teelöffel zerstoßene Nelken

¹/₂ Teelöffel pulverisierter Ingwer
1 Teelöffel Zimt
¹/₂ Teelöffel Cayennepfeffer
¹/₂ Teelöffel Salz
1 Eßlöffel Butter

Zubereitung:
1. Die Beeren, Weinessig, Wasser, braunen Zucker und die Gewürze in einen mittelgroßen Topf geben und verrühren. Auf mittlere Hitze bringen. Sobald der Siedepunkt erreicht ist, die Hitze wieder zurücknehmen und leicht köcheln lassen. 30 Minuten lang damit fortfahren bzw. so lange, bis die Flüssigkeit reduziert ist und der Saft dicklich aussieht.
2. Von der Kochstelle nehmen und langsam abkühlen lassen. In einem Mixer pürieren. Durch ein Sieb streichen und die festen Teilchen entfernen.
3. Die Butter in die Soße einrühren. In ein Schraubglas gießen und abkühlen lassen. Dann fest verschließen und in den Kühlschrank stellen.

Pro Portion (¹/₄ Tasse): Fett 1 g, Ballaststoffe 2 g, Eiweiß 0,5 g, Kohlenhydrate 34 g, Natrium 111 mg. Kalorien 139.

Apfelsoße
(2 ¹/₂ Tassen)

Das ist eine sehr vielseitige Dessertsoße, die Sie zu allen möglichen Pudding- oder Eissorten ausprobieren können. Man kann sie vorbereiten und ungefähr eine Woche im Kühlschrank frisch halten.

Zutaten:

4 Tassen naturtrüber
Apfelsaft
1 Eßlöffel Stärke
3 Eßlöffel Wasser

1 Boskopapfel, geschält und
in Streifen geschnitten
¹/₈ Teelöffel Zimt
1 Prise Muskatnuß

Zubereitung:
1. Den Apfelsaft in einen mittelgroßen Topf geben und zum Kochen bringen. Kochen lassen, bis er etwa auf 2 Tassen reduziert ist.
2. In einer kleinen Schüssel die Stärke mit Wasser vermischen. Den kochen- den Apfelsaft gut mit dem Schneebesen aufschlagen und die Stärkemi- schung langsam hineinfließen lassen. Sobald der Apfelsaft wieder anfängt zu kochen, die Äpfel, den Zimt und die Muskatnuß beigeben.
3. Von der Kochstelle nehmen und servieren oder so lange im Kühlschrank aufheben, bis man die Soße braucht.

Pro Portion (¹/₄ Tasse): Fett 0,2 g, Ballaststoffe 0,4 g, Eiweiß 0,2 g, Kohlenhy- drate 14 g, Natrium 7 mg. Kalorien 54.

Grillsoße nach Westernart
(1 Liter)

In Amerika gibt es Soßen wie Sand am Meer, aber diese ist besonders pikant. Damit können Sie sich auch einmal ein Stück Grillfleisch leisten. Voraussetzung ist natürlich, daß Sie beim Geflügel die Haut entfernen bzw. sehr fettarmes Fleisch verwenden, das Sie dann in der Grillpfanne zubereiten. Das Fleisch sollte mit der Sauce eingepinselt werden; auf diese Art und Weise bleibt es wunderbar saftig. Zudem sieht es sehr schön aus. Diese Grillsoße werden Sie bestimmt als Bereicherung für Ihre Grillpartys empfinden. Übrigens: Man kann sie einen ganzen Sommer lang im Kühlschrank frisch halten.

Zutaten:

1 Teelöffel Färberdistelöl

1 große Zwiebel, fein gehackt

4 Knoblauchzehen, fein gehackt

2 Jalapeño-Pfefferschoten, von den

Samen befreit und fein gehackt

170 g Tomatenpüree

2 Eßlöffel gutes Chilipulver

1 Tasse abgestandenen Kaffee,

je älter, je besser

³/₄ Tasse Worcester-Soße

³/₄ Tasse Weinessig

³/₄ Tasse brauner Zucker

Zubereitung:
1. Das Öl in einem mittelgroßen Schmortopf bei gemäßigter Wärme erhitzen. Die Zwiebeln, den Knoblauch und den Pfeffer hineingeben.
2. Bei niedriger Hitze sautieren und gelegentlich umrühren. Bis das Gemüse weich ist, dauert es etwa 2 Minuten.
3. Das Tomatenpüree und das Chilipulver hinzugeben. Bei niedriger Hitze 5 Minuten lang köcheln lassen, öfters umrühren.
4. Die restlichen Zutaten zufügen und zum Simmern bringen.
5. Leicht köcheln lassen, und zwar 30 Minuten lang, gelegentlich umrühren.
6. Den Topf von der Kochstelle nehmen und in ein Küchengerät oder einen Mixer geben und pürieren.
7. Die Soße in ein Schraubglas gießen und abkühlen lassen. Dann fest verschließen und im Kühlschrank frisch halten.

Pro Portion (¹/₄ Tasse): Fett 1 g, Ballaststoffe 1 g, Eiweiß 1 g, Kohlenhydrate 15 g, Natrium 189 mg. Kalorien 71.

Kräuter-Dressing
(2 ¹/₂ Tassen)

Für dieses Dressing können Sie alle Kräuter verwenden, die Sie gerne mögen. Auch Kapern machen sich sehr gut in diesem Dressing (vorher allerdings sehr gut abspülen und hacken).

Zutaten:
¹/₄ Tasse fettreduzierter   *¹/₄ Tasse Petersilie*
Ricotta-Käse   *¹/₄ Tasse Basilikum*
1 Eßlöffel Schalotten, geschält   *1 ¹/₂ Tassen Magerjoghurt*
1 Knoblauchzehe, geschält   *¹/₄ Tasse Rotweinessig*
¹/₄ Tasse Schnittlauch   *3 Eßlöffel Dijon-Senf*

Zubereitung:
1. Ricotta-Käse, Schalotten, Knoblauch, Schnittlauch, Petersilie, Basilikum in einen Mixer oder in eine Küchenmaschine geben und so lange pürieren, bis man eine seidige, glatte Masse erhält. Das Gerät einige Male anhalten und alles, was sich oben am Rand festgesetzt hat, wieder hinunterdrücken. Dazu können sie einen Spachtel benutzen. Auf diese Weise werden die gesamten Zutaten gut miteinander vermischt.
2. Joghurt, Essig und Senf beigeben und ebenfalls untermixen.
3. Die Mischung durch ein Sieb drücken, in den Kühlschrank stellen und dort frisch halten.

Pro Portion (1 Eßlöffel): Fett 0,4 g, Ballaststoffe 0 g, Eiweiß 2 g, Kohlenhydrate 2 g, Natrium 47 mg. Kalorien 17.

Béchamelsoße light
(2 Tassen)

Hier ist die fettarme Version der Béchamelsoße (normalerweise wird sie aus Butter und Milch hergestellt). Diese Soße ist eine sehr gute Basissoße für Pastagerichte, Fleisch und Gemüsesoßen. Mais genausogut wie Erbsen. Sollten Sie Rezepte außerhalb dieses Buches ausprobieren, so können Sie ohne Probleme immer dann dieses Rezept verwenden, wenn Ihnen die traditionelle

Béchamelsoße begegnet. Diese Soße ist sehr schnell zubereitet, schmeckt aber trotzdem sehr gut und hat wenig Fett. Wenn Sie möchten, können Sie Kräuter beigeben oder auch fettreduzierten Käse darüberreiben.
Diese Soße kann man etwa eine Woche lang im Kühlschrank frisch halten.

Zutaten:

2 Tassen Hühnerbrühe	*3 Eßlöffel Stärke*
(ggfs. auch Fischfond bzw.	*1/2 Tasse Magermilchpulver*
Rinderfond, je nachdem, was	*1/4 Teelöffel Salz*
Sie damit machen wollen)	*1 Prise Pfeffer*

Zubereitung:
1. 1 1/2 Tassen von der Brühe in einen kleinen Schmortopf geben, zum Kochen bringen, und zwar bei großer Hitze.
2. Die restliche halbe Tasse kalter Brühe mit der Stärke verrühren. Zu der kochenden Brühe hinzugeben. Mit dem Schneebesen gut unterschlagen, damit keine Klümpchen entstehen. Sobald die Brühe wieder zu köcheln anfängt, von der Kochstelle nehmen.
3. Das Magermilchpulver, Salz und Pfeffer vermischen.
4. Sofort verwenden oder in eine Plastikbox füllen, abkühlen lassen, dann fest verschließen und in den Kühlschrank stellen, bis Sie die Soße verwenden möchten.

Pro Portion (1/4 Tasse): Fett 0,2 g, Ballaststoffe 0 g, Eiweiß 2 g, Kohlenhydrate 4 g, Natrium 202 mg. Kalorien 28.

Himbeersoße
(2 1/2 Tassen)

An dieser Stelle finden Sie ein sehr einfaches Rezept für eine Allround-Dessertsoße. Sie können sie als Beigabe für viele Rezepte in diesem Buch verwenden. Auch zu unserem Eis (vgl. Seite 370).
Sie dürfen auch ohne weiteres ungesüßte gefrorene Beeren nehmen, da diese oftmals ein besseres Aroma haben als die frischen.
Bereiten Sie stets eine größere Menge zu, und frieren Sie die Soße in einem Plastikbehälter ein.

Zutaten:

2 Tassen gefrorene oder
frische ungesüßte Himbeeren
(oder andere Beeren)
5 Eßlöffel Honig

¹/₄ Tasse Weißwein
1 Eßlöffel Kirschwasser
(Cherry-Brandy oder was auch
immer Sie im Haus haben)

Zubereitung:
1. Die Beeren, den Honig und den Weißwein vermischen und in einen Mixer geben oder in die Küchenmaschine.
2. Den Inhalt in einen Antihaft-Topf geben und zum Kochen bringen. Dann sofort von der Kochstelle nehmen und durch ein Sieb drücken.
3. Das Kirschwasser hinzufügen, sofern Ihnen die Soße mit Alkohol schmeckt. Natürlich können Sie auch Himbeergeist verwenden.
4. Abkühlen lassen, im Kühlschrank aufheben oder auch einfrieren und später servieren.

Pro Portion: (¹/₄ Tasse) Fett 0,1 g, Ballaststoffe 2 g, Eiweiß 0,3 g, Kohlenhydrate 12 g, Natrium 0,8 mg. Kalorien 52.

Rote Paprikasoße
(2 Tassen)

Dieses leckere, farbintensive Püree kann man sehr gut zu Nudelgerichten verwenden bzw. als kalte Soße zu Meeresfrüchten. Natürlich kann sie auch als Salatdressing oder Marinade dienen. Grüner oder roter Paprika lassen sich ebenso benutzen, wobei der Geschmack dann etwas anders ausfällt.

Zutaten:

4 rote Paprika, von den Samen
befreit und grob gehackt
¹/₄ Tasse gehackte Zwiebeln
2 Knoblauchzehen, zerquetscht
1 Tasse Hühnerbrühe
¹/₄ Teelöffel Salz

¹/₄ Teelöffel schwarzer Pfeffer
1 Eßlöffel Balsamico-Essig
frische Kräuter, beispielsweise
Basilikum, Koriander, gehackt
(nach Belieben)

Zubereitung:
1. Einen großen Topf mit geringer Hitze erwärmen. Dünn mit einem Antihaft-Pflanzenölspray auskleiden. Pfeffer, Zwiebeln und Knoblauch beifügen. Das Gemüse 10 Minuten dünsten lassen. Achten Sie aber darauf, daß es nicht braun wird.
2. Die Hühnerbrühe beigeben und die Kochplatte auf eine höhere Stufe stellen. Sprudelnd kochen lassen und so lange die Hitze halten, bis nur noch etwas Flüssigkeit am Boden des Topfes zu sehen ist. Von der Kochstelle nehmen und den Inhalt des Topfes in einen Mixer geben. Ein sehr feines Püree daraus machen.
3. Kräuter je nach Geschmack beifügen und gut durchmischen.
4. In ein Gefriergefäß geben, gut abdecken und in den Kühlschrank stellen, bis man die Soße benutzt (bis zu zwei Wochen).

Pro Portion ($1/4$ Tasse): Fett 0,2 g, Ballaststoffe 1 g, Eiweiß 1 g, Kohlenhydrate 4 g, Natrium 93 mg. Kalorien 21.

Soße Tartar
(1 $1/2$ Tassen)

Das ist die Leichtversion einer sehr beliebten Fischbeigabe. Man kann die Soße zwei Wochen lang im Kühlschrank frisch halten.

Zutaten:

1 Tasse fettreduzierte Mayonnaise
1 Teelöffel Dijon-Senf
1 Eßlöffel gehackte Petersilie
2 Eßlöffel gehackte süße Senfgurken
1 Eßlöffel gehackte Kapern

1 hartgekochtes Ei, gehackt
1 Teelöffel gehackte Schalotte
1 Teelöffel frischer Zitronensaft
1 Prise weißer Pfeffer

Zubereitung:
1. Alle Zutaten vermischen und gut durchrühren, wenn Sie wollen, können Sie die Masse durch den Mixer schicken. In einem Gefriergefäß im Kühlschrank aufheben, bis man die Soße braucht.

Pro Portion (1 Eßlöffel): Fett 0,6 g, Ballaststoffe 1 g, Eiweiß 0,6 g, Kohlenhydrate 5 g, Natrium 209 mg. Kalorien 22.

Tomatensoße
(etwa 1 Liter)

Wenn Sie diese fettarme Soße stets in Ihrem Kühlschrank haben, werden Sie niemals mehr in Versuchung geraten, zu diesen fettigen, salzhaltigen Spaghettisoßen, die auf dem Markt als Fertigprodukte angeboten werden, zu greifen. Sie können diese ausgezeichnete Tomatensoße auch für Pizza gebrauchen oder darin Hühnchen oder Fisch dünsten.

Wollen Sie aus der Tomatensoße eine Spaghettisoße machen, so geben Sie einfach etwas mehr Oregano hinzu, und fügen Sie ein wenig frisches oder getrocknetes Basilikum bei. Es ist sehr angenehm, wenn die Soße gut sichtbar noch schöne Tomatenstückchen aufweist.

Zutaten:

1 Teelöffel Olivenöl
1 gehackte Zwiebel
4 gehackte Knoblauchknollen
180 g Tomaten aus der Dose
1200 g Eiertomaten, von den Samen
befreit und gehackt (Sie können
natürlich auch die entsprechende
Menge Tomaten aus der Dose ver-

wenden, falls Sie die Soße nicht zur
Sommersaison zubereiten wollen)
4 Tassen Hühnerbrühe
1 Eßlöffel Oregano
2 Stengel Petersilie
1 Teelöffel Thymian
1 Teelöffel Salbei
1/2 Teelöffel Salz

Zubereitung:
1. Das Olivenöl in einem großen Topf bei niedriger Hitze erwärmen. Die Zwiebeln und den Knoblauch beifügen. 10 – 15 Minuten langsam köcheln lassen.
2. Das Tomatenpüree beifügen und weiterkochen. 10 – 15 Minuten lang sollte die Flüssigkeit köcheln.
3. Restliche Zutaten beifügen. Die Kochplatte auf höchste Stufe schalten. Den Inhalt zum Kochen bringen. Die Hitze anschließend wieder zurücknehmen und köcheln lassen. Die Soße nun 2 Stunden lang weitersimmern

lassen. Von der Kochstelle nehmen und die Soße in einer Küchenmaschine oder einem Mixer pürieren bzw. durch ein Sieb drücken, bis sie schön sämig ist.

4. Abkühlen lassen und in einen Plastikbehälter geben. Sie können die Soße eine gewisse Zeit im Kühlschrank aufheben. (Natürlich müssen Sie die Soße nicht unbedingt durch ein Sieb passieren, aber sie ist dann einfach perfekter.)

5. Wollen Sie die Soße einfrieren, so teilen Sie sie auf kleinere Plastikbehälter auf. Gut verschließen. Wenn Sie sie benutzen wollen, stecken Sie die Soße in die Mikrowelle, oder Sie lassen sie bei Raumtemperatur auftauen.

Pro Portion (1/4 Tasse): Fett 1 g, Ballaststoffe 2 g, Eiweiß 3 g, Kohlenhydrate 7 g, Natrium 132 mg. Kalorien 41.

Mango-Relish
(2 Tassen)

Dieses aromareiche Relish mit den Düften von den Inseln, wo es herkommt, kann für ganz bestimmte Rezepte unserer Sammlung verwendet werden. Man kann es sehr gut als Beigabe für Fisch oder Geflügel aus der Grillpfanne auswählen. Dazu paßt es sehr gut. Bereiten Sie aber keine zu große Menge davon vor, denn am ersten Tag hat ein Relish das beste Aroma.

Zutaten:

1 frische Mango, geschält, entsteint   *1 Eßlöffel Limonensaft*
und in Scheiben geschnitten   *2 Eßlöffel gehackter Koriander*
1/2 Tasse gehackter roter Paprika   *1/4 Teelöffel Salz*
1/4 Tasse gehackte rote Zwiebel

Zubereitung:
1. Alle Zutaten miteinander vermischen und eine Stunde lang marinieren lassen. Anschließend servieren.

Pro Portion (1/4 Tasse): Fett 0 g, Ballaststoffe 1 g, Eiweiß 0,3 g, Kohlenhydrate 5 g, Natrium 68 mg. Kalorien 21.

Knusprige Pilze
(1 Tasse)

Wenn Sie sehr Ihren Speck vermissen, werden Sie den intensiv rauchigen, süßlichen Geschmack und die Knusprigkeit dieser Pilzchips mögen. Diese werden aus Shiitake-Pilzen hergestellt, und zwar durch Geschmackskonzentration. Ein wunderbares Aroma entsteht. Streuen Sie die Pilze über Ihren Salat oder auch über eine Ofenkartoffel. Mit Ei-Ersatz oder nur Eiweiß können Sie die Chips auch statt Speck zu den Frühstückseiern verwenden.

Zutaten:

450 g frische Shiitake-Pilze
1 Eßlöffel Olivenöl

¹/₄ Teelöffel Salz (möglichst feines
Salz, wenn Sie welches zur Verfügung haben)

Zubereitung:
1. Den Ofen auf 180° vorheizen.
2. Die Pilze säubern und von den Stielen befreien. Den Rest in feine Scheibchen schneiden. Die Pilze in eine Schüssel geben und mit dem Olivenöl vermischen, bis das Öl ganz von den Pilzen aufgesogen ist.
3. Die Pilze in eine flache, feuerfeste Form geben und in den Backofen stecken, bis sie schön braun und sehr knusprig werden (so in etwa 12 – 30 Minuten lang sollten sie im Ofen bleiben).
   Nehmen Sie einen Spachtel, und ordnen Sie während des Backvorganges die Pilze neu an, damit alle Pilze rundum schön braun werden.
4. Legen Sie die Pilze auf ein Küchenpapier, und bestreuen Sie sie mit Salz.
5. Wenn sie abgekühlt sind, geben Sie sie in ein gut verschließbares Glas und heben sie an einem kühlen, trockenen Ort auf. Sie halten sich sehr lange. Stellen Sie sie aber nicht in den Kühlschrank.

Pro Portion (2 Eßlöffel): Fett 2 g, Ballaststoffe 1 g, Eiweiß 1 g, Kohlenhydrate 3 g, Natrium 69 mg. Kalorien 29.

Ofengetrocknete Tomaten
(2 Tassen)

Etwas langsam zu rösten ist eines der großen Geheimnisse, wenn es darum geht, Aromen zu bewahren. Auf diese Weise kann man ein Aroma konzentrieren und somit intensivieren. Diese langsam gerösteten »Tomaten-Rosinen« sind prallvoll mit Geschmacksstoffen. Sie schmecken viel frischer und mehr nach erntefrischen Tomaten als getrocknete Tomaten. Auch von ihrer Struktur her sind sie frischen Tomaten viel ähnlicher. Man kann sie auch im Geschäft kaufen oder aber eben selbst zubereiten. Holen Sie sich dieses wunderbare Aroma in Ihren Speiseplan. Sie können sie für Pizza verwenden, indem Sie sie hacken und einer leichten Pastasoße beifügen. Auch im gemischten Salat sind sie sehr wohlschmeckend. Bereiten Sie stets eine größere Menge vor, und heben Sie sie gut abgedeckt im Kühlschrank auf. Die Tomaten halten sich einen Monat im Kühlschrank frisch. Vorausgesetzt natürlich, Sie naschen nicht allzuviel davon.

Zutaten:

12 reife Tomaten
(vorzugsweise Strauch- oder
Eiertomaten)
3 Knoblauchzehen, zerquetscht

$^1/_2$ Tasse gehacktes, frisches
Basilikum
$^1/_2$ Teelöffel Salz
1 Teelöffel schwarzer Pfeffer

Zubereitung:
1. Den Ofen auf 100° vorheizen.
2. Die Tomaten vierteln.
3. Knoblauch, Basilikum, Salz und Pfeffer in einer großen Schüssel vermischen.
4. Die Tomaten mit der Kräutermischung vermengen und mit der Außenseite nach unten auf ein Kuchengitter setzen.
5. 4 – 8 Stunden lang bei ganz geringer Hitze im Ofen lassen bzw. so lange, bis die Tomaten getrocknet aussehen und eine Lederstruktur bekommen.
6. Vom Kuchengitter herunternehmen und abkühlen lassen. Abgedeckt im Kühlschrank aufbewahren, bis man die Tomaten braucht.

Pro Portion ($^1/_4$ Tasse): Fett 0,6 g, Ballaststoffe 3 g, Eiweiß 2 g, Kohlenhydrate 9 g, Natrium 151 mg. Kalorien 43.

Salsa
(3 Tassen)

Salsa wird immer beliebter. Vielleicht wird sie bald beliebter sein als der berühmte Ketchup. Aber die Fertigprodukte, die man kaufen kann, sind oft sehr teuer und ziemlich flach im Geschmack. Die hier beschriebene Art, Salsa frisch zuzubereiten, wird Ihnen ohne Zweifel beweisen, warum diese Würzzutat so beliebt geworden ist. Sie ist natürlich auch sehr scharf, aber Sie können ohne weiteres weniger Jalapeño-Pfeffer hinzugeben und somit die Schärfe etwas zurücknehmen. Auf diese Weise wird die Soße etwas milder und weniger beißend.

Wenn Sie einen kleinen Snack für zwischendurch brauchen, so nehmen Sie die im Ofen gebackenen Tortillachips (entweder können Sie sie selbst machen oder aber fertig kaufen).

Zutaten:

450 g reife Tomaten (ungefähr
4 Stück oder 2 Tassen abgetropfte
und gehackte Dosentomaten)
1 Eßlöffel Jalapeño-Pfeffer,
von den Samen befreit und gehackt
1 kleiner Bund Schalotten, gehackt

2 Knoblauchzehen, zerquetscht
¹/₄ Tasse gehackter,
frischer Koriander
¹/₂ Teelöffel Salz
2 Eßlöffel Weinessig bzw.
Apfelessig, wenn Sie haben

Zubereitung:
1. Die Tomaten durchschneiden und aushöhlen, grob hacken.
2. Die Tomaten in einen Glasbehälter oder in eine Metallschüssel legen und die restlichen Zutaten beifügen. Eine halbe Stunde lang marinieren lassen, dann servieren.

Pro Portion (2 Eßlöffel): Fett 0 g, Ballaststoffe 0,4 g, Eiweiß 0,3 g, Kohlenhydrate 1 g, Natrium 52 mg. Kalorien 6.

Würzige Senfsoße
(2 Tassen)

Diese Senfsoße kann man zu belegten Broten reichen oder als Dip zu Vorspeisen servieren. Natürlich läßt sie sich auch als warme Soße zu Fleisch verwenden. Sie hat ein süß-scharfes Aroma und einen sehr angenehmen Geschmack.
Geben Sie sie in eine fest verschließbare Form, und stellen Sie sie in den Kühlschrank. Diese Würzzutat können Sie mehrere Monate (4 – 6) im Kühlschrank frisch halten.

Zutaten:

½ Tasse Senfpulver	*5 Eßlöffel Wein- oder Apfelessig*
½ Tasse Wasser	*2 Eßlöffel Allzweckmehl*
1 Tasse brauner Zucker	*¼ Teelöffel Salz*

Zubereitung:
1. Alle Zutaten in einen kleinen Topf geben und mit dem Schneebesen umrühren, bis Sie eine geschmeidige Masse erhalten.
2. Auf mittlere Hitze bringen und so lange erwärmen, bis der Inhalt zum Kochen kommt.
3. Von der Kochstelle nehmen und abkühlen lassen.
4. In ein fest verschließbares Glas geben und im Kühlschrank aufheben.

Pro Portion (1 Eßlöffel): Fett 0 g, Ballaststoffe 0 g, Eiweiß 0,2 g, Kohlenhydrate 9 g, Natrium 20 mg. Kalorien 34.

Süß-saure Paprikasoße
(3 Tassen)

Diese süß-saure Würzsoße paßt sehr gut zu kaltem Lamm oder zu Hühnerfleisch. Wenn Sie möchten, auch zu Fisch, besonders zu Thunfisch. Gut verschlossen aufbewahren. Im Kühlschrank hält sich die Soße 2 – 3 Monate.

Zutaten:

900 g roter Paprika, putzen und in
Stücke schneiden
1/2 Tasse Honig
1/2 Tasse Rotweinessig

1/2 Tasse Rotwein
1/2 Teelöffel Salz
1/4 Teelöffel weißer Pfeffer

Zubereitung:
1. Den Paprika mit Hilfe einer Reibe reiben oder die Küchenmaschine verwenden.
2. Dann mit allen restlichen Zutaten vermischen und in einen Schmortopf geben. Auf mittlere Hitze bringen.
3. Köcheln, oftmals umrühren, bis die Flüssigkeit im Topf auf eine sirupartige Konsistenz reduziert ist. Das dauert etwa 15 – 20 Minuten.
4. Eine Stunde abkühlen lassen, bevor Sie die Soße servieren. Sie können die Soße auch in einem fest verschließbaren Gefäß im Kühlschrank aufbewahren, bis Sie sie verwenden möchten.

Pro Portion (2 Eßlöffel): Fett 0 g, Ballaststoffe 0,6 g, Eiweiß 0,4 g, Kohlenhydrate 7 g, Natrium 46 mg. Kalorien 29.

Tomaten-Chutney
(2 Tassen)

Dieses Chutney können Sie anstelle einer fettigen Mayonnaise verwenden. Es ist eine sehr angenehme Würzzutat, und man kann damit etwa Hühnerfleischreste ergänzen bzw. ein Sandwich vorbereiten, aber auch einen prüden Salat geschmacklich interessanter machen.
Für dieses Rezept kann man gut Tomaten, Mangos, Pflaumen, Pfirsiche, Äpfel oder andere frische Früchte und Gemüsearten einsetzen – experimentieren Sie ruhig mit den Gewürzen, die Sie am liebsten haben. Versuchen Sie Äpfel mit Rosmarin oder Salbei, Pfirsiche mit Thymian oder Lavendel, Pflaumen mit Salbei oder Mangos mit denselben Kräutern, die Sie für die Tomaten verwenden.
Das Chutney läßt sich 3 Monate aufheben.

Zutaten:

1 ½ Tassen reife Tomaten,
geschält, ausgehöhlt und gehackt
1 Eßlöffel Apfelessig
⅓ Tasse brauner Zucker
½ Tasse gehackte Zwiebeln
2 Knoblauchzehen, zerquetscht
1 Teelöffel zerquetschte frische
Ingwerwurzel
¼ Teelöffel gehackte Muskatblüte

1 Prise gehackte Nelken oder
Nelkenpulver
½ Teelöffel gesäuberter und
gehackter Jalapeño-Pfeffer
½ Zitrone, Saft und Schale
¼ Tasse gehackte Rosinen
2 Eßlöffel gehackte Walnüsse
oder Pinienkerne
¼ Teelöffel Salz

Zubereitung:

1. Alle Zutaten in einem kleinen Metalltopf erhitzen und zum Kochen bringen. Die Hitze zurücknehmen und simmern lassen. Köcheln lassen, bis der Inhalt auf die Hälfte reduziert ist und eine dickliche Konsistenz aufweist. 15 – 20 Minuten müssen Sie schon dafür rechnen.
2. Abkühlen lassen und in den Kühlschrank stellen. Am besten geben Sie das Chutney, bis Sie davon essen wollen, in einen Glasbehälter.

Pro Portion (2 Eßlöffel): Fett 1 g, Ballaststoffe 0,6 g, Eiweiß 0,5 g, Kohlenhydrate 8 g, Natrium 39 mg. Kalorien 38.

Vielseitig verwendbare Grundrezepte

Brauner Fond
(2 Liter)

Wenn Sie diesen Fond zubereiten wollen, so haben Sie bestimmt auf den ersten Blick den Eindruck, daß man sich damit sehr viel Arbeit machen muß. Aber in Wirklichkeit geht es sehr einfach, den Fond herzustellen, und der Effekt versöhnt sowieso für alle Mühen. Sein neutraler Geschmack paßt zu vielen Gerichten, und man kann ihn durch verschiedene Beigaben völlig verändern. Viele Gerichte und Soßen werden erst durch den passenden Fond zu dem, was sie sind. Dieser Fond ist sehr gesund und enthält viel weniger Fett und viel weniger Salz als die Fertigprodukte, die auf dem Markt angeboten werden. Sie können den Fond in kleinen Gefäßen ohne weiteres in Ihrem Gefrierschrank aufheben, und Sie haben damit zu jeder Zeit eine handliche Menge zur Verfügung, besonders wenn Sie sehr in Eile sind und Sie schnell noch etwas zubereiten wollen.

Zutaten:

4 1/2 kg Kalbsknochen
(diese sollten Sie von Ihrem Metzger
schon fertig hacken lassen)
7 l Wasser
1/4 Tasse Färberdistelöl
1 Tasse grobgehackter Sellerie
1 Tasse grobgehackte Zwiebel
1 Tasse grobgehackte Möhren

1 Tasse grobgehackter Lauch
1/2 Tasse Tomatenpüree
2 Tassen Rotwein
1 Knoblauchzehe
2 Lorbeerblätter
1 Thymianzweig
3 Eßlöffel Stärke
1/2 Tasse kaltes Wasser

Zubereitung:
1. Den Ofen auf 180° vorheizen. Die Knochen in einem großen Bräter verteilen und 30 Minuten lang rösten lassen, bis sie goldbraun sind. Dann in einen großen Suppentopf geben. Den Bräter mitsamt den Bratrückständen aufheben.
2. Das Wasser zu den Knochen geben und bei starker Hitze kochen lassen. Dann die Hitze wieder zurücknehmen und leicht simmern lassen.
3. In den Bräter das Öl, Sellerie, Zwiebeln, Möhren und Lauch geben. Den Bräter in den Ofen stellen und 30 – 45 Minuten lang backen lassen.
4. Das Tomatenpüree den Gemüsen beigeben und die Temperatur des Ofens auf 150° reduzieren. Das Tomatenpüree mit den Gemüsen 30 Minuten lang backen lassen. Die Zutaten immer vom Boden und von den Seiten lösen, damit nichts anbrennen kann.
5. Den Bräter aus dem Ofen nehmen und den Wein hinzugeben. Gut durchrühren. Den Inhalt des Bräters jetzt zu den köchelnden Knochen geben. Den Knoblauch, die Lorbeerblätter und den Thymian beifügen. Den Fond mit geringer Hitze nun langsam 6 Stunden köcheln lassen. Von Zeit zu Zeit das überflüssige Fett von der Oberfläche entfernen.
6. Den Fond durch ein feines Sieb passieren und in einen Topf gießen. Mit einem Schneebesen gut durchschlagen. Sobald der Fond wieder zu simmern anfängt, die Hitze zurücknehmen und das Ganze auf die Hälfte reduzieren.
7. Abkühlen lassen und in kleine Plastikbehälter aufteilen. Einfrieren, bis man den Fond verwenden möchte.

Pro Portion (1/4 Tasse): Fett 0,3 g, Ballaststoffe 0,2 g, Eiweiß 2 g, Kohlenhydrate 2 g, Natrium 54 mg. Kalorien 15.

Joghurtfrischkäse
(1/2 Tasse)

Dieser Joghurt-Frischkäse ist der Hauptbestandteil der fettarmen Küche. Auf diese Art und Weise können Sie einem Magermilchjoghurt die Konsistenz von saurer Sahne verleihen.
Natürlich ist es sinnvoll, davon immer eine größere Menge zuzubereiten, zumal sich der Joghurt-Frischkäse bis zu 3 Wochen lang im Kühlschrank aufheben läßt. Sie können damit herumexperimentieren und werden sicherlich vie-

lerlei Möglichkeiten finden, wo man ihn einsetzen kann. Zum Beispiel auf einer Ofenkartoffel läßt sich Joghurt-Frischkäse gut verwenden. Sie können den Joghurt-Frischkäse überall dort zur Hand nehmen, wo Sie normalerweise saure Sahne verwenden würden. Verglichen mit den zahlreichen Ersatzprodukten für saure Sahne, die man so in den Supermärkten findet, schmeckt diese Art der Zubereitung viel besser und enthält auch wesentlich weniger Konservierungsstoffe sowie Gelatine.

Zutaten:
1 Tasse Magermilch-Joghurt

Zubereitung:
1. Geben Sie einen Kaffeefilter in den entsprechenden Filter, und setzen Sie darunter einen kleinen Behälter, der etwa eine halbe Tasse faßt. Geben Sie den Joghurt in den Filter, und stellen Sie das Ganze über Nacht in den Kühlschrank, bis etwa eine halbe Tasse Wasser aus dem Joghurt herausgefiltert worden ist. Das Wasser entfernen, den Joghurt in ein Glas geben und im Kühlschrank aufheben, bis man ihn braucht.

Pro Portion (1 Eßlöffel): Fett 0 g, Ballaststoffe 0 g, Eiweiß 2 g, Kohlenhydrate 2 g, Natrium 22 mg. Kalorien 16.

Ricotta-Küchlein
(ausreichend für 20 Portionen bzw. 2 Tartes mit 25 cm Durchmesser)

Das, was einen Kuchen so wohlschmeckend und angenehm macht, ist der knusprige Teig. Bei dieser fettreduzierten Version werden Sie nichts vermissen. Der Kuchen schmeckt wundervoll, ist allerdings niedriger im Fettgehalt. Seien Sie sehr vorsichtig, daß Sie den Teig nicht zu sehr quirlen.
Wollen Sie daraus eine Quiche zubereiten, und zwar mit herzhaftem Belag, so lassen Sie einfach die Vanille und den Zucker weg.
Sie können alle Füllungen benutzen, die wenig Fett enthalten. Das erreichen Sie, wenn Sie mit Ei-Ersatzprodukten arbeiten und mit Magermilch. Natürlich können Sie auch kleine Vorspeisen-Pastetchen daraus formen. Besonders mit Fleisch gefüllt schmecken sie sehr gut.

Wenn Sie den Teig ausrollen wollen, so benutzen Sie ein leicht gemehltes Brett und ein Nudelholz. Sorgen Sie dafür, daß der Teig etwas ruhen kann, bevor er abgebacken wird. Dieser Teig wird etwas mehr schrumpfen, als es sonst bei ähnlichem Teig der Fall ist.

Zutaten:

1/2 Tasse fettreduzierter
Ricotta-Käse
3 Eßlöffel Magermilch
1 Eiweiß
1 Eßlöffel Färberdistelöl

2 Teelöffel Vanilleextrakt
1/3 Tasse Zucker
1/8 Teelöffel Salz
2 Tassen Allzweckmehl
2 Eßlöffel Backpulver

Zubereitung:
1. Den Ricotta-Käse in einem Mixer oder einer Küchenmaschine pürieren, bis man eine schöne, sämige Masse hat.
2. Den Ricotta-Käse mit der Magermilch, dem Eiweiß, dem Öl und der Vanille in einer großen Schüssel vermischen.
3. In einer weiteren mittelgroßen Schüssel den Zucker, das Salz, das Mehl und das Backpulver verrühren.
4. Die trockenen und die feuchten Zutaten miteinander verbinden. Sorgfältig durchmischen, bis sich alles schön gleichmäßig verteilt hat. Nicht zuviel rühren. In zwei Portionen aufteilen.
5. 30 Minuten lang in den Kühlschrank legen, dann läßt sich der Teig sehr schön ausrollen.

Pro Portion (2 Eßlöffel): Fett 1 g, Ballaststoffe 0,3 g, Eiweiß 2 g, Kohlenhydrate 13 g, Natrium 124 mg. Kalorien 74.

Vollkorn-Weizen-Crêpes
(25 Crêpes, 15 cm Durchmesser)

Crêpes sind sehr vielseitig, und es ist gut, wenn man immer welche im Kühlschrank hat. Man kann daraus ein leichtes Mittagessen zubereiten oder eine süße Zwischenmahlzeit, etwa mit einer Fruchtfüllung bzw. mit Creme für ein Dessert.

Frieren Sie die Crêpes ein, nehmen Sie jeweils sechs bis acht zusammen, und verpacken Sie sie gut. Denken Sie daran, daß sie leicht austrocknen.

Zutaten:

1 Ei	*³/₄ Tasse Vollweizenmehl*
¹/₄ Teelöffel Salz	*1 Eßlöffel Zucker*
³/₄ Tasse Allzweckmehl	*2 Tassen Magermilch*

Zubereitung:
1. Ei, Salz, Mehl, Zucker und eine Tasse Magermilch in eine Rührschüssel geben. Mit Hilfe eines Schneebesens alle Zutaten schön gleichmäßig verrühren. Die restliche Milch beigeben und nochmals mit dem Schneebesen gut durchschlagen. 1 Stunde, bevor die Crêpes gebacken werden, im Kühlschrank stehen lassen.
2. Eine 15-cm-große Antihaft-Backform dünn mit einem Pflanzenölspray auskleiden. Auf mittlere Hitze bringen.
3. Wenn aus der Pfanne der erste Qualm aufsteigt, von der Kochstelle nehmen und 2 Eßlöffel von dem Eierteig hineingeben. Durch Schräglegen der Pfanne den Teig rasch verteilen, so daß der ganze Boden mit Eierteig bedeckt ist. 1 Zentimeter vom Rand sollte er entfernt bleiben.
4. Die Pfanne von der Kochstelle nehmen und die Crêpe so lange weiterbacken, bis die ganze Oberfläche eine feste Konsistenz aufweist. Die Unterseite sollte schön braun gebacken sein. Das dauert etwa 30 – 45 Sekunden. Die Crêpe vorsichtig zur anderen Seite drehen – dafür können Sie am besten einen Küchenfreund benutzen – und auch auf der anderen Seite leicht braun backen. Die Crêpe auf Pergamentpapier legen und abkühlen lassen.
5. Den Vorgang so lange wiederholen, bis der gesamte Eierteig aufgebraucht ist.
6. Die Crêpes aufeinander stapeln und jedesmal ein kleines Stück Pergamentpapier dazwischenlegen. Auf diese Weise kleben sie nicht aneinander fest. Gut einpacken, am besten in Frischhaltefolie, und in den Kühlschrank stellen. Haben Sie Lust auf eine Crêpe, so können Sie sie einfach kurz in der Mikrowelle erwärmen.

Pro Portion (1 Crêpe): Fett 0,4 g, Ballaststoffe 0,5 g, Eiweiß 2 g, Kohlenhydrate 7 g, Natrium 34 mg. Kalorien 37.

Für den behandelnden Arzt

Kann der Prozeß der Tumorbildung tatsächlich durch die Ernährung beeinflußt werden? Obwohl in diesem Zusammenhang noch viele Fragen zu klären sind, gibt es eine Fülle von Belegen dafür, daß die Antwort ein klares Ja sein muß. Die Anwendung neuer Erkenntnisse und Entdeckungen auf diesem Gebiet steht im Mittelpunkt dieses Buches für krebskranke Menschen. Niemand kennt die gesundheitlichen Bedürfnisse der Krebskranken besser als Sie und der Patient, weshalb ich in diesem Buch immer wieder darauf hingewiesen habe, daß jede Umstellung in Ernährung und Lebensstil während der Krebsrekonvaleszenz in Absprache mit den jeweiligen behandelnden Ärzten durchgeführt werden muß – und daß das Urteil des Arztes hinsichtlich der individuellen Bedürfnisse des Patienten im Zweifelsfall jede generelle oder spezifische Empfehlung in diesem Buch aufhebt. Die folgende kurze Zusammenfassung der ernährungsbezogenen Empfehlungen und der wissenschaftlichen Daten, auf denen sie beruhen, dient zu Ihrer Information.

Das Programm

Das Programm beruht auf folgenden Grundprinzipien:

- Fettzufuhr vermindern;
- Ballaststoffzufuhr erhöhen;
- Zusammenstellung einer ausgewogenen täglichen Kost aus einer Vielfalt vollwertiger Nährstoffe und Nahrungsmittel;
- Betonung von Nahrungsmitteln, die solche chemoprophylaktischen Bestandteile enthalten, die sich bei der Behandlung bestimmter Tumorarten als wirksam erwiesen haben, oder von denen es sich stark vermuten läßt;
- gleichzeitige Anwendung eines stufenweise aufgebauten Fitneßprogramms, das nachweislich gesundheitsfördernd wirkt und, laut jüngsten Erkenntnissen, eine Rolle bei der Verminderung des Krebsrisikos spielen kann.

Diese Empfehlungen werden unter Berücksichtigung der zahlreichen ernährungsspezifischen Hindernisse, die aus einer Krebserkrankung und deren Behandlung erwachsen können, dargelegt. Weiterhin werden Tips, wie sich diese Hindernisse überwinden lassen,

Ungefähres Maximum der täglichen Fettmenge in Gramm
bei 20 Prozent der Kalorien in Form von Fett

Körpergröße in Zentimeter (ohne Schuhe)	Fett in Gramm Über 50 Jahre*	Fett in Gramm Unter 50 Jahre
Männer		
155	30	34
158	31	35
160	32	36
163	33	37
165	34	38
168	35	39
170	36	40
173	37	41
175	38	42
178	39	43
180	40	44
183	41	45
185	42	46
Frauen		
150	25	28
153	26	29
155	27	30
158	28	31
160	29	32
163	30	33
165	31	34
168	32	35
170	33	36
173	34	37
175	35	38
178	36	39
180	37	40

* Die Sollmenge ist nach dem Alter von 50 Jahren wegen verminderter körperlicher Aktivität geringer.
* Diese Mengen wurden anhand des Grundbedarfs an Kalorien für Erwachsene mit Normalgewicht und mittlerem Körperbau berechnet. Wenn der oder die Betreffende das tägliche Fettsoll erreicht hat, aber immer noch hungrig ist, sollte er oder sie statt mehr Fett Obst, Gemüse und fettarme Snacks zu sich nehmen.

und detaillierte Anweisungen gegeben, wie Ihr Patient das Programm allmählich und erfolgreich in sein oder ihr Alltagsleben integrieren kann. Im Zusammenhang mit den Zielen des Ernährungsprogramms werden mehr als einhundert Rezepte vorgestellt und eine Reihe von Hilfsquellen für Krebspatienten angegeben.

Sicherlich wäre es nützlich, wenn Sie dem Patienten zusätzlich bei der Erarbeitung und Einhaltung individueller ernährungsbezogener Richtlinien behilflich wären. Ich habe keine speziellen Ergänzungsnährstoffe empfohlen und geraten, daß die eventuelle Verwendung solcher Präparate zunächst mit Ihnen besprochen werden sollte.

Die Berechnung der täglichen Fettmenge

Ein Aspekt des Ernährungsplans, bei dem der Patient Ihre Hilfe brauchen könnte, ist die individuelle Zielsetzung für eine reduzierte Fettaufnahme. Weil wir nämlich noch nicht wissen, welches das ideale Maß für die Fettzufuhr ist, und weil diese letzten Endes bei den verschiedenen Tumorarten unterschiedlich ausfallen kann, läßt sich nicht präzise berechnen, wieviel Gramm genau die jeweilige Fettmenge betragen soll. Ausgehend vom derzeitigen Wissensstand lautet meine persönliche Empfehlung, daß Patienten mit Brust-, Dickdarm- und Prostatakrebs *maximal 20 Prozent* und Patienten mit anderen Tumorarten *maximal 25 Prozent* der täglichen Kalorienmenge in Form von Fett zu sich nehmen sollten. Allerdings werden diese Bemessungen nach Abschluß einiger derzeit durchgeführten klinischen Versuchsprogramme differenzierter und wahrscheinlich niedriger ausfallen. Es gibt drei Möglichkeiten, wie sich die tägliche Aufnahme von Nahrungsfett berechnen läßt: Die erste Methode besteht darin, eine Tabelle wie die auf Seite 410 zu verwenden, die die ungefähren Mengen für eine Kost von 20 Prozent der Kalorien in Form Form von Fett angibt. Diese Tabelle basiert auf den Näherungswerten der Kalorienzufuhr bei gegebenen Körpergrößen und -gewichten, einem mittleren Knochenbau und durchschnittlicher körperlicher Aktivität.

Eine andere Berechnungsart besteht darin, eine willkürliche Grundmenge von 25 Kalorien pro Kilogramm des tatsächlichen Körpergewichts anzunehmen und mit dem Gewicht in Kilogramm zu multiplizieren, um auf eine Basalkalorienzufuhr zu kommen. (Um das Gewicht in Kilogramm zu berechnen, multiplizieren Sie das Gewicht in Pfund mit 0,45.) Folglich wiegt eine Person mit 150 Pfund 68 Kilogramm und hat einen Grundbedarf von 68 x 25 oder 1700 Kalorien pro Tag. 20 Prozent davon bedeuten 340 Kalorien in Form von Fett. Wenn Sie diesen Betrag dann durch 9 dividieren, kommen Sie auf 38 Fettgramm täglich. Diese Methode ergibt einen etwas geringeren Grundbedarf als die andere. Eine dritte Möglichkeit ist, daß Sie oder ein Diätiker den Patienten bitten, alle Nahrungsmittel, die er oder sie im Lauf von drei oder vier Tagen zu sich nimmt, aufzuzeichnen. Daraus läßt sich dann die durchschnittliche tägliche Kalorienzufuhr errechnen und die entsprechende Sollmenge an Fettgramm ableiten.

Die wissenschaftliche Grundlage des Programms

Unser Wissen über die Beziehung zwischen Krebs und Ernährung erweitert sich rapide, und als wir dieses Buch schrieben, lag eine der beständigen Herausforderungen darin, beim Verfassen der Texte mit den neuesten wissenschaftlichen Erkenntnissen Schritt zu halten.

Es ist bereits bekannt, daß viele der in Nahrungsmitteln enthaltenen Substanzen, von Makro- und Mikronährstoffen bis zu Spurenelementen und einer Reihe von Chemikalien, einen oder mehrere Schritte im Prozeß der Krebsentstehung beeinflussen können – und es auch tatsächlich tun. Einige dieser Substanzen können normale Zellen vor den Einwirkungen von Karzinogenen schützen, andere können die Replikation bereits entarteter Zellen aufhalten, und wieder andere wirken durch Mechanismen, die noch nicht hinreichend erforscht sind.

Derzeit werden auf all diesen Gebieten umfassende Untersuchungsprogramme durchgeführt. So wurden zum Beispiel 1993 auf der Jahreskonferenz der American Association for Cancer Research allein über vierzig Referate zum Thema Krebs und Ernährung gehalten, und andere medizinische Organisationen verzeichnen einen ähnlichen Trend. Im folgenden eine kurze Zusammenfassung der hauptsächlichen Forschungsgegenstände.

Makronährstoffe

Ein hoher Verzehr von tierischem Fett ist mit dem Brust-, Dickdarm-, Gebärmutterschleimhautkrebs und anderen Tumorarten verknüpft, und selbst das Lungenkarzinom wurde kürzlich mit der Fettzufuhr in Zusammenhang gebracht. Forschungsergebnisse über Brustkrebs weisen eindeutig darauf hin, daß Nahrungsfette eine Rolle bei der Wachstumsstimulation bereits existierender Tumore spielen, was derzeit durch Klinikversuche überprüft wird. Da die Amerikaner im Durchschnitt 35 bis 40 Prozent der täglichen Kalorienmenge in Form von Fett zu sich nehmen, kommt diesen Erkenntnissen eine große Bedeutung zu.

Zu den vermuteten Mechanismen für die Beziehung zwischen Fett und Tumor gehören die krebsfördernden Auswirkungen der kalorischen Energie in Fett, bestimmter Fettsäuren und der mit einer fettreichen Kost verbundenen hormonellen Veränderungen.

Umgekehrt wirkt sich bei Dickdarmkrebs – und möglicherweise auch bei einem Mamma- und Prostatakarzinom – ein hoher Verzehr von Ballaststoffen positiv aus. Zu den angenommenen Mechanismen für diese Schutzfunktion der Ballaststoffe gehören die Absorption von Karzinogenen im Darm, die Beschleunigung der Durchgangsgeschwindigkeit des Speisebreis, verschiedene Auswirkungen auf die Darmbakterienflora und mögliche Veränderungen im Hormonstoffwechsel. Natürlich besteht ein zusätzlicher Vorteil der ballaststoffreichen Ernährungsweise darin, daß sie normalerweise ebenfalls fettarm ist.

Eine hohe Aufnahme von Protein wurde in einigen Studien mit verschiedenen Tumorarten in Verbindung gebracht. Da die beiden Hauptquellen für Protein in der typisch amerikanischen Kost – nämlich Fleisch und Käse – reich an Fett sind, würde durch eine Einschränkung der Proteinzufuhr gleichzeitig eine Reduktion der Nahrungsfettaufnahme erzielt. Darüber hinaus legen jüngste Forschungsergebnisse nahe, daß beim Kochen von tierischen Proteinen bei hoher Temperatur (über 200 Grad Celsius) stark wirkende Karzinogene entstehen.

Mikronährstoffe

Früchte und Gemüse sind nicht nur ballaststoffreich und fettarm, sondern sie enthalten auch eine Menge Mikronährstoffe und andere Chemikalien ohne bekannte ernährungsbezogene Funktion. Ein erhöhter Verzehr von Obst und Gemüse wird mit einer präventiven Funktion hinsichtlich Lungen-, Dickdarm-, Blasen-, Magenkrebs und Karzinomen der oberen Atemwege und des Magen-Darm-Kanals in Zusammenhang gebracht, was sich möglicherweise auf die in diesen Nahrungsmitteln enthaltenen antioxidativen Vitamine A, C und E oder auf ihren Gehalt an anderen krebshemmenden Substanzen zurückführen läßt. Diese in Pflanzenprodukten enthaltenen Chemikalien können die Karzinogenese auf verschiedene Arten beeinflussen, und dazu gehört, daß sie die karzinogone Aktivierung oder Funktion blockieren, Freie Radikale aus dem Körper entfernen, die Membranstruktur verändern, die Synthese von Nukleinsäure und Genprodukt verhindern und eine Redifferenzierung undifferenzierter Zellen bewirken.

Das sich entwickelnde Gebiet der Chemoprophylaxe widmet sich der Produktion und Erprobung von Medikamenten, die eine Krebsentstehung blockieren oder umkehren. Zahlreiche vielversprechende chemoprophylaktische Präparate wurden aus Nahrungsmitteln gewonnen, einschließlich einiger Vitamine und ihrer Derivate, Mineralien wie Kalzium, bestimmter Spurenelemente und einer Reihe anderer pflanzlicher Stoffe. Derzeit werden weltweit etwa vierzig klinische Studien zur Chemoprophylaxe durchgeführt, wobei folgende aus Pflanzenprodukten gewonnene Chemikalien von besonderem Interesse sind:

- *Monoterpene* – Diese Substanzen, die in Obst und Gemüse enthalten sind, können bestimmte Zellproteine und die Bindung der Wachstumsfaktoren an spezifische Zellmembranrezeptoren beeinflussen und dadurch das Tumorwachstum bremsen. Das in Zitrusfrüchten enthaltene Limonene gehört ebenfalls in diese Gruppe.
- *Isoflavonoide* – Sind in Sojabohnen und anderen Pflanzen enthalten, scheinen eine antioxidative, antihormonelle und antiangiogene Wirkung zu haben und können die in die Signaltransduktion involvierten Enzyme regulieren. Zu dieser Gruppe von Verbindungen gehört Genistein, das bei Studien an Tieren das Wachstum karzinogen-induzierter Haut- und Dickdarmtumore bremst.
- *Verschiedene Allium-Sulfide* – Knoblauch und andere Lauchgemüse enthalten eine große Anzahl an Chemikalien, die karzinogenmetabolisierende Enzyme aktivieren, den Körper von Freien Radikalen säubern, die Immunreaktionen modifizieren und die als Promotion bezeichnete Phase der Mutagene aufhalten können.
- *Komponenten der Ballaststoffgruppe* – Jüngste Forschungsergebnisse haben gezeigt,

daß eine bestimmte, zur Gruppe der Ballaststoffe gehörende Verbindung namens Lignin eine ähnliche Struktur aufweist wie die Östrogene und sich in der antihormonellen Wirkungsweise mit den Isoflavonoiden und der Medikamentengruppe Tamoxifen vergleichen läßt, was es für die Anwendung gegen hormonell beeinflußbare Tumorzellen potentiell nützlich macht. Einige neuere Forschungsdaten weisen darauf hin, daß Phytinsäure, die in Getreide, Nüssen, Pflanzensamen und -keimen enthalten ist, beim Kolonkarzinom eine Antitumorwirkung haben könnte. Allerdings ist noch nicht klar, ob sich diese Funktion der Phytinsäure von den Ballaststoffen unabhängig oder mit diesen zusammenwirkend einstellt.

Vielfalt

Um von allen potentiellen Vorteilen dieser Vitamine und in Pflanzenprodukten enthaltenen Chemikalien profitieren zu können, und da die relative Wichtigkeit individueller Substanzen und Verbindungen nicht bekannt ist, besteht ein Grundprinzip des in diesem Buch beschriebenen Ernährungsprogramms darin, daß man eine *Vielfalt* von Obst- und Gemüsesorten zu sich nimmt. Zu den Gefahren einer einseitigen Ernährung gehört die Möglichkeit, daß eine übermäßige Aufnahme bestimmter pflanzlicher Substanzen, wie zum Beispiel Indol, krebsfördernd wirken kann. Dagegen wird mit einer ausgewogenen und abwechslungsreichen Kost sichergestellt, daß ein breites Spektrum an Nährstoffen und chemischen Substanzen und keines davon im Übermaß konsumiert wird.

In diesem Zusammenhang ist die bekannte Tatsache erwähnenswert, daß sogenannte »Fettklumpen« die Vermehrung der Dickdarmtumorzellen steigern, was nahelegt, daß der regelmäßige Verzehr fettiger Mahlzeiten – und möglicherweise sogar ein gelegentliches Sichüberessen an Fett, selbst wenn die Gesamtmenge an Fettzufuhr ansonsten akzeptabel bleibt – potentiell schädlich ist.

Der Zeitfaktor

Gegenwärtig gibt es keine verläßlichen Beweise dafür, daß ernährungsbezogene Maßnahmen für Patienten mit einem fortgeschrittenen metastasierenden Tumor von Vorteil sind. Tatsächlich haben Klinikversuche erbracht, daß eine parenterale Hyperalimentation (künstliche Überernährung) in diesen Fällen nicht nur keinen Nutzen bringt, sondern manchmal direkt schädlich sein kann. Das American College of Physicians (amerikanische Ärztevereinigung) hat in einer schriftlichen Stellungnahme darauf hingewiesen, daß die parenterale Ernährungsmethode bei Patienten mit einer fortgeschrittenen Krebserkrankung nur im Zusammenhang mit klinischen Versuchen angebracht ist.

Bei der Entstehung eines Tumors handelt es sich um einen mehrstufigen Prozeß. Ausgehend von dieser Tatsache und den oben beschriebenen Forschungserkenntnissen wird deutlich, daß die beste Zeit für einen Eingriff in diesen Vorgang die des Anfangstadiums ist. Ein Karzinogen zu stoppen, bevor es die DNA schädigt, oder die wachstumsstimulierenden beziehungsweise angiogenen Auswirkungen geschädigter Gene zu blockieren, ist wesentlich besser, als zu versuchen, eine große Zahl unkontrollierter bösartiger Zellen auszurotten. Deshalb ist theoretisch eine Erhöhung des Ballaststoffgehalts und ein geringerer Verzehr von Fett sowie die Einnahme eines chemoprophylaktischen Mittels wirksamer als eine Chemotherapie gegen einen fortgeschrittenen metastasierenden Tumor.

Wenn also ein ernährungsbedingter und chemoprohylaktischer Eingriff wirklich Erfolg haben soll, muß damit parallel zur Krebstherapie begonnen werden, und zwar frühzeitig – wenn es sich bei den Schädigungen noch um prämaligne handelt, so wie orale Leukoplakie, zervikale Dysplasie und adenomatöse Kolonpolypen, oder wenn die maligne Krankheitsbelastung minimal ist (zum Beispiel nach der Entfernung einer Brust- oder Kolonläsion). Einige Klinikversuche zeigen, daß dies sowohl praktikabel als auch durchführbar ist, und diese Vorteile erweitern die praktische Anwendbarkeit solcher Versuche, wie die mit einer erhöhten Ballaststoffzufuhr bei Kolonpolypen und einer Fettreduktion bei resezierten Mammakarzinomen, so daß sie sowohl für die Prävention als auch für die Therapie tauglich werden. All dies ist ein eindeutiges Argument für die Früherkennung von Krebs und eine angemessene Therapie – durch Medikamente, Operation, Bestrahlung – in frühen Stadien der Erkrankung. An diesem Punkt ist eine Manipulation der Ernährung bestenfalls eine zusätzliche Maßnahme. Es ist auch ein Argument dafür, diejenigen mit einem hohen Krebsrisiko zu identifizieren und frühzeitig mit den risikovermindernden Maßnahmen zu beginnen. Für diese Menschen wurden die präventiven Strategien in erster Linie entworfen, und zu diesem Zweck werden sie in der Zukunft weiter entwickelt und differenziert.

Die ernährungsbezogenen Veränderungen, die in diesem Buch empfohlen werden, sind ein wichtiger erster Schritt, aber es bleibt noch viel mehr zu tun. Die derzeit durchgeführten klinischen Versuche werden weiteres Forschungsmaterial erbringen, mit dem sich zusätzliche krankheitsspezifische Ernährungsrichtlinien erstellen lassen, und zukünftige Versuche werden die Anwendbarkeit entsprechender chemoprophylaktischer Mittel gegen Krebs und andere Erkrankungen überprüfen und präziser definieren.

Ich glaube, daß bis zum Ende der neunziger Jahre nachweislich wirksame chemoprophylaktische Mittel verfügbar sein werden. Und das müssen sie auch sein, wenn wir den Bedürfnissen derer entsprechen wollen, von denen sich mittels moderner genetischer Analysetechniken erwiesen hat, daß sie ein hohes Krebsrisiko haben, sowie solcher Patienten, deren Leben durch eine Krebstherapie verlängert wurde und bei denen das Risiko sekundärer Tumore und eines Wiederauftretens der Krankheit besteht.

Wozu dieses Buch dient

Als Onkologe weiß ich, daß Fragen über die Ernährung mit wachsender Häufigkeit gestellt werden und daß viele Patienten in ihrer ärztlichen Versorgung stärker mitbestimmen wollen. Das vorliegende Buch liefert Antworten auf derartige Fragen Ihrer Patienten und gibt ihnen aktuelle Informationen über die Rolle der Ernährung bei der Behandlung und Prävention von Krebs.

Das in diesem Buch beschriebene Ernährungsprogramm bietet zahlreiche Vorteile. Die Empfehlungen für eine fettarme und ballaststoffreiche Kost entsprechen den derzeit gültigen Richtlinien für die Gesundheit des Herz-Kreislauf-Systems. Unter professioneller Anleitung von Ihnen und einem Ernährungsspezialisten läßt sich das Programm den Bedürfnissen von Diabetikern und anderen ernährungsspezifischen Anforderungen anpassen, und nicht nur der einzelne Krebskranke, sondern auch seine oder ihre Familie kann natürlich ebenso von den in diesem Programm empfohlenen risikovermindernden Ernährungsumstellungen profitieren. Ein weniger greifbarer, aber gleichermaßen wichtiger Vorteil des Programms liegt darin, daß es bei den Krebskranken in einer für sie ansonsten schwierigen Situation der Ohnmacht ein Gefühl von Kontrolle und Eigenverantwortlichkeit wachruft und ihnen eine Möglichkeit bietet, selbst an ihrer Heilung und Prognose mitzuwirken. Dadurch fördert es eine konstruktive Zusammenarbeit mit dem Ärzteteam und den Behandlungszielen.

Ich hoffe, daß die Informationen in diesem kurzen Kapitel auf Ihr Interesse stoßen und Ihnen helfen können, den von Ihnen betreuten Krebskranken zu helfen.

Dank

Mein Dank gilt den vielen Personen, die mit ihren Erfahrungen, ihrem Wissen und ihren Ideen zum Entstehen dieses Buches beigetragen haben:

An erster Stelle meiner Frau Gayle Nixon, die das gesamte Manuskript bearbeitet hat, Jane A. Zanca, die mir bei der Übertragung komplizierter medizinischer Sachverhalte in eine allgemeinverständliche Sprache geholfen hat, dem Chefkoch Mark Erickson, der die wunderbaren Rezepte entwickelt hat, den Ernährungswissenschaftlern Dr. Ann Foltz, Mary Hitchings, Dorothy Slater und Cindy Painter, dann meinem allzufrüh verstorbenen Freund Dr. Bill Quillian, dessen Kenntnis und Erfahrung besonders zu den psychologischen Aspekten dieses Buches beigetragen haben, sowie Jane Chandler, Chika Oraka, Margaret Fowler, Catharine Kearns, Billie Parker und Mary Jo Bumpers für all die Zeit und Energie, mit der sie meine Arbeit unterstützt haben.

Schließlich gilt mein besonderer Dank meinen Patienten, die mich so viel über die Genesung von Krebs gelehrt haben und immer noch lehren.

Serviceteil

1. Maße

1 Tasse entspricht einer Menge von 228 Gramm. Probieren Sie mit einer alten Tasse aus, ob in sie beispielsweise soviel Mehl paßt. Damit haben Sie dann stets die richtige Maß-größe, was das Kochen und Zubereiten sehr erleichtert.

2. Adressen

Information und der Austausch mit ähnlich betroffenen Menschen sind oft die wichtigsten Anliegen von Krebskranken und deren Angehörigen. Und es gibt inzwischen eine Reihe verschiedenartiger Anlaufstellen, um diesen grundlegenden Bedürfnissen Rechnung zu tragen.
Da sind einmal die in engem Kontakt zur Wissenschaft und Praxis stehenden und oft öffentlich geförderten Landesverbände der

Deutschen Krebsgesellschaft e.V.,
Paul-Ehrlich-Str. 41, 60596 Frankfurt/Main, ☎ 0 69/63 91 30, Fax 63 00 96-0.
Unter derselben Anschrift ist auch eine Psychosoziale Krebsberatungsstelle erreichbar: ☎ 0 69/63 00 96-0, Fax 63 91 30.
Besonders aktiv und patientenorientiert wirken hier die selbständigen Organisationen:

Bayerische Krebsgesellschaft e.V.
Tumblingerstr. 4, 80337 München, ☎ 0 89/53 95 24-25.
Die Gesellschaft besteht bereits seit 1925 (damals noch unter einem anderen Namen). Es handelte sich ursprünglich um eine speziell von Ärzten initiierte und geprägte Organisation; 1965 wurde jedoch eine gleichberechtigte Laiensektion ins Leben gerufen, um möglichst viele betroffene Menschen mit gezielter Information zu erreichen und dadurch zu aktivieren. Dabei rückte neben der Aufklärungstätigkeit immer mehr die direkte Beratung der Patienten in den Vordergrund.
Im Zusammenhang mit diesen neuen Aufgabenstellungen entstanden bisher fünf Sozial-

psychologische Beratungsstellen zur individuellen Information, Beratung und Betreuung von Krebskranken:

80337 München (Anschrift wie oben).
86152 Augsburg, Wilhelm-Löhe-Haus, Inneres Pfaffengäßchen 12, ☎ 08 21/32 04-165.
90403 Nürnberg, Burgstr. 4, Gesundheitsamt, Zimmer 033, ☎ 09 11/16 36 69.
94032 Passau, Städtisches Krankenhaus, Bischof-Pilgrim-Str. 1, ☎ 08 51/53 00/22 68.
97080 Würzburg, Grombühlstr. 29/I, ☎ 09 31/28 66 96.

Daneben wurden seit 1978 an 56 bayerischen Orten inzwischen viele lokale Selbsthilfegruppen für Betroffene gegründet (Kontaktadressen können bei den oben aufgeführten Stellen erfragt werden). Regelmäßige Rundschreiben informieren die Mitglieder der Gesellschaft über aktuelle Themen.

Gesellschaft zur Bekämpfung der Krebskrankheiten e. V.,
Kettwiger Str. 6, 40233 Düsseldorf, ☎ 02 11/7 33 66 55.
Die Gesellschaft besteht seit 1950. Bei ihren Mitgliedern handelt es sich um einen Kreis von ehrenamtlich tätigen Ärzten aus Wissenschaft, Praxis und öffentlichem Gesundheitswesen. Tätigkeitsfelder sind u. a. die Laienaufklärung (Information über die Notwendigkeit einer frühzeitigen Erkennung und Behandlung von Krebskrankheiten), Führung eines Nachsorgeregisters, Veranstaltung von Symposien.
Eine Arbeitsgemeinschaft der Gesellschaft bemüht sich um die Entwicklung neuer Konzepte zur Krebsdiagnostik, -therapie und -nachsorge.
Auf dem Gebiet der psychosozialen Krebsnachsorge veranstaltet man z. B. »Seminare über die Krebsnachsorge im Bereich der Sozialarbeit« und berät Krebskranke, ihre Familien, Selbsthilfegruppen, Sozialarbeiter und Ärzte in allen psychosozialen und sozialrechtlichen Fragen.
Ganz besonders bemüht man sich um die Koordination der Selbsthilfezusammenschlüsse. Gegenwärtig beginnt ein hochinteressantes Modellprojekt zur »Förderung und Unterstützung der eigenorganisierten, örtlichen Krebs-Selbsthilfegruppierungen in Nordrhein-Westfalen«.

Hier noch die Anschriften weiterer lokaler oder regionaler Organisationen:

Schleswig-Holsteinische Krebsgesellschaft e. V.,
Flämische Str. 6-10, 24103 Kiel, ☎ 04 31/9 42 94.

Landesverband Bremen für Krebsbekämpfung und Krebsforschung e. V.,
Rembertistr. 99, 28195 Bremen, ☎ 04 21/32 51 69.

Niedersächsische Krebsgesellschaft e. V.,
Ellernstr. 36, 30175 Hannover, ☎ 05 11/81 50 91 + 92.

Hessische Krebsgesellschaft e. V.,
Nikolaistraße, 35037 Marburg, ☎ 0 64 21/1 57 33.

Krebsgesellschaft Rheinland-Pfalz e. V.,
Schloßstr. 8, 56068 Koblenz, ☎ 02 61/3 10 47 + 48.

Landesverband Saarland für Krebsbekämpfung und Krebsforschung e. V.,
Faktoreistr. 4, 66111 Saarbrücken 3, ☎ 06 81/4 00 32 74.

Krebsliga Saarland e. V.,
Mainzer Str. 106, 66121 Saarbrücken, ☎ 06 81/6 59 10.

Krebsverband Baden-Württemberg e. V.,
Adalbert-Stifter-Str. 105, 70437 Stuttgart, ☎ 07 11/8 48 28 56.

Die zentrale wissenschaftliche Einrichtung zur medizinischen Untersuchung der Krebsentstehung und -therapie ist das

Deutsche Krebsforschungszentrum Heidelberg (Abteilung Informationsdienst)
Im Neuenheimer Feld 280, 69120 Heidelberg, ☎ 0 62 21/48 41.
Hier kann jeder Interessierte unter der Telefon-Nummer ☎ 0 62 21/41 01 21 von Montag
bis Freitag jeweils zwischen 7 und 20 Uhr telefonisch Antwort auf alle mit dem Krebs
zusammenhängenden Fragen erhalten.
Die bei weitem bekannteste – schulmedizinisch ausgerichtete – Organisation ist zweifellos
die

Deutsche Krebshilfe e. V.
Thomas-Mann-Str. 40/42, 53111 Bonn, ☎ 02 28/72 99 00.
Ihr gelang es zuerst, bundesweit die große »Werbetrommel« für die Bekämpfung der
Krebskrankheiten zu rühren. Sie entwickelte sich dabei schnell zur größten und finanz-
kräftigsten Organisation unter den selbständigen Initiativen. 1987 gingen beispielsweise
nicht weniger als 46 Millionen DM an Spendengeldern ein.
Ziel der von Mildred Scheel (gestorben im Mai 1985) gegründeten Deutschen Krebshilfe
ist die Verbesserung der Krebsbekämpfung, was durch Maßnahmen zur Vorsorge, Therapie und Nachsorge sowie Förderung der Krebsforschung erreicht werden soll.

Dem Verein angeschlossen ist der

Informations- und Beratungsdienst der Deutschen Krebshilfe e. V.,
Thomas-Mann-Str. 40, 53111 Bonn, ☎ 02 28/7 29 90 72.
Dort kann man Infos zu Behandlungseinrichtungen, Beratungsstellen, Selbsthilfegrup-
pen u. ä. erfahren.

Schließlich seien noch einige wissenschaftliche Therapeuten-Vereinigungen aufgeführt:

Gesellschaft für Tumortherapie e. V.,
Paulinenallee 32, 20259 Hamburg, ☎ 0 40/43 74 20.

Gesellschaft für Prä- und Postoperative Tumortherapie e. V.,
55278 Undenheim, ☎ 0 67 31/12 98.

Deutsche Gesellschaft für Hämatologie und Onkologie,
Marchioninistr. 25, 81377 München 70, ☎ 0 89/7 09 92 01.

Informationen zum Thema Krebs erhält der Interessierte schließlich auch bei der

Bundeszentrale für gesundheitliche Aufklärung e. V.,
Ostmerheimer Str. 200, 51109 Köln.

»Sanfte Krebstherapie«

Beratungs-Zentrum für ganzheitliche Krebstherapie e. V.,
Hannover, ☎ 05 11/88 47 47.

Wissenschaftliche Literatur zur Wirksamkeit von Naturheilweisen bei Tumorerkrankungen können erfragt werden bei:

Arbeitsgemeinschaft Anthroposophischer Ärzte,
Trossinger Str. 53, 70619 Stuttgart, ☎ 07 11/47 47 79.

AG für Ganzheitliche Krebs- und Immuntherapie,
Gemeinschaft Fischermühle e. V., Postfach 8, 72344 Rosenfeld, ☎ 0 74 28/2 91 33.

Verein für Krebsforschung, Kirschweg 9, CH–4144 Arlesheim.

Natur und Medizin
(Am Michaelshof 6, 53177 Bonn, ☎ 02 28/35 25 03 + 356888).
Sie wurde 1983 von Frau Dr. med. Veronica Carstens mit dem Ziel gegründet, Hochschulmedizin und Naturheilkunde partnerschaftlich zu verbinden und hat inzwischen bundesweit große Unterstützung und auch bereits nicht weniger als zirka 50 000 Mitglieder gefunden.

Ebenfalls auf Kooperation statt Konfrontation setzt man bei der soeben konstituierten

IMHOTEP-Gesellschaft für Präventivmedizin,
Alte Schule, 61197 Florstadt, ☎ 06035/6964, Fax 8525.

Hier hat man sich zum Ziel gesetzt, das verlorengegangene ganzheitliche Bild vom Menschen und seinen Krankheiten wieder zur Gesamtschau zusammenzufügen und aus einer solchen Gesamtschau die Konturen einer wirklichen Heilkunst der Zukunft erkennbar werden zu lassen – und diese auch dem Patienten zukommen zu lassen: durch ein das ganze Bundesgebiet umspannendes Netz an praktizierenden Ärzten. »Ganzheitsmedizin vor Ort« muß also nicht Wunsch bleiben, sondern könnte in absehbarer Zeit Wirklichkeit werden!

Weitere Vereine, die in diesem Sinne wirken, sind der

Deutsche Naturheilbund e. V.
(Am Wiesenbach 42/1, 74564 Crailsheim), die

Aktion für Biologische Medizin e. V.
(Friedenstr. 101, 75173 Pforzheim, ☎ 0 72 31/2 60 23, Fax 2 67 61) sowie die

Deutsche Volksgesundheitsbewegung e. V.
(Herrenwiese 125, 47169 Duisburg, ☎ 02 03/59 08 15 + 59 26 43, Fax 59 16 30).

»Krebskrankheiten bei Kindern«

Fördergemeinschaft zur Erforschung und Heilung von Krebskrankheiten bei Kindern e. V.,
Martinistr. 53, 20251 Hamburg 20, ☎ 0 40/4 68-27 20 + 44 66 55.

Kind-Philipp-Stiftung für Leukämieforschung,
Stifterverband für die Deutsche Wissenschaft, Postfach 23 03 60, 45071 Essen,
☎ 02 01/71 10 51.

Deutsche Leukämie-Forschungshilfe – Aktion für krebskranke Kinder e. V.,
Dachverband, Joachimstr. 20, 53113 Bonn, ☎ 02 28/22 18 33.

Deutsche Leukämie-Forschungshilfe,
Im Wirbel 55, 68219 Mannheim, ☎ 06 21/87 19 68.

Arbeitskreis Krebskranke Kinder und Jugendliche im Deutschen Kinderschutzbund e. V.,
Jens Albrecht, Saarstr. 3, 58097 Hagen, ☎ 0 23 31/8 44 52.

Förderkreis Krebskranker Kinder e. V.,
Büchsenstr. 22, 70174 Stuttgart 1, ☎ 07 11/29 73 56 + 29 26 62.

Verein zur Förderung des Eltern-Kind-Kontaktes im Krankenhaus (EKIKO),
Gruppe krebskranker Kinder, Säckingenstr. 22, 81545 München 90, ☎ 0 89/64 78 41.

Krebs-Selbsthilfe

Eine gar nicht hoch genug einzustufende Rolle spielen bei der Bewältigung des »Lebens mit der Krebskrankheit« heute (und dies in Zukunft wohl noch viel mehr) die Selbsthilfegruppen.
Deshalb seien hier entsprechend »Organisationsplattformen« für eine wirksame Hilfe durch Selbsthilfe ausführlicher porträtiert.
An allererster Stelle steht dabei sicherlich die in vielen Bereichen vorbildlich wirkende

Frauenselbsthilfe nach Krebs e. V.,

B 6, 10/11, 68159 Mannheim, ☎ 06 21/2 44 34, Fax 15 48 77.
Hierbei handelt es sich um eine Vereinigung von Frauen, die eine Krebserkrankung aus eigenem Erleben kennen. Sie sind Laien und arbeiten ehrenamtlich unter Wahrung der Vertraulichkeit. Der Verein steht unter der Schirmherrschaft der »Deutschen Krebshilfe e. V.« und wurde 1976 gegründet. Gegenwärtig verfügt man über 10 Landesverbände mit bundesweit über 320 Gruppen. Betreut werden zirka 40 000 Krebskranke.
Ziel der Mitarbeiterinnen des Vereins ist es, durch das eigene Beispiel Hoffnung zu geben, daß es ein erfülltes Leben nach einer Krebserkrankung gibt. Dies geschieht in Einzelgesprächen mit Betroffenen, Gruppengesprächen und durch Telefonberatung. In den einzelnen Gruppen trifft man sich zur gemeinsamen Gymnastik, zum Schwimmen, Wandern, Basteln oder Handarbeiten. Oft werden auch Fachleute zu Gruppensitzungen eingeladen (Ärzte, Psychologen, Ernährungsberater, Versicherungsexperten u. ä.). Krebskranke helfen Krebskranken vor allem in den folgenden Bereichen:
1. Seelische Begleitung Krebskranker;
2. Hilfe bei der Überwindung von Angst vor weiteren Behandlungen;
3. Vorschläge zur Festigung der Widerstandskraft;
4. Hilfe zur Verbesserung der Lebensqualität;
5. Informationen über soziale Hilfen, Versicherungs- und Schwerbehindertenrecht.
Weitere Informationen können über die Mannheimer Zentrale oder die Landesverbände angefordert werden: Sachsen (Helga Schmidt, Jägerstr. 18, 01705 Freital, ☎ 03 51/ 64 27 29); Sachsen-Anhalt (Rosemarie Bareinz, Kavalierstr. 45, 06844 Dessau, ☎ 03 40/ 22 31); Thüringen (Dr. Renate Estel, C.-v.-Brueger-Str. 22, 07749 Jena, ☎ 0 36 41/2 25 62, abends 2 59 75); Brandenburg (Brigitte Dube, Straße der DSF 14, 16303 Schwedt/Oder, ☎ 0 33 32/51); Mecklenburg-Vorpommern (Dr. Ingeborg Last, Chausseestr. 1, 18581 Lauterbach, ☎ 0 38 38/7 62); Niedersachsen (Elly Wiegand, Auf der Höhe 30, 37444 St. Andreasberg, ☎ 0 55 82/10 16); Nordrhein-Westfalen (Magdalena Brunst, Düsseldorfer Str. 486, 47055 Duisburg, ☎ 02 03/77 66 26); Hessen (Barbara Seeber, Schloßgartenplatz 14, 64289 Darmstadt, ☎ 0 61 51/16 38 28); Rheinland-Pfalz (Maria Weinrich, Dr.-Martin-Luther-Str. 4 a, 67259 Beindersheim, ☎ 0 62 33/7 12 71); Baden-Württemberg (Edith Heinemann, Langestr. 29, 78647 Trossingen, ☎ 0 74 25/46 38).

Der NAKOS (= Nationale Kontakt- und Informationsstelle zur Anregung und Unterstützung von Selbsthilfegruppen) angeschlossen ist in Berlin die

Psychosoziale Beratungsstelle,
Selbsthilfe Krebs e. V., Albrecht-Achilles-Str. 65, 10709 Berlin, ☎ 0 30/8 91 40 49.

Besonders wichtig ist bei Krebserkrankungen auch der Faktor Nachsorge. In allen damit zusammenhängenden Fragen erhalten Betroffene und Angehörige Rat beim

Verein Krebsnachsorge Braunschweig e. V.,
Geschäftsstelle, Husarenstr. 78, 38102 Braunschweig, ☎ 05 31/7 92 87.

Ansprechpartner für Selbsthilfegruppen in den neuen Bundesländern ist auch die

Magdeburger Krebsliga e. V.,
Erzbergstr. 22, 39104 Magdeburg, ☎ 03 91/55 19 34.

Wer Beratung, psychosoziale Betreuung und den Kontakt zu Selbsthilfegruppen sucht, kann sich auch an die großen Träger entsprechender Einrichtungen wenden. Dies sind die DRK-Kreisverbände (**Deutsches Rotes Kreuz**, Generalsekretariat, Friedrich-Ebert-Allee 71, 53113 Bonn, ☎ 0228/541-0), die **Arbeiterwohlfahrt** (Arbeiterwohlfahrt, Bundesverband e. V., Oppelner Str. 130, 53119 Bonn, ☎ 0228/66850) sowie der **Deutsche Paritätische Wohlfahrtsverband** (DPWV, Gesamtverband e. V., Abt. Rehabilitation und Gesundheit, Heinrich-Hoffmann-Str. 3, 60528 Frankfurt/M., ☎ 069/6706-276). Bei den Zentralen – in Klammern angegeben – können regionale Anlaufstellen erfragt werden.
Eine Modelleinrichtung des DPWV besteht seit mehreren Jahren in Aachen:

Krebsberatungsstelle und Kontaktstelle für Selbsthilfegruppen in der Krebsnachsorge,
Vaalser Str. 108, 52074 Aachen, ☎ 02 41/87 00 13.

Menschen nach Krebs e. V.
Dieser Zusammenschluß führte einige Zeit vorbildliche Gemeinschaftsveranstaltungen durch, gegenwärtig ist der Verein jedoch nicht mehr aktiv. Auskünfte, Rat erteilt jedoch weiterhin: Reinhard Giersdorf, Irlerstr. 22, 42719 Solingen, ☎ 02 12/33 65 77.

Ein Beispiel für den Zusammenschluß von Patienten mit besonderer Problemlage schließlich ist die

Deutsche ILCO e. V. (Deutsche Ileostomie-Colostomie-Urostomie-Vereinigung)
Kepserstr. 50, 85356 Freising, ☎ 0 81 61/8 49 09 + 8 49 11.
Diese Vereinigung für Menschen mit künstlichem Darmausgang oder künstlicher Harnableitung (Stomaträger) besteht seit 1972. Die Organisation und die Durchführung der Aufgaben des Bundesverbandes werden von Betroffenen und deren Angehörigen geleistet. Gegenwärtig bestehen 6 Landesverbände und 63 Regionalgruppen mit 150 regelmäßigen Treffen im Bundesgebiet.
Die Deutsche ILCO hilft allen betroffenen Patienten bei der Bewältigung des schwer-

wiegenden Eingriffs, und dies durch Beratung, seelische Unterstützung, Erfahrungsaustausch, schriftliche Information und Vertretung der gemeinsamen Interessen. Dies alles geschieht in enger Zusammenarbeit mit den einschlägigen Fachleuten.

ILCO Angebote sind im einzelnen: regelmäßige Gruppentreffen, Informationsveranstaltungen, Besucherdienst, Beratungsstellen, die Zeitschrift »ILCO-Praxis« und eine Reihe von Informationsschriften.

Eine ausführliche Adreßliste mit Kontaktpersonen, medizinischen Beratungsstellen, Veranstaltungen etc. liegt beim Verein vor.

Weitere Vereinigungen für Patienten mit spezifischen krankheits- oder therapiebedingten Schwierigkeiten sind:

Bundesverband der Kehlkopflosen e. V.,
Luisenstr. 20, 36179 Bebra, ☎ 0 66 22/29 45.

Interessengruppe für Prostata-Operierte e. V.,
Reichssportfeldstr. 16/1024, 14055 Berlin, ☎ 0 30/3 04 49 45.

Arbeitskreis der Pankreatektomierten e. V.,
Römerstr. 1, 69469 Weinheim
(unter Pankreatektomie versteht man die Entfernung der Bauchspeicheldrüse).
Aus: Krebs. Was tun? Wie Helfen? Hrsg. von Günter Link, Bad Schönborn 1994

3. Literaturhinweise

Blumenschein, W., Krebsabwehr durch richtige Ernährung. Grundwissen für Ernährungsfragen (mit Rezepten), Zeke

Gossenbacher, B., Hauser, S., Ernährung und therapeutische Diäten bei Krebspatienten, Huber

Hubert, A., The G. de, Defensiv essen. Die richtige Ernährung gegen das persönliche Krebsrisiko, Ariston 1993

Eichholzer, M., Stähelein, B., Antioxidative Vitamine und Krebs – eine Übersicht. Akt. Ernähr.-Med. 19 (1194) 2 – 11

Hailer, S., Antioxidantien zur Prophylaxe und Therapie in: Ernährungsumschau 41 (1994) 296 – 300

Kasper, H., Bartram, P., Scheppach, W., Tumorentstehung – hemmende und fördernde Effekte von Ernährungsfaktoren, in: Ernährungsbericht 1992, Herausgeber: Deutsche Gesellschaft für Ernährung

Mooswood, N. N., Das große Buch der vegetarischen Küche, Goldmann 1993

Ohrendorf, M., Sonntag, D., Krebs und Abwehrschwäche, Selbstbehandlung durch Ernährung, Jungjohann 1988

Renner, K., Ernährung und Krebs. Eine Orientierungshilfe für Krebskranke und Krebs-gefährdete, Haug 1990

Schuh, R. u. L., Tatort Küche, Krebsrisiko und Ernährung, Schangrila 1987

Simone, Ch. B., Krebs und Ernährung. Ein Zehn-Punkte-Plan zur Verringerung des Krebsrisikos, Quintessenz 1992

Vallenthin, B., Fit Food. Vollwertig essen in Deutschland, Restaurants 1995/96, Edition Vallenthin

Zabel, W., Die interne Krebstherapie und die Ernährung der Krebskranken, Bircher-Benner 1994

Absolutes Muß:

Kalorien Mundgerecht, Umschau 1994
Darin finden Sie alle Angaben, die Sie brauchen, und zwar für eine Vielzahl an Lebensmitteln und Produkten.

Register

Register der Rezepte